血液细胞
生理病理学图谱

茹永新　杨亦青　张　云　编　著

天津出版传媒集团
天津科技翻译出版有限公司

图书在版编目(CIP)数据

血液细胞生理病理学图谱/茹永新,杨亦青,张云编著. —天津:天津科技翻译出版有限公司,2024.3

ISBN 978-7-5433-4447-1

Ⅰ. ①血… Ⅱ. ①茹… ②杨… ③张… Ⅲ. ①血细胞-病理学-图谱 ②血细胞-细胞生理学-图谱 Ⅳ. ①R446.11-64

中国国家版本馆 CIP 数据核字(2024)第 049300 号

血液细胞生理病理学图谱
XUEYE XIBAO SHENGLI BINGLIXUE TUPU

出　　版:天津科技翻译出版有限公司
出 版 人:刘子媛
地　　址:天津市南开区白堤路 244 号
邮政编码:300192
电　　话:(022)87894896
传　　真:(022)87893237
网　　址:www.tsttpc.com
印　　刷:天津海顺印业包装有限公司
发　　行:全国新华书店
版本记录:889mm×1194mm　16 开本　18 印张　432 千字
2024 年 3 月第 1 版　2024 年 3 月第 1 次印刷
定价:180.00 元

编者简介

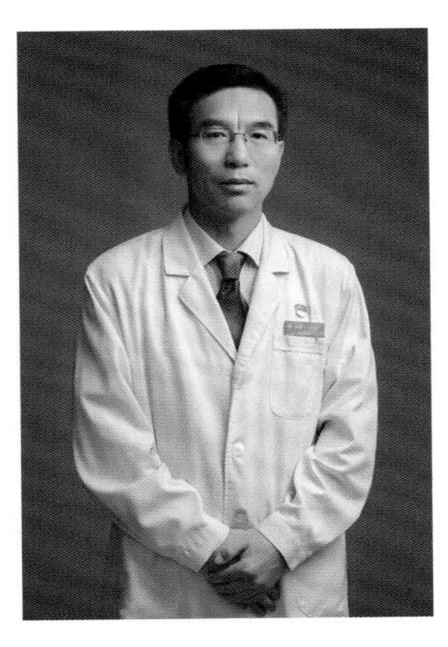

茹永新 医学博士，主任医师，研究生导师，现任中国医学科学院血液病医院（中国医学科学院血液学研究所）电镜室和实验病理室主任。2001—2003年在英国曼彻斯特大学Christie肿瘤医院病理中心工作2年，承担临床肿瘤病理诊断工作，发现病理性状态下上皮细胞合成α-SMA，形成肌纤维，提出"病理性细胞肌化"概念。以第一作者和通讯作者发表SCI文章40余篇，在国家级核心期刊发表文章20余篇；主编英文专著2部，中文专著1部，参编专著6部。

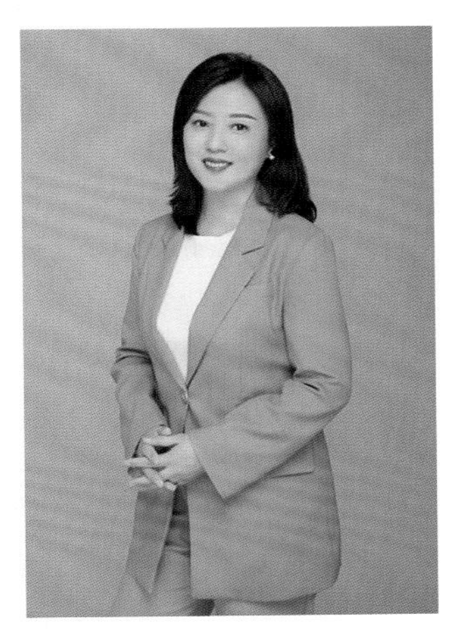

杨亦青 博士，副教授，现任河北北方学院（原张家口医学院）临床检验教研室副主任，多次获省级优秀教学成果奖。参与完成"外在环境调控多能干细胞向造血干细胞分化的作用和机制研究"国家重点基础研究发展计划。在全国高等院校医学检验技术授课比赛、医学检验微视频等大赛中多次获一等奖。主编（第二）"十四五"规划专业特色教材《临床血液学检验技术》，副主编教材2部，参编教材4部。在国内外期刊发表学术论文30余篇。近年主办"青青血液"公众号，为国内同行介绍国际血液学研究现状，推动了血液学科普工作的发展。

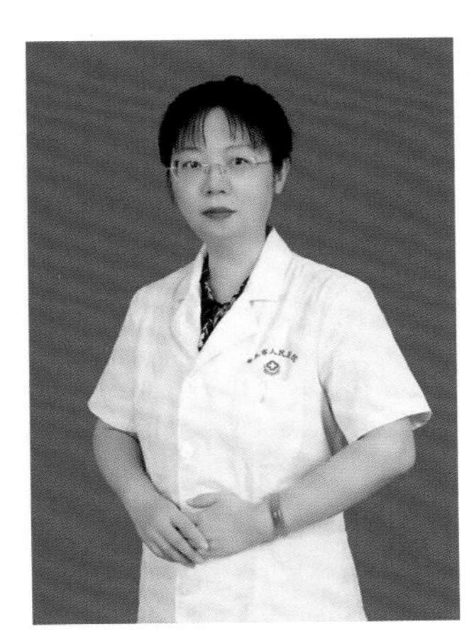

张　云 副主任技师，现任山东省济南市章丘区人民医院检验科细胞室主任。曾获济南市卫生系统临床检验技能竞赛一等奖、济南市卫生系统"岗位技术能手"称号、山东省细胞形态学大赛一等奖、全国细胞形态学大赛一等奖。山东省抗癌协会肿瘤实验诊断分会委员会委员、中国中西医结合学会检验医学专业委员会流式细胞分析诊断专家委员会委员、白求恩精神研究会检验医学分会细胞形态学检验诊断专业委员会常务委员。以第一作者和通讯作者发表SCI论文8篇，参编医学著作2部。

前　言

血液细胞形态学是血液病诊断和研究的基础方法。近十年来，细胞遗传学、分子生物学和细胞形态学深度交融，人们对血细胞的形态逐渐由感性认识上升到理性认知，初步促成了“血液细胞生理病理学”概念和图谱雏形。生理病理学融合生理学和病理学理论，通过人体组织结构功能变化阐释患者的临床表现和疾病发生机制，是临床与基础医学的桥梁，是从生理到病理的动态发展理论。本书首次把细胞生物学、细胞病理学和血液学理论与临床实践相结合，尝试为广大医师和研究人员提供一本既有临床意义，又有教学参考价值的血液细胞生理病理学专著。

为使读者系统了解造血过程和血细胞生理病理特点，本书对造血器官组织结构、造血细胞发育分化、血细胞损伤与死亡及血液系统基本疾病四部分进行论述和图例说明。全书共 13 章，第 1 章描述骨髓、脾、胸腺和淋巴结四个造血器官的基本结构和相关功能，主要内容来自研究生教学内容和文献。第 2 章描述正常细胞的基本结构与功能，内容与细胞生物学相近，大部分图片来源于长期科研观察；为让读者更好理解细胞结构，个别图片采自国外研究文献。第 3 章描述造血细胞的分化发育和不同阶段的结构特点，主要内容来自临床形态诊断与研究工作。第 4 章描述血液细胞损伤和死亡，根据国内外细胞病理研究成果，结合血液病对血细胞溶解、坏死、凋亡、自噬、脂肪变性、焦亡和铁死亡等十几种细胞病理改变进行论述，其中一些观点是我们长期工作的经验总结，如细胞脂肪变性死亡来自我们对贫血疾病、移植物抗宿主病和化学治疗后血细胞形态观察的结果。

第 5 章至第 13 章描述多种疾病状态血细胞的形态结构变化。这一部分内容在新版世界卫生组织血液肿瘤分类基础上，修正了以前的一些论述，并本着宁缺毋滥的原则，删除了经验不足的内容和质量不高的图片，重点选择自己擅长的内容论述。为减少文献引用篇幅，加强读者熟悉血细胞病理形态和超微结构，这部分内容主要引用了我们多年来发表的血液病超微病理文章，这些文章内容详尽，图片更加细腻丰富。

与传统血液细胞生理病理学著作相比，本书有以下特点：第一，聚焦血液系统，结合文字理论，用大量电镜和光镜图片展示了造血组织和器官结构、血细胞生理发育过程和病理形态变化，使血液细胞生理病理学专科化。第二，系统展示了血细胞发生、发育、损伤、死亡等不同状态的形态结构，便于读者理解以血液形态学为基础的分子生物学实验室检测内容。第三，图片主要来自编者长期临床实践和科研工作的成果，很少采编或引用国外文献和著作，大部分图片在同类书籍和文献中很少被见到，具有较高的实践性和可读性。第四，在继承前人知识的基础上，一方面吸纳最新研究热点和成果；另一方面结合自身经验对细胞形态进行解释，提出新的观点和概念，如细胞脂肪变性与死亡、单核细胞分型和巨核细胞四个不同发育阶段，与传统教材的内容有所区别。这些新的理念主要源于编者对细胞结构的研究和观察，不一定完全准确，但希望能对广大读者的研究和思路有所帮助和启迪。

本书文字部分是在我们2010年出版的《血液病细胞病理诊断图谱》基础上，由三位编者共同补充修改、相互校正完成的，图片主要由茹永新教授提供，部分光镜图片由杨亦青教授和张云主任提供。

虽然本书由三位编者共同编写完成，但离不开各自单位领导的支持和各自科室同事的无私奉献，以及天津科技翻译出版有限公司编辑们的认真审校，在此一并致谢。由于知识水平有限，书中难免有不足之处，望广大读者指正。

茹永新

于中国医学科学院血液病医院(中国医学科学院血液学研究所)

2024年1月

目　录

第 1 章

造血器官的结构和功能

第 1 节　骨髓的结构和功能

骨髓(bone marrow)是由结缔组织和造血细胞构成的成人最大造血器官，位于骨髓腔和松质骨腔隙，占人体重的 4%~6%。骨髓包括造血组织(血细胞生成区)和血窦(血液循环区)两部分。苏木素–伊红染色显示骨髓呈红色或黄色，红骨髓含造血细胞多，脂肪细胞少，造血功能强；黄骨髓含脂肪细胞多，造血细胞少，造血功能弱。红骨髓主要分布于扁骨、不规则骨和长骨骺端骨松质内；黄骨髓主要分布于躯干骨，造血细胞少，但仍保持造血功能，具有代偿能力，应激状态下或刺激因素作用下造血细胞增多，可以由黄骨髓转变为红骨髓，加强造血(图 1–1)。胎儿发育过程中造血组织由卵黄囊、脾脏、肝脏到骨髓逐渐更迭。婴幼儿期红骨髓占骨髓总量 90%以上；5 岁开始骨髓脂肪细胞逐渐增多，造血细胞逐渐减少，红骨髓开始转化为黄骨髓；40 岁左右红骨髓和黄骨髓各占 50%左右；60 岁开始造血细胞显著减少；70 岁时红骨髓不到骨髓总量的 30%(图 1–2)。随年龄增长，骨髓所含造血细胞比例下降，四肢长骨内造血细胞首先减少，胸骨和椎骨等不规则骨所含造血细胞减少不明显，持续时间最长[1,2]。

一、骨髓血液循环

骨髓血液系统(vasculature of bone marrow)的循环血液来自营养动脉和骨膜动脉。营养动脉经过骨营养孔进入骨髓，称骨髓中央动脉，中央动脉沿骨髓中轴垂直分为两支向两端走行，沿途发出放射状小动脉，这些小动脉向骨内膜延伸，穿过骨内膜进入骨皮质后再次分支，与来自骨膜动脉的毛细血管汇合(图 1–3)。骨膜动脉来源于骨周围肌肉组织动脉，这些动脉在骨外膜形成毛细血管进入骨皮质，与来自中央动脉的小动脉汇合，汇合后的动脉毛细血管返回骨髓腔，在骨髓内不断分流，形成动脉毛细血管网(图 1–4)。来源于骨内膜的毛细血管在骨髓内扩张，形成静脉毛细血管或髓窦，血流速度低，血细胞和营养物质充分交换后，这些髓窦或静脉毛细血管逐渐汇集成大髓窦和小静脉，最后回流到中央静脉(图 1–5)。另外，少数来自中央动脉的毛细血管没有进入骨皮质，在骨髓腔内直接与从骨皮质返回的毛细血管汇合，形成直捷通路和髓窦毛细血管，这些血管能快速调节骨髓血液循环速度。髓窦毛细血管最终汇集形成中央静脉，经骨营养孔流出骨髓，进入体循环[3]。

二、髓窦

髓窦(sinus)是特化的静脉毛细血管，是骨皮质内动脉毛细血管进入髓腔扩张形成的静脉毛细血管，又称静脉窦或髓窦，从内到外依次包括髓窦(血管)内皮细胞(sinuous endothelium cell)、外膜网状细胞(adventitial reticular cell)和基底膜(basement lamina)(图 1–6)。髓窦是成熟血细胞和造血干/祖细胞进出造血区域的通路，是重要的造血微环境。

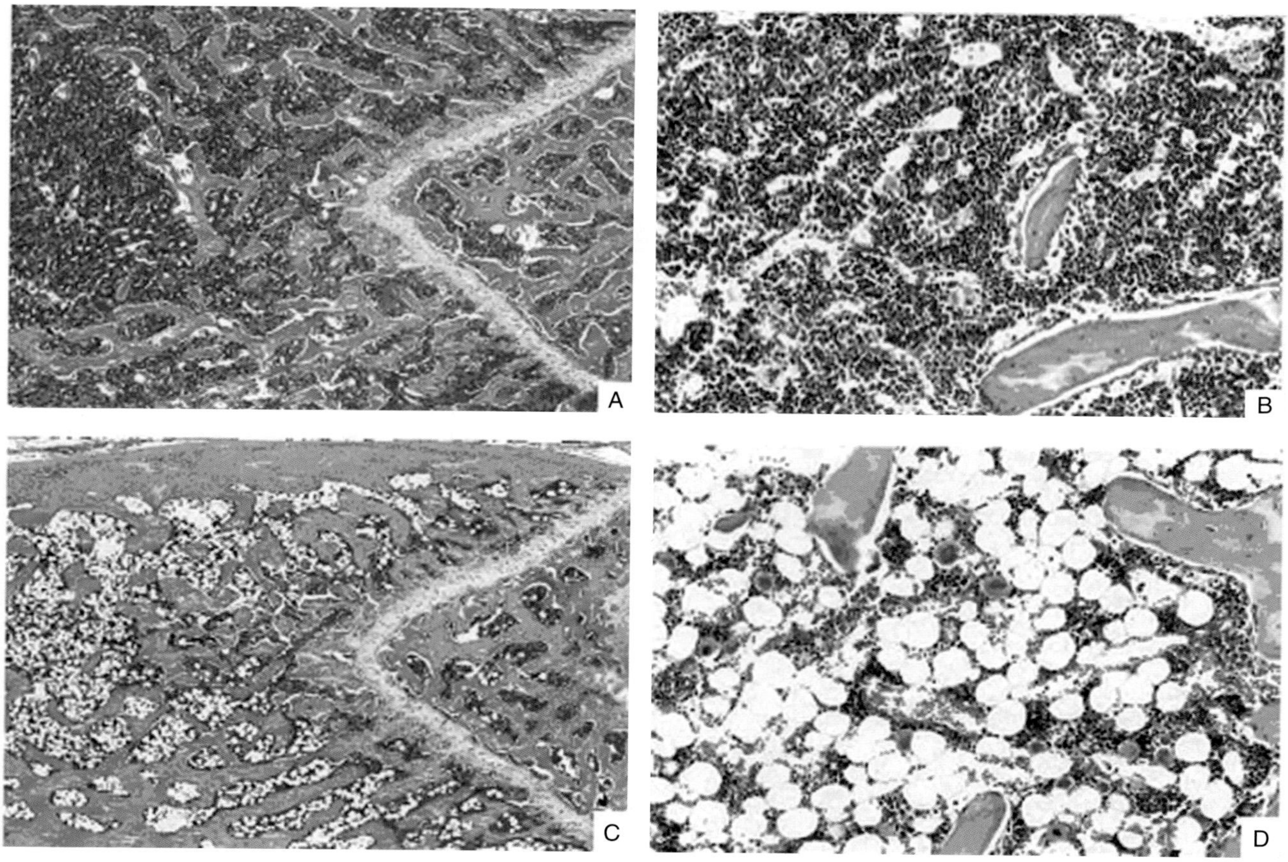

图 1-1 骨髓造血细胞。(A)低倍显示新生小鼠骨髓充满造血细胞,脂肪细胞少,×0.1K(1K=1000);(B)高倍镜显示 A 图,×1K;(C)出生 8 个月的小鼠骨髓造血细胞减少,脂肪细胞明显增多,×0.1K;(D)高倍镜显示 C 图,×1K。

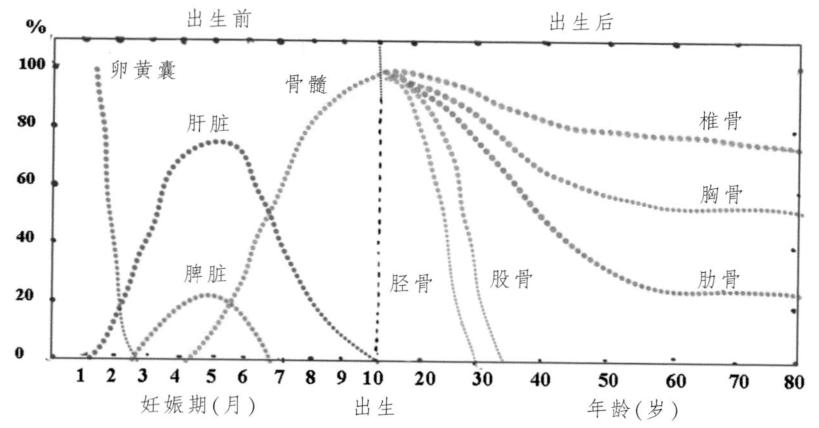

图 1-2 人出生前和出生后各阶段造血器官血细胞比例。

(一)髓窦内皮细胞

髓窦内皮细胞 (sinusoidal endothelial cell,SEC)位于髓窦内侧,细胞间指突状交错连接,可根据需要扩大或缩小。髓窦内皮细胞表面有大量窗孔(fenestrations),这种网孔结构使髓窦血液与骨髓造血组织相通, 成为血细胞和造血干/祖细胞进出血液循环的通道(图 1-7)。髓窦内皮细胞有许多小孔,部分细胞

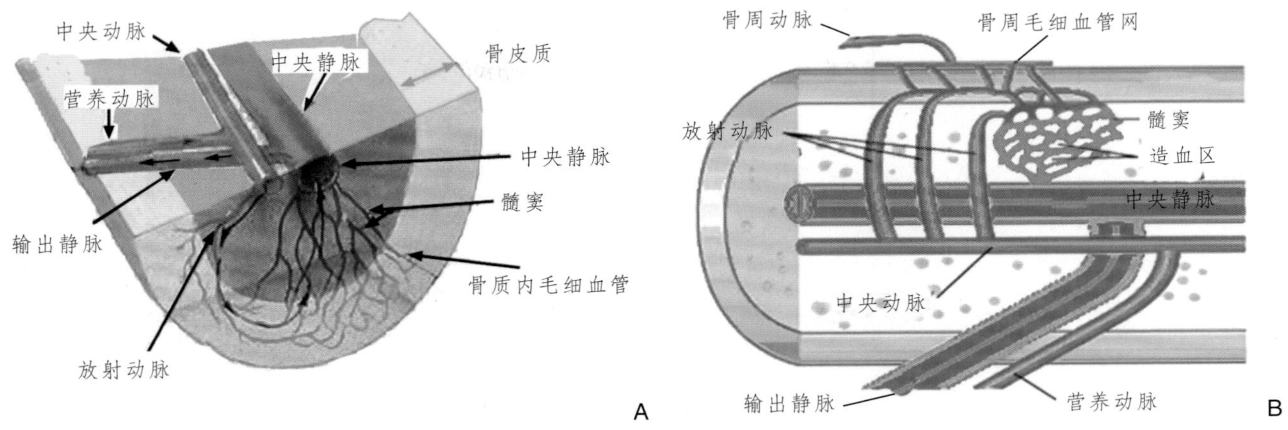

图 1-3　骨髓血液循环示意图。(A)横截面；(B)纵切面。

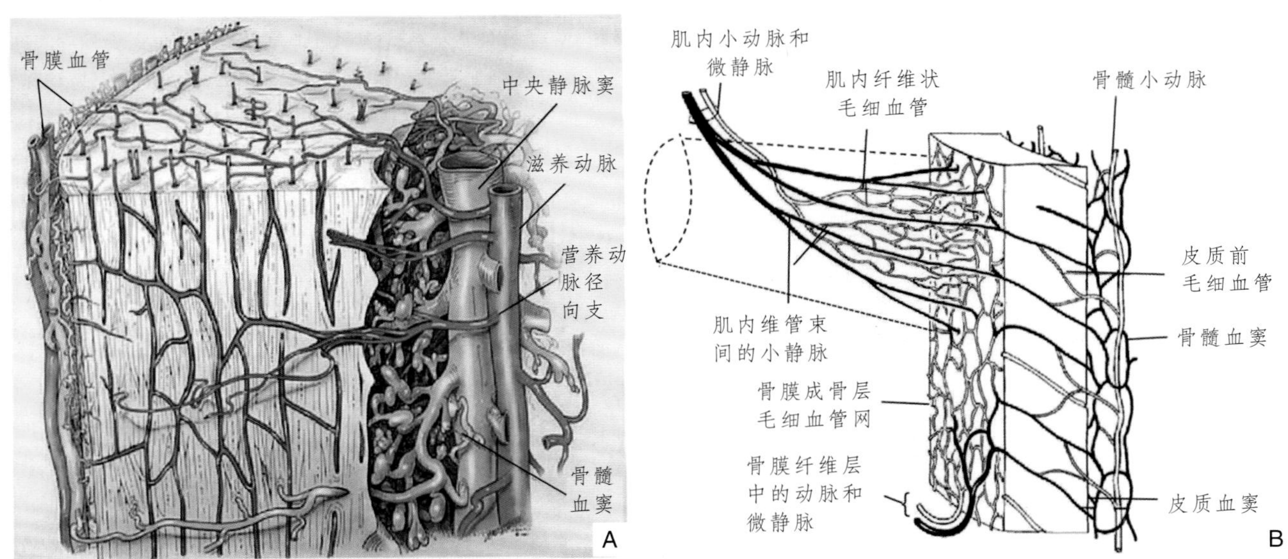

图 1-4　骨髓血液循环示意图。来自中央动脉和骨外膜动脉的毛细血管在骨皮质内汇合，形成毛细血管网(采自 Cowin，2015)。

表面有大量笼形蛋白包裹的小囊泡，含溶酶体、吞噬体和转运小管，内皮细胞可以通过吞噬和释放笼形蛋白覆盖的囊泡选择性调控生化分子、小体进出髓窦和造血组织区域(图 1-8)。

髓窦内皮细胞合成和分泌多种碳水化合物调控内皮细胞与其他细胞功能。例如，窗孔周围的唾液酸化 CD22 配体能促进 B 淋巴细胞归巢，使外周 B 淋巴细胞进入骨髓[4]；分泌多种短肽调控骨小梁生长；IL-5、合成胸腺素-4、TGF 拮抗物调控骨髓造血；表面血管细胞间黏附分子调控血细胞进出；合成细胞骨架蛋白改变血管内皮细胞结构和通透性。

髓窦内皮细胞与其他部位血管内皮细胞都表达 vWf、Ⅳ型胶原(collagen)、层粘连蛋白(laminin)、细胞间黏附分子 3 (ICAM-3)、血管-细胞间黏附分子(VCAM-1)和 E-选择素(E-selectin)。不同之处在于骨髓不同部位髓窦内皮细胞的唾液酸(sialic acid)和碳水化合物等物质差异化表达，对髓窦内外物质交换进行选择性调控[5]；特异表达欧罗巴选择素(Ulex europaeus lectin)和 CD34，这是鉴定和分离骨髓毛细血管内皮细胞的主要标志物。

(二)外膜网状细胞

外膜网状细胞(adventitial reticular cell，ARC)附着于髓窦外表面，覆盖内皮细胞 2/3 面积。外膜网状

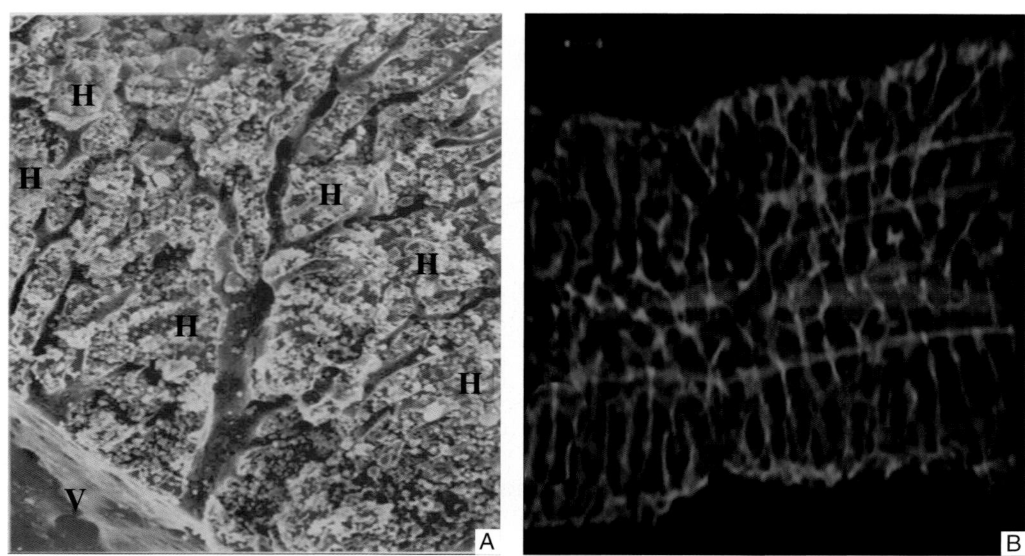

图 1-5 骨髓血液循环。(A)髓窦静脉毛细血管逐级汇集，形成小静脉，最后汇入中央静脉(V)，造血细胞(H)分布在小静脉之间和髓窦周围，×0.2K；(B)小鼠股骨血流分布，绿色为层粘连蛋白标记的骨髓毛细血管，红色为 Sca-1 标记的小动脉和中央动脉，×0.1K(采自 Nature Cell Biology，2013)。

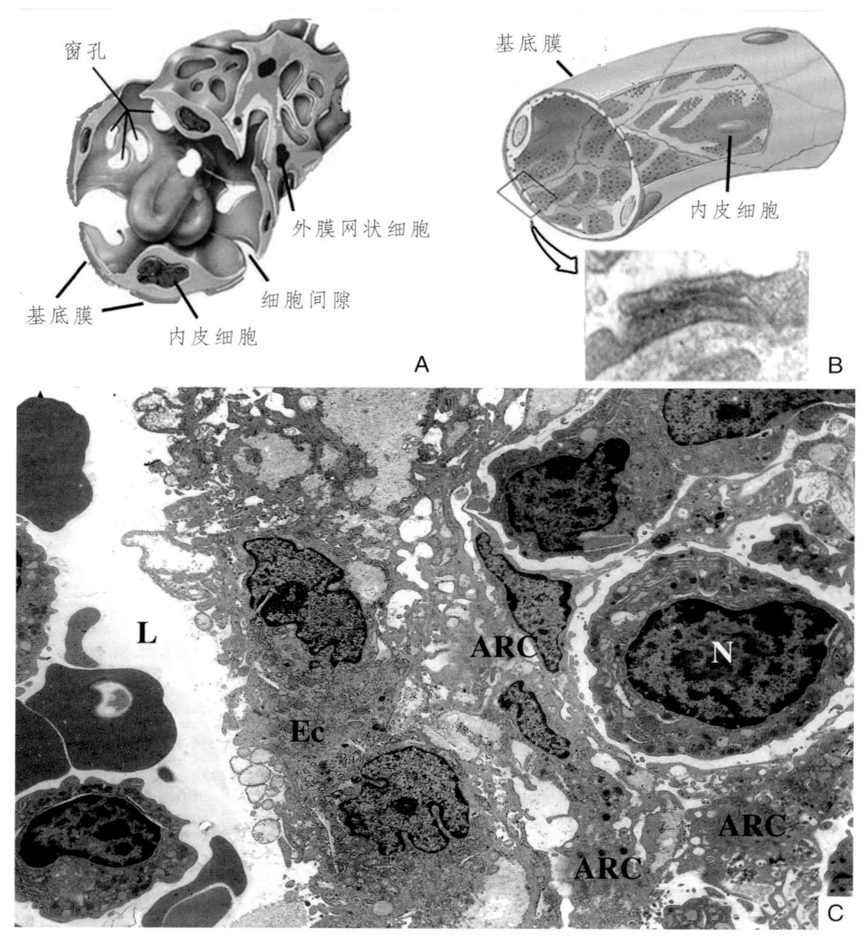

图 1-6 髓窦的结构。(A)为髓窦结构模式图；(B)为普通毛细血管模式图，内皮细胞紧密连接；(C)为髓窦的超微结构图，右侧为外膜网状细胞(ARC)和中性粒细胞(N)，中间为髓窦内皮细胞(Ec)，左侧为髓窦腔(L)，×3K。

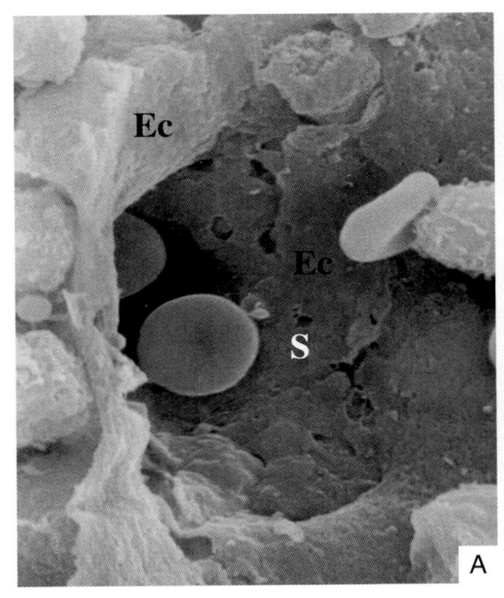

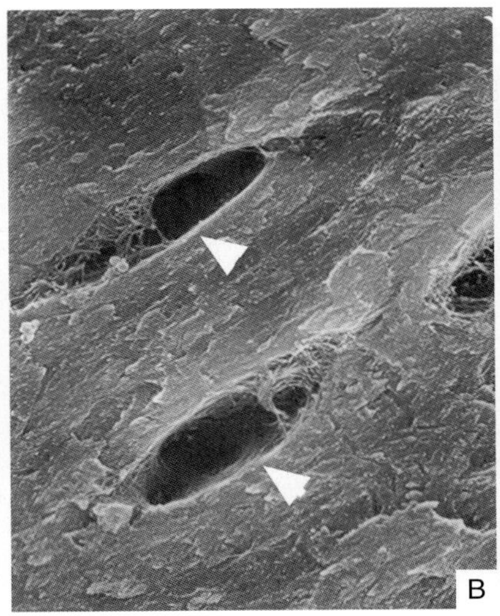

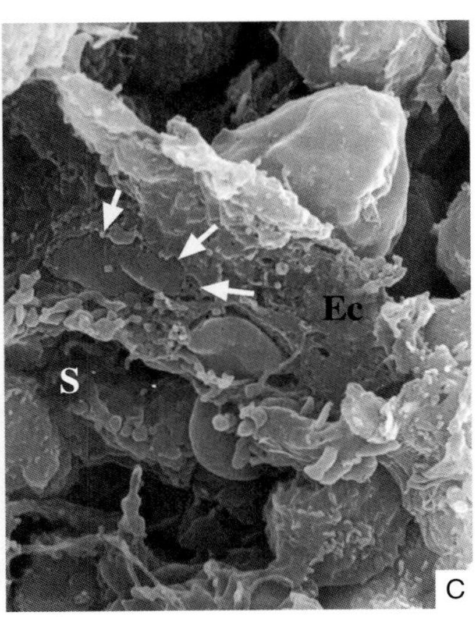

图 1-7　髓窦内皮细胞窗孔。(A)髓窦内皮细胞(Ec)交错连接形成髓窦(S),其中有成熟红细胞,×2.5K;(B)髓窦内皮细胞窗孔(三角箭头所示),×20K;(C)成熟红细胞(箭头所示)从造血区穿越窗孔进入髓窦(S),×3K。

细胞有大量突起,部分附着于髓窦内皮细胞外侧,部分伸入造血区,形成树枝状结构与造血细胞接触(图 1-9)。外膜网状细胞一方面通过胞体收缩调节覆盖于内皮细胞的面积大小,协同血管内皮细胞窗孔共同调节髓窦容积和血细胞出入;另一方面,外膜网状细胞的突起伸入造血组织形成网架结构支撑造血组织,并通过造血因子调控造血。

骨髓外膜网状细胞有多种功能。第一,外膜网状细胞具有间充质细胞特点,表达平滑肌肌动蛋白(smooth muscle actin)、波形蛋白(vimentin)、层粘连蛋白、纤维结合蛋白(fibronectin)和Ⅰ、Ⅲ、Ⅳ型胶原多种细胞外基质成分,以及神经生长因子和营养因子,这些蛋白和因子是维持骨髓结构的基础。第二,外膜网状细胞表达造血细胞抗原 CD10、CD13、人类白细胞抗原(HLA-类Ⅰ),参与骨髓造血和免疫调控[6]。第三,外膜网状细胞借助连接蛋白(connexin-43)与造血细胞与骨髓基质细胞连接,参与构建骨髓微环境,调控、保护造血细胞正常发育。第四,外膜网状细胞表达细胞间黏附分子调控造血干/祖细胞进出血液循环。

(三)基底膜

基底膜(basement lamina)是附着于上皮细胞、内皮细胞和部分成纤维细胞表面的黏液物质,由层粘连蛋白和少量Ⅱ型胶原构成。髓窦基底膜分布在内皮细胞外表面和外膜网状细胞之间,分布不连续。非窗孔区基底膜层粘连蛋白含大量阴离子,可以屏蔽化学物质和小颗粒物质进入髓窦;窗孔区基底膜缺失,有助于髓窦内外化学物质和细胞交换和进出。其次,层粘连蛋白能富集造血因子和其他生长因子,使造血微环境个体化,更好调控基质细胞和造血细胞的发育和增殖。所以,基底膜是骨髓造血微环境调控造血的重要非定型成分(见图 1-8B)。

三、骨髓神经

骨髓神经(innervation of bone marrow)主要来自骨外膜。骨外膜感觉神经和交感神经纤维与血管伴行,经中央管进入骨髓。动物实验发现随着年龄增长,骨外膜形成层变薄,骨外膜血管变细,感觉神经和交感神经纤维同时减少;但老龄鼠骨髓仍有大量感觉神经和交感神经纤维,与年龄关系不大[7]。骨髓交感神经纤维围绕血管分布,感觉神经纤维离血管较远。骨髓动脉周围同时分布无髓神经纤维和有髓神经纤维,有髓神经纤维终板位于动脉平滑肌和血管周细胞之间,能够调节血管口径和血流量;无髓神经纤维进入骨髓造血组织,分布在间质细胞和血窦壁,通过细胞间接触和释放神经介质参与造血调控和血细胞转运,骨髓交感神经变性可以导致造血干/祖细胞衰老(图 1-10)[8]。

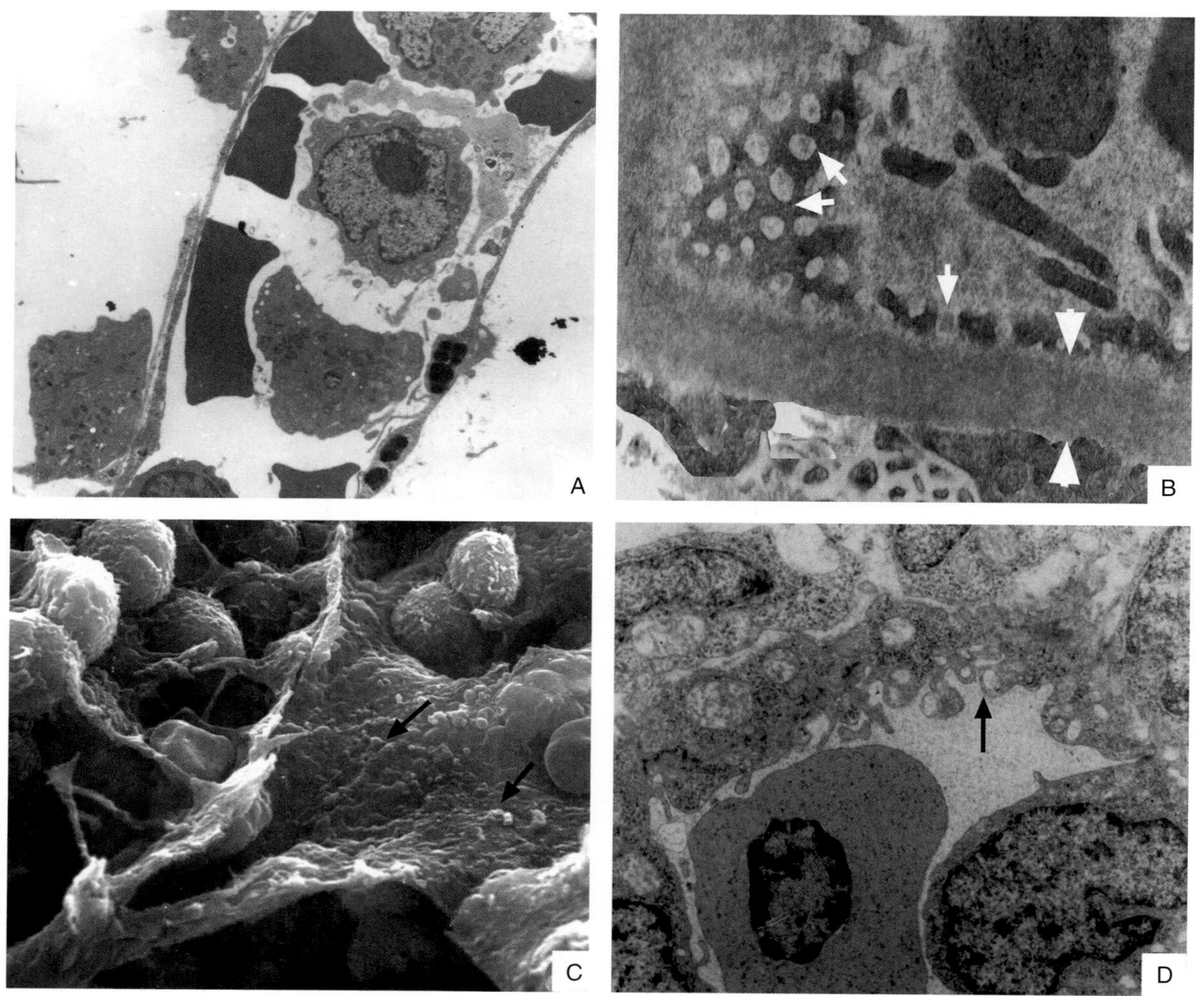

图 1–8 髓窦。(A)髓窦内皮细胞，×2.5K；(B)内皮细胞表面小孔（箭头所示）和基底膜（三角箭头所示），×3K；(C)内皮细胞表面囊泡（箭头所示），×1K；(D)血管内皮细胞表面突起和伪足（箭头所示），×4K。

四、骨髓造血索

造血索（hematopoietic cord）是围绕各级血管和血窦周围分布的造血组织，由造血细胞和结缔组织组成，结缔组织包括骨髓间充质细胞和细胞外基质。造血细胞和骨髓间充质细胞相互联络，围绕各级血管、动脉毛细血管、静脉窦和静脉形成索条网状结构（图 1–11）。骨髓间充质细胞突起围绕造血细胞分布，包围和分隔造血细胞，形成包裹血细胞在内的蜂窝状团块儿。共培养状态下，造血细胞贴附在间充质细胞上，表面呈鹅卵石状，间充质细胞突起伸入造血细胞之间，不同类型和不同分化程度的血细胞位置不同（图 1–12 和图 1–13）。

五、骨髓造血细胞

骨髓造血细胞（hematopoietic cell）指骨髓内具有分化为不同成熟血细胞能力的干/祖细胞和各阶段血细胞，包括造血干细胞（hematopoietic stem cell）、不同类型髓系和 B 细胞的前体细胞。在正、负相因子调控下，骨髓造血干细胞增殖、分化成不同类型造血祖细胞（hematopoietic progenitor）；在特定造血微环境调控下，造血祖细胞进一步分化发育成不同类型成熟血细胞，造血微环境和造血细胞共同构建成一个相互调控的信息网络和实体空间。

三维结构重建显示不同造血细胞在骨髓内有特定位置，随着细胞的分化和发育不断变化（图 1–14）。

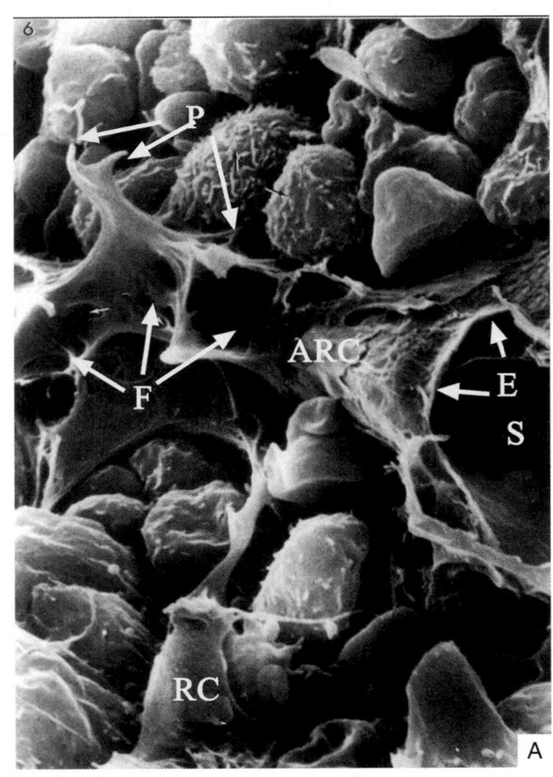

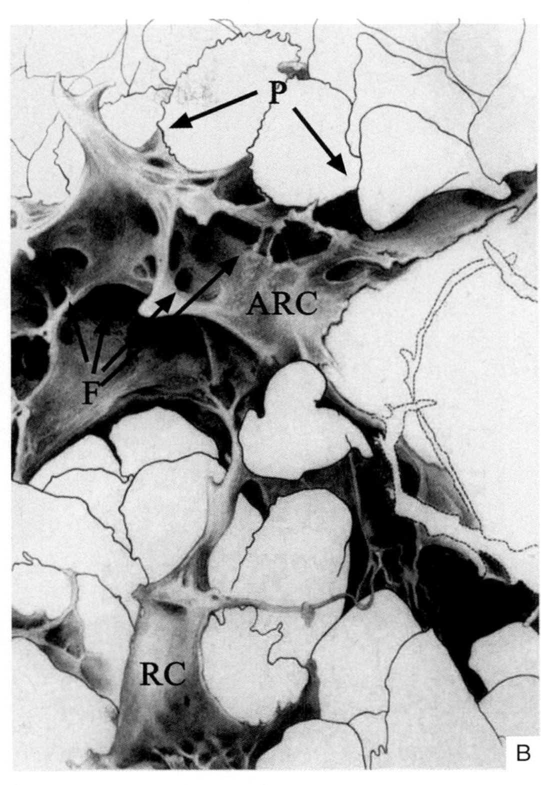

图 1–9　骨髓结构。(A)髓窦(S)开口于右侧边缘，内皮细胞(E)位于髓窦内表面，外膜网状细胞(ARC)覆盖髓窦外表面，未覆盖区有卵圆形窗孔(F)，突起(P)与造血细胞接触，网状细胞(RC)与造血细胞接触，×4K；(B)隐除 A 图中造血细胞后展示的外膜网状细胞和网状细胞，×4K(采自 Weiss，1976)。

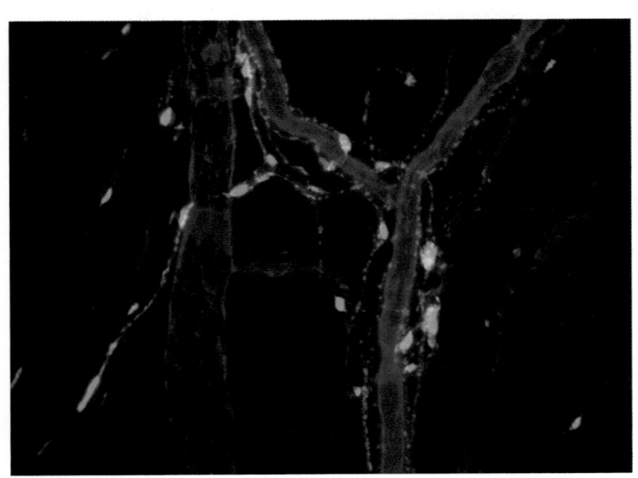

图 1–10　小鼠颅骨骨髓神经分布。蓝色为 CD31 标记血管，绿色为 Nestin 标记的间充质细胞，红色为酪氨酸羟化酶标记的交感神经纤维，×0.1K。

CD34 阳性造血干细胞分布在骨小梁表面、骨内膜附近和毛细血管周围，不同阶段 CD34 阳性造血细胞在骨小梁和毛细血管的不同距离的数量不等(图 1–15)。骨髓内血细胞前体和成熟细胞的分布与成熟红细胞、血小板和粒细胞进入血液循环的方式相关。巨核细胞随着发育成熟逐渐靠近髓窦，伸出突起进入髓窦，将血小板释放入血流(图 1–16)。粒细胞沿中央静脉走行散在分布，成熟粒细胞通过自身运动靠近血窦，穿越血管内皮细胞进入血循环。骨髓红系造血岛相互连接，沿髓窦外侧分布，形成条带结构，原始、早幼、中幼和晚幼等不同分化程度有核红细胞围绕中心巨噬细胞有序排列，形成红系增殖结节，称为红系造血岛(erythroblastic islet)(图 1–17)，成熟红细胞穿过内皮细胞连接进入血液循环。

通常把沿小动脉分布的髓窦和相关连续造血条带定义为骨髓造血单元(图 1–18)。骨髓穿刺液内由脂肪细胞、间质成分、巨噬细胞和造血细胞组成的颗粒称为骨髓小粒。

骨髓是淋巴细胞最早期发育场所，含少量淋巴干/祖细胞。T 祖细胞在骨髓发育完成后，经血液循环进入胸腺进一步分化发育[9]，B 祖细胞和部分未成熟

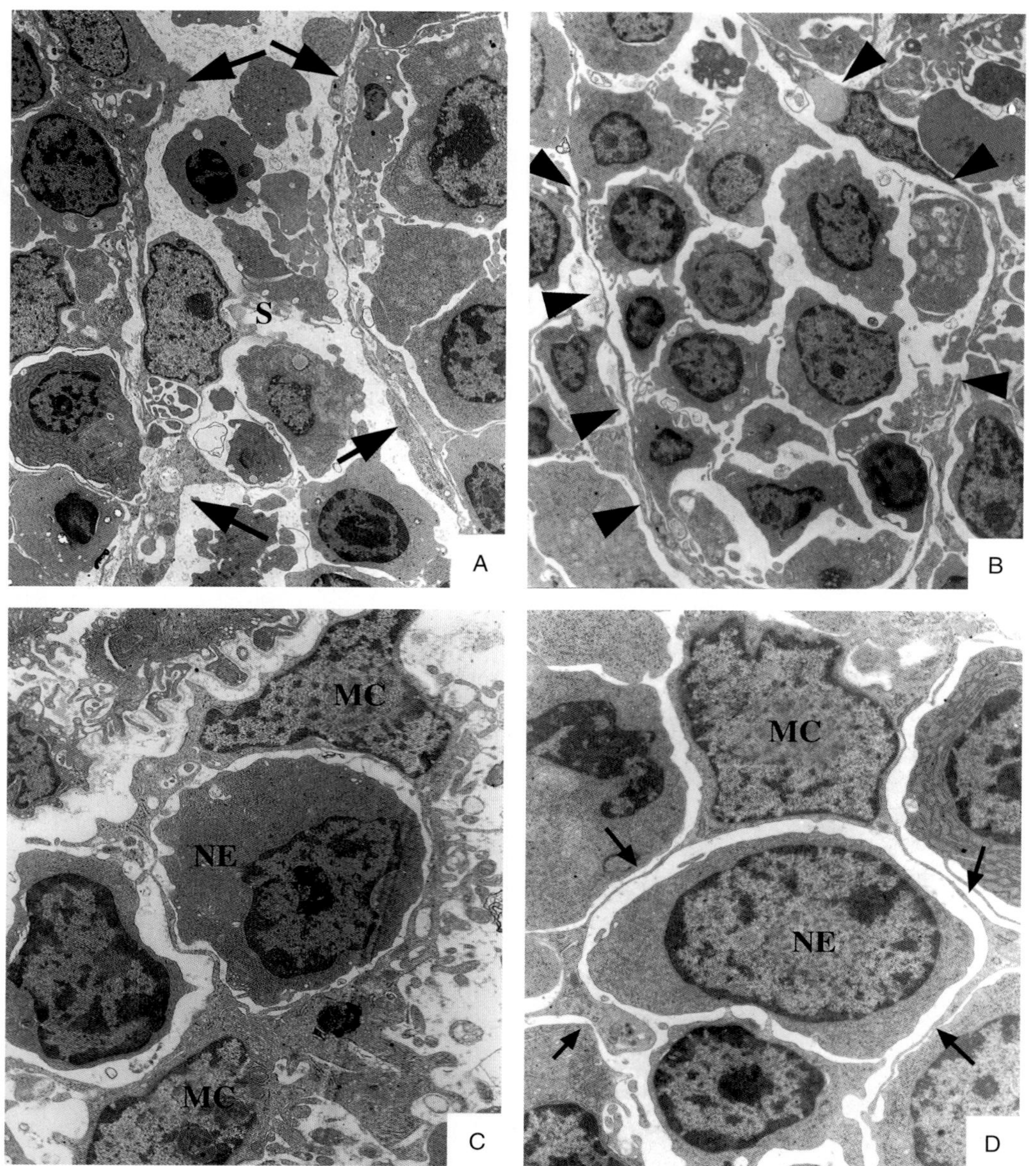

图 1-11 骨髓造血索。(A)造血细胞围绕髓窦(S)血管内皮细胞外侧(箭头所示)分布,×2K;(B)间充质细胞的胞膜(三角箭头所示)包围一个红系造血岛,×2K;(C)间充质细胞(MC)分隔不同发育程度有核红细胞(NE),×3.5K;(D)间充质细胞(MC)突起(箭头所示)分隔包围有核红细胞(NE),×3.5K。

阶段 B 细胞也在骨髓完成。骨髓间充质细胞合成多种细胞生长因子,形成特定微环境调控 B 细胞增殖、分化和发育,如 VCAM-1 促使 B 细胞归巢,IL-7、TGF-、flt3 和 kit 配体刺激 B 细胞分化和增殖[10]。成熟淋巴细胞在髓外淋巴器官发育成熟后重新进入骨髓,包括 B 细胞、T 细胞和浆细胞。骨髓内 B/T 淋巴细胞靠近粒细胞生发区外侧,围绕小血管和毛细血管分布;浆细胞围绕骨髓小静脉分布,便于分泌和释放抗体。

六、骨髓非造血细胞与细胞外基质

骨髓非造血细胞泛指骨髓内除造血细胞外所有其他细胞成分,包括骨髓间充质细胞、脂肪细胞、成骨细胞、破骨细胞、软骨细胞、外膜网状细胞和内皮细胞,以及来源于外周的成熟 B/T 细胞和巨噬细胞。这些细胞共同参与骨髓造血微环境构成, 调控造血功能。

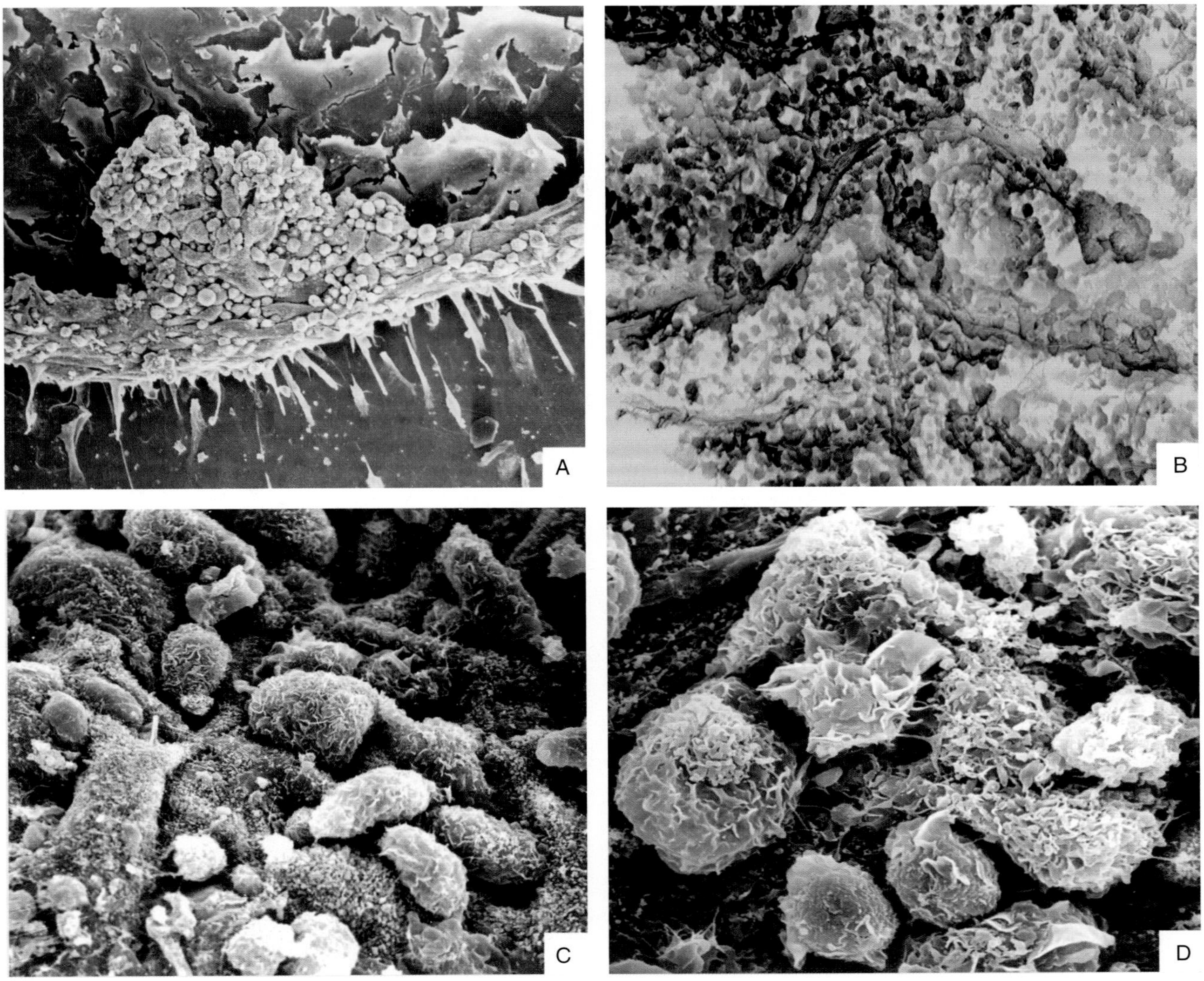

图 1–12　骨髓造血索。(A)骨髓间充质细胞与造血细胞共培养,造血细胞附着于间充质细胞表面,形成条索状鹅卵石结构,×0.2K;(B)造血细胞分布于血管(箭头所示)两侧,×0.2K;(C)造血细胞附着在间充质细胞表面,×2K;(D)间充质细胞表面附着不同类型造血细胞,×5K。

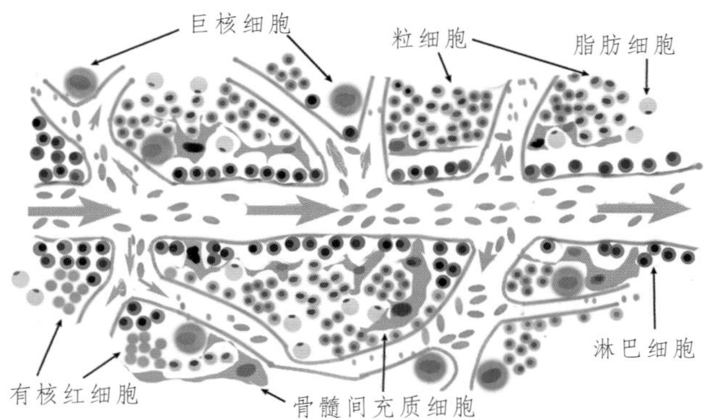

图 1–13　造血索示意图。中央小静脉在两侧分支和扩张形成髓窦,不同颜色小球表示不同造血细胞,灰色不规则细胞为间充质细胞,箭头表示血流方向。

(一)骨髓间充质细胞

骨髓间充质细胞(bone mesenchymal cell)分布于造血细胞之间,不同部位间充质细胞存在异质性,表达不同抗原[1]。骨髓间充质细胞体积大,分离状态直径达 50μm,含大量内质网、溶酶体、微丝、微管,细胞分支和突起包围分隔造血细胞,使造血细胞彼此隔离,使造血微环境个体化(图 1–19)。间充质细胞主要通过以下方式调控造血:

第一,间充质细胞突起与造血细胞共同构建三维立体结构,为造血细胞分化和发育提供个体化造血微环境(图 1–20)。第二,间充质细胞分泌血小板

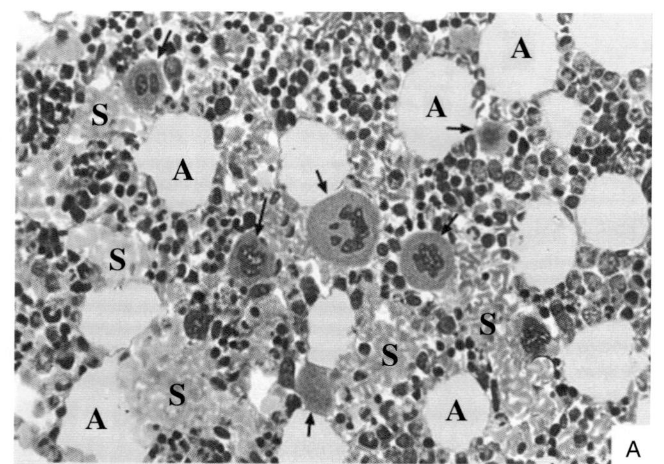

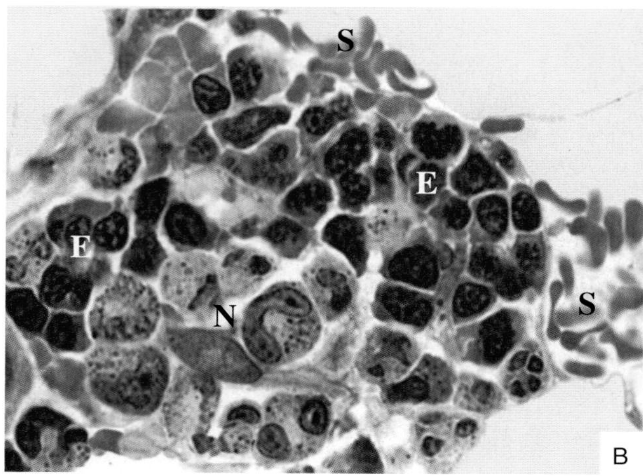

图 1–14 血细胞在骨髓造血区分布。(A)显示髓窦(S)、脂肪细胞(A)和巨核细胞(箭头所示),核染色较深的区域为红系造血岛,×0.4K;(B)红系造血岛(E)靠近髓窦(S),中性粒细胞(N)距离髓窦较远,×1K。

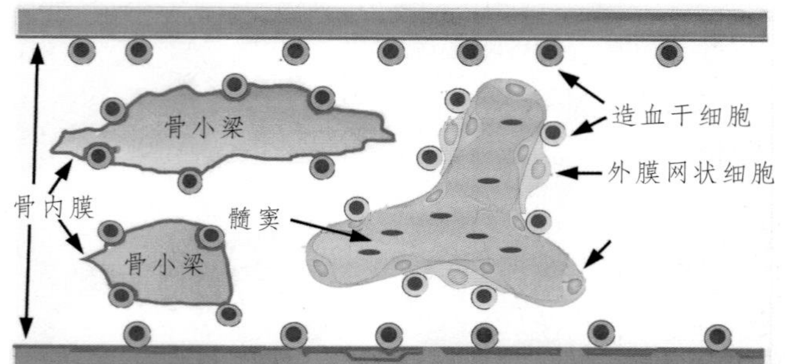

图 1–15 骨髓 CD34 阳性造血干细胞分布在骨内膜和骨髓血管内皮细胞附近。

生成素(thrombopoietin,TPO)、IL–7、IL–15、胰岛素样生长因子(insulin-like growth factor,IGF)、IL–6 配体和可溶性受体、VCAM–1、TGF–β,以及 flt3 和 kit 配体等多种造血调控因子,调控髓系细胞和前体 B/T 细胞分化发育。第三,合成胶原和波形蛋白等细胞外基质,一方面,参与构建骨髓微环境结构;另一方面,特定部位富集不同类型造血调控因子,使造血特化[12]。第四,分泌神经生长因子受体、结蛋白(tenascin)、VCAM–1 和内皮糖蛋白(endoglin),调控造血细胞释放、归巢[13]。

骨髓间充质细胞也受造血细胞反相调控,如造血细胞分泌的 IL–1 和 IL–11 抑制间充质细胞增殖和发育;TGF–β 和骨形成蛋白(bone morphogenetic proteins)诱导间充质细胞向成纤维细胞分化,促进骨发生和骨小梁形成;造血细胞分泌脂解素(lipolysis)

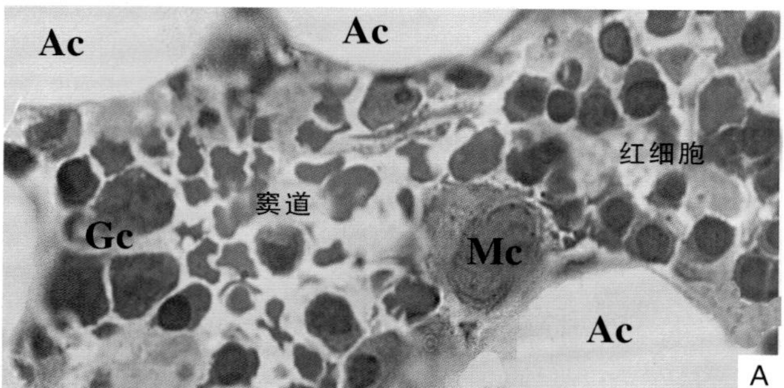

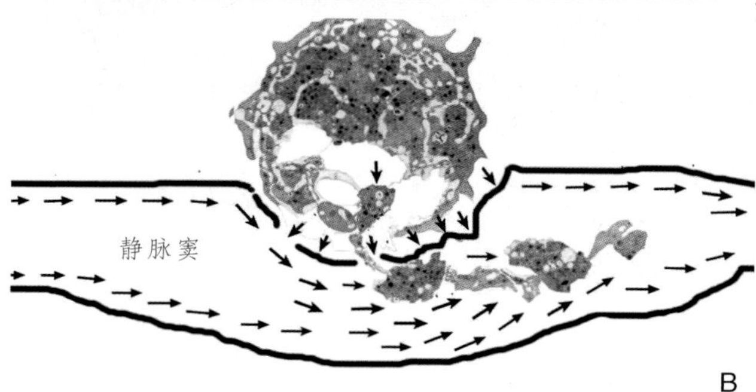

图 1–16 骨髓造血细胞分布与成熟血细胞的释放。(A)成熟巨核细胞(Mc)位于髓窦外侧,幼红细胞组成的红系造血岛位于髓窦旁,×0.4K;(B)巨核细胞突起进入髓窦释放血小板。

调控成纤维细胞和脂肪细胞相互转化。

(二)骨髓脂肪细胞

骨髓脂肪细胞直径为 30~100μm,外形圆,核呈梭形,胞质含巨大脂滴,胞质较少(图 1–21)。胎儿和婴幼儿骨髓脂肪细胞少,90%以上为造血细胞,随年

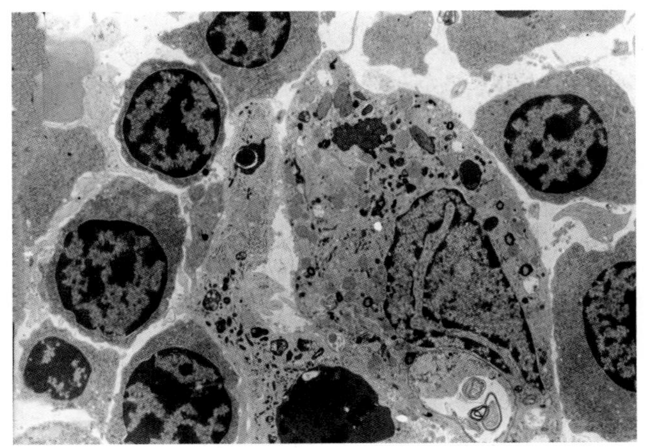

图 1–17　红系造血岛巨噬细胞周围有大量幼红细胞，含溶酶体和细胞碎片，×2.5K。

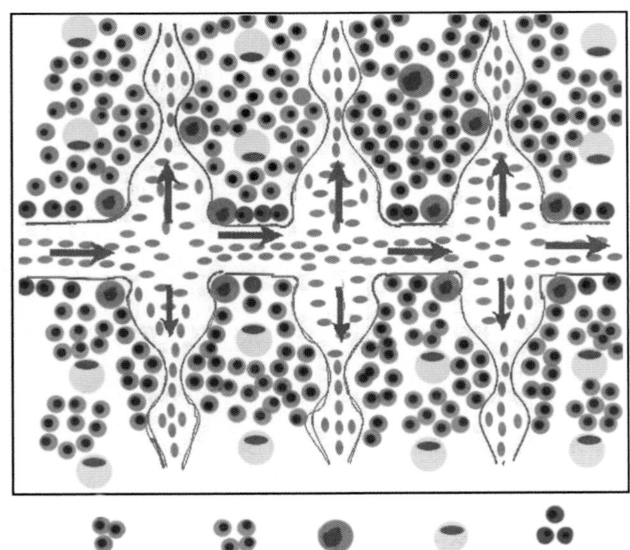

图 1–18　骨髓造血单元示意图。中央管道表示小动脉，不同造血细胞围绕小动脉发出的放射状毛细血管和血窦分布，形成造血单元。

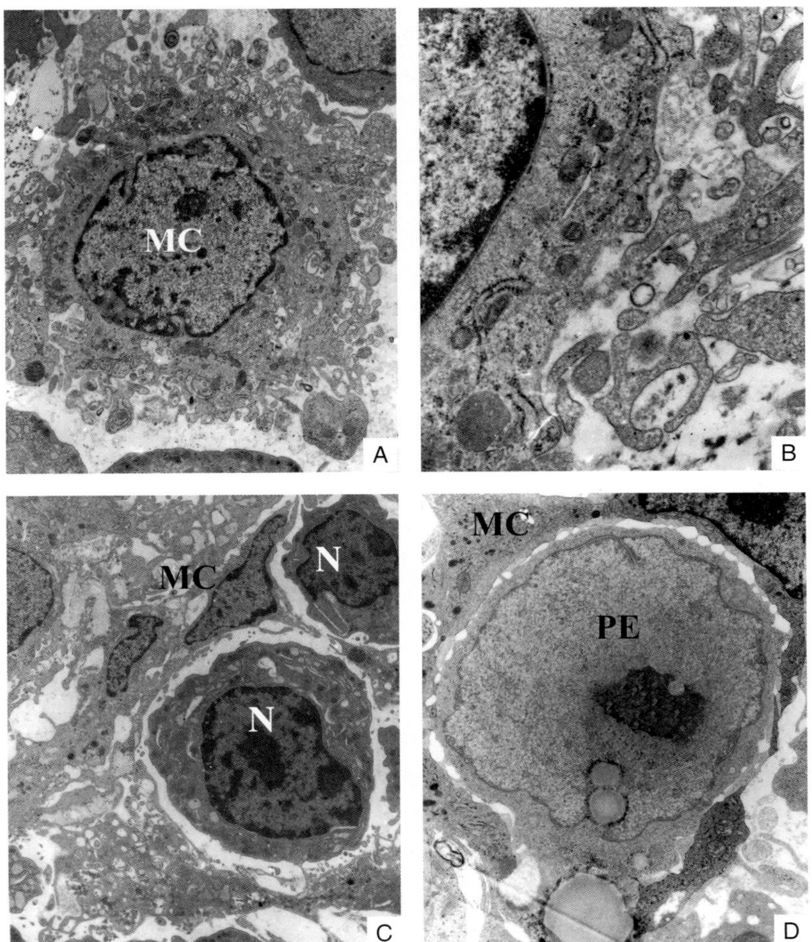

图 1–19　骨髓间充质细胞与造血微环境。(A)分离后间充质细胞(MC)内质网扩张，含溶酶体，表面有突起，×3.5K；(B)间充质细胞表面突起，×50K；(C)间充质细胞突起形成网状结构，包围中性粒细胞(N)，×3.5K；(D)间充质细胞分隔包围原始红细胞(PE)，形成个体化微环境，×8K。

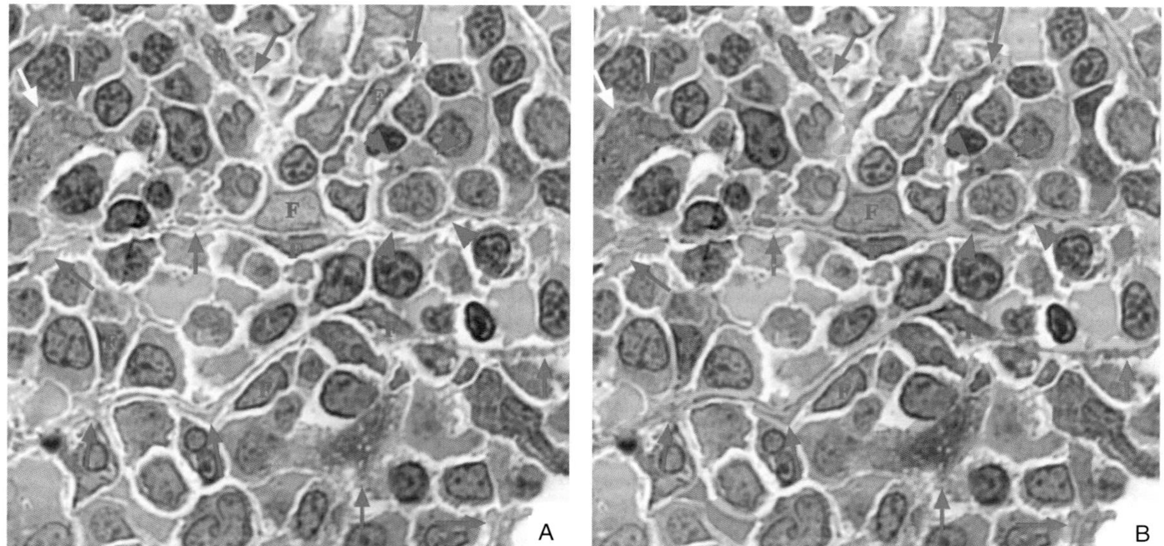

图 1–20 骨髓间充质细胞。(A)骨髓间充质细胞(F)细长突起(箭头所示)将造血细胞分离,包围造血细胞(三角箭头所示),×0.4K;(B)绿色显示骨髓间充质细胞形成网络结构,使微环境个体化,×0.4K。

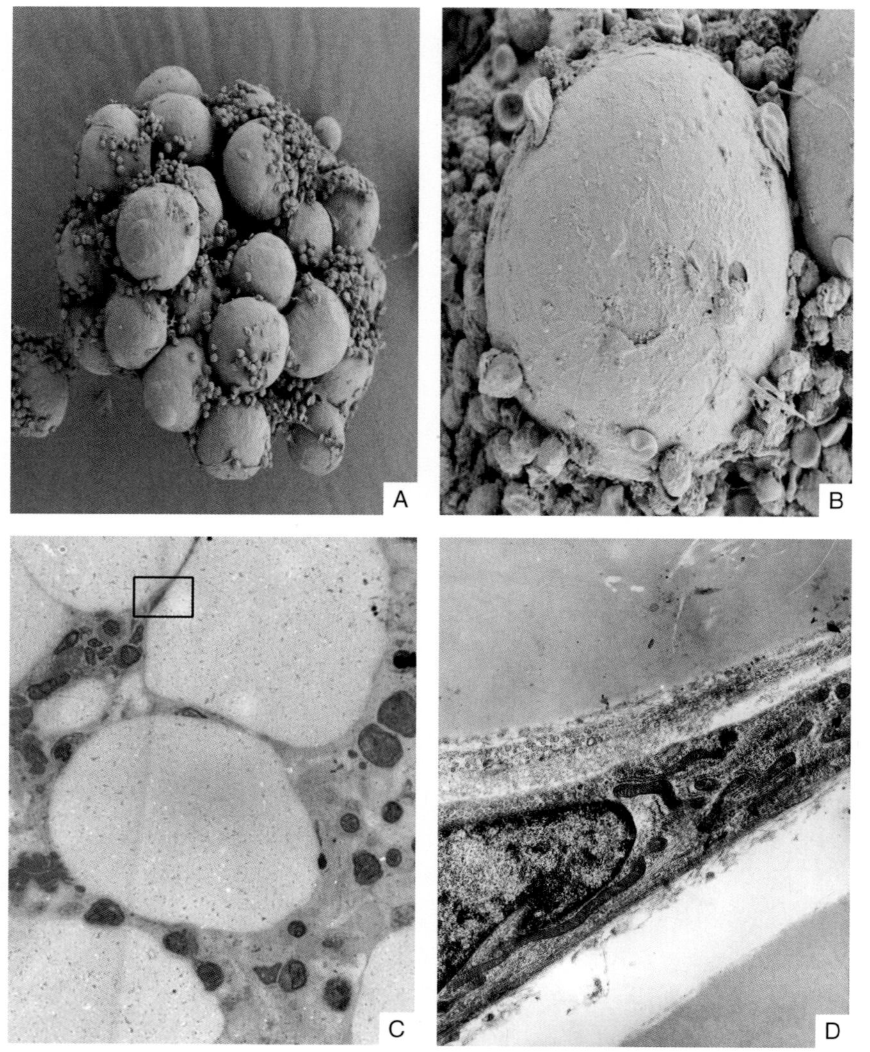

图 1–21 骨髓脂肪细胞。(A)贫血患者骨髓小粒含大量脂肪细胞,×3K;(B)脂肪细胞表面附着血细胞,×1.2K;(C)透射电镜显示脂肪细胞中大脂肪滴,胞质少,×1.2K;(D)显示 C 图脂肪细胞核和少量胞质,×8K。

龄增大脂肪细胞逐渐增多,60 岁以上骨髓脂肪细胞超过骨髓容积 2/3。骨髓脂肪细胞来源于间质细胞,间充质细胞和外膜网状细胞在一定条件下转化为脂肪细胞。脂肪细胞可以分泌瘦素(leptin)、降钙素(osteocalcin)和催乳素受体促进造血、影响骨形成;分泌脂联素(adiponectin)能够抑制血管增生,促进血管内皮细胞凋亡。骨髓不同部位脂肪细胞密度不等,数量受多种因素调节,在疾病和造血失代偿状态下,脂肪细胞增多或减少(图 1-21)。

(三)骨髓其他非造血细胞和细胞外基质

骨髓巨噬细胞也是一组异质性细胞,有不同表型,受间充质细胞来源生长因子和细胞因子调控。骨髓巨噬细胞功能包括以下几个方面:①位于血管和血窦周围的巨噬细胞吞噬、清除进入骨髓的异物、细菌、衰老和死亡血细胞,并参与骨髓炎性反应和组织修复;②分泌 CSF、IL-1、IL-3 和 MIP-1 等造血调控因子,有重要造血调控功能[14];③红系造血岛中央巨噬细胞位伸出膜片分隔幼红细胞,通过膜接触、分泌唾液酸结合受体和造血因子营养、调控幼红细胞分化和发育,吞噬发育异常和死亡细胞,维持红系造血岛正常结构和细胞代谢(图 1-17 和图 1-22);④分泌多种细胞因子刺激骨髓间充质细胞合成分泌细胞外基质和纤维联结蛋白(fibronectin),维持骨髓正常结构。

成骨细胞和破骨细胞位于骨小梁周围和骨内膜下,是骨髓造血微环境重要细胞成分之一。成骨细胞和破骨细胞表达波形蛋白(vimentin)、黏蛋白(tenascin)、α-平滑肌肌动蛋白 (α-smooth muscle actin,SMA)、降钙素(osteocalcin)、CD51 和 CD56,共同参与骨形成、骨髓腔改建和造血调控。静息状态造血干细胞附着在成骨细胞和破骨细胞表面,被造血因子激活后开始分化形成各级造血干/祖细胞,同时向血窦附近转移。其次,骨内膜细胞和骨细胞表达 α1β1、α3β1、α5β1 和 αvβ5 多种整合素,参与造血干细胞归巢。

(四)骨髓细胞外基质

骨髓细胞外基质(extracellular matrix,ECM)主要由骨髓间质细胞、网状细胞和血管内皮细胞合成,主要包括蛋白多糖 (proteoglycans)、纤连蛋白(fibronectin)、生腱蛋白(tenascin)、胶原(collagen)、层粘连蛋白(laminin)、血结素(hemonectin)和凝血酶敏感素(thrombospondin,TSP)等。细胞外基质为不定型物质,没有固定结构,免疫组织化学染色显示细胞外基质在骨髓不同部位种类和含量相差大,能结合不同种类细胞因子和生长因子,使间质细胞和造血细胞周围生物信号得到增强或降低,参与造血微环境个体化,调控造血干/祖细胞和造血细胞的增殖和分化。有的细胞外基质直接参与造血调控、细胞代谢和干细胞归巢。

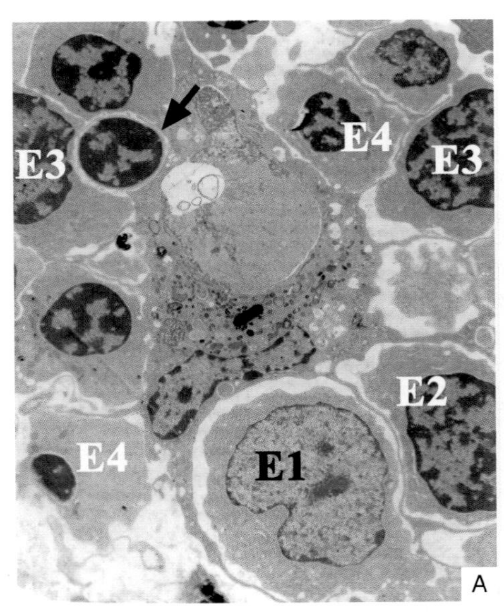

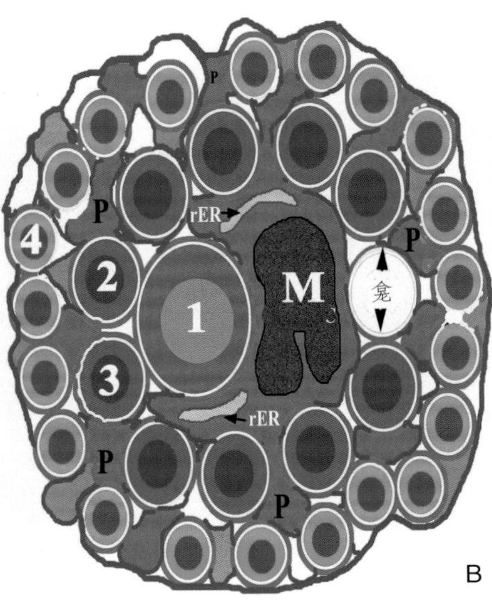

图 1-22　骨髓巨噬细胞。(A)中央巨噬细胞周围 E1、E2、E3、E4 幼红细胞和裸核(箭头所示),×3K;(B)示意图,M 为中央巨噬细胞,蓝色为巨噬细胞胞质和突起,1、2、3 和 4 为不同发育阶段的幼红细胞。

第2节 脾脏的结构和功能

脾脏是人体重要次级淋巴器官，发生于间叶细胞，在胚胎第35天左右成形。来源于骨髓的B细胞和来源于胸腺的T细胞在脾脏分化发育；网织红细胞、新生红细胞和血小板在脾脏中进一步成熟。此外，脾脏也是重要的血液过滤器官，血液中损伤细胞、发育异常细胞及病源物质在这里被清除。

一、脾脏的形态与结构

脾脏位于左上腹胃底部和隔膜之间，半椭圆柱状或长条状，外侧膈面光滑隆凸，内侧脏面凹陷形成脾门。韧带结缔组织包裹的神经和血管从脏面脾门处出入脾脏，逐步分支遍布脾脏各部。成人脾脏重约135g，不同方法测得的脾脏大小数值不等，CT检测的脾脏平均体积为214.6cm^3，而B超所测得的平均体积为148cm^3[15,16]。除了正常脾脏，约15%的成人另有一个结构与正常脾脏相似，直径1cm左右的副脾。大部分副脾位于脾动脉和胃网膜左动脉分支周围，少数位于腹腔其他脏器附近，功能与脾脏相同。

脾脏从外到内包括被膜、脾小梁、白髓、红髓、脾边缘区几个部分(图1-23)。脾脏表面被膜大部分被腹腔浆膜覆盖，脾门附近被膜形成致密结缔组织进入脾实质形成脾小梁，脾小梁互相连接，形成支架结构，脾小梁之间结缔组织形成脾脏淋巴组织细微支架(图1-24)。

二、脾脏的血液循环

脾脏的血管结构和血液循环途径不同于其他器官。脾动脉是腹主动脉的最大分支，脾动脉分出胃网膜左动脉和数支胃短动脉，在进入脾脏前又分为上、下2支或上、中、下3支，然后再以二级或三级分支进入脾脏。根据脾动脉分支和分布范围，脾脏分为2~3叶和上、下2个极段，相邻脾段间的动脉和静脉很少吻合，形成一个无血管区平面。根据脾脏血管分布区，脾实质从内到外分为脾门区、中间区和周围区。脾实质内脾动脉分支逐步分为节段动脉、脾小梁间动脉、中央动脉、终末动脉和毛细血管(图1-25)。大部分中央动脉通过血管内皮细胞喇叭状裂(inter endothelial slits，IES)开口于边缘区和红髓区脾索(splenic cord)，血液从裂口进入脾索，过滤后进入脾窦，这种循环方式称为开放循环。

脾脏缺乏淋巴管和淋巴窦等管道，取而代之的是大量血窦，血窦中的血液经各级小静脉和脾静脉

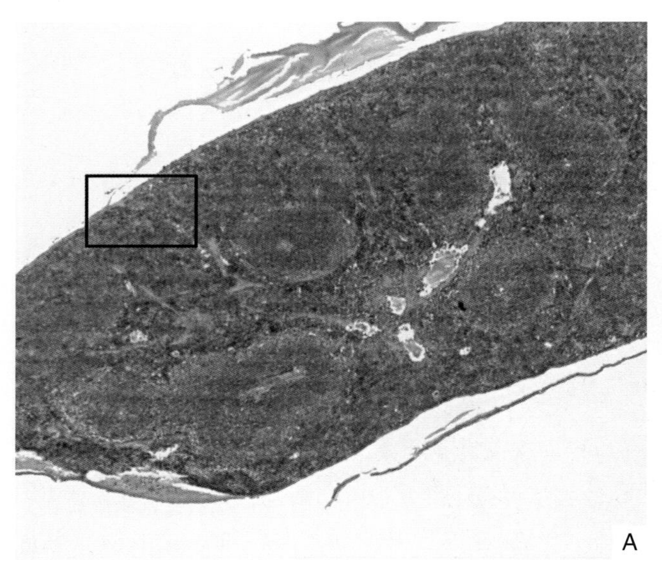

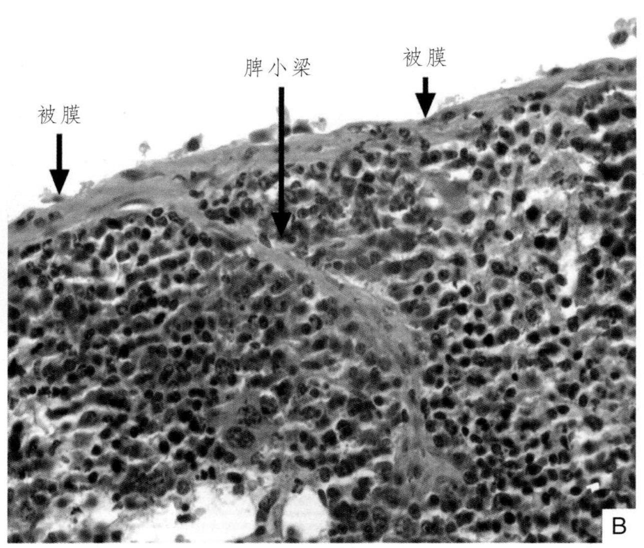

图1-23 脾脏的结构。(A)小鼠脾脏大体结构，×0.1K；(B)高倍镜显示脾脏的被膜、脾小梁和白髓，×0.4K。

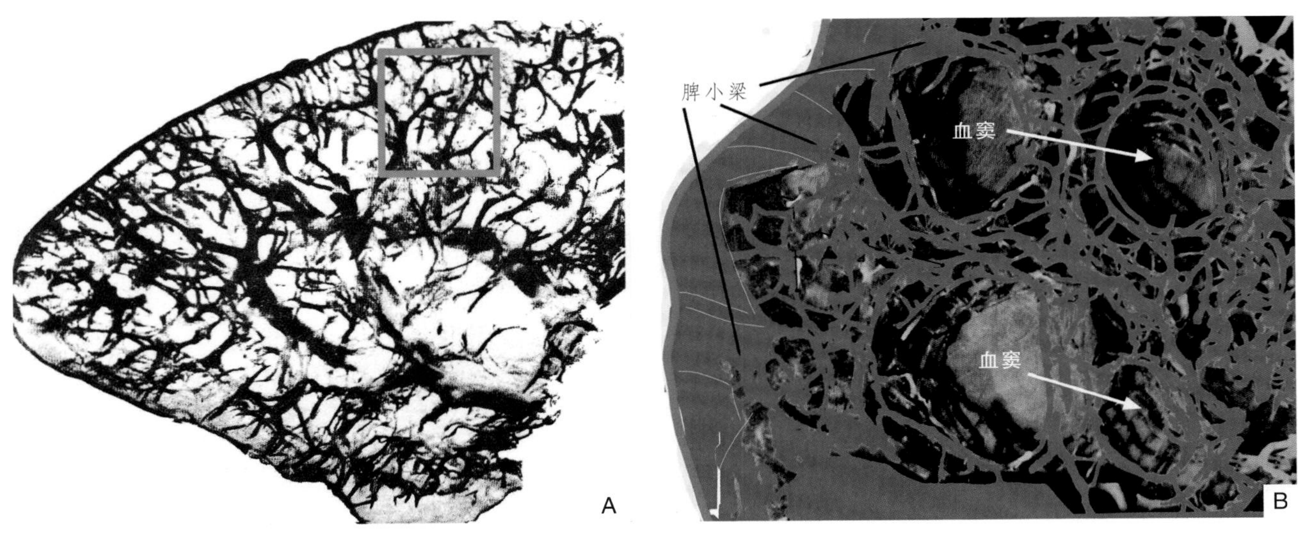

图 1–24 脾脏网状结构。(A)脾实质的网状支架结构,×0.2K;(B)扫描电镜显示脾脏细微支架,×0.4K。

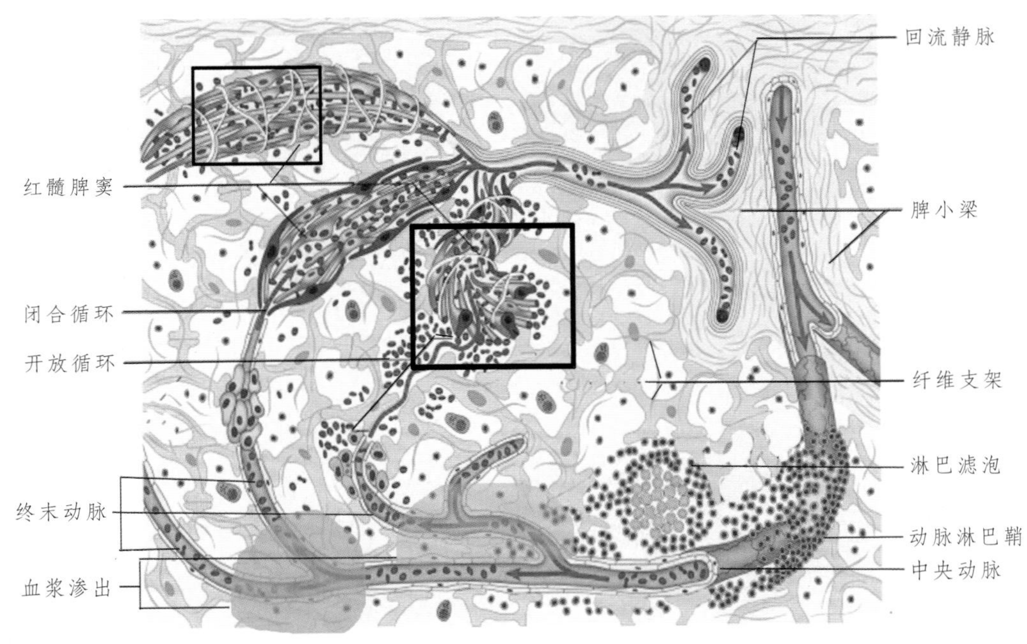

图 1–25 脾脏血液循环示意图。中央粗线框为中央动脉通过血管内皮细胞喇叭状裂形成开放循环;细线框内表示终末动脉扩张成为静脉窦或红髓血窦,形成闭合循环。

汇入肝门静脉。少数终末动脉扩张形成静脉窦或红髓血窦,这种循环称为闭合循环(图 1–26)。

三、白髓

白髓(white pulp)由淋巴细胞和其他类型单个核细胞组成,围绕中央动脉分布。最内层淋巴细胞围绕中央动脉形成的套袖状结构,被称为动脉淋巴鞘(periarteriolar lymphoid sheath,PALS),PALS 中 2/3 淋巴细胞为 CD4 阳性 T 细胞。少数小动脉直接穿过淋巴滤泡,缺乏由 T 细胞围成的 PALS 结构,因而围绕动脉的淋巴鞘呈节段性分布,结构上不连续[17]。

白髓 T 细胞全部来源于外周血,受间质细胞表达的趋化因子、CCL19 和 CCL21,以及 naïve T 细胞表达的趋化因子受体 CCL7 调控。PALS 的外周是 B 淋巴细胞聚集形成的球状淋巴小结，称为淋巴滤泡。淋巴滤泡着色浅，新鲜脾脏切面上淋巴滤泡外观为白色小点，主要含活化 B 细胞，掺杂少量体积较大的巨噬细胞和树突状细胞。淋巴滤泡中央浅染区为生发中心，生发中心的结构和功能与淋巴结次级滤泡相同；周围染色较深区域为边缘区，边缘区与红髓相邻。不同比例和数量的浆细胞和淋巴细胞经中央动脉分支分布到 PALS 的边缘。少数人脾脏中的 B 细胞构成脾小结，其属于白髓的一部分（图 1–27）。

随着中央动脉分支增多和管腔变细，PALS 逐渐变薄，淋巴细胞数量减少，小动脉周围的 PALS 消失，仅残留少量淋巴细胞，形成细小的终末动脉。终末动脉进入边缘区和红髓，外壁附着外膜网状细胞，大部分小动脉细胞内皮细胞扩张，形成 IES，血液经裂隙直接流入彼此相连的过滤床（图 1–28）。

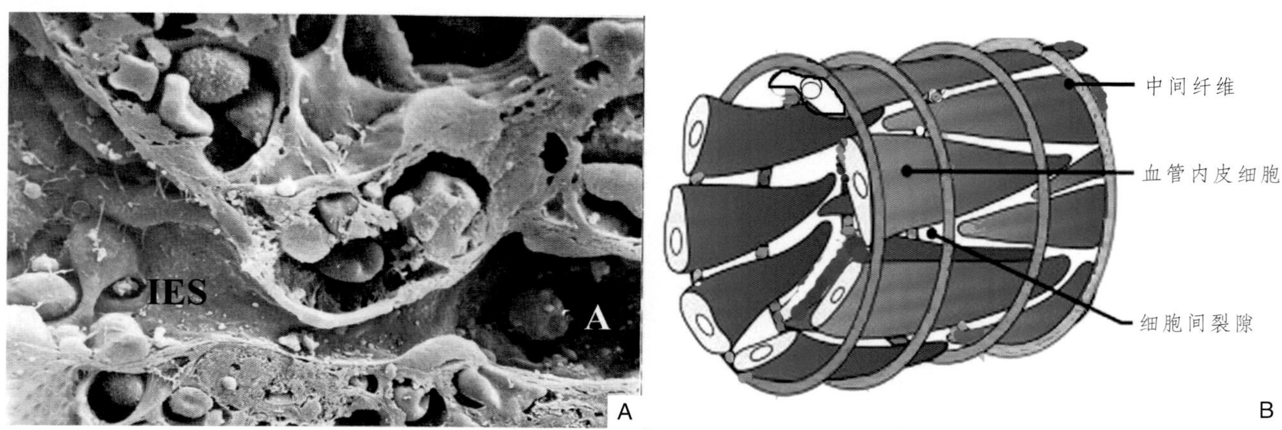

图 1–26　脾脏开放循环与闭合循环。(A) 中央动脉血管内皮细胞裂隙增大形成血管内皮细胞喇叭状裂（IES），开口于边缘区和红髓区脾索，×0.4K；(B) 脾脏终末动脉扩张，血管内皮细胞裂隙增大形成静脉窦或红髓血窦。

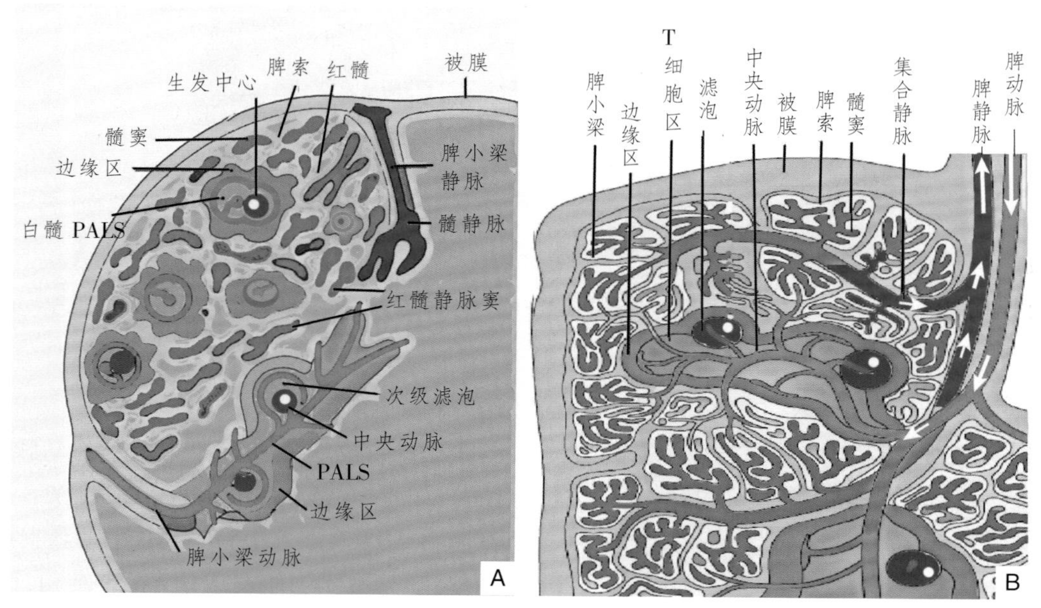

图 1–27　脾脏结构示意图。(A) 和 (B) 小动脉周围是边缘区，边缘区外为红髓；白髓 T 细胞围绕中央动脉分布，淋巴细胞包裹中央动脉形成 PALS；PALS 外周淋巴滤泡中央为生发中心。

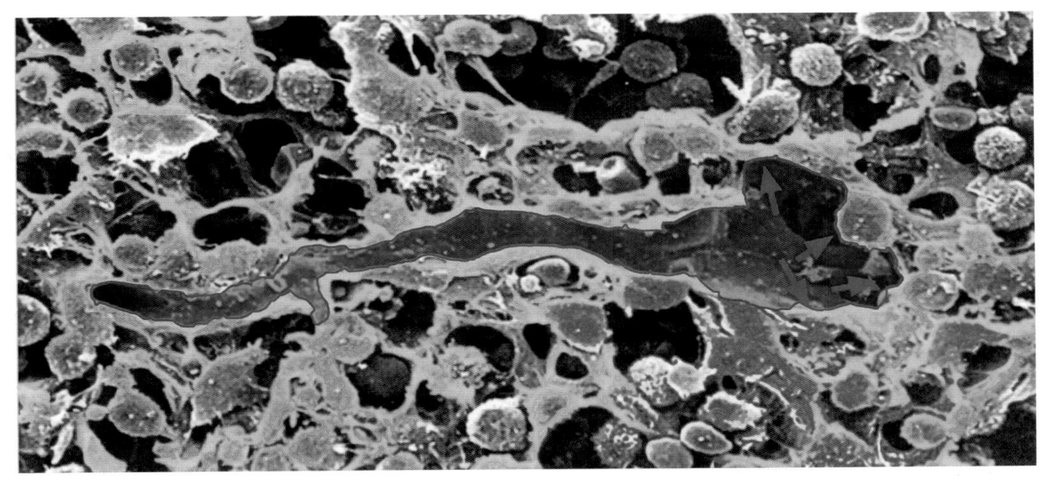

图 1–28　边缘区终末动脉(红色区域所示)由左至右进入红髓,外壁附着外膜网状细胞(黄色区域所示),末端血管内皮细胞扩张形成喇叭状,血细胞穿越内皮细胞壁裂孔(箭头所示),×2K。

四、边缘区

边缘区(marginal zone)位于红髓和白髓交界处,围绕 PALS 和淋巴滤泡分布,宽 100μm 左右,形成网状或蜂巢样结构,成为脾脏血液过滤床。边缘区含丰富动脉血,部分来源于淋巴滤泡动脉,部分来源于脾脏小动脉。边缘区从白髓周围逐渐接近红髓,最后与红髓融合,因此,边缘区所含的淋巴细胞数比白髓少,比红髓多[18]。脾边缘区是脾脏首先捕获、识别血液携带抗原的区域,是引发免疫反应的重要部位,也是血液淋巴细胞进入脾脏淋巴组织的主要通路。胸腺或骨髓进入脾脏的淋巴细胞首先在边缘区发育,B 细胞发育为功能免疫细胞。脾边缘区主要含早期记忆性 B 细胞和 CD4 阳性 T 细胞,这些细胞能与血液中的抗原发生特异性免疫反应。脾边缘区和红髓巨噬细胞对抗原进行处理,为淋巴细胞呈递抗原,同时清除和消化衰老、损伤的血细胞和寄生虫。

边缘区和红髓的结构和细胞成分不同,红髓区有血窦,而边缘区没有血窦,边缘区网架结构纤维比红髓细小。与白髓相比,边缘区是由网状细胞和纤维构成的圆孔板层结构,淋巴细胞通过这些网孔从白髓迁移到边缘区。

五、红髓

红髓(red pulp)占脾实质 2/3 体积,由脾索和脾窦两部分组成。由于中央动脉发出的小动脉与中央动脉成直角或锐角,压力差使部分血浆渗出血管,含高比例红细胞的血液继续流入红髓和脾边缘区。所以,红髓和脾边缘区红细胞含量高于其他区域。脾动脉分支在距离脾静脉不同的位置终止,离脾静脉较远的动脉血大部分经脾脏各级结构进入脾索,缓慢流经血窦汇入静脉;少数脾动脉分支与脾静脉相通,血液直接汇入脾静脉(图 1–29)。

脾索是位于脾窦间海绵样索条组织,是由毛细血管、内皮细胞裂隙和网状细胞构成的血液过滤床。脾索间质细胞包括网状纤维细胞和肌纤维母细胞,这些细胞的突起彼此连接和融合形成蜂窝样结构,其中含大量红细胞、血小板、粒细胞、巨噬细胞、树突状细胞、淋巴细胞和少量浆细胞。网状细胞表面光滑,有少量微小突起。网状细胞和网状纤维构建的网眼含大量中性粒细胞和淋巴细胞,少数细胞为嗜酸性粒细胞和嗜碱性粒细胞。脾索网状间质细胞与脾脏终末动脉末端内皮细胞裂隙连接,肌纤维母细胞收缩时脾微小动脉和静脉靠近,部分血液由动脉进入静脉,所以脾索间质细胞能调节流经脾索和血窦内皮细胞间隙的血流比例,使血流在应激状态下重新分配。血液经小动脉末端 IES 进入脾索后,衰老和变形的红细胞、血小板、微生物及异物被吞噬,正常血细胞经血窦和脾静脉重新回到循环系统;抗原物质和淋巴细胞通过脾索进入血窦(图 1–30)。

血窦是特化的毛细静脉,彼此吻合形成网状结

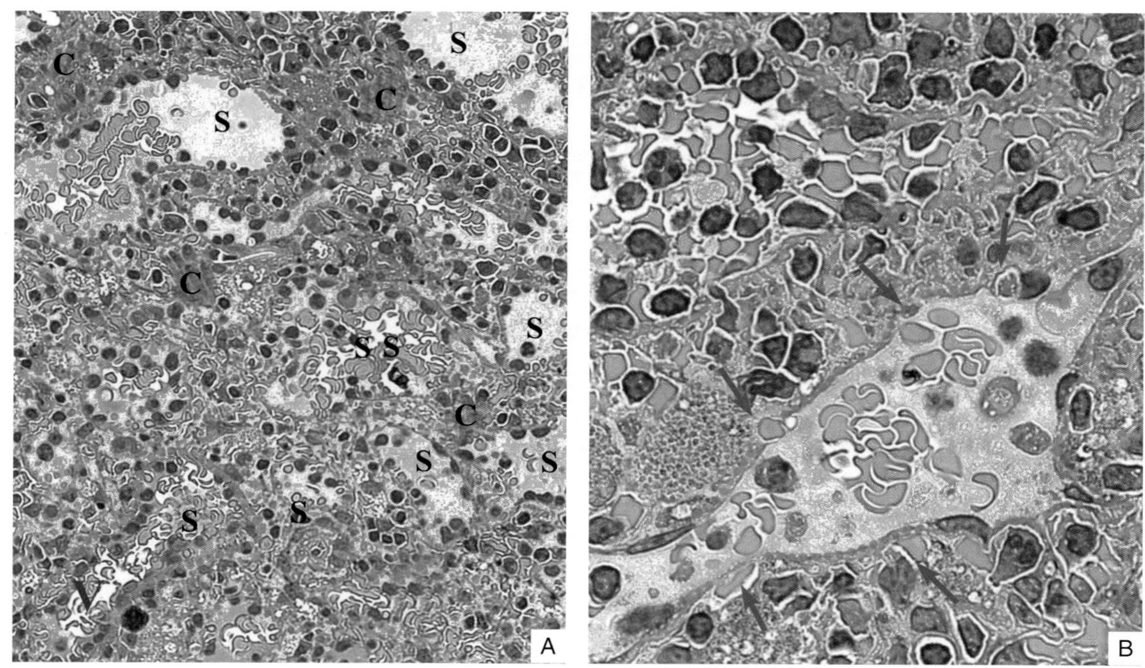

图 1–29 脾脏红髓。(A)红髓区有大量脾索(C)和脾窦(S),脾索和脾窦都含红细胞,红细胞经髓窦回流静脉(V),×0.2K;(B)脾索红细胞穿越内皮细胞进入脾窦(箭头所示),脾窦含少量粒细胞和淋巴细胞(S),×0.4K。

构,脾索和来源于边缘区的血液汇入网状血窦。血窦外周附着大量巨噬细胞,巨噬细胞突起能伸入窦腔。血窦血管内皮细胞、周围网状细胞及网状纤维共同形成漏斗状结构。梭状内皮细胞平行排列呈栅栏样,外周附着由肌动蛋白和肌球蛋白组成的中间微丝,中间微丝收缩时毛细血管弯曲,血管内皮细胞间隙增宽,有利于血窦内外物质的交换(图 1–31)。血管内皮细胞的基底膜有较大的窗眼,形成网状结构覆盖在血管内皮细胞外表面;网状细胞伸出突起附着在血管内皮细胞表面,有的形成环状结构在内皮细胞间形成桥梁。血窦内充满血液,一般情况下,内皮细胞间隙闭合或狭窄,当细胞穿越血管内皮细胞时,内皮细胞收缩,细胞间隙变宽,血细胞穿过内皮细胞间隙和基底膜网眼从脾索进入静脉系统(图 1–32)。

六、脾脏的功能

脾脏在不同发育时期结构和功能差异很大,脾脏主要包括以下几个方面的功能。

(一)造血功能

胚胎和胎儿期脾脏生成红系细胞、粒系细胞和巨核细胞,不能生成淋巴细胞。因此,有人用胎肝细胞移植术治疗再生障碍性贫血等疾病。胎儿后期和出生后脾脏的造血功能逐渐减退、消失,造血功能由骨髓替代;当出现严重造血障碍时,脾脏可在一定程度恢复造血,为病理性髓外造血。

(二)过滤功能

脾脏能清除血液中衰老和异常血细胞、病原微生物和寄生虫。脾索内含大量单核/巨噬细胞,这些细胞能吞噬衰老、缺陷和附着抗体的红细胞和血小板。在生理状态下,脾脏巨噬细胞不断清除体内衰老成熟的红细胞;在疾病状态下,如遗传性球形红细胞增多症、镰状细胞性贫血、棘形红细胞生成、先天性红细胞生成障碍等遗传性红细胞异常,以及含疟原虫红细胞进入脾索后,大部分红细胞被巨噬细胞吞噬和消化。当人体发生自身免疫性疾病时,巨噬细胞吞噬和破坏自身抗体附着的血细胞,导致自身免疫溶血性贫血和血小板减少性紫癜。上述情况可引起脾脏巨噬细胞代偿性增多,清除功能增强,脾脏体积肿大,导致脾功能亢进。病情严重的患者脾脏体积可以达到正常脾脏的 10 倍。

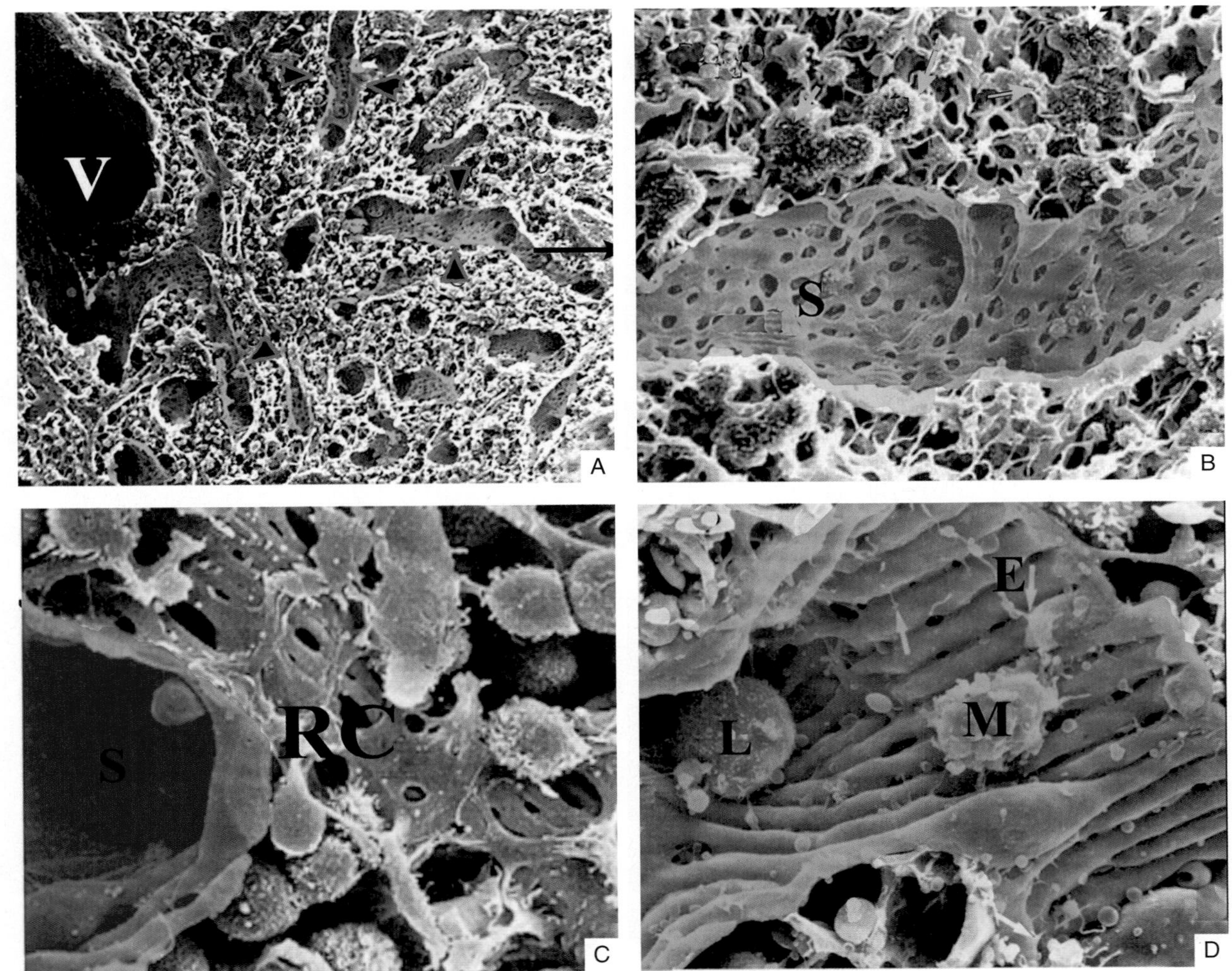

图 1–30　脾索与脾窦。(A)红髓区回流静脉(V)周围有大量脾索(灰度)和脾窦(红色,箭头所示),×0.2K;(B)脾窦(S)内皮细胞呈网孔状,周围有大量巨噬细胞(箭头所示),×1K;(C)脾窦(S)横断面,外侧脾索由网状细胞(RC)和纤维构成,突起附着淋巴细胞,×2K;(D)脾窦内侧柱状内皮细胞(E)排列成栅栏样,窦腔内有淋巴细胞(L)、巨噬细胞(M)和窦壁网状细胞突起,×2K。

(三)储血功能

脾脏含高浓度成熟红细胞血液，具有储血和调节血量的功能。在血压降低、心输出量减少和应激状态下,脾脏释放大量成熟红细胞进入循环,补充人体循环血量。正常成人脾脏储存约 40mL 高浓度红细胞血液,马的脾脏能存储马体内约 30%的红细胞。

(四)免疫功能

脾脏是免疫细胞发育和形成的重要场所。①脾脏巨噬细胞在吞噬和清除血液内外源性颗粒物、微生物、自身变性物及肿瘤细胞过程中,部分巨噬细胞或树突状细胞成为抗原呈递细胞，将吞噬和消化处理后的抗原呈递给 T 细胞,同时产生相应细胞因子,刺激免疫细胞发育和形成。②B 细胞和 T 细胞在骨髓和胸腺分化成熟后进入脾脏，与脾脏巨噬细胞携带的抗原作用,形成特异抗体和免疫细胞,通过体液免疫和细胞免疫效应进一步清除体内抗原和微生物。③脾脏内 T 细胞和 B 细胞与巨噬细胞作用后,对体内肿瘤细胞有免疫监视功能。

脾脏的免疫功能与淋巴结相似，区别在于脾脏主要对血液中的抗原发生反应，而淋巴结主要对淋巴系统内的抗原发生反应。

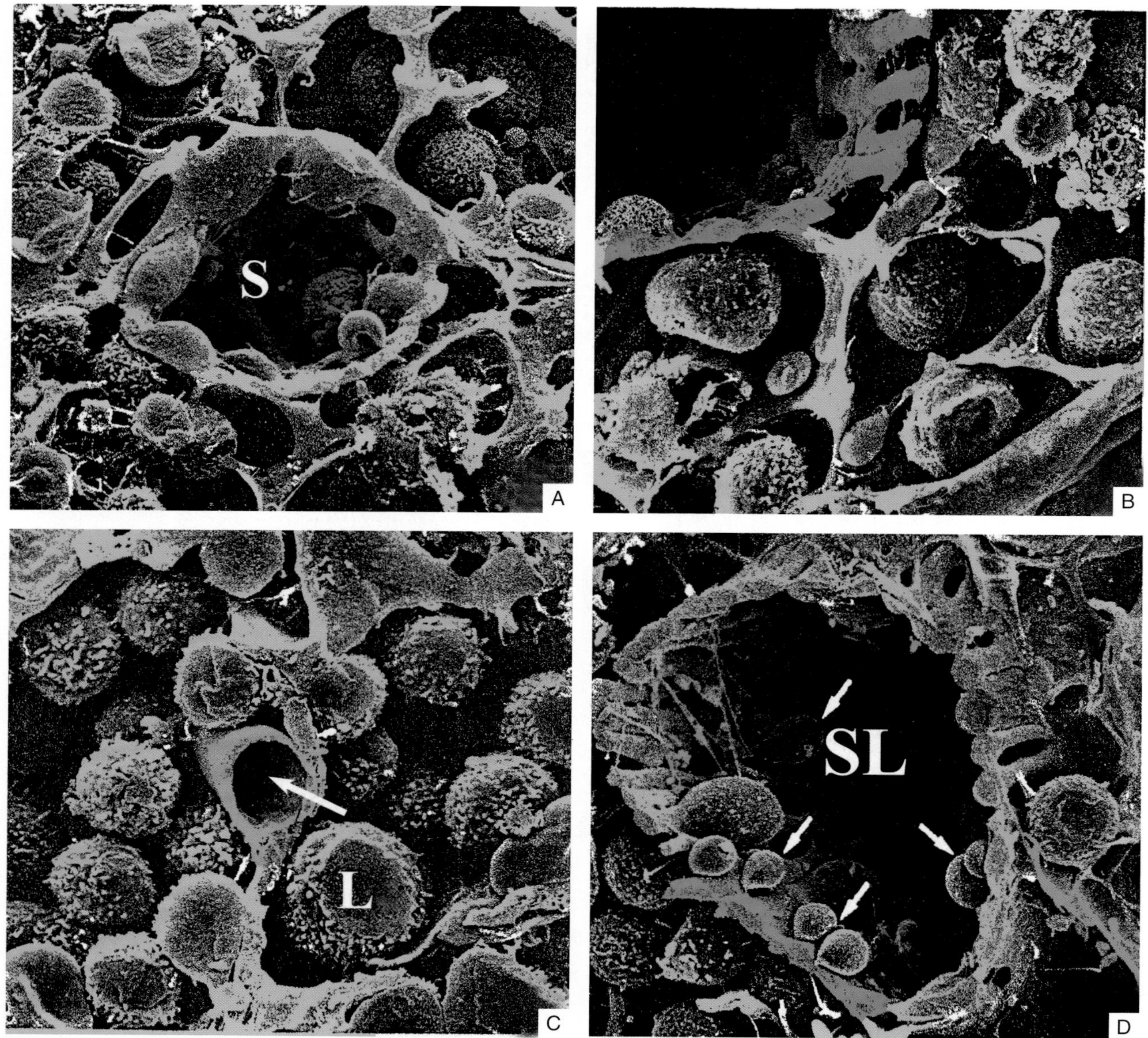

图 1–31 脾窦和动脉淋巴鞘。(A)脾窦(S)末端外侧为网状细胞突起构成的脾索，×4K；(B)脾窦外脾索呈网状结构，含巨噬细胞和淋巴细胞，×4K；(C)淋巴细胞(L)包裹中央小动脉构成动脉淋巴鞘(箭头所示)，×4K；(D)成熟红细胞(箭头所示)进入脾窦(SL)，外侧附着网状细胞突起，×4K。

七、脾脏功能异常与相关疾病

脾脏结构和功能异常可以引发多种疾病。①脾脏血液灌流量增加或静脉回流受阻，以及细胞异常增生和浸润都能引起脾大和功能亢进，导致血细胞减少。②先天性脾脏发育不全、萎缩以及脾脏切除常引起脾脏血液循环减少或缺如，导致脾脏功能低下，吞噬、清理血液功能缺陷和免疫功能异常。③长期脾大导致脾脏纤维化，能够引起红细胞生成素水平降低，以及造血干/祖细胞减少，其病理机制尚不清楚。④对于脾显著大、脾功能亢进和脾脏坏死患者，脾切除术对红细胞和血小板破坏和减少短期有效，长远效果有待于证实；在特殊情况下，一些医院采用脾脏动脉栓塞法治疗脾脏肿瘤和脾大相关疾病。

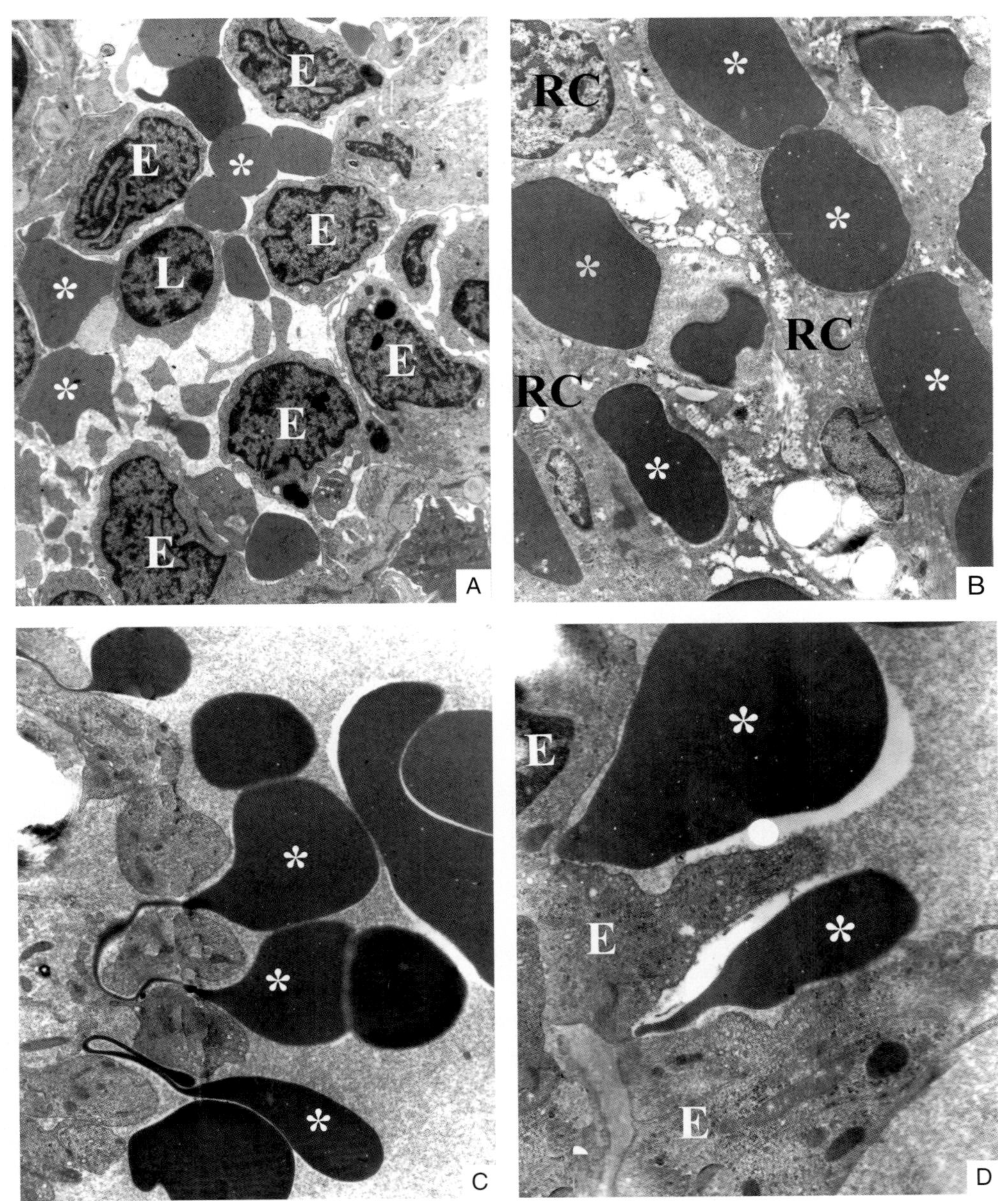

图 1-32　脾窦与脾索。(A)脾窦内壁为血管内皮细胞(E),窦腔内有红细胞(*)和淋巴细胞(L),×2.5K;(B)脾索内有网状细胞(RC)和红细胞(*),×3K;(C)大量红细胞(*)穿过内皮细胞进入脾窦,×5K;(D)红细胞(*)成蝌蚪状穿过内皮细胞(E),×8K。

第 3 节　胸腺的结构与功能

胸腺(thymus)是胸腺细胞或 T 细胞发育的重要初级淋巴器官,主要由上皮细胞和淋巴细胞构成。人的胸腺位于胸腔内,前面紧贴胸骨体,后面为心包和主动脉弓,左右为无名动脉和静脉。人体胸腺从妊娠第 8 周开始发育,胚胎后期或出生时成形,重 10~15g;幼年和儿童期胸腺随年龄增大,青春期达到高峰,重 30~40g。青春期后胸腺开始退化,淋巴细胞逐渐减少,脂肪组织逐渐增多;60 岁后重量只有 15g 左右,淋巴细胞和上皮细胞很少,大部分成分为脂肪组织[19]。青春期前胸腺以皮质发育为主,主要由上皮细胞和淋巴细胞构成,随着年龄增加皮质萎缩和消失,髓质终身存在。糖皮质激素能通过诱导皮质区胸腺细胞凋亡，引起胸腺皮质萎缩[20]；妊娠和长期精神紧张导致的糖皮质激素水平升高也可以引起胸腺萎缩[21]。

一、胸腺的形态结构

胸腺外观扁平，呈椭圆形，质地柔软，灰赤色，包括左右对称两叶，左叶稍大于右叶。胸腺表面结构类似脾脏和淋巴结，被结缔组织被膜包裹，被膜结缔组织伸入胸腺实质将左右两叶分成更多小叶。结缔组织包裹的小叶外周为胸腺皮质；深部小叶间和胸腺中心区域相互连接，无结缔组织分隔，称为胸腺髓质，所以胸腺小叶皮质不完全包围髓质，相邻小叶髓质彼此融合延续（图 1–33）。

胸腺实质是由上皮细胞和淋巴细胞构成的网状结构。被膜结缔组织包裹胸腺动脉、静脉和淋巴管进入胸腺各小叶，血管周围间隙（perivascular space，PS）与小叶间结缔组织隔膜（interlobular septa，IS）相互延续。PS 在髓质血管周围变宽，其中的纤维组织形成网状结构，包含少量淋巴细胞和成纤维细胞样细胞（图 1–34）。

胸腺上皮细胞沿被膜结缔组织小梁和血管向外

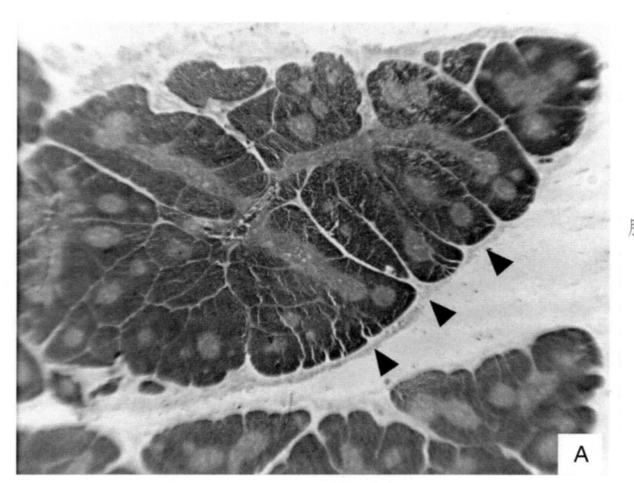

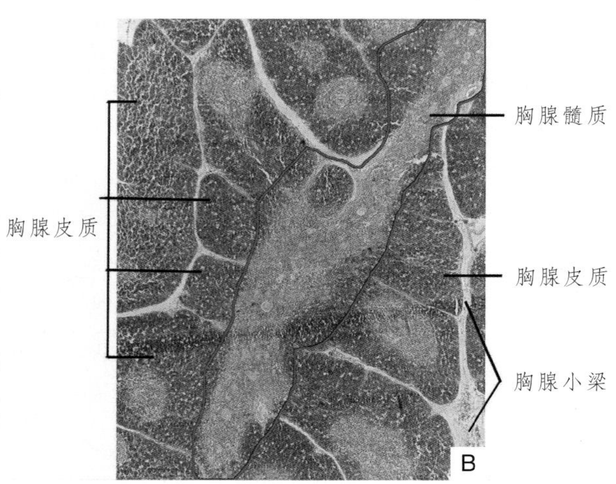

图 1–33 小鼠胸腺结构。(A)胸腺表面被膜（三角箭头所示）伸入胸腺实质把胸腺分成很多小叶，×0.1K；(B)小叶外周被结缔组织包裹范围为胸腺皮质，小叶深部和中心无结缔组织区融合为胸腺髓质（红线包围区域），×0.2K。

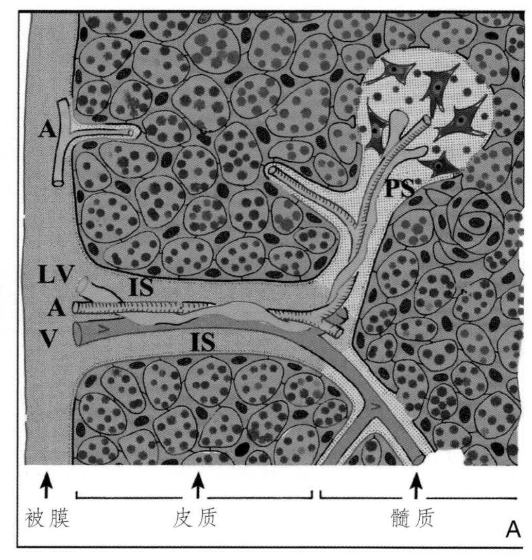

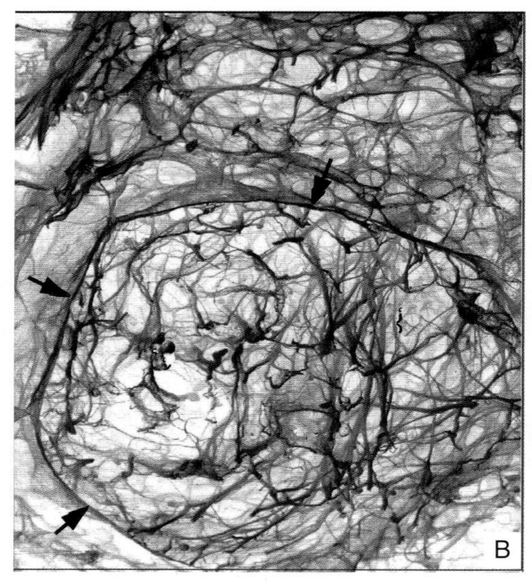

图 1–34 胸腺结构。(A)被膜结缔组织包裹胸腺动脉（A）、静脉（V）和淋巴管（LV）进入胸腺组织，血管周围间隙（PS）与小叶间结缔组织隔膜（IS）延续；(B)胶原纤维薄鞘包围血管周围间隙（箭头所示）。

扩展成大片隔层，相互连接成海绵状结构。胸腺上皮细胞分髓质上皮细胞和皮质上皮细胞两种表型，髓质上皮细胞呈簇状分布；皮质上皮细胞在皮质外层形成网状结构。皮质和髓质交界区上皮细胞呈同心圆或漩涡状排列，形成球形小体，小体中央玻璃样变，类似上皮组织中的角质珠，为胸腺小体(thymic corpuscles)(图 1–35)。胸腺皮质区淋巴细胞数量密集，分化程度较低，增殖活跃，可见细胞分裂象。胸腺髓质区淋巴细胞密度低，上皮网状细胞数量多，淋巴细胞分化程度高。除胸腺细胞和上皮细胞外，皮质和髓质交汇区有骨髓来源的抗原呈递细胞，即指突状树突细胞和巨噬细胞(图 1–36)。

胸腺上皮细胞外观呈星状或树突状，以桥粒结构相互连接成网状结构，网眼内含淋巴细胞，无淋巴小结和生发中心形成。胸腺皮质由外到内分浅、中、深三层。胸腺细胞分布在不同部位，从原始阶段开始增殖、分化和发育为成熟 T 细胞。皮质浅层大部分为原始淋巴细胞，体积大；中层细胞为中度分化细胞，体积中等大小；深层为小淋巴细胞，分化程度较高[22](图 1–37)。

二、胸腺的血液循环

胸腺动脉来源于胸内动脉(internal thoracic artery)，胸内动脉进入胸腺后逐级分支，汇集成胸腺静脉，最后汇入头臂静脉和胸内静脉。胸腺中发育成熟的 T 细胞在髓质区穿过毛细血管后微静脉管壁进入循环(见图 1–33A)。

三、胸腺的功能

(一)合成、分泌胸腺激素

胸腺上皮细胞合成、分泌胸腺激素，形成密度不等的颗粒或囊泡结构，诱导 T 细胞分裂和增殖，因此又称“保姆”细胞。

(二)促进 T 细胞发育

胸腺为初级淋巴器官，是 T 细胞增殖和发育的重要场所，为脾脏和其他次级淋巴组织形成细胞免疫提供成熟 T 细胞。造血干细胞在骨髓分化为原始 T 细胞后，部分随血液循环进入胸腺皮质，进入胸腺皮质后大部分 T 细胞死亡，只有少数细胞从皮质进入髓质，在胸腺素作用下进一步发育为成熟 T 细胞。髓质中发育成熟的 T 细胞穿越毛细血管后静脉管壁，随血流迁移到全身淋巴结、黏膜相关淋巴组织及脾脏内小动脉周围继续发育，因此，这些部位被称为胸腺依赖区。

进入胸腺依赖区的 T 细胞在抗原呈递细胞刺激下，选择性发育为特异免疫细胞；这些免疫 T 细胞通过淋巴液和血液被输送到全身，一方面，执行细胞免

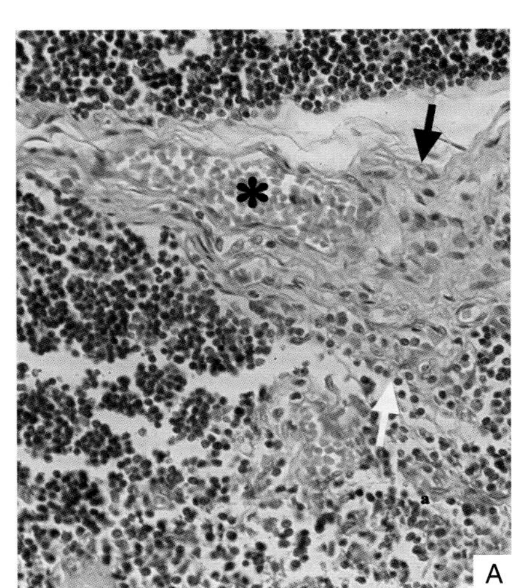

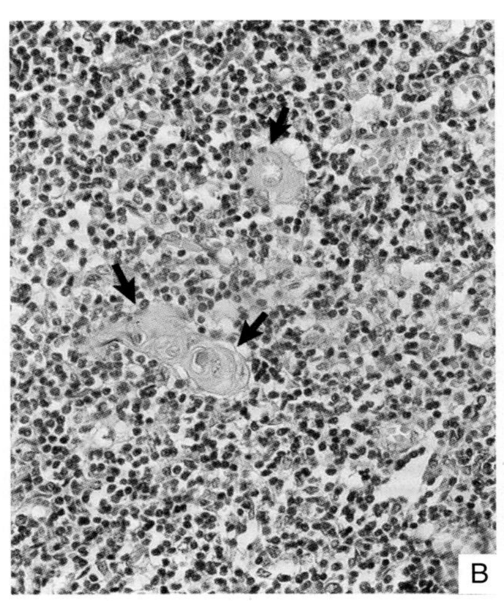

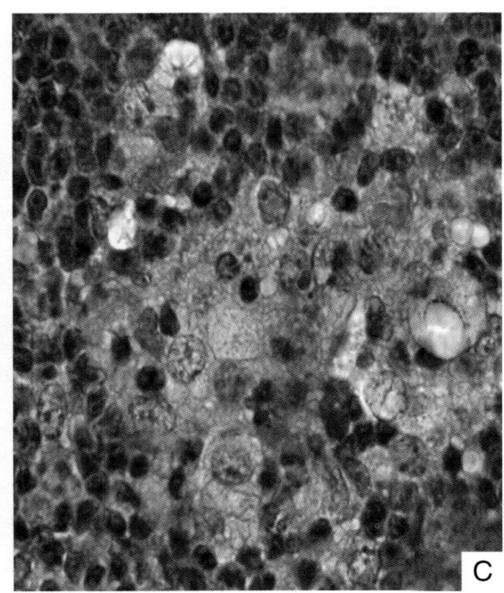

图 1–35 胸腺上皮细胞和淋巴细胞。(A)胸腺上皮细胞(箭头所示)沿结缔组织小梁和血管(*)向外扩展，呈簇状分布在髓质区，×0.1K；(B)皮质和髓质交界区上皮细胞呈同心圆或漩涡状排列，形成胸腺小体(箭头所示)，×0.1K；(C)位于中间的上皮细胞核大、胞质丰富，周围淋巴细胞小，核染色深，×1K。

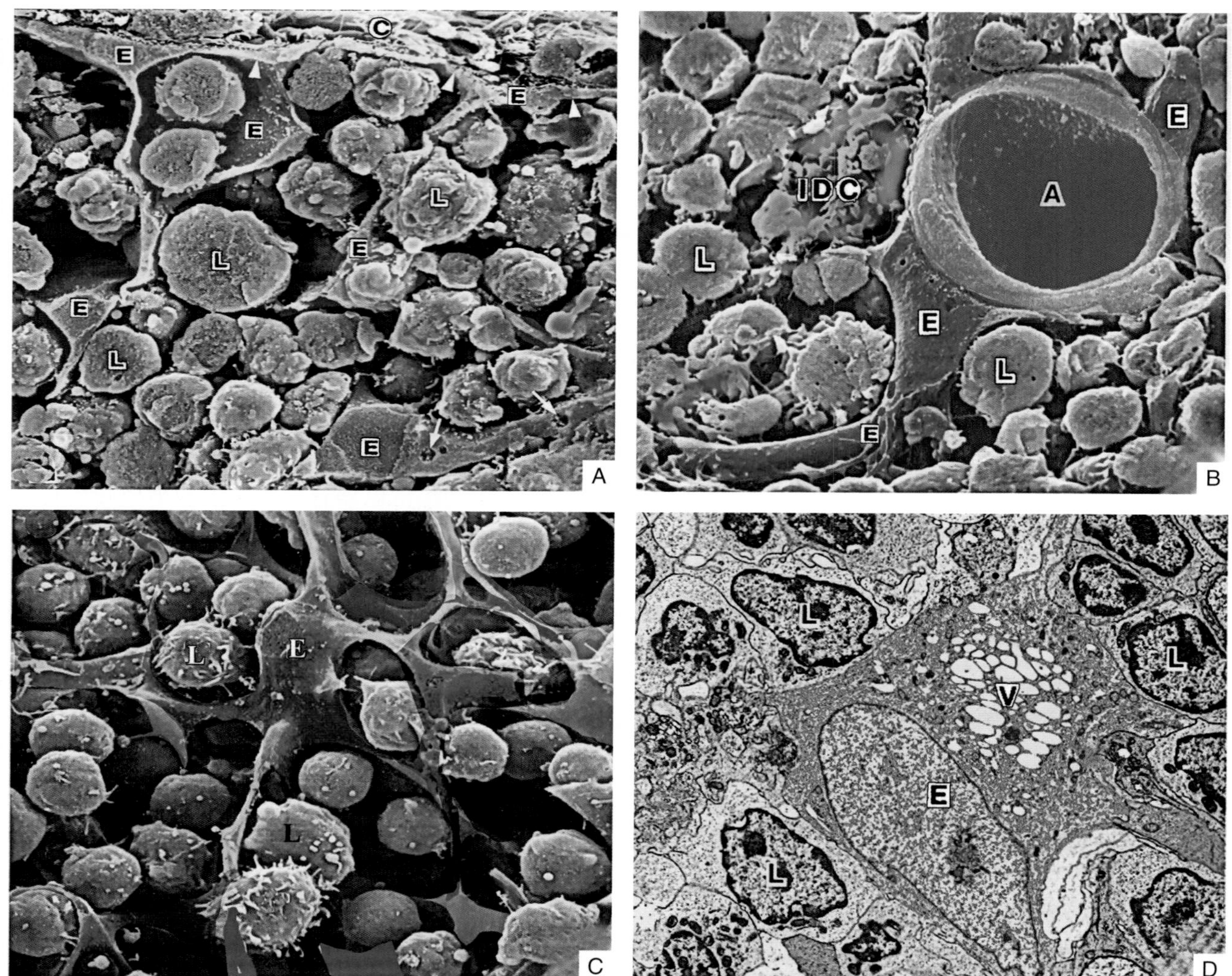

图 1–36 胸腺实质。(A)皮质区上皮细胞(E)与被膜内侧(C)相连,形成胞质鞘深入皮质,形成网状结构包裹淋巴细胞(L),×2K;(B)皮质区胸腺小动脉(A)附着上皮细胞(E),周围有巨噬细胞和树突状细胞(IDC),×2K;(C)髓质区上皮细胞呈星状(E),突起分隔包围淋巴细胞(L),×2K;(D)中央为髓质巨大上皮细胞(E),×3.5K。

疫功能;另一方面,通过细胞因子调节 B 细胞分化发育,共同监视、杀灭、清除体内异常细胞和外源性微生物。因此,胸腺是周围淋巴器官发育和机体免疫所必需的免疫器官。充分发育的 T 细胞迁移到周围淋巴器官后,胸腺功能逐渐减低,组织结构萎缩,成为人体最早开始衰老的器官。

(三)内分泌功能

胸腺皮质或髓质上皮细胞合成、分泌多种胸腺素和胸腺激素类物质,促进外周淋巴器官发育,具有重要内分泌功能。目前,从胸腺组织中提取出 20 多种胸腺因子(thymic factor),这些因子微量存在于血液,以环核苷酸(cAMP)为第二信使,统称为胸腺素(thymin)。胸腺素是一组分子量在 1000~15 000 道尔顿之间的蛋白质,无明显种属特异性,从小牛胸腺提取的胸腺素 F5(thymosin fraction–5)包括 12 种主要多肽和 20 多种次要多肽;从猪胸腺中提取的胸腺素含 8~9 种蛋白质混合组分。

胸腺素能诱导骨髓造血干细胞转变成 T 细胞,增强细胞免疫,但对 B 细胞和体液免疫影响较小。胸腺素能通过刺激萎缩的淋巴组织, 促进淋巴组织内各种细胞增殖和成熟,增强 T 细胞功能,对抗原或其

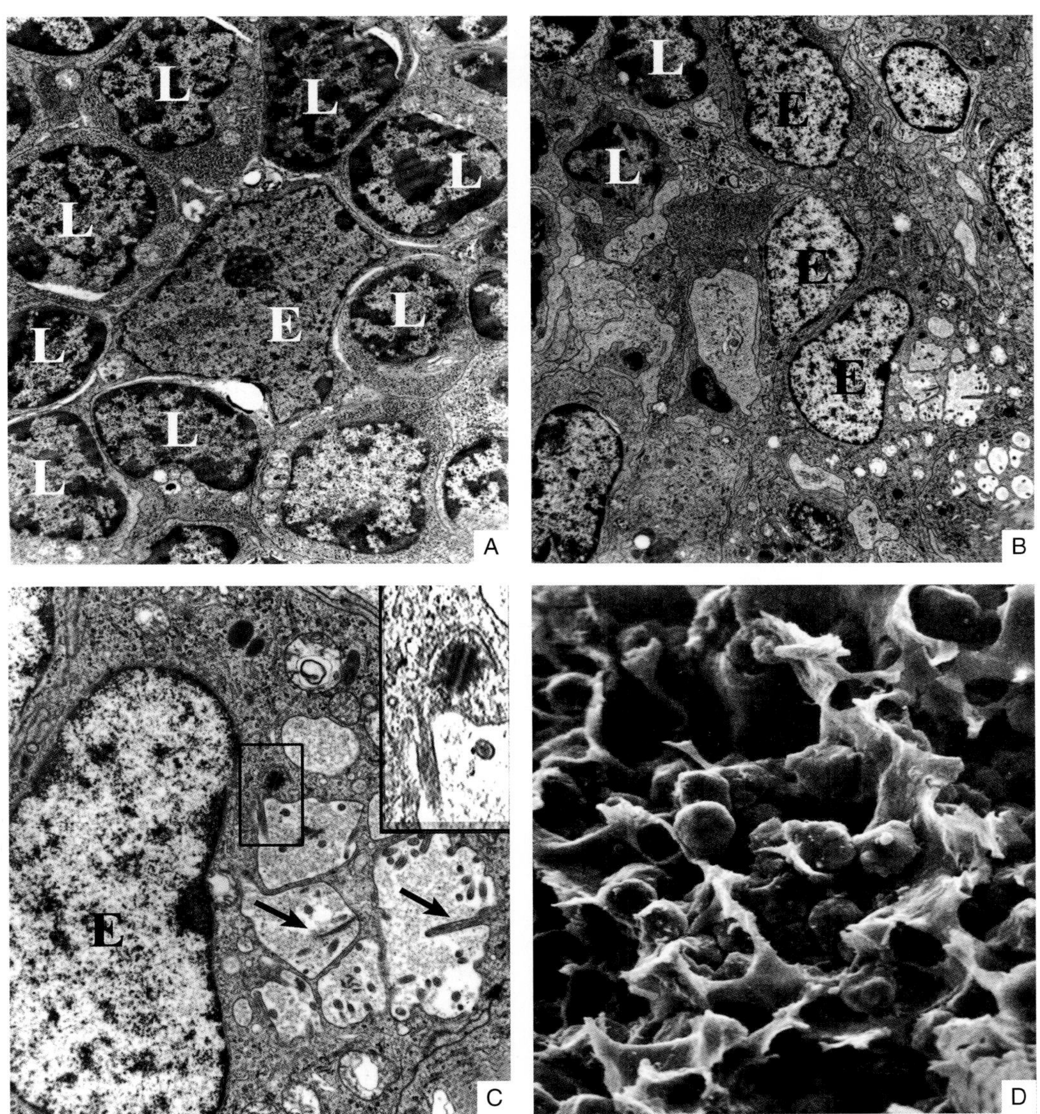

图 1-37　电镜显示胸腺皮质和髓质。(A)胸腺皮质上皮细胞(E)周围有大量淋巴细胞(L),×3.5K;(B)髓质区上皮细胞(E)多,淋巴细胞(L)少,×3.5K;(C)上皮细胞以桥粒结构连接(插图),空隙内可见绒毛(箭头所示),×6K;(D)扫描电镜显示胸腺上皮细胞连接成网状结构,网眼内包裹淋巴细胞,×2K。

他刺激发生反应,调节机体免疫平衡。目前,胸腺素已用于胸腺发育不全、运动失调性毛细血管扩张症、皮肤黏膜真菌病等免疫缺陷病,还用于全身性红斑狼疮和类风湿性关节炎等自身免疫性疾病。国产胸腺素也用于治疗复发性口疮、麻风、重症感染、病毒性肝炎、恶性肿瘤、慢性肾炎等伴细胞免疫功能低下等疾病。

第4节 淋巴结的结构和功能

淋巴结(lymph node)是人体次级淋巴器官,胚胎10周左右成形。胚胎早期淋巴结发育不完全,有造血功能,可以生成红系细胞和淋巴系细胞;晚期生成淋巴细胞,红系细胞减少。出生后淋巴结逐步发育完善,形成皮质和髓质,功能增强,开始接受抗原刺激,形成特定免疫淋巴细胞。

淋巴结与淋巴管相通,沿血管分布于全身淋巴管附近,包括颈部、腋下、腹股沟、腹膜后、肠系膜及肺门等部位。不同种属动物间和同一动物体内淋巴结部位和数量不完全相同,但结构相同。成人有450多个淋巴结,大部分成簇或呈串珠样分布于全身,位置浅深不同,多数分布于身体活动度较大的屈侧,如四肢淋巴结位于关节屈侧;体腔内淋巴结大部分沿血管干排列或位于器官血管的出入口附近。所以,全身淋巴结相当于重要滤器,沿血管形成一个网络结构,对组织器官间质液体或淋巴液所含的抗原进行过滤。

一、淋巴结的形态与结构

淋巴结直径不超过1cm,为卵圆形,切面为棕红色,湿润而柔软。淋巴结一侧凹陷,有出入动静脉、神经和1~2条输出淋巴管,称为淋巴结门部。淋巴结门部对侧为淋巴结凸面,有多条输入淋巴管进入淋巴结。淋巴结表面有一层致密结缔组织将淋巴结与周围组织分开,称淋巴结被膜,被膜与淋巴结实质之间的腔隙为被膜下窦。被膜下窦是网状纤维、内皮细胞共同构成的蜂窝状结构,淋巴细胞附着在内皮细胞表面。

淋巴结分皮质和髓质。皮质位于淋巴结凸面被膜下,由相互连接的淋巴小结和弥散淋巴组织组成;髓质位于淋巴结中央和以门部为中心的近端区域,由条索状淋巴组织和大量淋巴窦组成。输入和输出淋巴管穿过被膜和皮质与髓质相通,淋巴细胞经输出淋巴管进入血循环(图1-38)。

被膜结缔组织伸入淋巴结内部形成小梁,小梁向中央延伸逐渐分支,形成相互连接的网状结构。网状小梁构成的粗大支架包含由结缔组织构成的微细支架,在网状小梁和微细支架中淋巴组织和淋巴窦形成淋巴结实质。

(一)皮质

淋巴结皮质(cortex)由弥散淋巴组织、球状淋巴小结和少量淋巴窦组成,结构上分浅层皮质、副皮质区和皮质淋巴窦。浅层皮质(superficial cortex)主要由淋巴小结(lymphoid nodule)、少量巨噬细胞、滤泡树突状细胞和Th细胞的B细胞密集区组成。皮质浅层和淋巴结髓质区为非胸腺依赖区。

皮质浅层含大量淋巴小结,部分淋巴小结中央的圆形浅染区为生发中心(germinal center),含生发中心的淋巴小结被称为次级淋巴滤泡。次级淋巴滤泡生发中心被膜侧顶部及周围染色较深的月牙形区域为淋巴小结帽区(Cap),帽区主要含较小的处女B细胞。生发中心又分暗区(dark zone)和明区(light zone)。暗区位于生发中心内侧,由大B细胞组成,这些细胞受滤泡树突状细胞表面聚集抗原选择,只有亲和性细胞能够分裂和分化,无亲和性的细胞被淘汰。明区位于生发中心外侧,由中等大小淋巴细胞、网状细胞和巨噬细胞组成,巨噬细胞吞噬和清除被淘汰的B细胞。明区淋巴细胞发育为浆细胞和B记忆细胞(memory B cell),浆细胞逐渐迁移至髓质和其他淋巴组织;前体B记忆细胞则通过淋巴窦参与淋巴细胞再循环。没有生发中心的淋巴小结称为初级淋巴滤泡,初级淋巴滤泡主要含循环成熟B细胞(图1-39A)。

淋巴小结数量和形态随体液免疫反应的发生和消退经历从无到有、从小到大,再逐渐消失的变化过程。淋巴结皮质区接触抗原刺激后,首先形成边界不清、体积较小的初级淋巴小结,致敏转化形成的淋巴母细胞在此聚集,这些淋巴母细胞随着免疫效应增强大量增殖,小结体积随之增大,形成两个区域,一个是朝向皮质淋巴窦染色较深的区域,是由小淋巴细胞构成的半月形帽区;另一个为帽状区下方的生发中心,此时初级淋巴小结转化为次级淋巴小结。生发中心暗区的大淋巴细胞由最初活化的B细胞转化

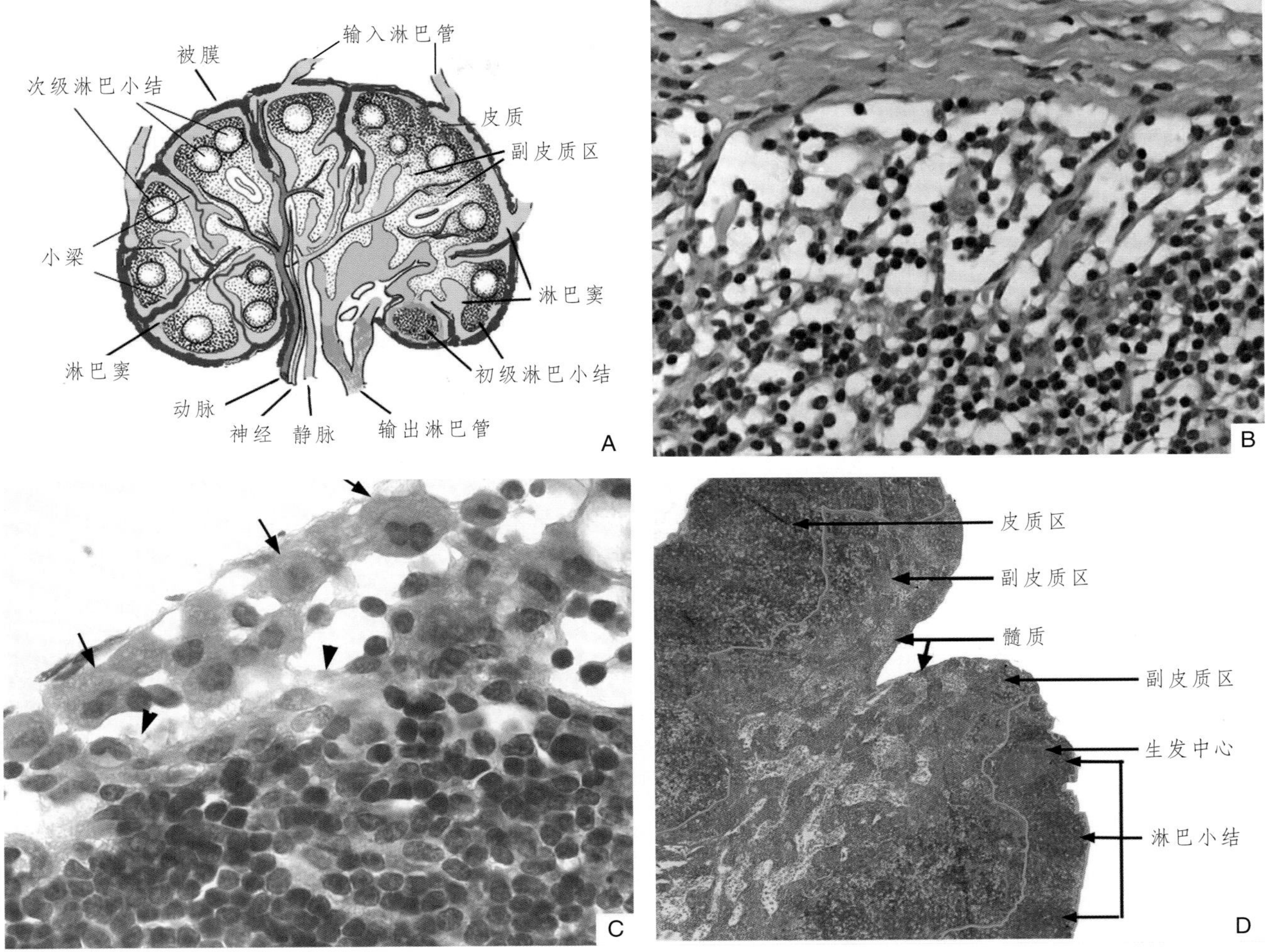

图 1-38　淋巴结的结构。(A)淋巴结纵切面示意图,下方为门部,上方为凸面;(B)淋巴结被膜和被膜下窦网状结构,淋巴细胞附着内皮细胞构成,×0.4K;(C)被膜下窦内皮细胞(箭头所示)和网状纤维构成蜂窝结构(三角箭头所示),×0.4K;(D)淋巴结皮质区(表面被绿线包围的深染区)、副皮质区(红线包围区)和髓质区(中央区域),×0.1K。

而来,这些细胞多次分裂和分化后转变为明区内小淋巴细胞。生发中心内树突状细胞突起伸入周围淋巴细胞之间呈递抗原,促进淋巴细胞发育。随着抗原的消失和清除,次级淋巴小结生发中心的淋巴母细胞增殖活动减弱,数量减少,生发中心面积减小,淋巴小结逐渐消失,数量减少。

(二)副皮质区

副皮质区(paracortial zone)位于皮质深层和淋巴小结间,向内逐渐延伸与髓质融合,是皮质与髓质过渡区,所以又称为深层皮质单位。副皮质区由弥散淋巴组织构成,细胞密度高,包括大量 T 细胞、少量 B 细胞和部分树突状细胞。副皮质区 T 细胞和 B 细胞比例大约为 3:1,淋巴细胞在副皮质区经毛细血管后微静脉进出血液循环。副皮质区为胸腺依赖区,是细胞免疫产生的重要区域。在抗原刺激下副皮质区淋巴母细胞和淋巴细胞有丝分裂增强,面积扩大,形成边界不明显、大小不一的密集 T 细胞群。这些 T 细胞群无生发中心和帽区结构,类似初级淋巴小结,被称为 T 细胞小结。副皮质区的树突状细胞突起彼此交叉,将抗原提供给 T 淋巴细胞,诱导 T 细胞群集、分裂和分化、促进细胞免疫功能(图 1-39B)。

(三)髓质

髓质(medullary)由髓索(medullary cord)和淋巴窦(lymphoid sinus)组成。髓索以网状细胞为支架,相

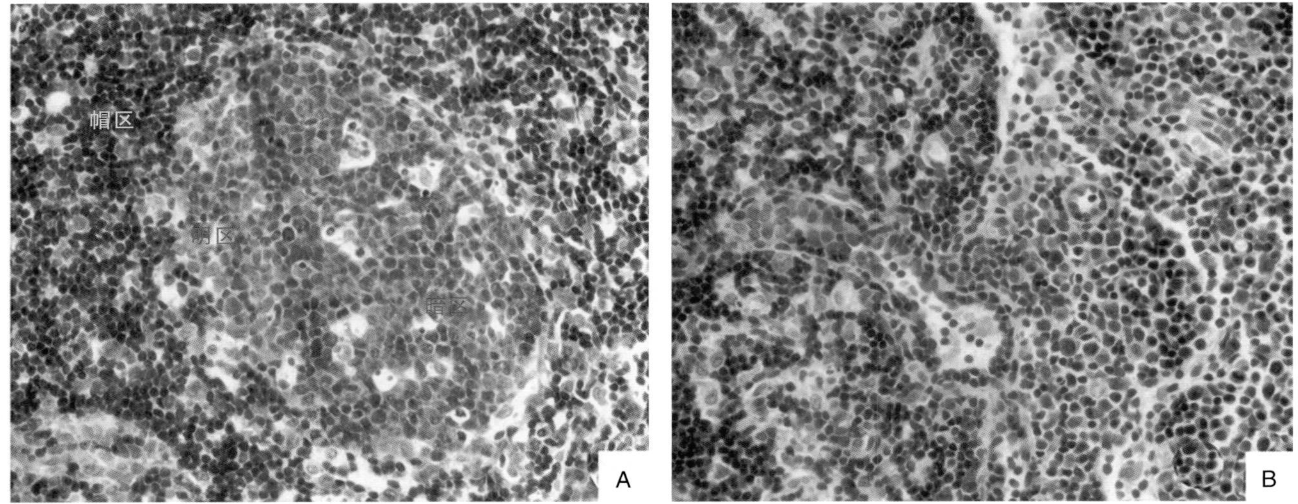

图 1-39 淋巴结皮质区与副皮质区。(A)皮质浅层淋巴小结中央为生发中心,左上方深染区域为帽区,生发中心分暗区和明区,×0.4K;(B)副皮质区为弥散淋巴组织,由大小不一的T细胞群组成,×0.4K。

互交织成网,主要细胞成分为B细胞,所以又称淋巴索(lymphoid cord)。髓索含少量T细胞、浆细胞、肥大细胞和巨噬细胞。髓索中浆细胞数量与局部免疫状态有关,抗原引起淋巴结体液免疫时,浆细胞数量急剧增加,免疫反应消退后,浆细胞减少。髓索中央有扁平状内皮细胞构成的毛细血管后微静脉,这是血液淋巴细胞进入髓索的通道(图 1-40)。

淋巴窦分皮质淋巴窦和髓质淋巴窦,皮质淋巴窦又分被膜下淋巴窦、小梁周围淋巴窦及副皮质区淋巴窦,不同部位淋巴窦相互连通。全身各部位的淋巴液从输入淋巴管进入淋巴结被膜下淋巴窦,沿小梁周围淋巴窦进入副皮质区淋巴窦,副皮质区淋巴窦扩张形成髓质淋巴窦,髓质淋巴窦逐步汇入输出淋巴管,淋巴液最后经淋巴结门部输出淋巴管离开淋巴结。淋巴结内淋巴窦由非连续扁平内皮细胞构成,相互连通,形成网状管道结构分布于髓索间和髓索与小梁间,因而称之为淋巴回路或淋巴迷路(lymphatic labyrinth,LL)。窦内网状细胞突起形成窦内支架,与窦壁内皮细胞相连;窦内巨噬细胞突起附着在网状细胞和内皮细胞上。淋巴窦壁外为内皮细胞和

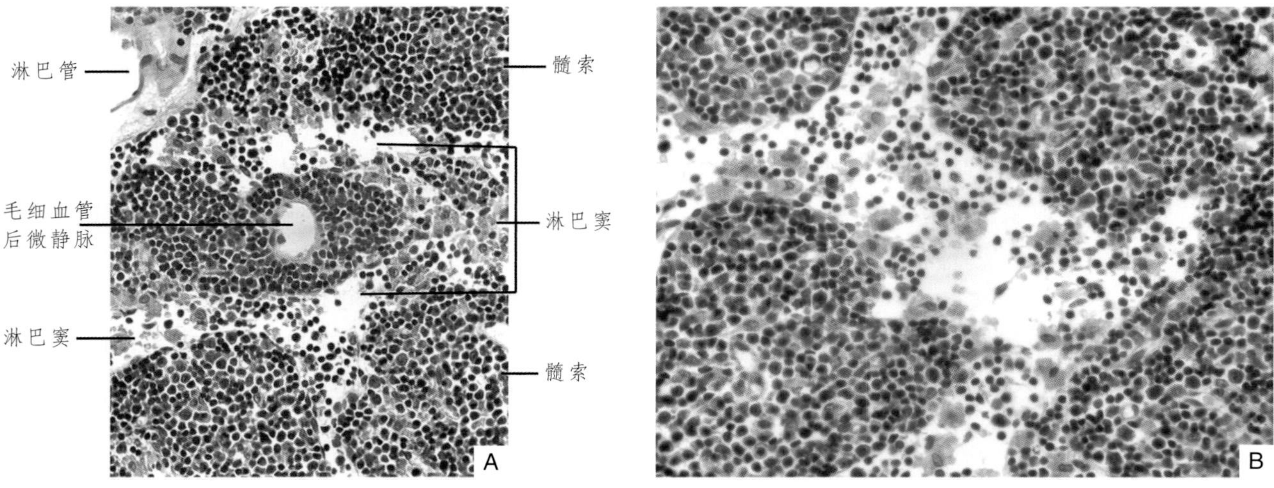

图 1-40 淋巴结髓质。(A)髓质包括髓索和淋巴窦,中央髓索外周为淋巴细胞,中央为扁平状内皮细胞构成的毛细血管后微静脉,×0.4K;(B)髓质淋巴窦内有大量淋巴细胞、巨噬细胞、嗜酸性粒细胞和中性粒细胞,四周小岛为髓索,×1K。

非连续性基底膜，以及少量网状纤维组织和扁平网状细胞[23]。淋巴窦内有大量淋巴细胞和巨噬细胞，以及少量嗜酸性粒细胞和中性粒细胞。淋巴细胞从髓索通过扁平内皮细胞网孔进入淋巴窦，与巨噬细胞和树突状细胞共同完成免疫功能。髓质淋巴窦较皮质淋巴窦发达，所以淋巴结髓质是过滤淋巴液、细胞与体液交换的主要场所(图 1–41)。

二、淋巴结的血液循环

淋巴结血液循环与淋巴回流通路彼此独立。淋巴结动脉来源于伴行动脉或附属器官周围小动脉，在淋巴结门部多次分支，部分分支直接进入髓索形成髓质血管网；部分循小梁进入皮质形成皮质血管网。皮质和髓质小血管和毛细血管最后形成毛细血管后微静脉，皮质小静脉沿小梁回流，在门部附近与髓质小静脉汇合，形成淋巴结静脉，离开淋巴结。副皮质区毛细血管后静脉内皮细胞呈立方形，基底膜不完整，周围有许多巨噬细胞，内皮细胞表面特异性受体识别淋巴细胞，使淋巴细胞黏附内皮细胞进入血管。

淋巴结内淋巴细胞通过两种方式进入血循环。第一种，淋巴组织内的淋巴细胞穿越淋巴窦壁进入淋巴窦，随淋巴液回流进入血循环；第二种，淋巴组织中的淋巴细胞穿越副皮质区毛细血管后静脉进入血循环。抗原刺激淋巴结产生的大量效应淋巴细胞以这两种方式进入血液循环，到达抗原侵入或损伤部位，产生免疫反应。相反，循环血液中的淋巴细胞流入淋巴结时，同样从毛细血管后静脉穿越血管壁进入淋巴组织，然后从淋巴组织进入淋巴窦，经淋巴液回流入血，形成淋巴细胞的再循环。经过再循环的淋巴细胞是寿命较长的记忆细胞，这些细胞对监视机体异物、病原体侵入，快速建立免疫应答有重要意义。

三、淋巴结的功能

淋巴结、脾和黏膜相关淋巴组织属于外周或次级淋巴器官，是 T、B 细胞聚集和发生免疫应答的重要场所。细菌、变异细胞和病原体及其毒素进入机体局部淋巴结后，淋巴细胞反应性增生和发育，功能增强，产生细胞免疫和体液免疫，通过窦内巨噬细胞、

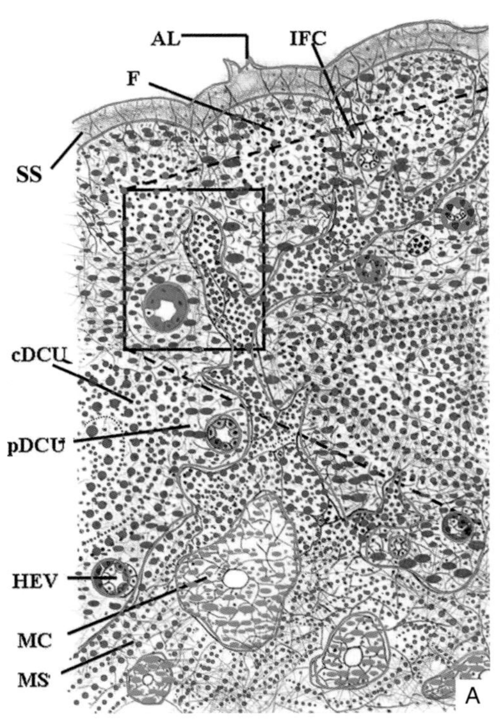

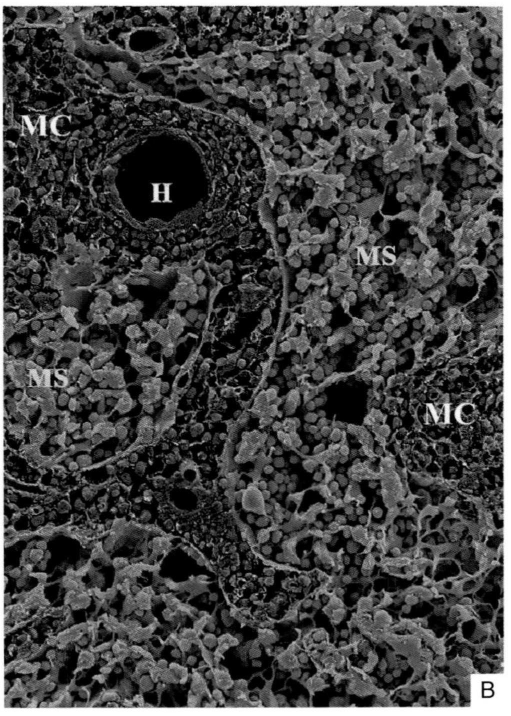

图 1–41　皮质髓质淋巴回路。(A)淋巴结示意图：输入淋巴管(AL)，被膜下窦(SS)，深部皮质单元中心(cDCU)，深部皮层单元外围(pDCU)，淋巴滤泡(F)，髓索(MC)，髓质淋巴窦(MS)，高内皮静脉(HEV)，滤泡间皮质(IFC)；(B)髓索(MC)和髓质淋巴窦(MS)扫描图，×2K。

抗体和免疫分子杀灭微生物，清除抗原和病理产物，阻止疾病进一步发展；若局部淋巴结不能阻断、清除病原体或病理反应加重，病变将沿淋巴管流动方向蔓延。

(一)滤过淋巴液

淋巴结连接淋巴回流通路。病原体和异物等有害成分侵入机体浅层或疏松结缔组织时，有害成分随组织液经局部淋巴管和毛细淋巴管进入淋巴结，形成淋巴液。淋巴管在淋巴结中不断分支并扩张，形成网状淋巴窦，淋巴液在淋巴窦中流速缓慢，其中有害成分与窦内巨噬细胞充分接触，多数在淋巴结中被吞噬和清除，阻断了病理成分传播到其他部位或进入血液循环。

(二)参与免疫反应

除了吞噬清除病理成分，部分淋巴窦内的巨噬细胞处理吞噬病原体，经消化处理形成特异抗原(antigen)，将抗原呈递给辅助T细胞。巨噬细胞呈递的抗原刺激淋巴小结内B细胞和副皮质区及边缘区中T细胞增殖发育，形成特异性免疫细胞，免疫细胞进入血液，在更大范围内发挥细胞免疫和体液免疫效应，启动针对特定抗原的全身免疫反应。因此，淋巴结不仅通过免疫反应清除淋巴结内的病理成分，更重要的是输出效应淋巴细胞和抗体清除全身有害成分，防止损伤进一步扩大和加重。免疫功能活跃时，淋巴小结数量增多，副皮质区增厚，淋巴窦巨噬细胞增加，淋巴结体积相应增大，可以超过生理状态的10倍，抗体输出量超过生理状态的100倍，效应淋巴细胞输出超过生理状态的25~75倍。清除完病原体和病理性产物后，淋巴结还能形成特种记忆B细胞，这些细胞通过淋巴细胞再循环监视有害物质再次入侵。

四、淋巴结的进化

不同物种的淋巴结发育程度不同。鱼类、两栖类都没有淋巴结；爬行类中鳄鱼首先出现肠系膜淋巴结，但只有简单结构和功能。大部分鸟类的淋巴结也非常简单，淋巴细胞在淋巴管壁一侧聚集，形成类淋巴小结样结构，称为壁淋巴小结，抗原刺激后可产生免疫反应。鸭、海鸥等水域鸟类的淋巴结出现被膜、淋巴小结和淋巴窦结构，由淋巴组织围绕中央淋巴窦组成。鸡的淋巴结结构介于壁淋巴小结模式和淋巴窦淋巴结模式之间。绝大部分哺乳动物淋巴结的结构与人类淋巴结类似，但不同动物种类间数量、结构和分布差异很大，狗只有60多个淋巴结，而马有800多个淋巴结。兔、猫、狗等动物淋巴结的生发中心较大，而大鼠淋巴结生发中心不明显；猪的淋巴结皮质和髓质相互融合，边界不清。牛、羊等反刍动物还有一种血淋巴结，结构介于淋巴结和脾之间，有被膜、小梁和淋巴组织，淋巴窦被血窦代替，这种血淋巴结同时有造血和免疫功能。

第5节 造血干细胞发生和分化

造血系统主要功能是生产成熟血细胞，包括红、粒、巨核、单核、淋巴五个系列的细胞。造血细胞和辅助组织共同构成造血组织，根据造血组织和血细胞发育过程，人体造血分胚胎、胎儿和出生后三个造血期。

胚胎和胎儿期造血包括卵黄囊造血、肝脏造血和骨髓造血三个时期：①卵黄囊造血期发生于妊娠3~6周原肠胚晚期，卵黄囊壁上的中胚层原始间叶细胞分裂增殖，聚集成血岛，成为血管和造血细胞生发原基。血岛中央部位细胞发育成游离态原始血细胞，这类细胞只能合成胎儿血红蛋白；血岛周边细胞分化为扁平血管内皮细胞，成为心血管系统的生发基础。血岛主要产生幼红细胞和少量巨噬细胞，不产生粒细胞和巨核细胞。从妊娠第6周开始，血岛体积逐渐缩小，中央血细胞减少，到第10周血岛基本消失。②在血岛蜕化的同时，胚胎第5周肝脏开始造血，造血干细胞(hematopoietic stem cell，HSC)逐渐增多，肝脏造血代替卵黄囊造血。胎儿肝内造血细胞部分来源于卵黄囊血岛中的幼红细胞(burst forming unit-erythroid，BFU-E)和髓系祖细胞，部分来源于肝内未分化多能间叶细胞，而肝内HSC主要来源于主动脉-性腺-中肾形成部位(aorta-gonad-mesonephros, AGM)。胎儿肝脏不仅产生大量红系细胞和少量巨核系细胞,而且能产生部分粒系细胞及单核细胞。妊娠3~6个月期间,肝脏是胎儿主要造血器官,之后造血功能逐渐减弱,到妊娠8~9个月,肝内造血细胞很少。③在肝脏开始造血的同时,妊娠第3个月胎儿长骨骨髓造血细胞增多,到第7个月骨髓充满造血组织,第8个月骨髓造血组织增生极度活跃,脂肪细胞很少,外观呈红色,称为红骨髓。骨髓造血以粒系占优势,其次为红系,巨核细胞所占比例最低(图 1-42)。

骨髓旺盛的造血状态一直保持到出生后5岁左右,5岁前全身骨髓均为红骨髓。青春期开始长骨骨髓造血细胞开始逐渐减少,脂肪细胞逐渐增多,骨髓外观逐渐变为黄色,称为黄骨髓,随年龄增大黄骨髓从四肢骨远端向近心端发展。骨髓活检评估造血面积的公式是100-年龄(适用于10~70岁的人),比如30岁的人,造血面积也就是红骨髓的比例大约是70%。红骨髓主要分布在扁平骨、椎骨及管状骨干骺端的松质骨内,黄骨髓主要分布在管状骨和长骨的骨髓腔;造血需求增加时,黄骨髓能很快变成红骨髓,恢复造血功能。

胎儿期造血主要由肝脏承担,围生期和出生后主要由骨髓承担,脾脏、淋巴结及胸腺参与或承担淋巴细胞和单核细胞的生成发育,所以,出生后的造血组织包括骨髓、胸腺、淋巴结和脾脏。骨髓是成人主要造血场所,只有在病理状态下肝脏和脾脏才恢复造血,出现髓外造血现象,以肝脏髓外造血最常见,其次是脾脏和淋巴结。

一、HSC 分化和发育

HSC 谱系分化受细胞外源性因素(体液因子、驱化因子和黏附分子)及细胞内源性因素(转录因子、表观遗传修饰、代谢)共同调控。从 HSC 分化发育为成熟血细胞的过程中,HSC 位于造血细胞层次顶端,不仅具备自我更新能力,而且能产生具有限制性多能干祖细胞(multipotent progenitor, MPP)。MPP 继续产生髓系祖细胞和淋巴样祖细胞,分别分化为髓系细胞和淋巴细胞(图 1-43)。

核酸程序序列分析(scRNA-seq)发现 HSC 经历了向单个成熟血细胞类型连续限制性谱系分化过程,包括长期培养造血干细胞(LT-HSC)、短期培养造血干细胞(ST-HSC)、MPP、髓系同祖细胞(common myeloid progenitors, CMP)、淋系同祖细胞(common lymphoid progenitors, CLP)、巨核-红系祖细胞(megakaryocyte erythrocyte progenitors, MEP)和粒-单核祖细胞(granulocyte-monocyte progenitors, GMP)。这些不同阶段干祖细胞表达不同表面抗原,这些抗原分子成为识别不同阶段干祖细胞的标志物(表 1-1)。

MPP 不同子集具有明显的谱系偏向性,即优先向相应谱系分化的能力,但在外部因素的诱导下也可以定向发展,如 MPP 中 MPP2 偏向红-巨核细胞系列,MPP3 偏向髓系,MPP4 偏向淋巴系列。表 1-1 显-示用于识别每个小鼠造血干细胞/祖细胞和限制性祖细胞子集的表面标志物,这些标记物定义的子集是连续分化过程中的细胞混合物。通过一系列

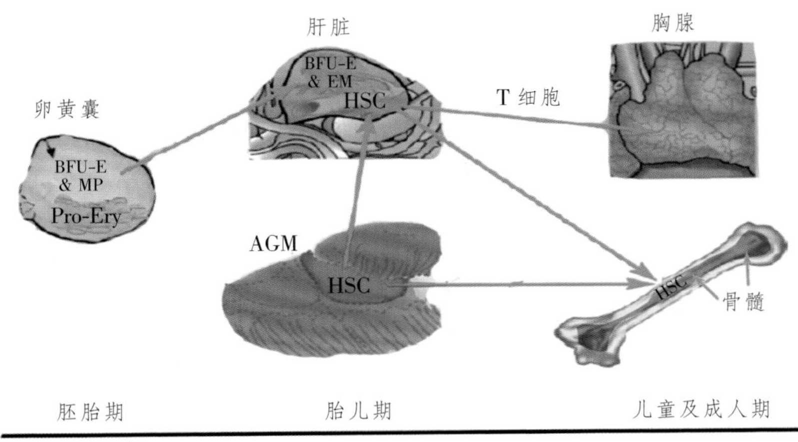

图 1-42　不同时期造血组织包括卵黄囊、肝脏、AGM 和骨髓。

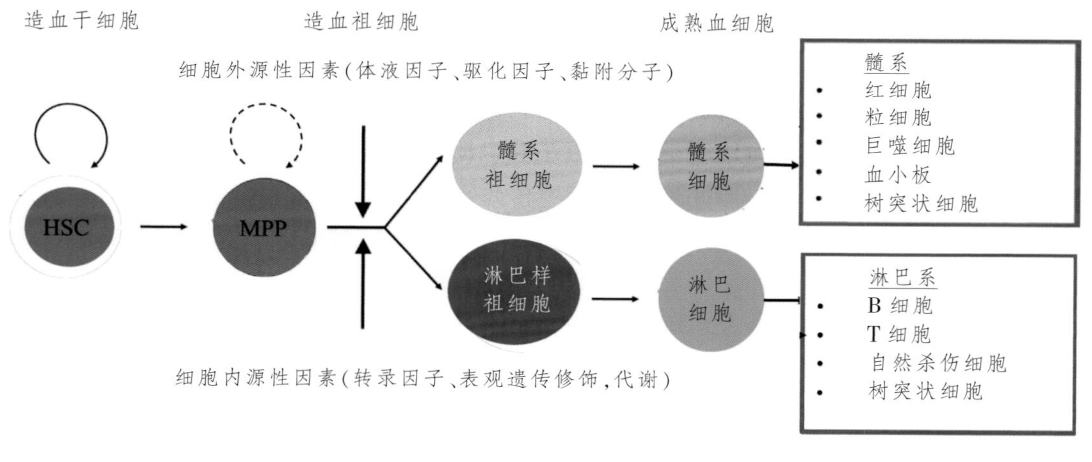

图 1–43 造血干细胞谱系分化示意图。HSC 在细胞外源性和内源性因素调控下分化不同系列血细胞。

表 1-1 人类与小鼠不同阶段造血干/祖细胞抗原

细胞类型	小鼠血细胞抗原	人类血细胞抗原
HSC	Lin^{-}c–kit^{+}Sca1^{+}Flk2^{-}CD34^{-}Slamf1^{+}	Lin^{-}CD34^{+}CD38^{-}CD90^{+}CD45RA^{-}
LT–HSC	Lin^{-}c–kit^{+}Sca1^{+}Flt3^{-}CD34^{-}CD150^{+}Thy1.1$^{+/low}$	Lin^{-}CD34^{+}CD38^{-}CD90^{+}CD45RA^{-}
ST–HSC	Lin^{-}c–kit^{+}Sca1^{+}Flt3^{-}CD34^{+}CD150+Thy1.1$^{+/low}$Mac^{-}1^{low}	Lin^{-}CD34^{+}CD38^{-}CD90^{-}CD45RA^{-}CD49F^{-}
MPP	Lin^{-}c–kit^{+}Sca1$^{-/low}$Flk2^{-}CD34^{+}Slamf1^{+}	Lin^{-}CD34^{+}CD38^{+}CD90^{-}CD45RA^{-}
CMP	Lin^{-}c–kit^{+}Sca1$^{+/low}$CD34^{-}FcgR^{low}	Lin^{-}CD34^{+}CD38^{-}IL3RA^{low}CD45RA^{-}
CLP	Lin^{-}Flk2^{+}IL7RA^{+}CD27^{+}	Lin^{-}CD34^{+}CD38^{-}CD10^{+}
MEP	Lin^{-}c–kit^{+}Sca1^{-}CD34^{-}FcgR_	Lin^{-}CD34^{+}CD38^{+}IL3RA^{-}CD45RA^{-}
GMP	Lin^{-}c–kit^{+}Sca1^{-}CD34^{+}FcgR^{+}	Lin^{-}CD34^{+}CD38^{+}IL3RA^{-}CD45RA^{-}

缩写:HSC,造血干细胞;LT–HSC,长期培养造血干细胞;ST–HSC,短期培养造血干细胞;MPP,多能干祖细胞;CMP,髓系同祖细胞;CLP,淋系同祖细胞;MEP,巨核–红系祖细胞;GMP,粒–单核祖细胞。

的限制性分化,HSC 分化成了巨核细胞、血小板、红细胞、粒细胞、巨噬细胞、树突状细胞、自然杀伤细胞、B 细胞和 T 细胞(图 1–44)。

二、人造血干/祖细胞形态结构

人体 HSC 数量少,流式细胞分析仪分选的 HSC 形态相近,体积小,胞质少。实验培养的 HSC 与体内正常 HSC 相比,体积显著增大,胞质增多。经对婴幼儿和成人血液病和非血液病患者骨髓有核细胞长期观察,我们认为正常 HSC 直径为 4~5μm,细胞呈圆形,胞质稀少,异染色质多,常染色质少,核仁不明显,各种细胞器少,线粒体小。这种形态结构与造血干细胞蛋白合成少,相对静止和低增生状态的生物学特点相符。HSC 分化一旦启动就进入祖细胞阶段,就逐渐获得各种功能,核活动增强,核仁明显,异染色质减少,常染色质增多,胞质增多,细胞器发达,蛋白合成增加,形态学上表现为细胞体积增大,出现与细胞功能对应的细胞结构,发育成不同系列的血细胞(图 1–45)。

三、小鼠造血干/祖细胞形态结构

根据细胞表面抗原用流式细胞仪分选 C57 小鼠骨髓 HSC、造血祖细胞(HPC)、CMP、CLP、MEP、GMP 等干/祖细胞,以及 CD4+和 CD8+T 细胞,透射电子显微镜观察发现小鼠造血细胞分化与人类造血细胞分化过程相似,但形态不同[24]。小鼠各阶段造血细胞的体积更小,胞质少,异染色质多,核仁小,中间分化过程小,相邻阶段差别不如人各阶段细胞明显,如所有中性粒细胞体积小,颗粒少,结构上中幼和晚幼阶段粒细胞难以区分(图 1–46 和图 1–47)。

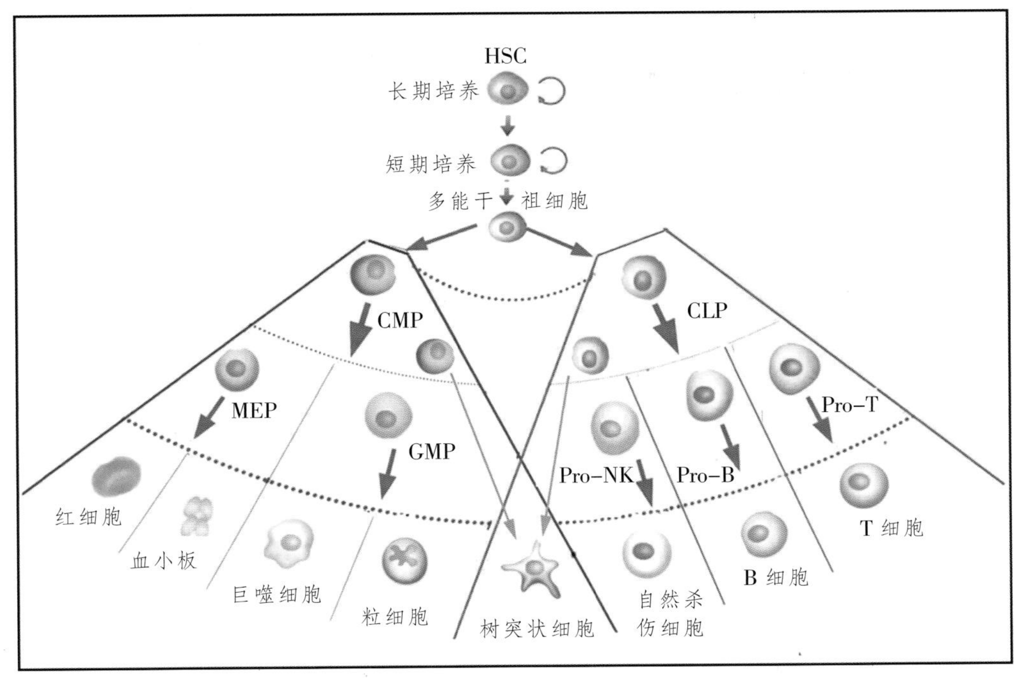

图 1-44　造血干细胞分化为不同类型血细胞。

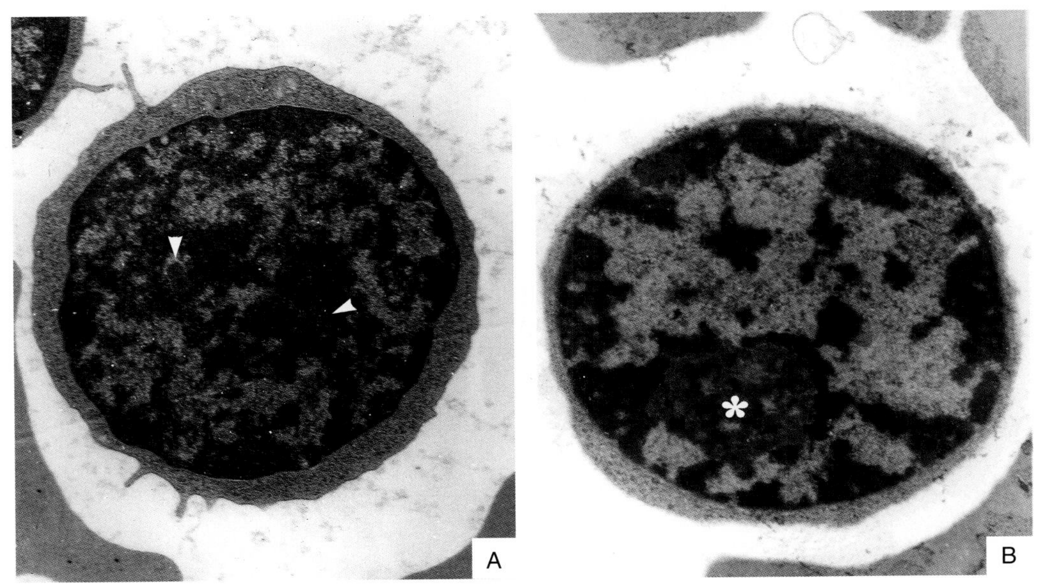

图 1-45　人造血干/祖细胞。(A)骨髓分离获得的造血干/祖细胞，直径为 5~6μm，核质比大，核仁小(三角箭头所示)，细胞器少，×5K；(B)初始分化阶段，核仁变大(*)，常染色质增多，异染色质逐渐减少，×5K；(C)脐带血造血干细胞，常染色质增多，胞质含大量线粒体，×5K；(D)高倍镜显示未完全发育的细胞器，×20K。(待续)

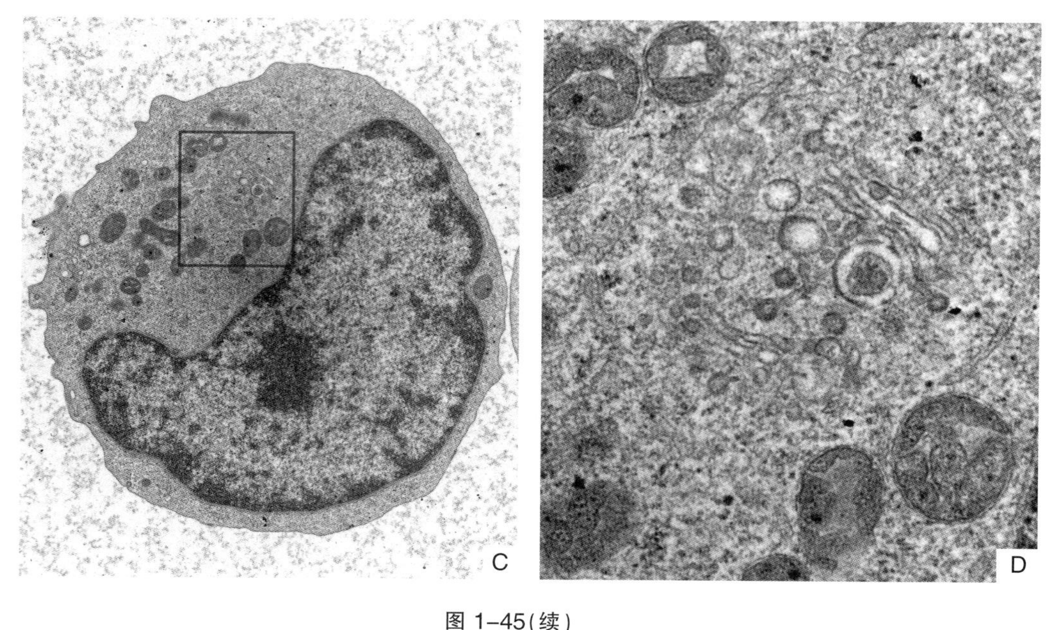

图 1–45(续)

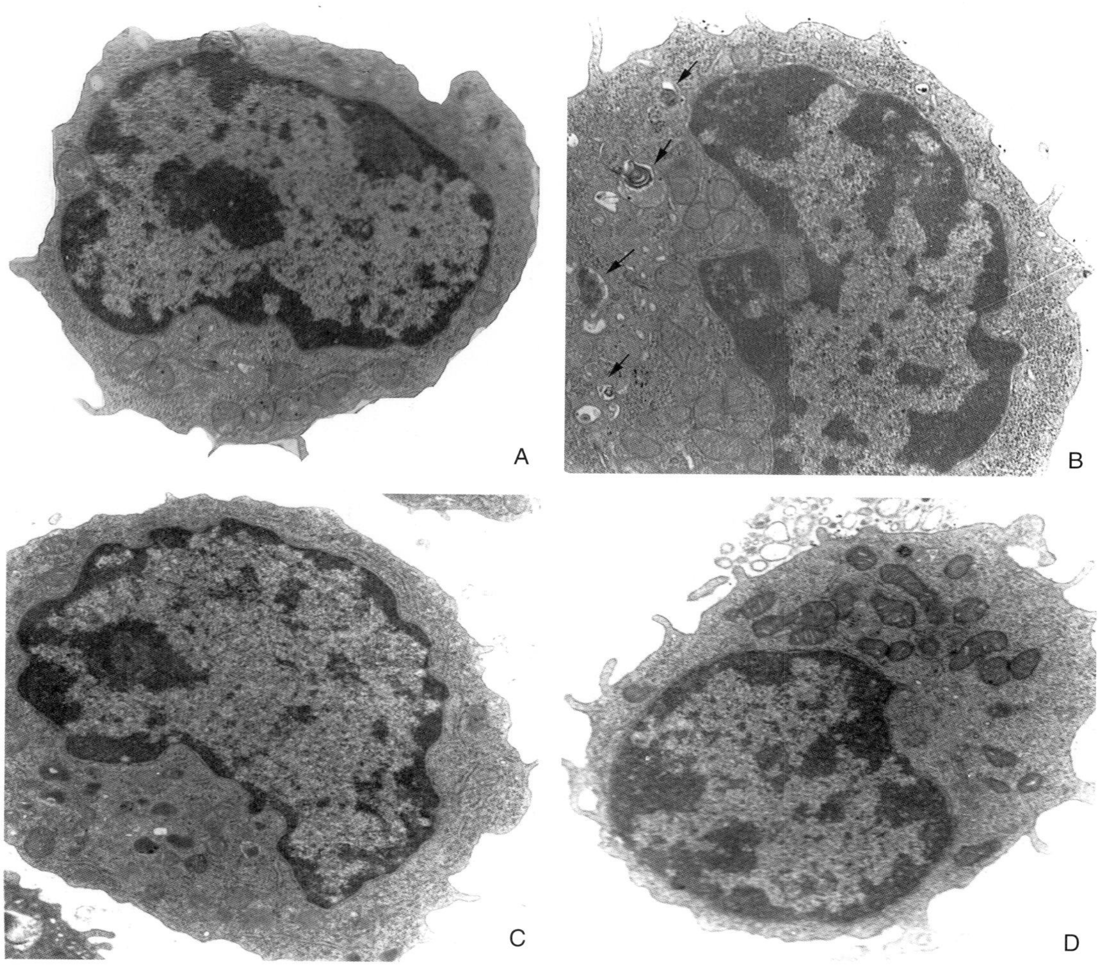

图 1–46 C57 小鼠各阶段血细胞。(A)HSC 胞质少，细胞器少，×5K；(B)HPC 胞质较多，线粒体自噬(箭头所示)，×8K；(C)CMP 胞质颗粒增多，×5K；(D)CLP 细胞线粒体多，表面有突起，×5K。

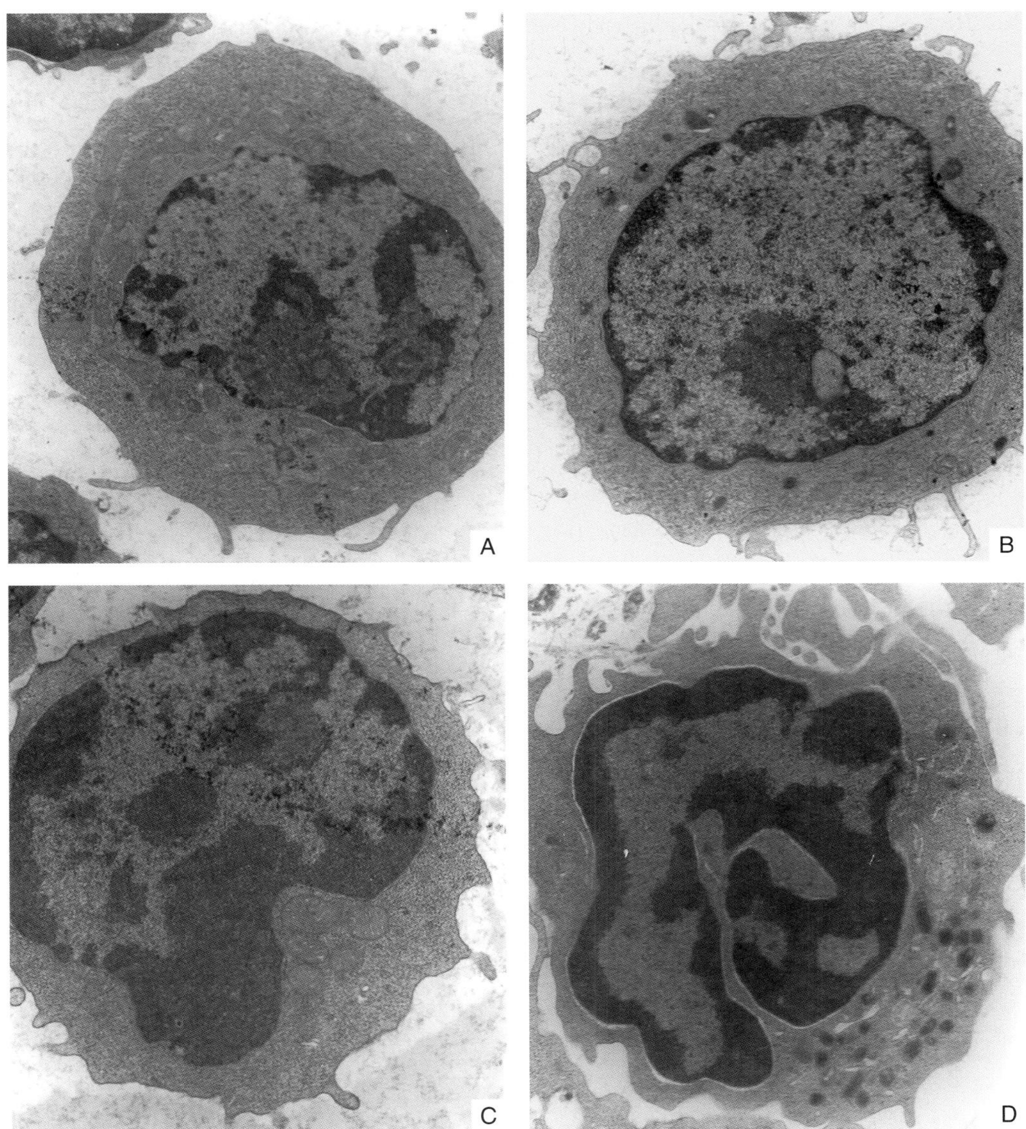

图 1-47　C57 小鼠各阶段血细胞。(A)MEP 细胞体积大，核仁显著，常染色质多，胞质丰富，线粒体大，×6K；(B)GMP 胞质丰富，含少量致密颗粒，×6K；(C)CD4+T 细胞体积小，核仁明显，线粒体大，×6K；(D)CD8+T 细胞表面突起多，胞质含大量颗粒，×6K。

参考文献

1. Frisch B，Lewis SM，Burkhardt R，et al. Biopsy Pathology of Bone and Marrow[J]. Chapman & Hall，London，1985.

2. Hartsock RJ，Smith EB，Petty CS. Normal variations with ageing of the amount of hematopoietic tissue in bone marrow from the anterior iliac crest；a study made from 177 cases of sudden death examined by necropsy[J]. Am J Clin Pathol，1965，43：326-331. DOI：10.1093/ajcp/43.4.326.

3. Cowin SC，Cardoso L. Blood and interstitial flow in the hierarchical pore space architecture of bone tissue[J]. J Biomech，2015；48(5)：842-854. DOI：10.1016/j.jbiomech.2014.12.013.

4. Nitschke L，Floyd H，Ferguson DJ，et al. Identification of CD22 ligands on bone marrow sinusoidal endothelium implicated in CD22-dependent homing of recirculating B cells[J]. J Exp Med，1999；189：1513-1518. DOI：10.1084/jem.189.9.1513.

5. Kataoka M，Tavassoli M. Identification of lectin-like substances recognizing galactosyl residues of glycoconjugates on the plasma membrane of marrow sinus endothelium[J]. Blood，1985；65：1163-1171.

6. Abboud CN，Liesveld JL，Lichtman MA. The architecture of marrow and its role in hematopoietic cell lodgement，in The Hematopoietic Microenvironment，edited by MW Long，MS

Wicha, p 2. Johns Hopkins University Press, Baltimore and London, 1993.

7. Chartier SR, Mitchell SAT, Majuta LA, et al. The Changing Sensory and Sympathetic Innervation of the Young, Adult and Aging Mouse Femur[J]. Neuroscience, 2018;387:178–190. DOI:10.1016/j.neuroscience.2018.01.047.

8. Yamazaki K, Allen TD. Ultrastructural morphometric study of efferent nerve terminals on murine bone marrow stromal cells, and the recognition of a novel anatomical unit: the "neuro-reticular complex" [J]. Am J Anat, 1990;187 (3):261–276. DOI:10.1002/aja.1001870306.

9. Dejbakhsh-Jones S, Strober S. Identification of an early T cell progenitor for a pathway of T cell maturation in the bone marrow[J]. Proc Natl Acad Sci USA, 1999;96:14493–14498. DOI:10.1073/pnas.96.25.14493.

10. Tang J, Nuccie BL, Ritterman I, et al. TGF-beta downregulates stromal IL-7 secretion and inhibits proliferation of human B cell precursors[J]. J Immunol, 1997;159:117–125.

11. Seshi B, Kumar S, Sellers D. Human bone marrow stromal cell: Coexpression of markers specific for multiple mesenchymal cell lineages[J]. Blood Cells Mol Dis, 2000;26:234–246. DOI:10.1006/bcmd.2000.0301.

12. Li J, Sensebe L, Herve P, et al. Nontransformed colony-derived stromal cell lines from normal human marrows: Ⅲ. The maintenance of hematopoiesis from CD34+ cell populations [J]. Exp Hematol, 1997;25(7):582–591.

13. Osmond DG, Kim N, Manoukina R, et al. Dynamics and localization of early B-lymphocyte precursor cells (pro-B cells) in the bone marrow of scid mice[J]. Blood, 1992;79:1695–1703.

14. Sadahira Y, Mori M. Role of the macrophage in erythropoiesis[J]. Pathol Int, 1999;49:841–848. DOI:10.1046/j.1440-1827.1999.00954.x.

15. Prassopoulos P, Daskalogiannaki M, Raissaki M, et al. Determination of normal splenic volume on computed tomography in relation to age, gender and body habitus [J]. Eur Radiol, 1997;7(2):246–248. DOI:10.1007/s003300050145.

16. Rodrigues Júnior AJ, Rodrigues CJ, Germano MA, et al. Sonographic assessment of normal spleen volume [J]. Clin Anat, 1995;8(4):252–255. DOI:10.1002/ca.980080403.

17. Steiniger B, Rüttinger L, Barth PJ. The three-dimensional structure of human splenic white pulp compartments[J]. J Histochem Cytochem, 2003;51(5):655–664. DOI:10.1177/002215540305100511.

18. Steiniger B, Timphus EM, Barth PJ. The splenic marginal zone in humans and rodents: an enigmatic compartment and its inhabitants [J]. Histochem Cell Biol, 2006;126 (6):641–648. DOI:10.1007/s00418-006-0210-5.

19. Blackburn CC, Manley NR. Developing a new paradigm for thymus organogenesis[J]. Nat Rev Immunol, 2004;4(4):278–289. DOI:10.1038/nri1331.

20. Cifone MG, Migliorati G, Parroni R, et al. Dexamethasone-induced thymocyte apoptosis: apoptotic signal involves the sequential activation of phosphoinositide-specific phospholipase C, acidic sphingomyelinase, and caspases[J]. Blood, 1999;93(7):2282–2296.

21. Rezzani R, Bonomini F, Rodella LF. Histochemical and molecular overview of the thymus as site for T-cells development [J]. Prog Histochem Cytochem, 2008;43(2):73–120. DOI:10.1016/j.proghi.2008.03.001.

22. Crivellato E, Vacca A, Ribatti D. Setting the stage: an anatomist's view of the immune system[J]. Trends Immunol, 2004;25(4):210–217. DOI:10.1016/j.it.2004.02.008.

23. Moll R, Sievers E, Hämmerling B, et al. Endothelial and virgultar cell formations in the mammalian lymph node sinus: endothelial differentiation morphotypes characterized by a special kind of junction (complexus adhaerens)[J]. Cell Tissue Res, 2009;335(1):109–141. DOI:10.1007/s00441-008-0700-y.

24. Liang H, Dong S, Fu W, et al. Deciphering the Heterogeneity of Mitochondrial Functions During Hematopoietic Lineage Differentiation[J]. Stem Cell Rev Rep, 2022 Aug;18(6):2179–2194. DOI:10.1007/s12015-022-10354-8.

第 2 章

细胞的基本结构与功能

真核细胞的细胞器主要包括细胞膜、细胞核、内质网、高尔基体、线粒体、中心粒、核糖体和溶酶体等亚细胞结构。细胞器和亚细胞结构是生命存在和活动的物质基础，表现为细胞器种类、数量、结构和在细胞内的位置、运动性和可控性。人类细胞是由多种细胞器构成的高度组织性和调控性三维结构（图 2-1）。为更好理解和认识细胞器的结构和分布特点，本章结合细胞生物学和病理学方面的研究成果论述血细胞的基本结构和功能。

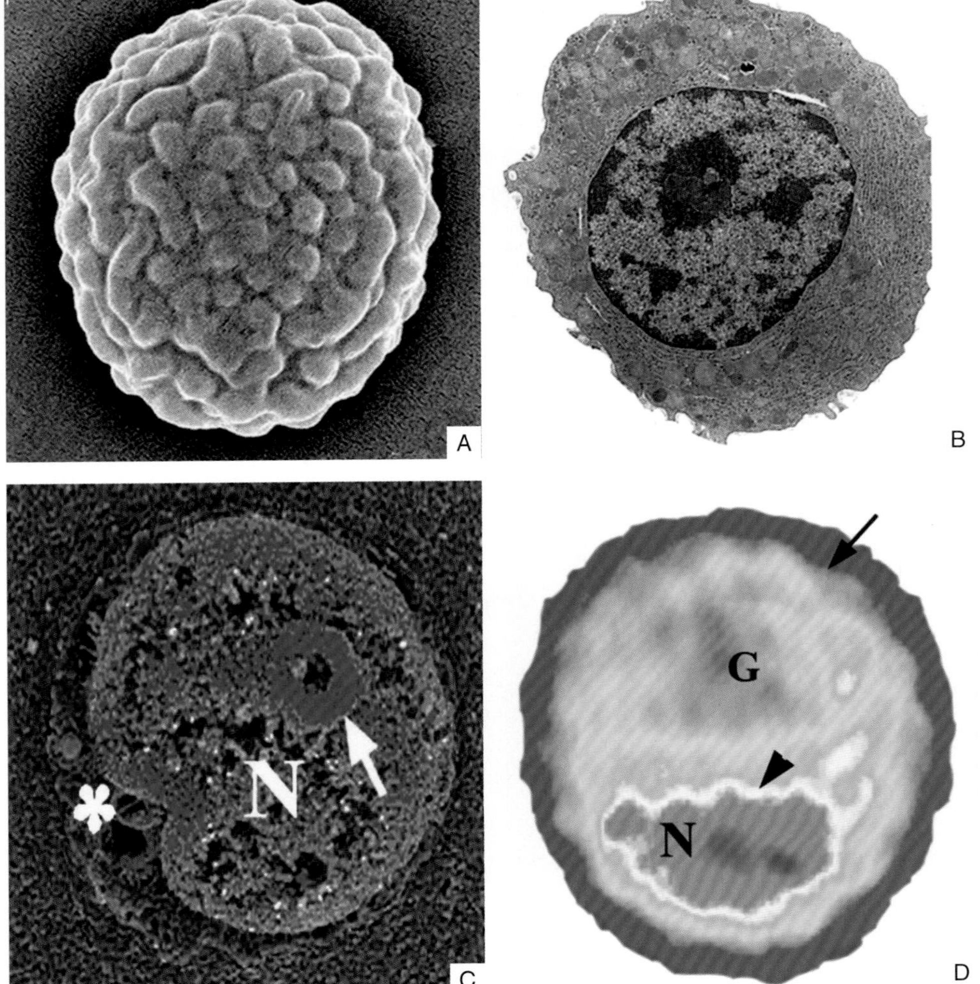

图 2-1　细胞三维结构。(A)正常粒细胞表面的细胞膜皱褶突起，×5K；(B)中性粒细胞切面，可见胞质、核、核仁、常染色质和异染色质，×5K；(C)细胞中央切面扫描显示细胞核(N)、核仁(箭头所示)与胞质(*)，×5K；(D)X 线衍射显示活体细胞三维图像，可见细胞核(N)、核膜(三角箭头所示)、高尔基体区(G)、细胞骨架边缘区(箭头所示)。

第1节 细胞膜

细胞膜主要是由磷脂双分子层形成的单位膜性结构,其中镶嵌、贯穿或覆盖着蛋白质分子。电镜下细胞膜为三层结构,也称“三明治”结构,密度较高的内外两层为磷脂层,中间密度较低的一层仅含少量跨膜蛋白(图2-2)。细胞膜全层厚20nm,外表面蛋白层高4nm,脂双层厚4nm,内侧面蛋白层厚12nm;磷脂分子和膜蛋白分子有很大流动性和很强多维运动能力,使细胞膜具有很强应激性和选择性,不同部位细胞膜对外界刺激的反应能力和控制物质进出细胞的能力不同(图2-3)。细胞膜载体蛋白种类与数量决定进出细胞物质种类和数量,水分子、少数离子和分子可以自由进出,这种方式不消耗能量,称为被动运输;大部分离子和分子进出细胞依赖细胞膜蛋白进行选择性转运,这种方式消耗能量,称为主动运输。大分子蛋白和体积较大颗粒主要通过胞饮和胞吐方式进出细胞,这种方式也需要分子间相互作用并消耗能量。为提高效率和细胞适应能力,细胞膜高度折叠,在细胞表面形成大量皱褶和膜片,加强了细胞膜的各种功能,包括自由扩散、协助扩散、主动运输及胞饮和胞吐功能(图2-4)。

细胞膜磷脂流动性和膜蛋白运动性使细胞膜能够选择性控制物质进出,这种选择性非常敏感,容易受温度、酸碱度、蛋白酶及营养物质等多种因素影响。温度影响磷脂和膜蛋白活性和运动,影响细胞膜通透性。在一定范围内温度升高时,膜流动性加大,通透性增强;但温度过高,膜流动性过大,细胞膜结构被破坏,可导致细胞功能紊乱和死亡;温度过低时,细胞膜流动性降低,转运功能受阻,可引起细胞膜结构异常、代谢障碍和细胞死亡。pH值约为7,细胞可以保持正常活性;过酸、过碱可导致细胞膜脂质变性,蛋白质失活。蛋白酶可水解膜蛋白,脂溶剂可溶解膜脂,这些因素都能破坏细胞膜,使细胞损伤,甚至死亡。

膜流动性与细胞的胞饮、胞吐、吞噬、变形、运动、信号传递、细胞融合等活动密切相关,保证了细胞的正常功能和生命代谢。利用膜流动性和选择性特点,用膜脂微球体包裹酶、抗体、核酸等生物大分子药物,运输到病理部位与细胞膜融合,可以达到治疗疾病和改变细胞遗传特性的目的。

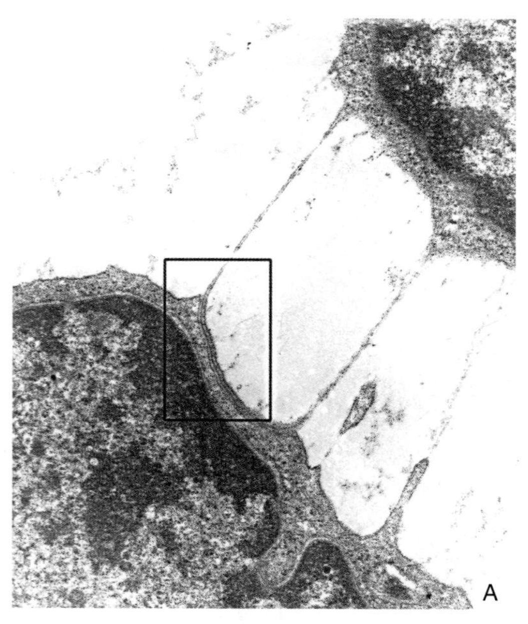

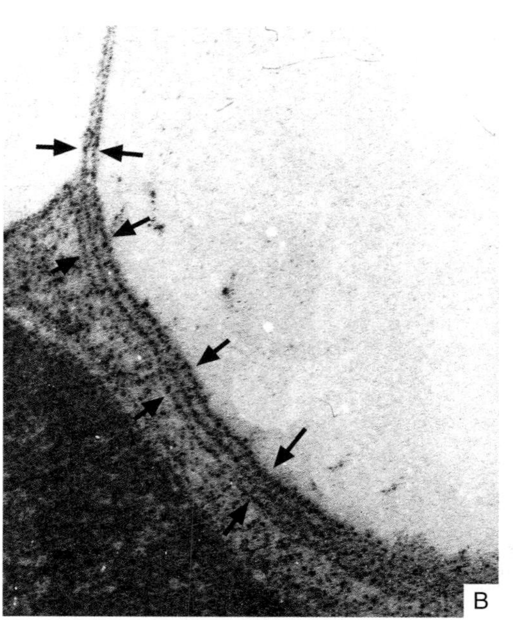

图2-2 细胞膜。(A)两个淋巴细胞的膜紧密黏附,牵拉后细胞膜充分展开,×20K;(B)显示图A中细胞膜“三明治”结构,密度较高的为两层磷脂层(箭头所示),×50K。

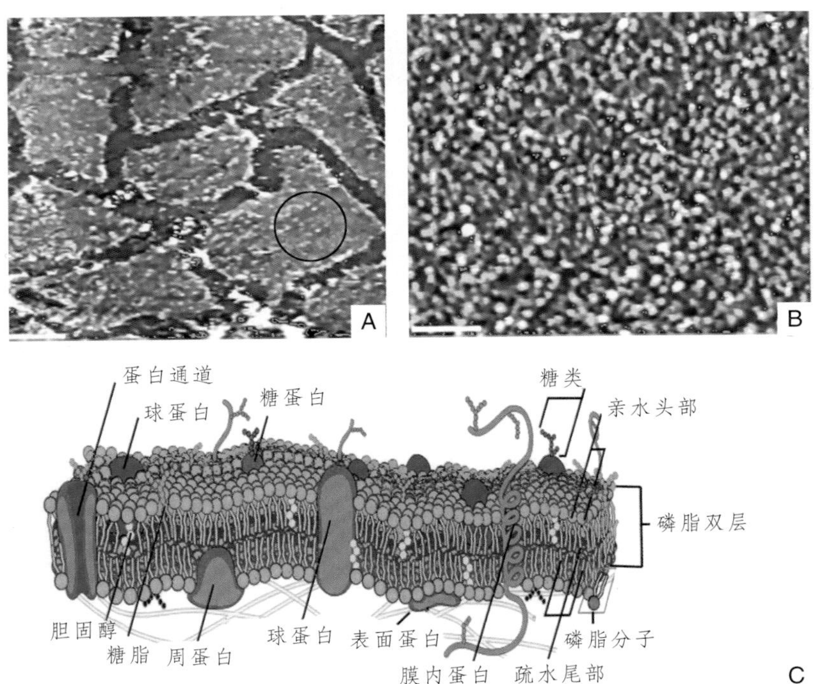

图 2-3 细胞膜表面形态示意图。(A,B)原子显微镜显示细胞膜内面地图结构（标尺 500nm）(采自 Jiang, 2010)[1]；(C)细胞膜蛋白脂双层模式图。

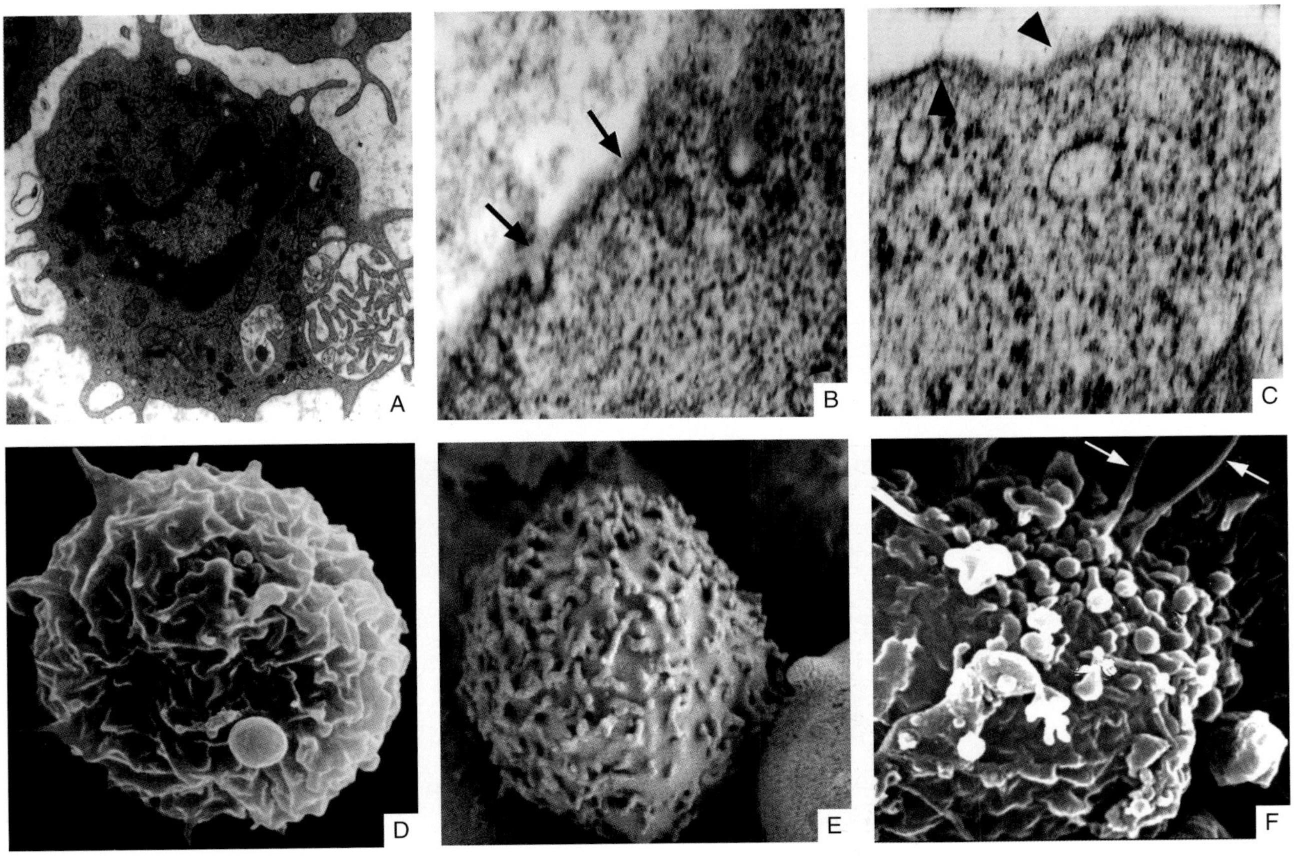

图 2-4 细胞的胞饮和胞吐。(A)自然杀伤细胞表面有大量突起，胞吐释放，×4K；(B)有核红细胞内吞凹陷(箭头所示)，×15K；(C)细胞表面高密度磷脂物质(三角箭头所示)，×20K；(D)成熟淋巴细胞表面突起和皱褶宽大，×5K；(E)白血病细胞表面突起短小，×5K；(F)单核细胞表面有大量囊泡、突起和纳米管道结构(箭头所示)，×3K。

第2节 细胞核

细胞核(nucleus)是最早发现的细胞器。1802 年由 Franz Andreas Bauer 首先描述,1838 年 Matthias Jakob Schleiden 提出细胞核可以生成细胞,称为“细胞形成核”(cytoblast)。1876—1878 年,人们开始认识到细胞核对遗传和增殖具有重要作用,到 20 世纪初有丝分裂和孟德尔定律发现后,明确了细胞核携带重要遗传信息。绝大多数真核生物有细胞核,少数真核细胞不含细胞核,如哺乳动物的成熟红细胞和血小板,以及高等植物的成熟筛管细胞等。原核细胞没有完整的细胞核,只有一个类核结构完成细胞遗传功能,称为拟核[2]。

细胞核直径为 4~5μm,包括核膜、染色质、核骨架、核仁和核基质 5 部分,均为非膜性结构。细胞核内没有膜性结构,主要含遗传物质核酸(DNA 和 RNA)和核基质。核基质含重要核蛋白,参与维持 DNA 复制和转录。所以,细胞核的主要功能是维持遗传物质完整性和稳定性,进行基因表达和蛋白质合成;细胞核同时控制细胞的遗传、增殖、发育、分化和代谢等生命活动。

一、核膜

核膜(nuclear envelope)由内、外平行两层膜构成,膜间隙为 10~15nm,又称核周隙(perinuclear cisterna)。核膜将核质和胞质分为两个区域,使细胞核成为相对独立和稳定的环境。核膜有散在分布的核孔,由于多数分子无法穿透核膜,所以核孔成为生命物质进出细胞核的主要通道,保证小分子与离子自由通过细胞核,同时通过载体蛋白转运较大的蛋白物质和染色质物质(图 2-5)。核膜选择性的渗透功能和核孔共同控制细胞核与胞质间的物质交换。

外核膜与粗面内质网相连,附着核糖体,核周间隙与内质网腔相通,因此,核被膜具有蛋白质合成功能,过氧化物酶染色可以清楚显示核膜与内质网关系(图 2-6)。核膜内侧附有核纤层(fibrous lamina),厚度为 20~80nm,主要成分为层粘连蛋白(laminin)和细胞骨架蛋白,两者交织成致密网状结构。核纤层与核骨架相连,支持稳定核膜;同时也是染色质纤维端附着部位。

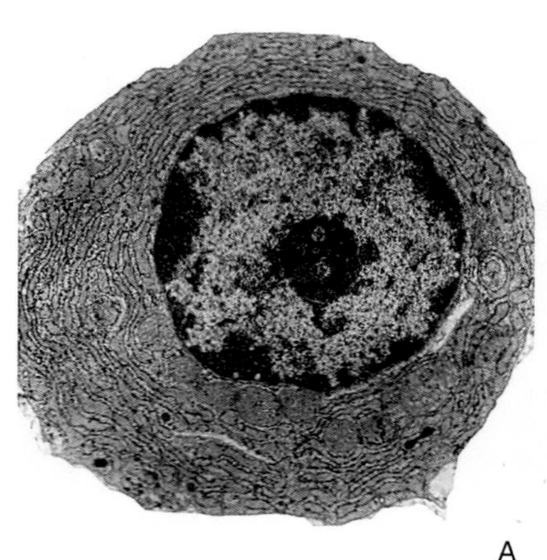

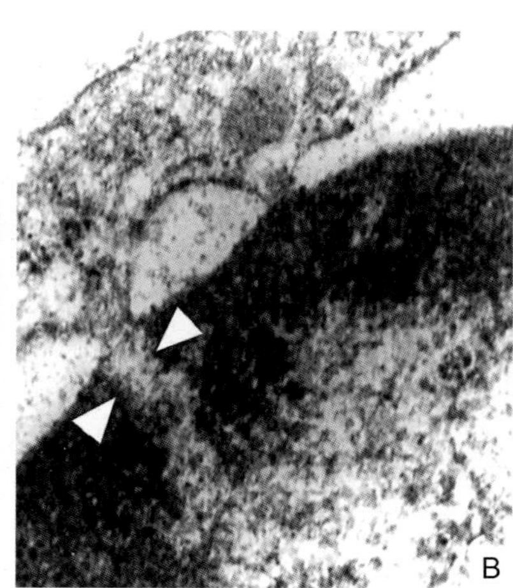

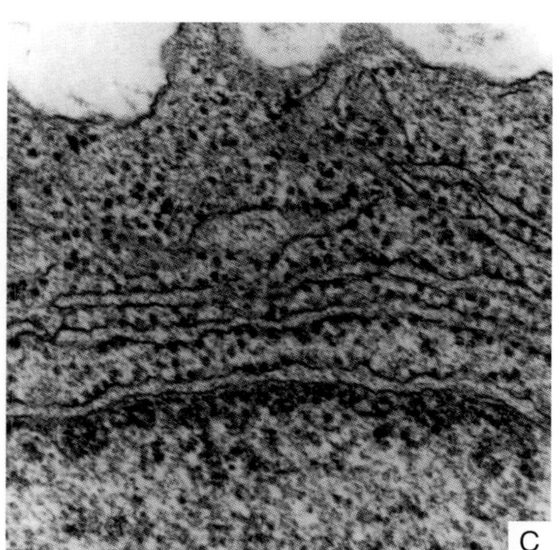

图 2-5 细胞核。(A)浆细胞的核为圆形,中央核仁明显,核周核孔散在分布,×5K;(B)高倍镜显示核孔,与常染色质相连(三角箭头所示),×50K;(C)核膜的双层单位膜,外层附着核糖体,×10K。

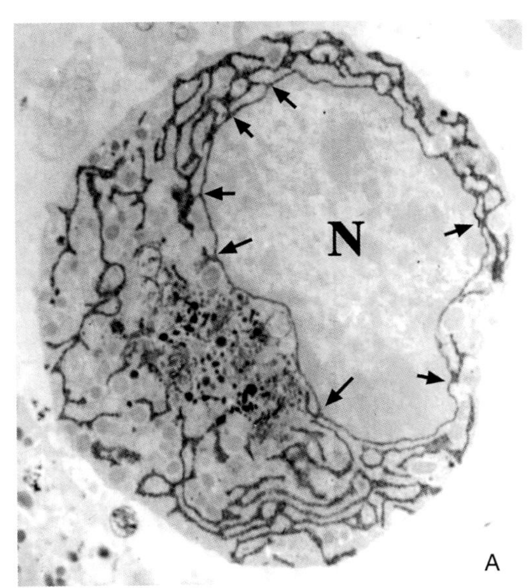

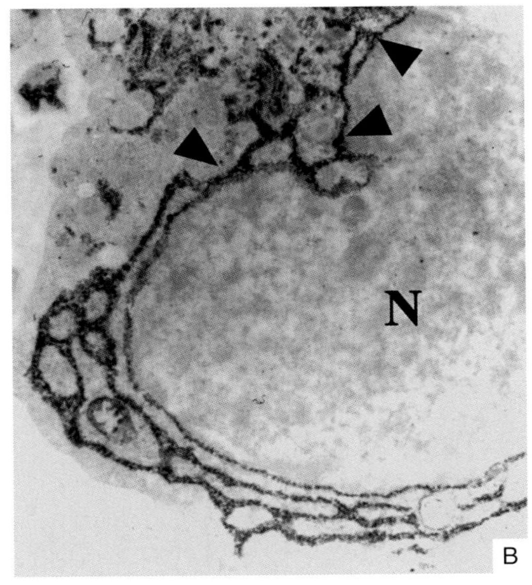

图 2-6 中性粒细胞过氧化物酶染色。(A)核膜与粗面内质网连接(箭头所示),×5K;(B)高倍镜显示细胞核膜和粗面内质网相连(三角箭头所示),×5K。N,细胞核。

二、核孔

核孔(nuclear pores)是内外核膜融合形成的环状空，所以也称核孔复合体。核孔约占核膜面积的8%,内径为80~120nm,外径为120~150nm。核孔无核纤层，由环状结构和中心颗粒组成。核孔环有16个球形亚单位,内、外缘各8个,核孔中心颗粒呈放射状发出细丝与16个亚单位相连。核孔为双向选择运输通道,对水和离子出入有一定调控作用,酶、蛋白、mRNA、tRNA等大分子以主动运输方式通过核孔出入核质。

三、核酸

核酸(nuclear acid)包括脱氧核糖核酸(RNA)和核糖核酸(DNA),分别以不同形式分布于核基质内,DNA与组蛋白结合形成染色质。电镜染色后,着色浅的区域是RNA转录活跃部位，称为常染色质(euchromatin);着色较深的部位是DNA密集部位,转录活动不活跃,称为异染色质(heterochromatin)。常染色质和异染色质的多少反映了细胞的功能活跃程度。

电镜下染色质是由颗粒与细丝组成的串珠状染色质丝，基本结构单体是直径约为10nm的核小体(nucleosome),核心由(H1、H2A、H2B、H3、H4)五组组蛋白构成,1.5~2.5nm的DNA细丝缠绕在核心表面。DNA细丝盘绕每个核小体1.75周,含140个碱基对,构成一个染色质丝单位,相邻核小体间的DNA链含10~70个碱基对,也有组蛋白H1附着。这种直径约10nm的染色质丝单位进行RNA转录时呈舒展状态,成为常染色质,而非转录部位的染色质丝螺旋化形成直径为30nm的染色质纤维,这些纤维高度密集形成异染色质。人类每个细胞核含46条染色质丝,总长约1m,大部分以螺旋化状态被容纳于细胞核中。染色质和染色体的化学成分相同,是不同功能阶段的形态表现。

四、核仁

核仁是真核细胞间期结构,有独特三维结构,由rRNA、rDNA和核糖核蛋白组成，参与核内RNA转录和核糖体产生,是核糖体前体合成区。RNA和核糖体产出后,通过核孔进入细胞质参与蛋白质合成。

细胞类型不同、发育阶段不同、核仁大小数量不等,大部分生理性细胞有一个核仁,肿瘤化和蛋白合成旺盛的细胞核仁多而大(图2-7)。光镜下核仁为圆形,因含大量rRNA而呈嗜碱性。在电镜下,根据电子密度高低,将核仁依次分致密纤维区、纤维中心和颗粒区。致密纤维区密度最高，含大量新转录rRNA和结合蛋白；纤维中心是致密纤维区包围的低密度圆形区，是rDNA的储存场所；颗粒区包围致密区，含核糖核蛋白颗粒，即核糖体亚单位前体。核仁结构包括细丝、颗粒和相随染色质。细丝是由rRNA和相关蛋白混合形成的60~80nm的网架结构；颗粒成分是核糖体亚基前体，能通过核孔进入细胞质；相随染色质是转录rRNA的rDNA链，分布在核仁区周边。rRNA有两个特点，一个是成单元转录，即18s、28s、5.8s一起转录，形成一个单元；rDNA含许多相同rDNA拷贝，即多个转录单元，多单元同时转录时形成的rRNA链从DNA链两侧垂直伸出，形成“圣诞树”结构（图2–8）。

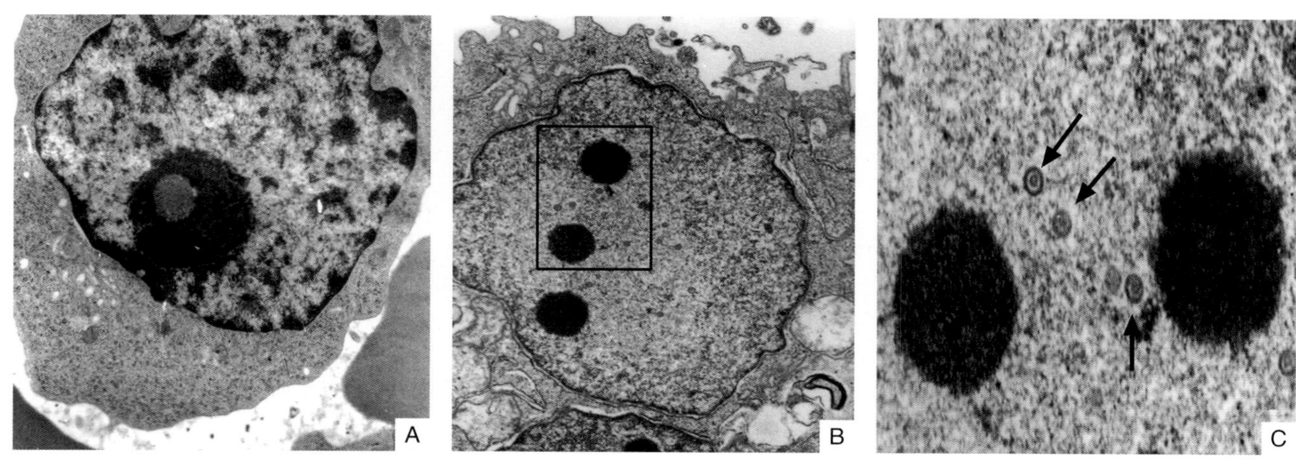

图2–7 核仁形态。(A)正常有核红细胞的核仁有三个密度不同区域，×15K；(B)病毒感染K562细胞核仁密度均匀，层次消失，×5K；(C)高倍镜显示B图中核仁密度均匀，核内有病毒颗粒（箭头所示），×20K。

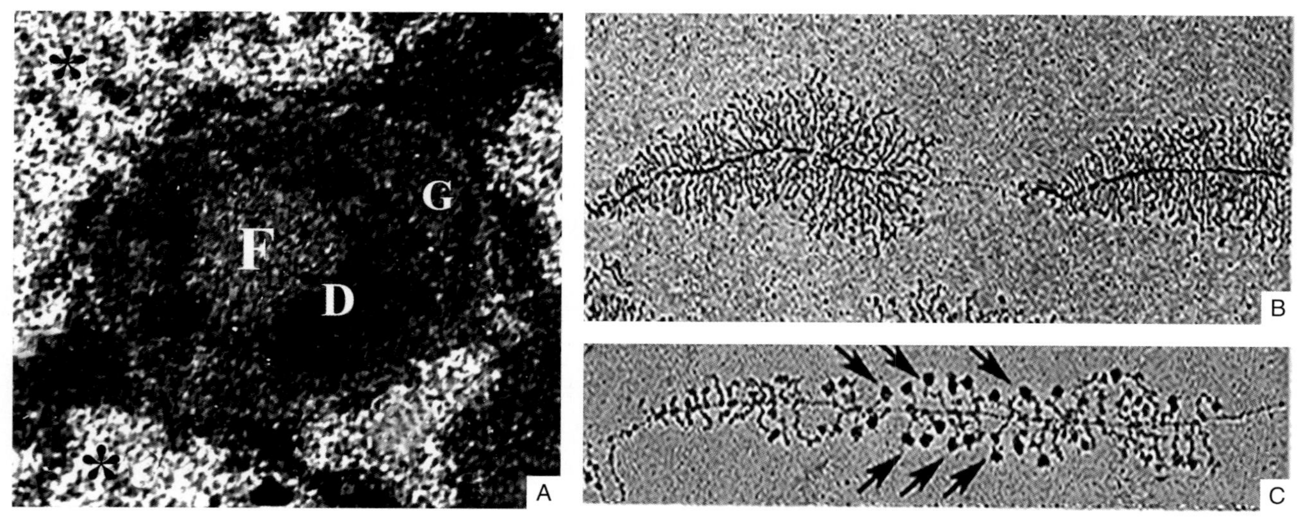

图2–8 核仁组织者区和“圣诞树”结构。(A)电镜下核仁分纤维中心(F)、致密纤维中心(D)和颗粒区(G)三个不同区域，×20K；(B)蟾蜍核仁“圣诞树”样染色质，每条细丝尾端球体为转录rRNA部位，×20K；(C)酵母菌核仁颗粒区的染色质（箭头所示）呈“圣诞树”样结构，×50K。

第 3 节　内质网

内质网(endoplasmic reticulum,ER)是由细胞内生物膜构成的、互相通连的片层、隙状或小管网状结构。膜片间的囊腔称为池,ER 与高尔基体和核膜相连。ER 膜脂类占 50%~60%,主要成分为磷脂,磷脂酰胆碱含量较高, 鞘磷脂含量较少, 胆固醇含量很少。ER 中蛋白质约占 20%, 包括 30 多种膜结合蛋白,另有 30 多种位于 ER 腔,蛋白分布具有异质性,葡萄糖-6-磷酸酶广泛分布于 ER,是 ER 的标志酶。ER 分两种, 附着核糖体颗粒的称粗面内质网(rough endoplasmic reticulum,rER),无核糖体附着的称滑面内质网(smooth endoplasmic reticulum,sER)。核糖体结合糖蛋白(ribophorin)主要分布于 rER,而 P450 酶系主要分布于 sER(图 2-9)。

ER 既是细胞内物质的运输通路,又是酶促反应

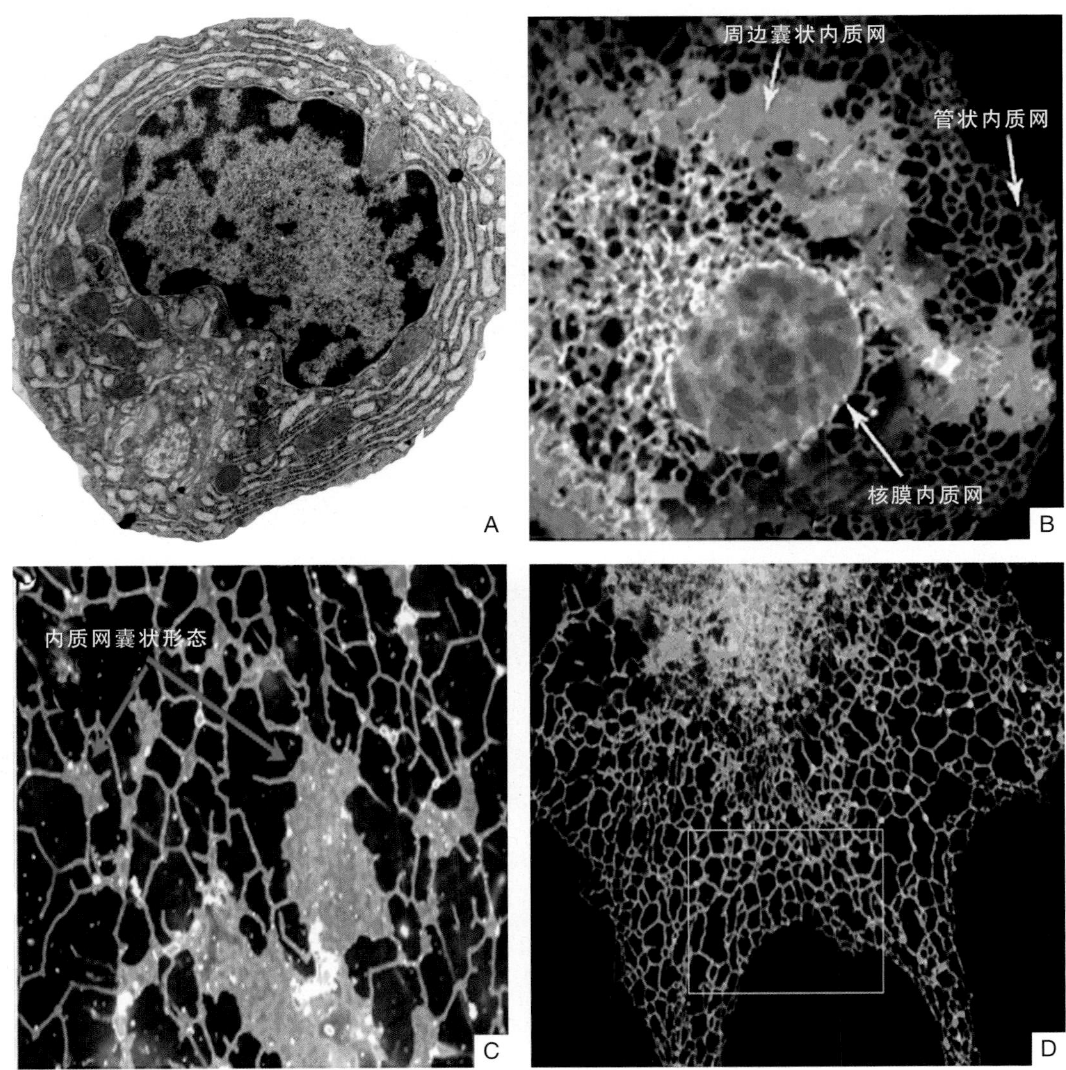

图 2-9　内质网形态结构。(A)透射电镜显示浆细胞内质网切面,×5K;(B)扫描电镜显示内质网包括核膜内质网(nuclear envelope)、周边囊状内质网(ER-cisternae)和管状内质网(ER-tubules)[3];(C)蟾蜍细胞铺片显示内质网管状和囊状形态(ER-sheet),囊腔表面附着核糖体(箭头所示)[4];(D)共聚焦显微镜显示 mCherry-KDEL 标记内质网结构,绿色为 Lnp1-GFP 标记的连接点或分支点,上方绿色密集区为核膜[5]。

的反应场所。rER 的主要功能是合成大分子蛋白,并转运到其他部位或输送出细胞;sER 的主要功能是合成糖类和脂类、解毒和同化作用,以及运输蛋白。细胞类型和状态不同,rER 和 sER 量比和形态不同(图 2-10)。蛋白质合成旺盛的细胞 rER 高度扩张,如浆细胞、胰腺腺泡细胞、肝细胞等分泌性细胞;病理状态下,或细胞再生和合成活跃时,rER 也可以增多。病毒感染时,或萎缩和减少,附着核糖体脱落;细胞变性和坏死时,rER 囊腔扩张,形成空泡(图 2-11)。

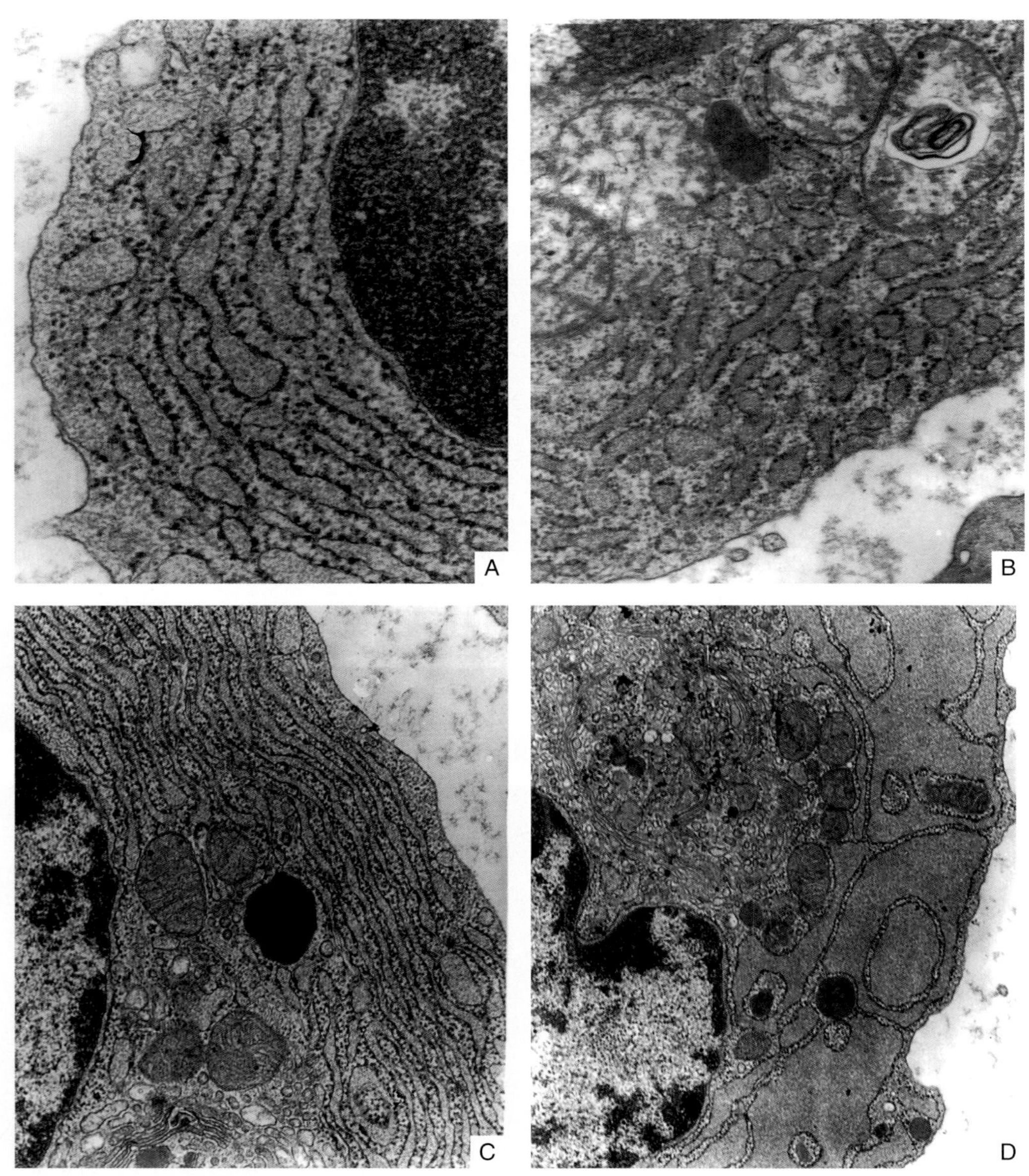

图 2-10 不同状态浆细胞内质网。(A)正常囊状粗面内质网平行排列,×8K;(B)正常浆细胞管状粗面内质网,×8K;(C)反应性浆细胞粗面内质网,×8K;(D)再生障碍性贫血患者浆细胞粗面内质网扩张成湖状,×8K。

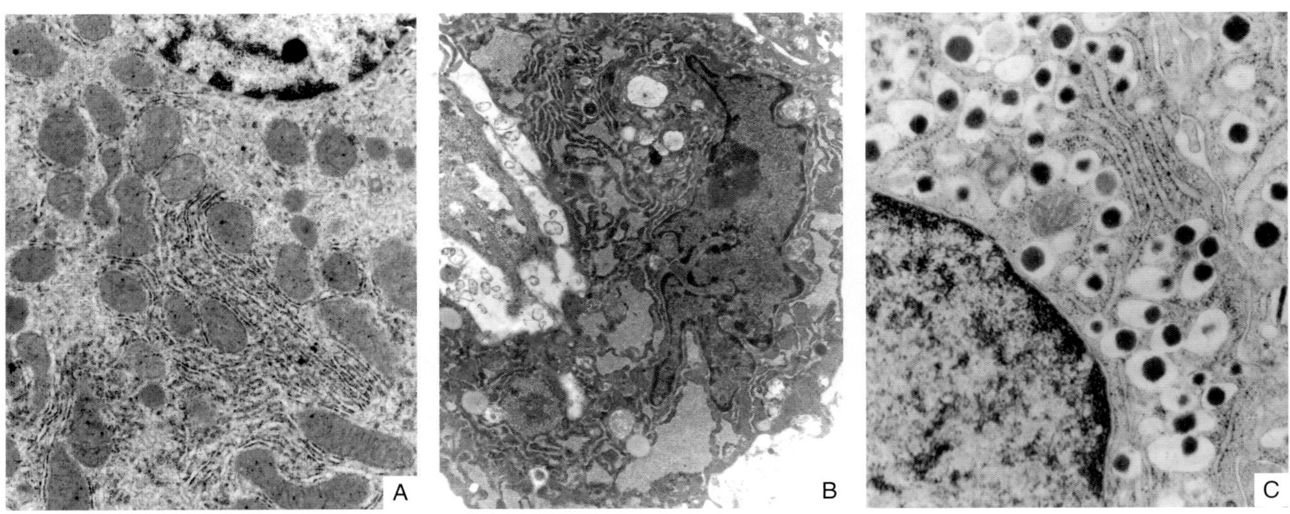

图 2–11　内质网。(A)正常肝细胞滑面内质网,×8K;(B)损伤肝细胞滑面内质网扩张,×5K;(C)胰岛细胞含大量滑面内质网和胰岛颗粒,×10K。

第 4 节　高尔基体

高尔基体(Golgi apparatus)是真核细胞内由生物膜构成的扁平囊状结构,1898 年被意大利科学家 Camillo Golgi 发现。透射电镜下高尔基体由数层排列整齐的扁平膜囊堆叠形成,呈弓形或半球形,膜囊表面光滑,末端膨大成烧瓶状,面向核的一侧为形成面,与核膜或粗面内质网池相连;另一面为成熟面,周围有断断续续、大大小小的囊泡。高尔基体含过氧化物酶,电镜组化染色可以显示高尔基体的形状(图 2–12)。扫描电镜下高尔基体为网孔状膜包裹形成的球形结构,成熟面在膜腔的中央,而生成面位于囊球中央(图 2–13)。

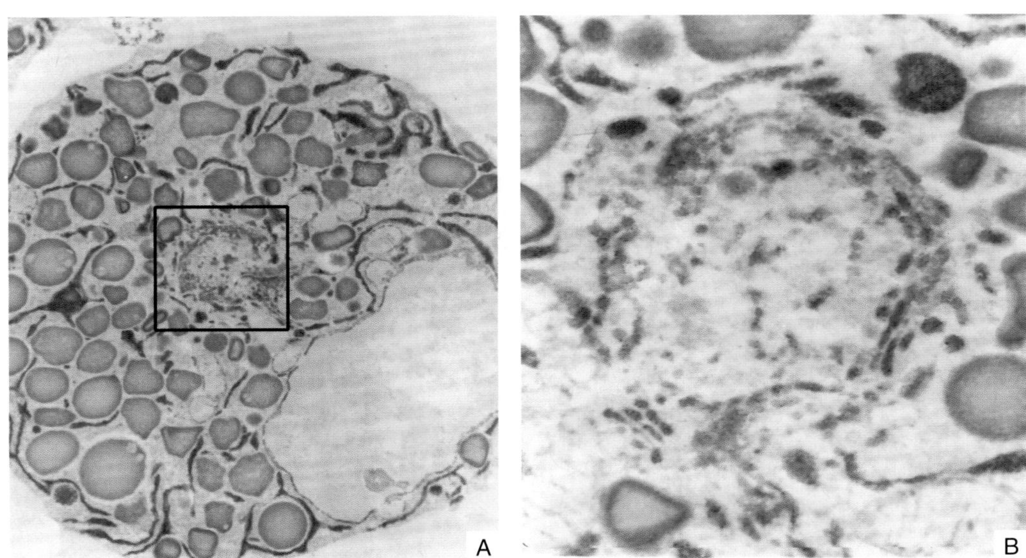

图 2–12　高尔基体。(A)嗜酸性粒细胞高尔基体,×5K;(B)显示 A 图内高尔基体轮廓,×10K;(C)高尔基体形成面(白色箭头所示)和成熟面(黑色箭头所示),末端有分泌泡,×15K;(D)球状高尔基体的形成面(白色箭头所示)和成熟面(黑色箭头所示),中央有分泌泡,×10K。(待续)

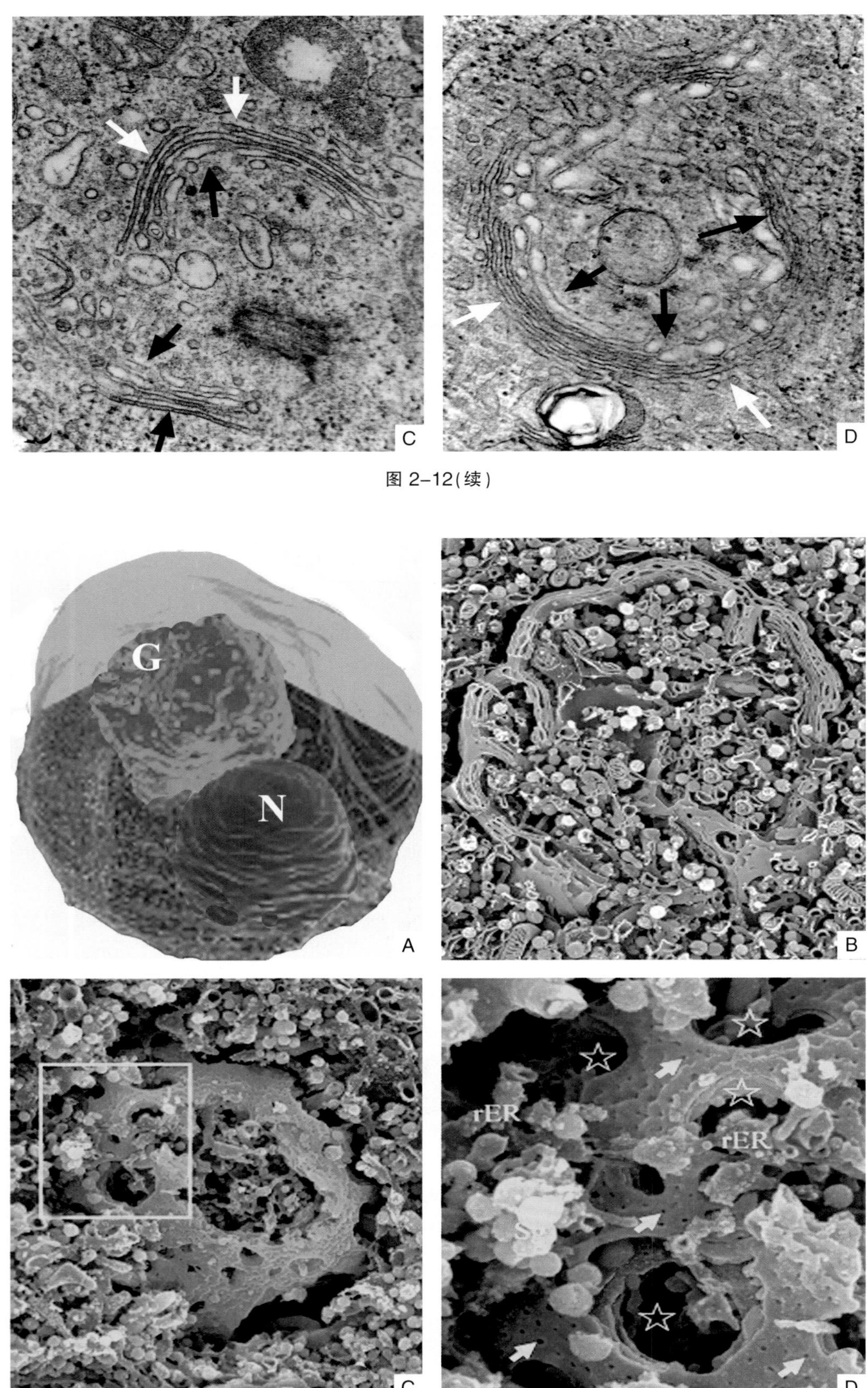

图 2-12(续)

图 2-13 高尔基体三维结构。(A)透射电镜三维重构的内分泌细胞高尔基体(G)和细胞核(N)立体图,×5K;(B)扫描电镜观察锇酸浸泡细胞高尔基体横切面,绿色为形成面,红色为成熟面,×12K;(C)高尔基体形成面(绿色),×12K;(D)显示图 C 中形成面结构,外侧为粗面内质网(rER),高尔基体膜囊弯曲(白色箭头所示),网孔贯穿高尔基体膜囊各层(五角星所示)[6],×24K。

高尔基体与细胞分泌功能相关，对内质网合成物进行进一步加工、包装和运输，参与白蛋白、糖蛋白、脂蛋白、各类酶及黏多糖的合成和分泌。来自内质网的蛋白质和脂质从形成面移动到成熟面，有的形成分泌颗粒被分泌到细胞外，如肝细胞合成的白蛋白和脂蛋白、成纤维细胞合成的细胞外基质；有的以囊泡方式输送到各种吞噬体内储存，如初级溶酶体；有的高尔基囊泡移动到细胞表面形成糖萼。此外，高尔基体还与细胞的胞饮和胞吐功能有关。

高尔基体形状与细胞类型和发育相关。细胞合成蛋白分泌旺盛、功能活跃时高尔基体肥大，如巨噬细胞吞噬活跃时，高尔基复合物增多，许多高尔基小泡形成吞噬体。病理状态下高尔基体发生变化，低分化细胞或肿瘤细胞的高尔基体小，组织萎缩和细胞饥饿时高尔基体变小或消失；细胞急性严重损伤时，高尔基体扁平囊扩张，形成大泡，甚至空泡化。

第 5 节　线粒体

线粒体(mitochondria)广泛存在于真核细胞中，通过氧化磷酸化合成 ATP，是细胞有氧呼吸的主要场所，为各种生命活动提供能量，被称为细胞的“动力工厂”。线粒体为膜性结构，主要由蛋白质和脂类组成，蛋白质占线粒体干重的 70%~80%，其他为磷脂类物质和少量 DNA、RNA 和辅酶。线粒体含多种酶，线粒体外膜的标记酶为单胺氧化酶，内膜为细胞色素氧化酶，膜间隙为腺苷酸激酶，线粒体基质的标志酶为苹果酸脱氢酶。

线粒体是细胞进化过程中前真核生物与吞噬菌共生的结果，线粒体内膜的电子传递键将代谢脱下的电子最终传给氧并生成水，同时释放能量。电子传送链又称呼吸键，由多种按严格顺序和方向排列的分子复合物形式存在于线粒体内膜，各组分按氧化还原电位由低到高进行电子传递。糖、脂肪、氨基酸等中间代谢产物经三羧酸循环在线粒体基质进行氧化分解，产生 NADH 和 FADH2 两种高还原性的电子载体，有氧条件下将 O_2 还原为 H_2O，电子传递过程中释放能量，将 ADP 转化为 ATP。线粒体内膜上的 DNA 分子与细菌 DNA 结构相似，呈环状。线粒体 DNA 按半保留方式复制，复制时间与细胞分裂增殖有关，一般在细胞核分裂前(G2)期进行复制。

线粒体是内外两层单位膜包裹折叠构成的封闭囊状结构，不同切面表现为外圆形、椭圆形、圆形或长条状。线粒体包括外膜、内膜、膜间隙和基质四部分，线粒体内、外膜均为平滑的单位膜，外膜蛋白质与脂类含量各占一半，通透性好，有直径为 2~3nm 的小孔，允许有机离子、水、蔗糖和一些分子自由进入线粒体膜腔隙，在内膜上发生反应。线粒体膜间隙为内、外膜间的腔隙，为无定形物，含可溶性酶、反应底物及辅助因子等。基质位于内膜封闭形成的空间内，含脂类、蛋白质、核糖体、RNA 及 DNA。

线粒体内膜部分与外膜平行，部分向线粒体腔内突出，形成嵴状结构，内膜蛋白质占线粒体膜干重的 80%左右。内膜穿透性有高度选择性，离子和分子需特殊载体帮助才能进入线粒体内腔与线粒体基质发生反应。线粒体内膜表面有大量颗粒状基粒，基粒分三部分，三者活性物质含量不同：头部主要含 F1 因子，为水溶性蛋白质，具有 ATP 酶活性；腹部含 F0 因子，为疏水性蛋白质；柄部含 F1 与 F0 两种因子(图 2-14)。

线粒体形态结构与细胞类型、分化程度和功能状态相关。生理状态下，浆细胞线粒体呈圆形，结构清晰；原始红细胞线粒体体积大，外膜、内膜清晰，线粒体嵴薄；成熟单核细胞线粒体小，嵴厚，腔隙狭窄；成熟淋巴细胞线粒体小，而幼稚淋巴细胞或白细胞线粒体体积大；原始巨核细胞与原始红细胞的线粒体形状相似，成熟巨核细胞和血小板内线粒体小，腔隙窄。分化程度高、功能旺盛细胞的线粒体较大(图 2-15)。

线粒体呈棒状或条索状，可以独立增殖和分裂，随细胞分化程度和功能状态不同而发生数量变化。线粒体常分布于胞质周边，位于内质网附近，这可能与线粒体为内质网功能提供能量相关(图 2-16)[7,8]。

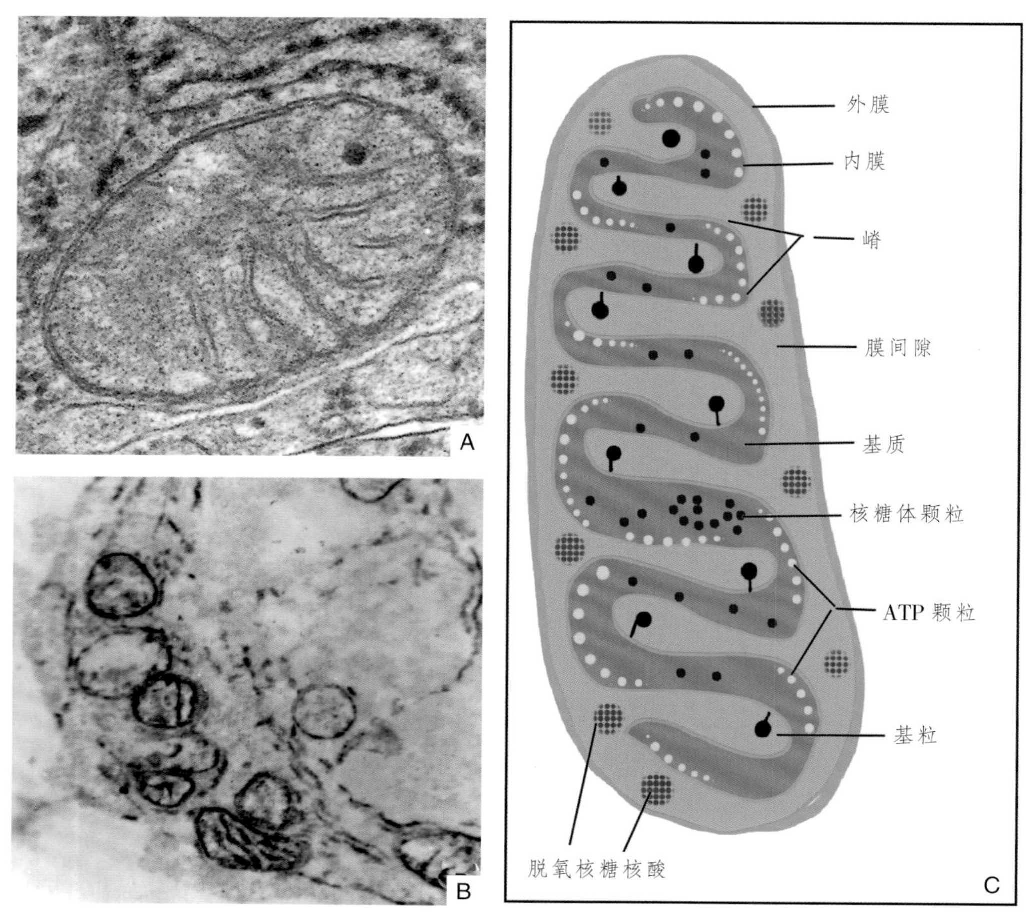

图 2-14 线粒体结构。(A)电镜显示线粒体内外两层单位膜，外层光滑，内层折叠成嵴状，×50K；(B)线粒体过氧化物酶染色，×12K；(C)线粒体结构模式图。

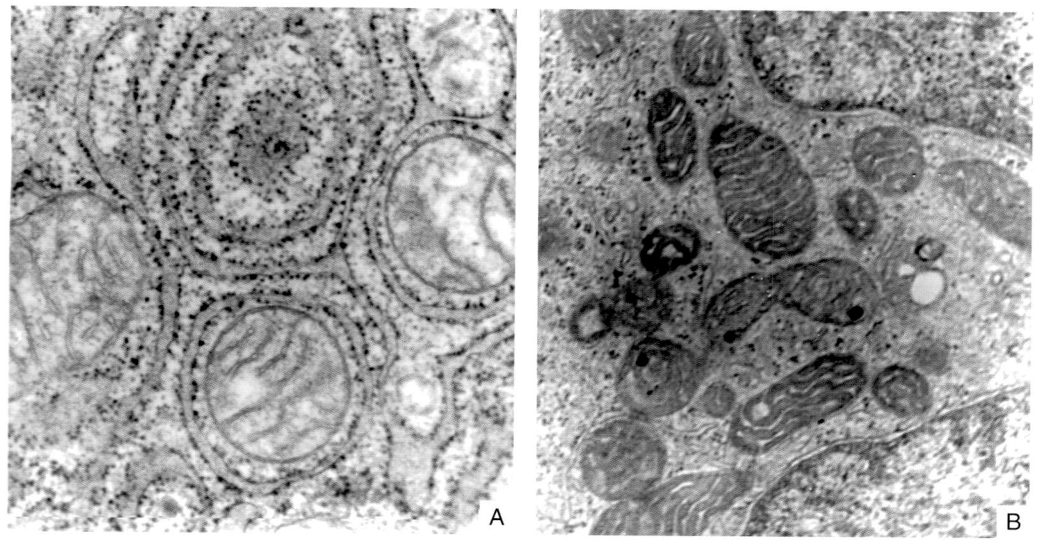

图 2-15 血细胞线粒体。(A)浆细胞线粒体被粗面内质网包围，×12K；(B)单核细胞线粒体嵴粗厚，×12K；(C)幼红细胞线粒体嵴清晰，×8K；(D)巨核细胞线粒体较小，×8K。(待续)

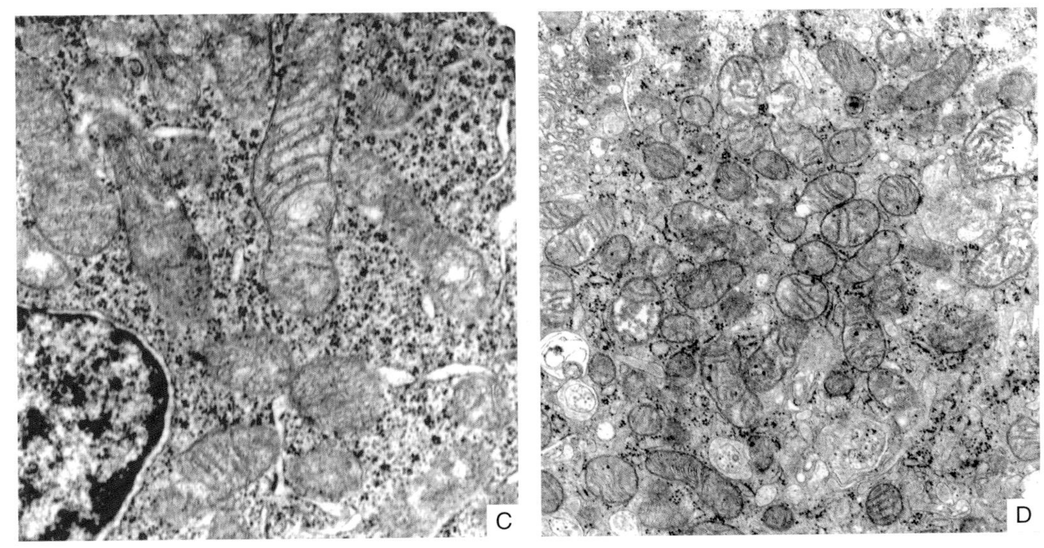

图 2–15(续)

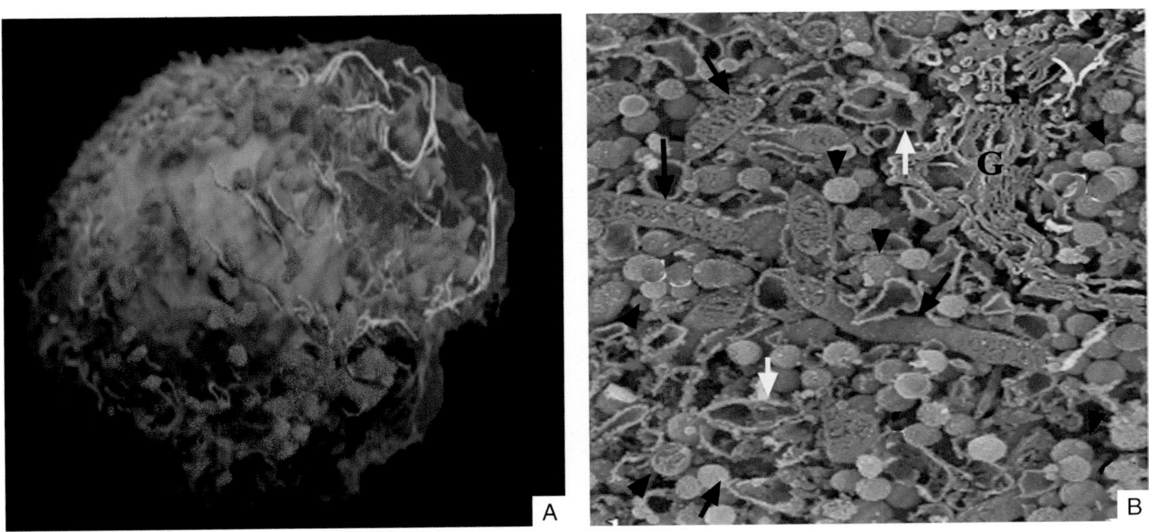

图 2–16　线粒体分布。(A)离子蚀刻扫描电镜三维重建显示线粒体在细胞中的分布,×5K;(B)蚀刻扫描电镜显示细胞内线粒体(黑色箭头所示)、高尔基体(G)、内质网(白色箭头所示)和分泌颗粒(三角箭头所示),×10K。

第 6 节　细胞骨架系统

细胞骨架系统(cytoskeletonic system)是由蛋白质搭建的网络支架,包括细胞质骨架和细胞核骨架,主要由微管、微丝和中间纤维构成。细胞骨架具有以下作用:第一,维持细胞形态和组织结构,为细胞构建活动和代谢环境;第二,将细胞基质与核基质区域化,从而对细胞生命活动分区;第三,为细胞内物质运输和细胞器移动提供交通路线和工具;第四,参与细胞运动或移动。

一、细胞骨架成分

(一)微管

微管(microtubules)是长度不等的中空细长管，外径约25nm，内径12nm，壁厚4~5nm，中央为空腔。微管主要由α球蛋白、β球蛋白和微管蛋白(tubulin)组成的23条原丝纤维纵行螺旋排列形成，另有少量蛋白质辅助，管外有垂直臂状突起形成微管间连接。微管参与细胞形态变化，与细胞器及细胞运动密切相关，构成纺锤丝参与细胞有丝分裂(图2-17A)。

(二)微丝

微丝(microfilament)为实心纤维丝，比微管细，直径为5~8nm，由肌动蛋白和肌球蛋白聚合成细丝，彼此缠绕形成双螺旋丝，成束或分散分布于基质。不同细胞微丝密度不同，有不同蛋白参与形成。除了构建细胞骨架，微丝还有多种功能：①与微管共同控制细胞形状和运动；②控制细胞核、内质网以及线粒体在细胞内的位置；③降低胞质流动性；④分裂期大量微丝参与细胞分裂；⑤肌细胞中细肌丝由肌动蛋白组成，粗肌丝由肌球蛋白组成，两者相互作用参与肌肉收缩(图2-17B)。

(三)中间丝

中间丝(intermediate fiber)又称中间纤维，是直径约10nm的细长管状结构，成分与微管相同，与微管、微丝共同形成细胞骨架，维持细胞形态和参与胞内物质运输，尤其对固定细胞核和形成纺锤体有重要作用，具有空间定向支架功能。

(四)微梁网架

微梁网架是由一种更细、更短纤维构成的细胞内网架结构，这些细小纤维被称为微梁，直径为3~4nm，长度<0.2μm，主要成分为肌动蛋白，含少量其他蛋白。这些纤维在胞质中横跨微管、微丝，形成立体网格，使细胞骨架更加牢固，同时这些微梁与细胞成分相连，参与细胞内蛋白酶定位，对酶活动顺序有调控功能，一些研究认为微梁网架对胞内分子运动可能起作用(图2-17C)。

二、细胞骨架功能

(一)细胞运动

粒细胞、单核细胞和巨噬细胞的运动与变形虫相似，依靠微丝肌动蛋白和肌球蛋白聚合体间的滑动推动胞质向前移动，外形上表现为细胞表面伪足和突起变化(图2-18)。细胞骨架也与鞭毛和纤毛运动相关，原生动物细胞和低等植物的鞭毛、纤毛，都是微管构成的复合结构。鞭毛和纤毛杆状部由9对三联微管和1对中央微管构成，也叫轴丝；鞭毛和纤毛根部，基体部由9对三联微管构成。鞭毛和纤毛运动是由轴丝中微管间相互滑动推动的，基体部附近线粒体合成大量ATP，为轴丝中动力蛋白臂转化提供

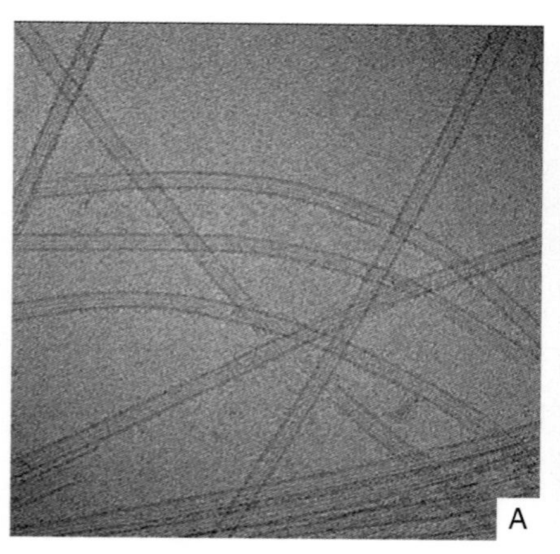

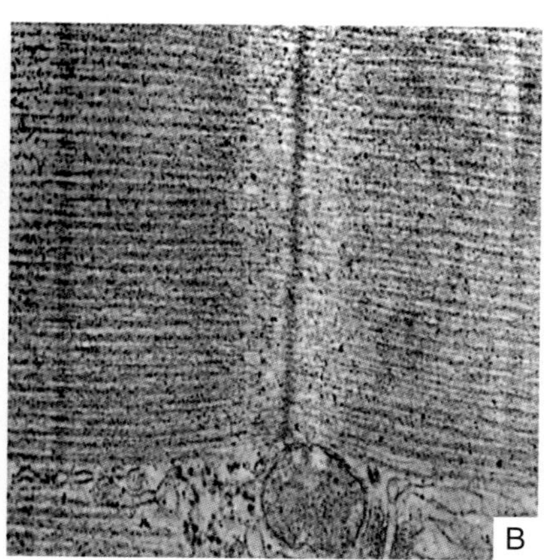

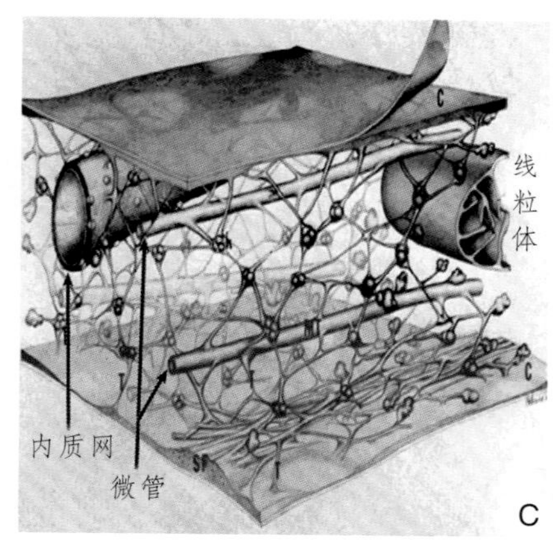

图2-17　细胞骨架。(A)低温干燥未染色，中空微管，×50K；(B)骨骼肌中粗细肌纤维有序排列，×12K；(C)细胞骨架模型显示微丝、微管与内质网和线粒体关系。

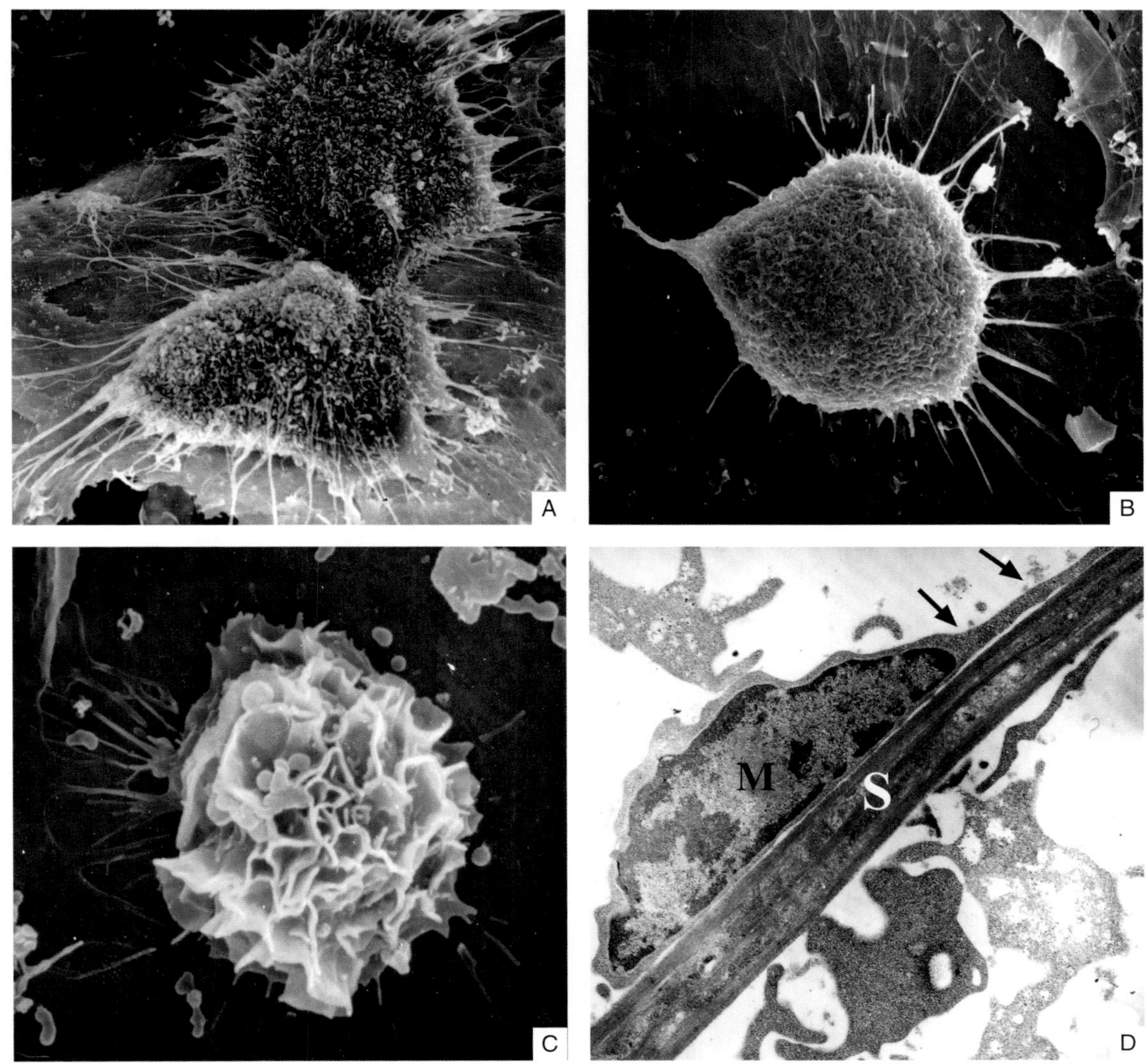

图 2-18　细胞骨架与细胞移动。(A)巨噬细胞借助伪足附着在基质细胞上移动，×3K；(B)单核细胞借助细胞骨架运动，×3K；(C)白血病毛细胞表面伪足和叶片与细胞骨架相关，×4K；(D)单核细胞(M)在间充质细胞(S)上通过伪足(箭头所示)移动，×4K。

动能(图 2-19)。

(二)细胞分裂

细胞有丝分裂时，9 对三联微管构成一个中心粒，成对中心粒进行自我复制，并向两极移动，与纺锤丝相连，牵引染色体运动。细胞有丝分裂末期，微丝运动形成缢缩环。细胞核骨架参与基因表达和蛋白合成。

(三)DNA 转录

DNA 只有附着在核骨架上才能转录，90%新复制的 DNA 锚定于核骨架，依靠核骨架与聚合酶发生反应，促进 DNA 分子螺旋结构解旋。此外，DNA 复制环在核骨架上构成染色体高级单位-微带，微带进一步构建染色体，因此，核骨架与 DNA 共同构建成为染色体。

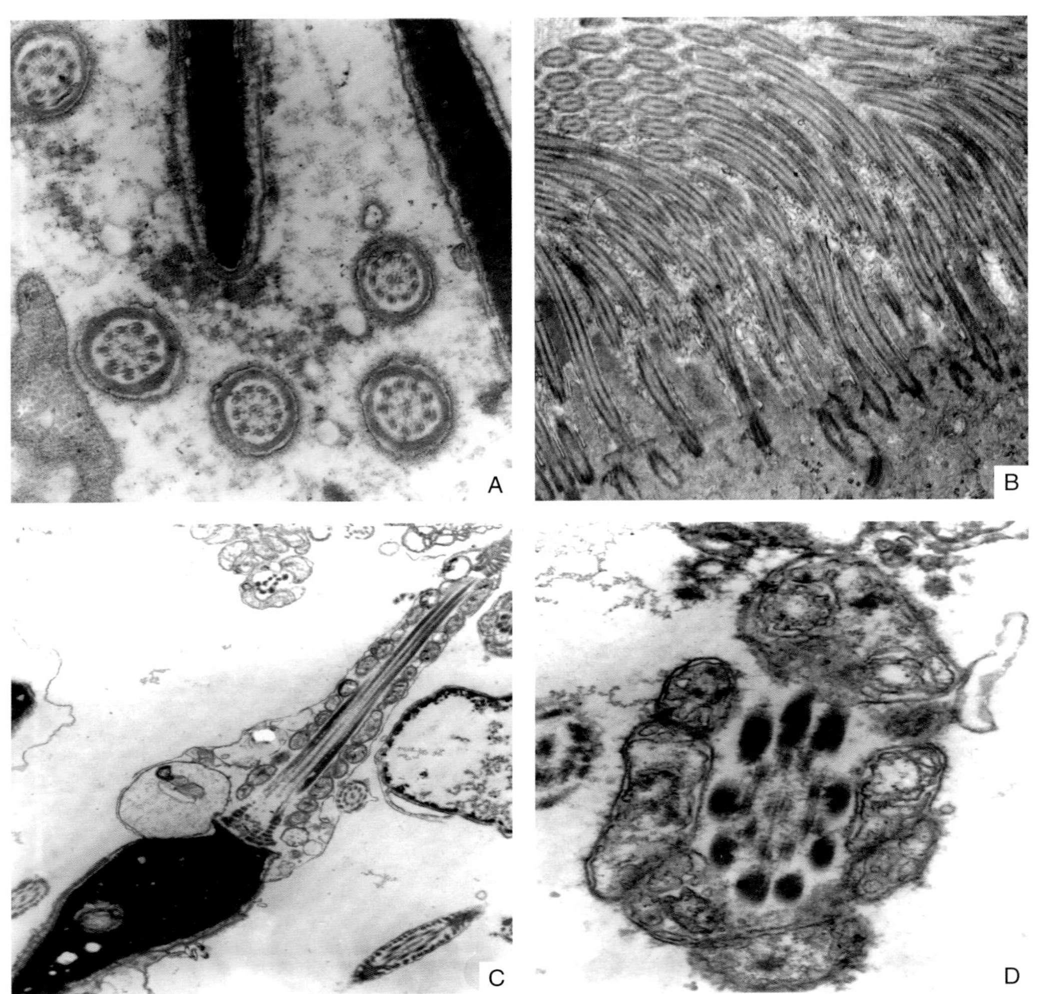

图 2–19 鞭毛和纤毛。(A)精子鞭毛横断面与纵切面,×30K;(B)支气管上皮细胞纤毛,×20K;(C)精子鞭毛中央为微管复合结构,周围为线粒体,×5K;(D)精子基底部中央九组微管,周围为线粒体,×15K。

第 7 节 核糖体

1953 年,在电镜下,科学家发现植物细胞含大量颗粒,1958 年根据化学成分命名为核糖核蛋白体(ribonucleoprotein,RNP),简称核糖体(ribosome)。核糖体是由 rRNA、蛋白质和酶组成的复合体,其功能是按照 mRNA 序列连接氨基酸,合成蛋白多肽。除哺乳类成熟红细胞,真核细胞和原核细胞都含有核糖体,是合成蛋白质的重要细胞器,在增殖、发育旺盛和蛋白分泌旺盛的细胞中核糖体密度更高。2009 年用 X 射线蛋白质晶体学技术,标识构成核糖体的所有原子,构建了核糖体三维模型,在原子层面上揭示了核糖体功能,这一模型被用于抗生素研发。

核糖体的大小亚基在细胞核内形成。核仁部位 rDNA 经 RNA 聚合酶 Ⅰ 转录出 45S rRNA 纤维部的纤维状物质,是 rRNA 前体分子,45S 的 rRNA 甲基化后经 RNA 酶裂解为 18S 和 32S 两个 rRNA,后者再次裂解为 28S 和 5.8S 两个 rRNA。5S 的 rRNA 的基因并不定位在核仁上,而是在核仁外经 RNA 聚合酶Ⅲ合成后被转运至核仁区参与大亚基装配。28S、5.8S 及 5S rRNA 与来自胞质的蛋白质结合形成 RNP 复合体,RNP 为大亚基前体,在核仁颗粒区再加工后，经核孔入胞质为大亚基。核仁内 18S 的 rRNA 与蛋白质结合，经核孔进入胞质成为小亚基。大小亚基在胞质中以解离状态存在，需要时组合成单核糖体，此时具有合成功能，不需要时解离。

游离多聚核糖体末端有一段 45~90bp 能合成 15~30 个氨基酸的信号肽(signal peptide)序列，含此序列的核糖体经信号识别与内质网结合，不含此序列的游离核糖体散在分布于胞质。与内质网结合的核糖体称为膜结合核糖体；胞质内呈游离状态，不与生物膜结合的核糖体，称为游离核糖体，这两种状态的核糖体性质相同，是蛋白合成过程中位置变化所致(图 2-20)。

核糖体附着内质网的数量与细胞合成蛋白质相关，蛋白质合成旺盛细胞 rER 增多，蛋白质合成较少细胞 rER 较少。疾病和药物损伤可导致细胞内核糖体与内质网分离或结合障碍，细胞内 rER 减少，游离多聚核糖体解聚，蛋白合成功能受损，如药物损伤或病毒性肝炎，患者肝细胞内核糖体解聚呈离散单体状，rER 密度下降，分泌蛋白合成减少，血浆白蛋白降低。另外，链霉素、氯霉素、红霉素等抗生素和一些致癌药也可以作用于蛋白质合成的不同阶段，干扰细菌或细胞的蛋白合成。

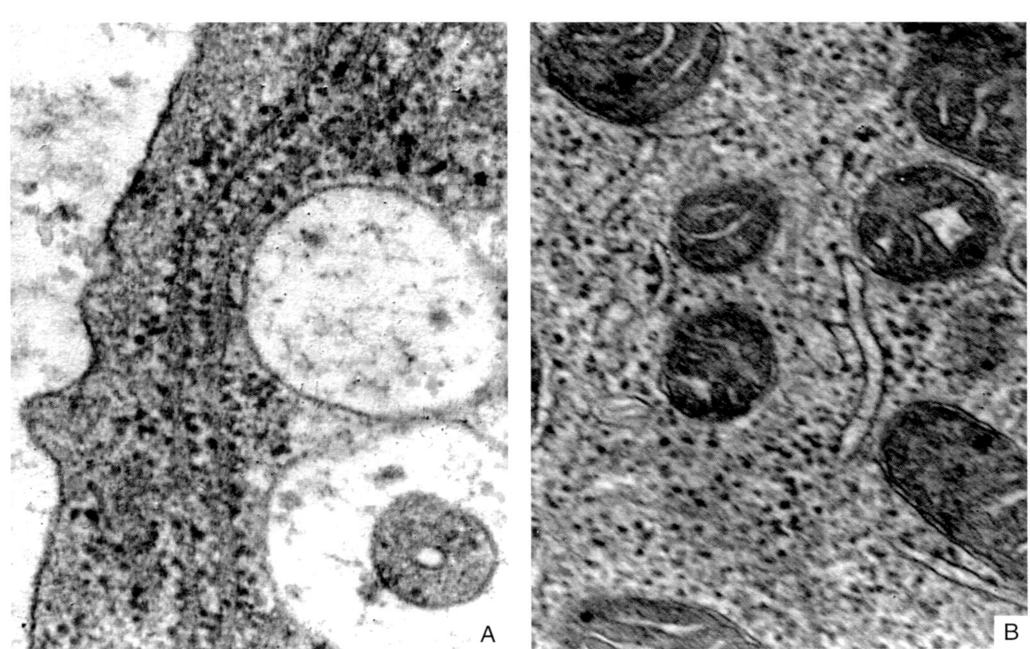

图 2-20 核糖体。(A)成熟细胞蛋白质合成旺盛，核糖体与内质网结合成为膜结合核糖体，×20K；(B)未成熟细胞内游离核糖体多，膜结合核糖体少，×20K。

第 8 节 中心体

中心体由两个垂直排列的中心粒组成，中心粒是由 9 组三联体微管形成的桶状结构，直径为 0.16~0.23μm，长度为 0.16~0.56μm。中心体主要由三类蛋白组成：第一类是中心体长驻蛋白，包括微管蛋白、中心体蛋白和中心粒周围蛋白；第二类是中心体乘客蛋白，这类蛋白仅在 M 期定位于中心体；第三类是中心体调蛋白，包括 CDK2、CyclinB1 和 CyclinA 等。中心粒周围物质组成的纤维网络结构与中心粒各种蛋白连接，因而被称为中心体矩阵(图 2-21)。

中心粒在间期细胞中调节细胞质内微管的数量、稳定性、极性和空间分布，但不直接参与微管形成。在有丝分裂期细胞内，中心体先行分离并移动到

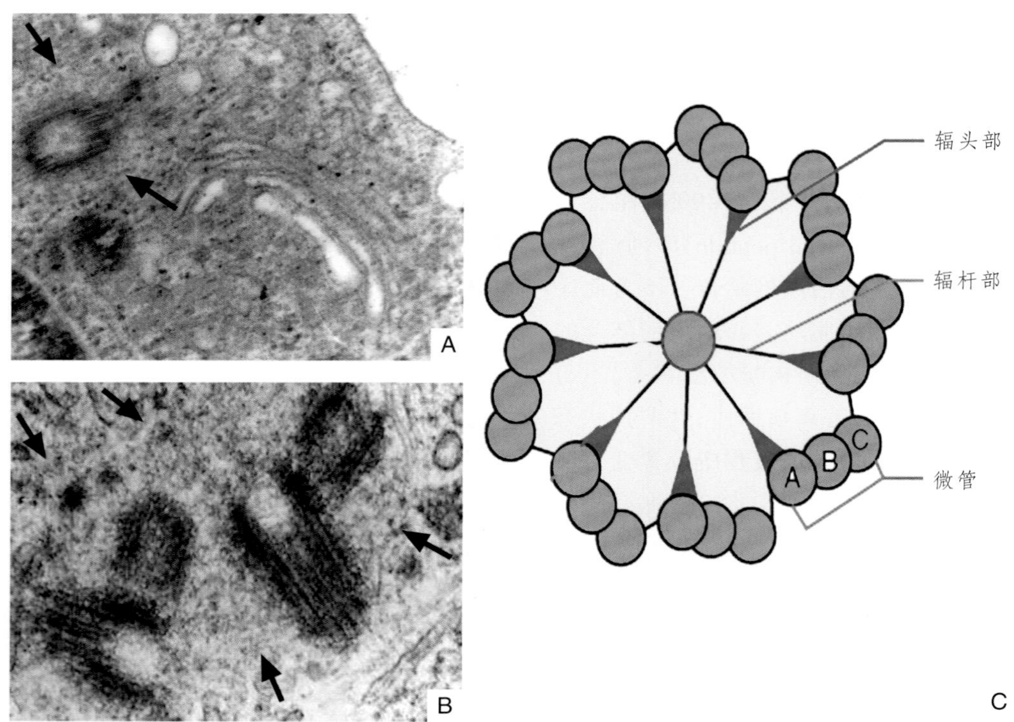

图 2-21 中心体。(A)中心体含两个垂直排列的中心粒,周围低密度物质为中心粒周围物质(箭头所示),×20K;(B)细胞有丝分裂前中心体复制,可见两个中心体,各含一对相互垂直的中心粒,×20K;(C)中心体(箭头所示)结构示意图。

纺锤体两极,产生星体后与纺锤体共同构成有丝分裂器,使染色体精确分离,同时维持细胞的双极性和对称性。中心体为半保留复制,每个细胞周期中心体复制一次,有丝分裂末期每个子代细胞继承一个中心体,而在下次有丝分裂开始之前通过复制含有2个中心体。中心体功能障碍时导致染色体分裂异常,可以诱发恶性肿瘤。

第9节 溶酶体

溶酶体(lysosome)是由6~8nm厚单层膜包裹形成的颗粒或小泡,直径为0.5~5μm,大部分为球形或梭形,含60多种酸性水解酶,包括蛋白酶、核酸酶、磷酸酶、糖苷酶、脂肪酶、磷酸酯酶及硫酸酯酶等,是真核细胞重要的细胞器。溶酶体有溶解或消化功能,溶酶体酶能溶解或水解多种内源性和外源性大分子物质,不仅分解衰老、损伤的细胞器,而且能吞噬、杀死侵入胞内的病毒或细菌。所以,溶酶体是细胞代谢、消化和自我保卫的主要工具。

一、溶酶体的形成

蛋白质在内质网合成后进入高尔基体,在高尔基体内经以下加工过程成为溶酶体:①与甘露糖连接进行糖基化;②在磷酸转移酶和甘露糖酶催化下磷酸化;③部分蛋白质与受体结合;④高尔基体形成面与受体解离并形成小泡,即初级溶酶体(primary lysosome);⑤部分初级溶酶体的酸性磷酸酶去磷酸基团,形成有活性酶,形成次级溶酶体(secondary lysosome)。

二、溶酶体的特点

1. 大部分溶酶体表面膜蛋白为糖蛋白,高度糖基化,能避免酶水解破裂;膜内表面带负电荷,使水解酶保持游离态。这一特点使溶酶体既能在细胞内行使消化功能,又能避免溶酶体膜破损和自溶。

2.细胞内 pH 值为 7.2,溶酶体膜上的特殊转运蛋白能利用 ATP 将氢离子从胞质泵入溶酶体, 维持溶酶体内 pH 值为 5,保持水解酶最佳活性,只有当外来物进入溶酶体内, 或溶酶体酶类定位释放后才行使分解作用。

三、溶酶体的类型

根据内容物、结构和反应阶段,溶酶体分初级溶酶体和次级溶酶体两类。电镜下初级溶酶体为均质性高密度颗粒,水解酶未发生反应和消化作用。次级溶酶体是初级溶酶体与吞噬体或内容物融合、水解酶释放和消化泡内物质形成的囊泡复合体。由于水解和消化程度不同,次级溶酶体电子密度高低不均,最终形成含复杂鞘磷脂结构的液泡或颗粒。

根据被消化或结合物来源不同,次级溶酶体分为两种,与细胞内线粒体、内质网等自身物质融合的溶酶体为自噬溶酶体(autophagolysosome);与来自细胞外吞噬体融合的溶酶体称为异噬溶酶体(heterolysosome)。自噬溶酶体和异噬溶酶体将大分子物质水解成小分子重新吸收,为细胞提供能量和营养;难以消化和吸收的残留物在细胞内形成残质体或残留小体(post-lysosome),有的残质体可排出体外,有的长期滞留在细胞内,脂褐色素、老年斑就是这些滞留物形成的色素斑点(图 2-22)。

四、溶酶体异常相关疾病

(一)溶酶体贮积症

溶酶体缺乏某种水解酶或酶结构异常引起吞噬物不能被完全消除和降解,导致代谢物在细胞内堆积,称为溶酶体贮积症,如台-萨综合征(Tay-Sachs disease)、Ⅱ 型糖原贮积症、戈谢病(Gaucher's disease)和尼曼-匹克病(Niemann-Pick disease)。结核杆菌不产生内、外毒素,也无荚膜和侵袭性酶,但菌体的硫酸脑苷脂能抵抗巨噬细胞的溶菌酶,所以结核杆菌能在体内长期繁殖。

(二)溶酶体膜结构异常

溶酶体膜结构异常或被吞噬物破坏,水解酶异常释放,导致胞质非特异性溶解和变性,甚至细胞死亡。矿业性硅沉着病、肺尘埃沉着病,就是矿业工人长期吸入工业粉尘,矽尘颗粒中二氧化硅破坏溶酶体膜,导致巨噬细胞溶酶体崩解,释放“致纤维化因子”引起肺纤维化。

(三)细胞内含物病

细胞内含物病(inclusion-cell disease)是 N-乙酰葡萄糖胺磷酸转移酶单基因突变引起的贮积症,是由于成纤维细胞高尔基体的溶酶体前酶不能形成 M6P 分选信号,导致底物在溶酶体中贮积,在成纤维细胞中形成巨大包涵体。

(四)溶酶体相关全身性疾病

许多全身性疾病与溶酶体异常相关。类风湿关节炎关节囊内类风湿因子和 IgG 炎性因子刺激巨噬细胞和中性粒细胞, 使溶酶体在病变部位释放水解酶,引起关节骨膜组织炎性反应和软骨细胞破坏,导致关节损伤。此外, 溶酶体异常可以促进和加重休克。休克患者都存在缺血、缺氧和代谢紊乱,细胞内 pH 值降低和三羧酸循环受阻使溶酶体膜不稳定,各种酶释放后引起组织细胞自溶。因此,可以根据血液内酸性磷酸酶、β-葡萄糖醛酸酶与组织蛋白酶等溶酶体酶含量,衡量休克时全身细胞损伤程度。

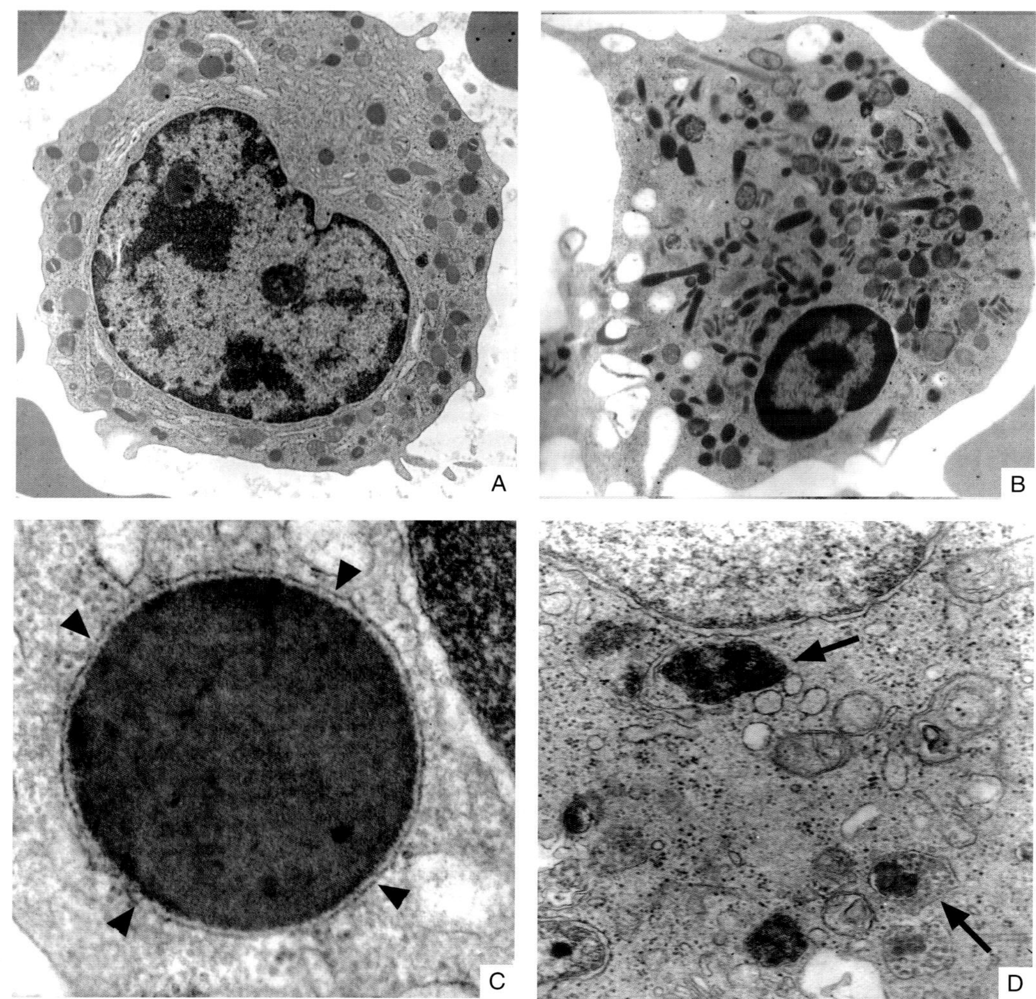

图 2-22 溶酶体。(A)中幼粒细胞主要含初级溶酶体,为高密度球形颗粒,×5K;(B)成熟粒细胞主要含杆状初级溶酶体,×5K;(C)初级溶酶体为单层膜包裹、电子密度均匀的球形颗粒(三角箭头所示),×20K;(D)次级溶酶体电子密度不均匀(箭头所示),×10K。

第 10 节 细胞外囊泡

细胞外囊泡(extracellular vesicle,EV)在细胞间通讯中具有重要意义,根据体积、包含蛋白和 RNA 类型,细胞外囊泡分外泌体(exosomes)和脱落微囊泡(shed micro-vesicles)。外泌体为单层膜包裹的球形结构,表面光滑,体积较小,直径为 50~200nm,又称微泌体;脱落微囊泡体积大,直径为 200~500nm(图 2-23)。扫描电镜直接观察骨髓,细胞周围有从小到大的一系列球形小泡,说明骨髓含大量不同类型外泌体。有一些脱落微囊泡体积大,直径达 500nm 以上,其中包括微囊泡(图 2-24)。

外泌体不仅含各种蛋白质,还有 mRNA、miRNA、lncRNA 等不同大小的 RNA 片段,以及 mtDNA、ssDNA、dsDNA 和脂滴,是生物体内的系列信号载体,成为细胞旁分泌和系统通讯的重要工具[9]。此外,外泌体内多种生物活性复合体还参与维持内环境和生理功能稳定、生殖、胚胎发育、组织修复、骨形成和神经系统发育等生理过程。研究证实外泌体与肿瘤发生、神经细胞衰老、风湿及感染密切相关[10]。不仅体内细胞可以产生外泌体,体外细胞也可以产生,一些研究成果已经开始用于生物治疗。

外泌体

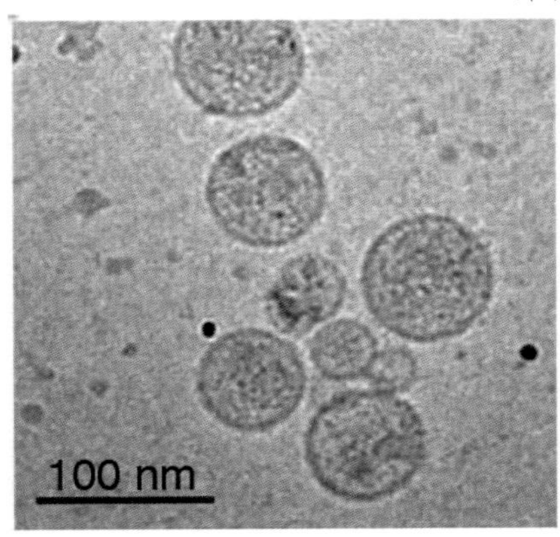

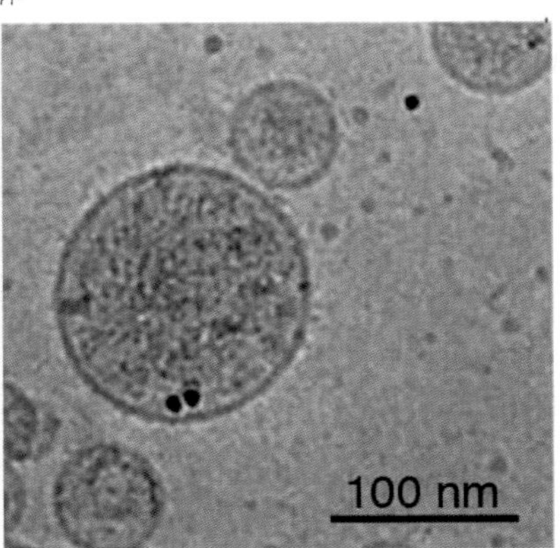

50~120nm

脱落微囊泡

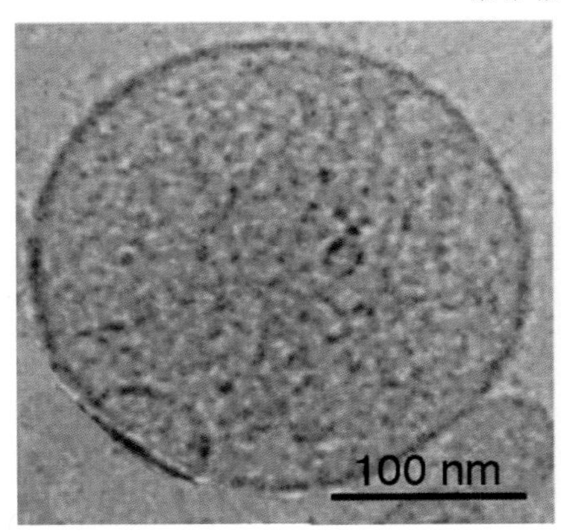

200~300nm

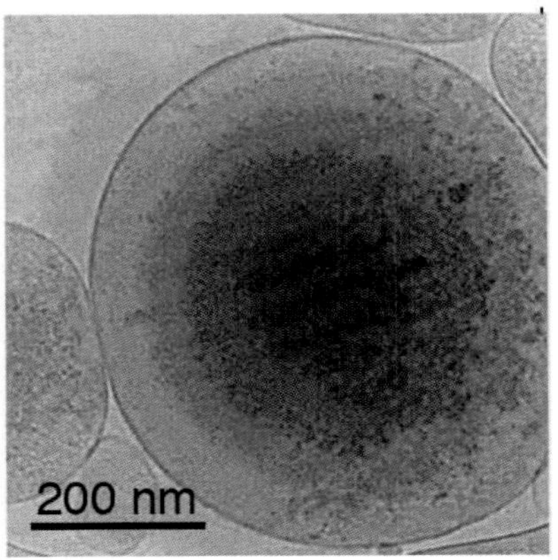

>500nm

图 2–23　肿瘤细胞释放的外泌体与脱落微囊泡的大小。

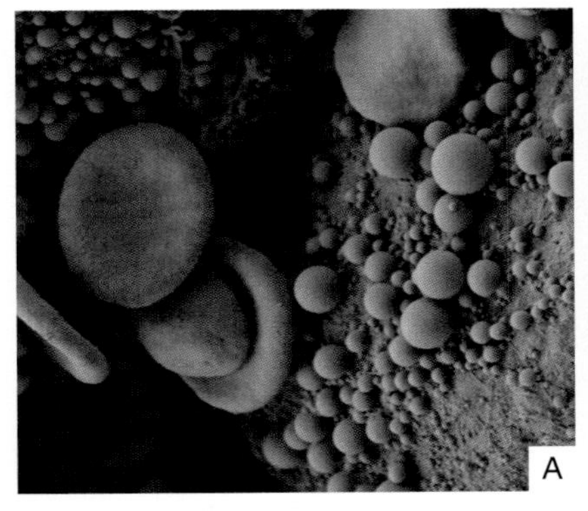

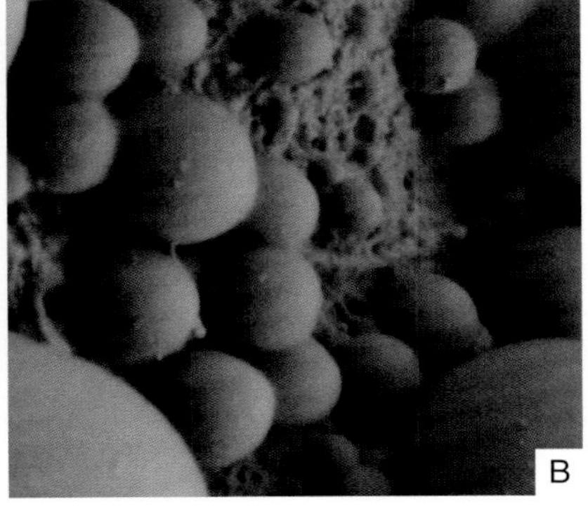

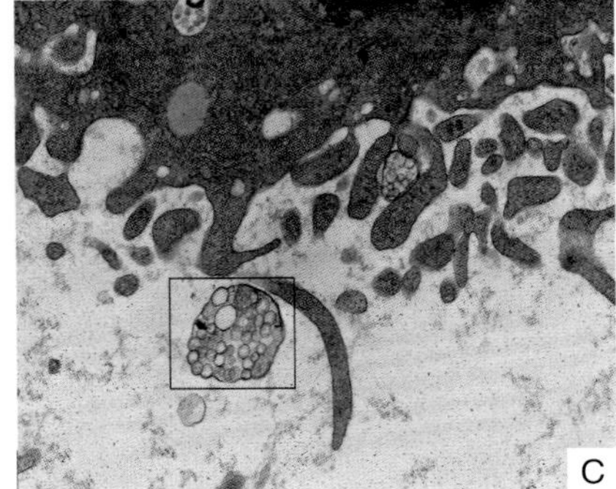

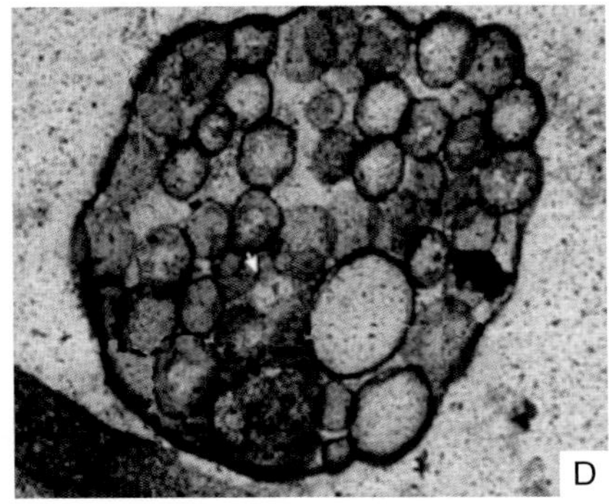

图 2–24　细胞外囊泡。(A)成熟红细胞周围不同大小的囊泡和外泌体，×5K；(B)细胞外囊泡，表面光滑，×50K；(C)肿瘤培养细胞周围有许多脱落微囊泡，×8K；(D)脱落微囊泡包含大量微泌体，×20K。

参考文献

1. Jiang H, Song C, Chen CC, et al. Quantitative 3D imaging of whole, unstained cells by using X-ray diffraction microscopy [J]. Proc Natl Acad Sci USA, 2010;107(25):11234-9. DOI:10.1073/pnas.1000156107.

2. Zhao W, Tian Y, Cai M, et al. Studying the nucleated mammalian cell membrane by single molecule approaches [J]. PLoS One, 2014;9(5):e91595. DOI:10.1371/journal.pone.0091595.

3. Friedman JR, Voeltz GK. The ER in 3D: a multifunctional dynamic membrane network [J]. Trends Cell Biol, 2011;21(12):709-17. DOI:10.1016/j.tcb.2011.07.004.

4. Schwarz DS, Blower MD. The endoplasmic reticulum: structure, function and response to cellular signaling[J]. Cell Mol Life Sci, 2016;73(1):79-94. DOI:10.1007/s00018-015-2052-6.

5. Chen S, Novick P, Ferro-Novick S. ER structure and function[J]. CurrOpin Cell Biol, 2013;25(4):428-33. DOI:10.1016/j.ceb.2013.02.006.

6. Koga D, Kusumi S, Ushiki T, et al. Integrative method forthree-dimensional imaging of the entire Golgi apparatus by combining thiamine pyrophosphatase cytochemistry and array tomography using backscattered electron-mode scanning electron microscopy [J]. Biomed Res, 2017;38 (5):285-296. DOI:10.2220/biomedres.38.285.

7. Heymann JA, Shi D, Kim S, et al. 3D imaging of mammalian cells with ion-abrasion scanning electron microscopy[J]. J Struct Biol, 2009;166(1):1-7. DOI:10.1016/j.jsb.2008.11.005.

8. Koga D, Ushiki T, Watanabe T. Novel scanning electron microscopy methods for analyzing the 3D structure of the Golgi apparatus[J]. Anat Sci Int, 2017;92(1):37-49.

9. Colombo M, Raposo G, Thery C. Biogenesis, secretion, and intercellular interactions of exosomes and other extracellular vesicles[J]. Annu Rev Cell Dev Biol, 2014;30:255-289.

10. Yáñez-Mó M, Siljander PRM, Andreu Z, et al. Biological properties of extracellular vesicles and their physiological functions[J]. J Extracell Vesicles, 2015;4:27066.

第 3 章

血细胞分化与形态结构

第 1 节 红系细胞发育与形态结构

骨髓生成红细胞的过程称为红细胞生成或红系造血，包括 HSC 分化为限制或定向红系干细胞期、红细胞生成素(erythropoietin,EPO)非依赖期(红系早期)和 EPO 依赖期(红系后期)3 个阶段。从定向干细胞到成熟红细胞的各阶段细胞统称为红系细胞，其中有核红细胞称为有核红细胞或幼红细胞(erythroblast)，根据分化阶段可将有核红细胞依次命名为原红细胞或前成红细胞(proerythroblast)、早幼红细胞或嗜碱性正成红细胞(basophilic normoblast)、中幼红细胞或多染性正成红细胞 (polychromatic normoblast)、晚幼红细胞或嗜酸性成红细胞(orthochromatic normoblast)；原红细胞是根据形态可辨认的最早前体细胞。

一、红系细胞的增殖和成熟过程

造血干细胞向限制性红系干/祖细胞分化的机制目前尚不完全清楚。红系细胞的增殖和成熟同时进行，不能长期保存，分化过程分为 CFU-S、BFU-E、CFU-E(原红)、早幼红、中幼、晚幼、网织等不同阶段。从 BFU-E 到 CFU-E 需要 6~8d；CFU-E 经 5~7 天,3~5 次连续分裂,从原红细胞发育为中幼红细胞；中幼红细胞不再分裂,发育形成晚幼红细胞,DNA 合成停止。所以,1 个原红细胞可形成 8~25 个有核红细胞,BFU-E 细胞最为原始,1 个 BFU-E 细胞最终能生成 500~5000 个成熟红细胞。

BFU-E 早期细胞表面只有少量 EPO 受体,发育完全依赖 IL-3；培养 72 小时后对 EPO 完全依赖,成为成熟 BFU-E 细胞。细胞进入 CFU-E 阶段后可用多种方法检测细胞分化机制。小鼠红系分化研究证实,EPO 能促进 RNA 合成和 β 球蛋白翻译。幼红细胞成熟相关事件包括钙、葡萄糖和铁摄入加强,转铁蛋白受体和血红蛋白(Hb)合成,以及形成红细胞膜现象。幼红细胞从早幼阶段开始持续合成 Hb,到晚幼红细胞含大量 Hb,瑞氏染色呈现嗜酸反应；网织红细胞(reticulocyte)仍能合成少量 Hb；成熟红细胞缺乏核糖体不再合成 Hb(图 3-1)。

早幼红细胞的核功能最活跃,以后逐渐减弱,表现为常染色质减少,异染色质增多,晚幼阶段细胞核功能最弱,不再合成 DNA,RNA 转录很少。引起晚幼细胞核功能终止的因素尚不清楚,有人认为胞质 Hb

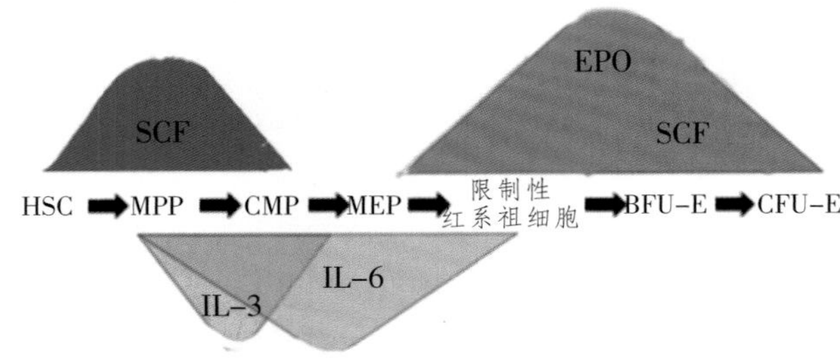

图 3-1 造血干细胞向限制性红系祖细胞分化示意图。在干细胞因子(SCF)作用下,造血干细胞(HSC)分化为共同髓祖细胞 (CMP), 在 IL-3 和 IL-6 参与下 CMP 经过巨核/红祖细胞(MEP)分化为限制性红系祖细胞,限制性红系祖细胞在 EPO 刺激下进入 BFU-E 和 CFU-E 时期(采自 Wilkes,2021)[1]。

浓度升高到一定程度经核孔进入核质与组蛋白反应，导致染色质失活和凝集。根据这种理论，细胞分裂次数与成熟红细胞数和 Hb 含量相关，如缺铁性小细胞性贫血有核红细胞需要花长时间合成 Hb 才能达到分裂终止浓度，而细胞分裂时间没有改变，结果导致幼红细胞分裂次数增多，成熟红细胞体积小。用 EPO 促进造血时，由于 EPO 过早促进 Hb 增多，导致细胞核较早退化，细胞分裂次数减少，形成刺激性巨红细胞，成熟红细胞体积增大。支持这种理论的另一个证据是，虽然不同哺乳动物的成熟红细胞大小不同，但每个细胞 Hb 含量恒定。

红细胞的脱核过程与胞质分裂类似，不依赖细胞外基质或其他辅助细胞。首先，在多种细胞骨架蛋白中，肌动蛋白在晚幼红细胞中积聚对脱核起重要作用。另外，体外实验发现晚幼红细胞穿越窦壁内皮细胞时，胞质和细胞器容易穿过内皮细胞 1~4μm 大小的窗孔，而僵硬、体积较大的细胞核难以通过，促进细胞核与胞质脱离，但体内研究显示这种方式不是晚幼红细胞脱核的主要原因。晚幼红细胞脱核后，裸核被巨噬细胞立刻吞噬。网织红细胞表面有大量转铁蛋白受体(transferrin)，有成熟红细胞缺乏的代谢通路，包括不完整三羧酸循环，低渗抵抗力不同。网织红细胞体积大、形状不规则，比成熟红细胞黏附性强，血流中运动很慢。网织红细胞在骨髓内存活数天后被释放到外周血，进入脾内被隔离 1~2 天后细胞膜脂成分发生改变，发育为成熟红细胞。网织红细胞成为成熟红细胞后，RNA 被核糖核酸酶水解，丧失了合成 Hb 的功能。

红细胞生成减少包括两种情况，一是骨髓释放前不久死亡，称无效造血(ineffective hematopoiesis)；另一种是细胞跨越式分裂，导致有核红细胞和成熟红细胞数量减少，并形成缺乏 Hb 的大红细胞。在生理状态下，这两种现象限制在一定范围；病理状态时，则会超越限制，引起各种贫血。

二、红系细胞的形态与结构

随着有核红细胞成熟，嗜碱性 RNA 逐渐减少和 Hb 增多，胞质由深蓝色逐渐变为杂色、淡黄色和红色；核活动逐渐减弱，使常染色质凝集转变成异染色质，细胞核染色加深，核仁消失，这些特点有助于光镜分析有核红细胞发育程度（图 3-2）。电镜下原始红细胞胞质密度低，含四联体结构铁蛋白，表面有约 50nm 大小的吞饮泡，这些特点有助于与其他原始细胞鉴别。有核红细胞的核糖体多为游离态，一段 mRNA 把 2~8 个核糖体连接成游离多聚核糖体合成 Hb，结合核糖体的 mRNA 嗜碱性强，所以使胞质染成蓝色，这是原始、早幼和中幼红细胞的共同特点。另外，有核红细胞线粒体呈椭圆形，嵴结构清晰，高尔基体少；胞质铁蛋白颗粒、多聚游离核糖体、边缘吞饮泡也是幼稚红细胞特征性结构。根据红系细胞表面抗原、红系细胞的特异性抗原血型糖蛋白和 CD71，

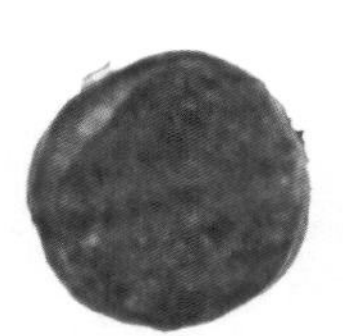

原红细胞

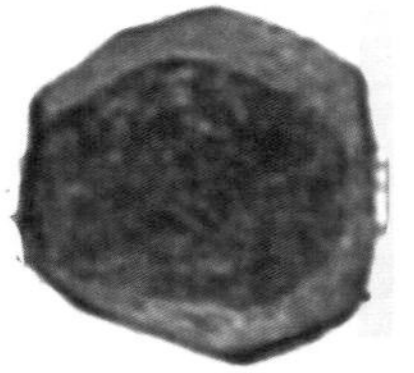

早期早幼红细胞

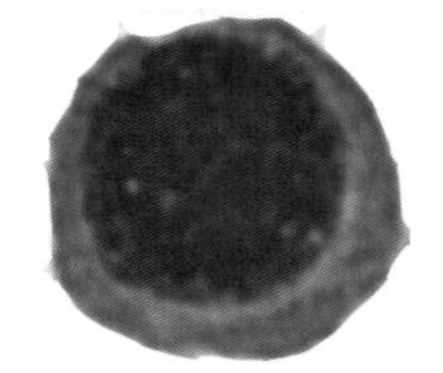

晚期早幼红细胞

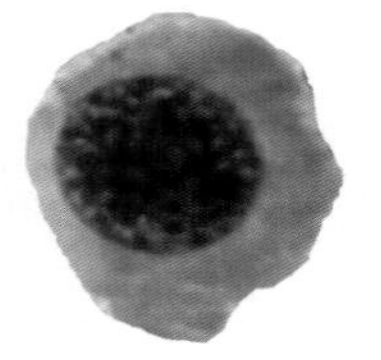

中幼红细胞

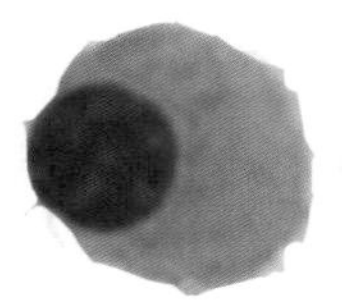

晚幼红细胞

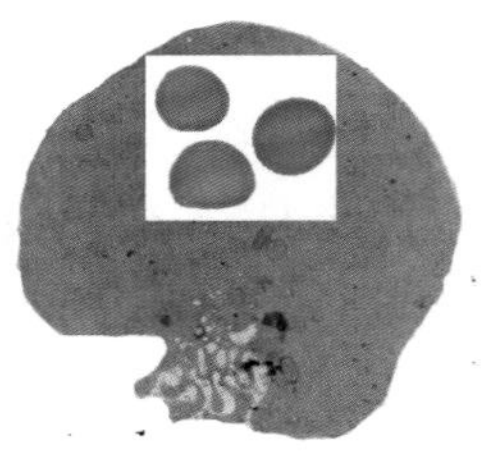

网织红细胞和成熟红细胞

图 3-2 红系细胞形态。原红细胞(proerythroblast)；早期和晚期早幼红细胞(basophilic normoblast，A，B)；中幼红细胞(polychromatic normoblast)、晚幼红细胞(orthochromatic normoblast)；网织红细胞和成熟红细胞(reticulocyte，RBC)。

用流式细胞仪可以检测分选各阶段细胞(图 3–3)。

(一)原始红细胞

原始红细胞直径为 14~19μm,胞质呈嗜碱性,瑞氏染色呈深蓝色,细胞核约占细胞体积的 80%,核仁大,边界不清。核周有透亮或苍白区。电镜下细胞核与胞质密度较低,核圆,异染色质少,核密度均匀,核仁大,核膜清晰,Hb 颗粒少,线粒体直径为 2~4μm,嵴结构清晰,Golgi 体、粗面内质网、多聚游离核糖体和吞饮泡少(图 3–4 A,B)。

(二)早幼红细胞

早幼红细胞直径为 12~17μm, 细胞核比原始红细胞小,核仁明显,核质呈颗粒样,胞质嗜碱性接近原始红细胞。电镜下异染色质增多,核膜下分布,核仁明显;胞质密度增高,Hb 颗粒、边缘吞饮泡、单层膜囊泡等结构增多(图 3–4 C)。

(三)中幼红细胞

中幼红细胞直径为 12~15μm,核染色不均,呈块儿状,核仁不显著;胞质增多,嗜碱性减低,呈淡蓝色,干燥固定染色时核周明显。电镜下细胞核与细胞截面直径比约为 1:2,核异染色质凝集增多,核仁缩小。中幼红细胞胞质血红蛋白和吞饮泡增多,胞质密度增高,游离核糖体减少(图 3–4 D 和图 3–5A)。

(四)晚幼红细胞

晚幼红细胞直径为 8~12μm, 核质比在 1:3 以上,核小色深,胞质染色接近成熟红细胞,这一特点区别于中幼红细胞。电镜下核染色质高度凝集,固缩性蜕化,多为圆形,少数呈花蕾、花瓣、三叶草或双球状; 胞质含大量高密度 Hb 颗粒, 线粒体固缩(图 3–5B,C)。

(五)网织红细胞

网织红细胞体积比成熟红细胞大 20%, 直径为 6~8μm。甲醇类固定剂染色引起核糖体 RNA 凝集,形成嗜碱性物质,出现蓝色、灰色,或嗜碱颜色与粉红色掺杂图案。活体染色使核糖体 RNA 凝集成网状或团块状时,形成“网”样结构,称网织红细胞。这些网状结构形状不规则,有时集中成核样结构。随着网织红细胞不断成熟,网状物减少,晚期呈细丝状或颗粒样。网状结构数量和密度与染色条件相关,染液浓度越高着色越深、网越大,很少断裂;血膜干燥后网状结构变细,加热使其破坏,呈棒状和颗粒样结构。染液酸碱度变化也影响网状结构, 偏酸时呈细颗粒状,偏碱时为点彩样,因此,又称点彩红细胞。

电镜下网织红细胞外形不规则, 表面有胞质收缩区或脱核区,胞质含少量核糖体、线粒体,偶见蜕化高尔基体,线粒体集中分布,核糖体弥散分布,偶见铁蛋白小体和吞饮泡。未成熟网织红细胞含自噬泡(自噬体或次级溶酶体),包裹和消化所有不需要的线粒体、内质网和核糖体;最后演变为胞质均匀的双面凹陷盘状成熟红细胞(图 3–5E,F)。

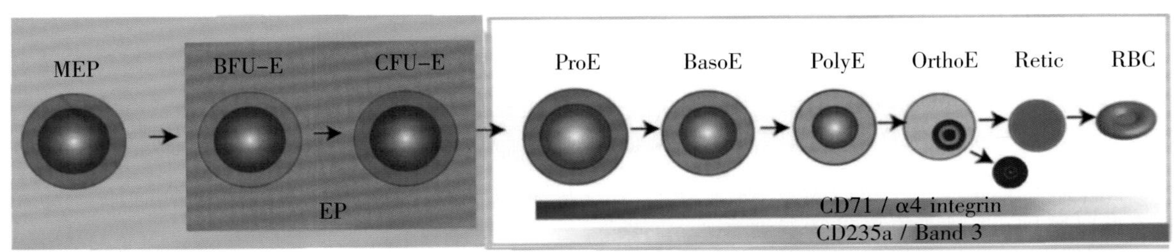

MEP　Lin$^-$ CD34$^+$ CD38$^+$ IL3RA$^-$ CD45RA$^-$ (Manz 等, 2002)

EP　Lin$^-$ CD34$^+$ CD38$^+$ IL3RA$^-$ CD45RA$^-$ CD105$^+$ CD71$^{int/+}$ (Mori 等, 2015)

BFU–E　CD45$^+$ GPA$^-$ IL3RA$^-$ CD34$^+$ CD36$^-$ CD71^{low} (Li 等, 2014)

CFU–E　CD45$^+$ GPA$^-$ IL3RA$^-$ CD34$^-$ CD36$^+$ CD71^{high} (Li 等, 2014)

图 3–3　限制性红系细胞分化和表面抗原示意图。巨核–红祖细胞 (MEP) 经过原始红细胞 BFU–E 和 CFU–E 分化为早幼(ProE)、中幼(BasoE)、晚幼(PolyE,OthoE)红细胞,晚幼红细胞脱核后发育成网织红细胞(Retic)和成熟红细胞(RBC)。

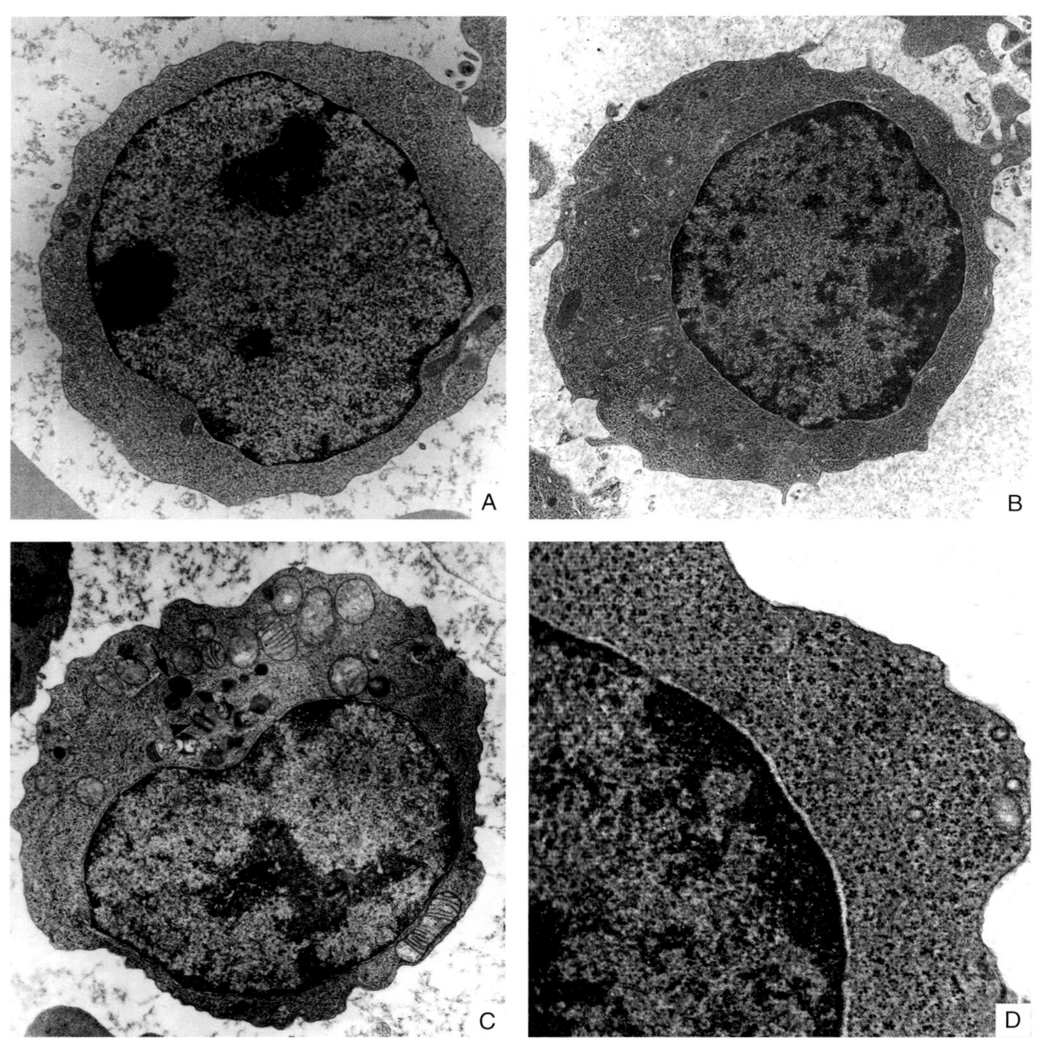

图 3–4 幼红细胞结构。(A)和(B)原始红细胞核异染色质少，胞质密度低，细胞器少，×5K；(C)早幼红细胞含溶酶体和中心粒，线粒体嵴清晰，×5K；(D)中幼红细胞核异染色质沿核膜分布，胞质含大量血红蛋白颗粒，×20K。

三、红系细胞的形态结构鉴别

红系细胞异常发育和损伤时，光镜下早幼和晚幼红细胞似浆细胞或浆细胞样淋巴细胞，核圆，染色质粗糙，胞质深染，有淡染区，称“浆细胞样幼红细胞”，光镜难以鉴别，这种现象可见于贫血性疾病、骨髓异常增生综合征和红白血病。电镜下，幼红细胞内质网扩张，排列不规则，核糖体少；浆细胞内质网层层排列，附着大量核糖体，核膜下异染色质呈三角形或钟表状分布；幼红细胞含大量血红蛋白。

原始和早幼阶段有核红细胞外形有时与淋巴母细胞相似，瑞氏染色淋巴母细胞胞质清亮有助于鉴别。

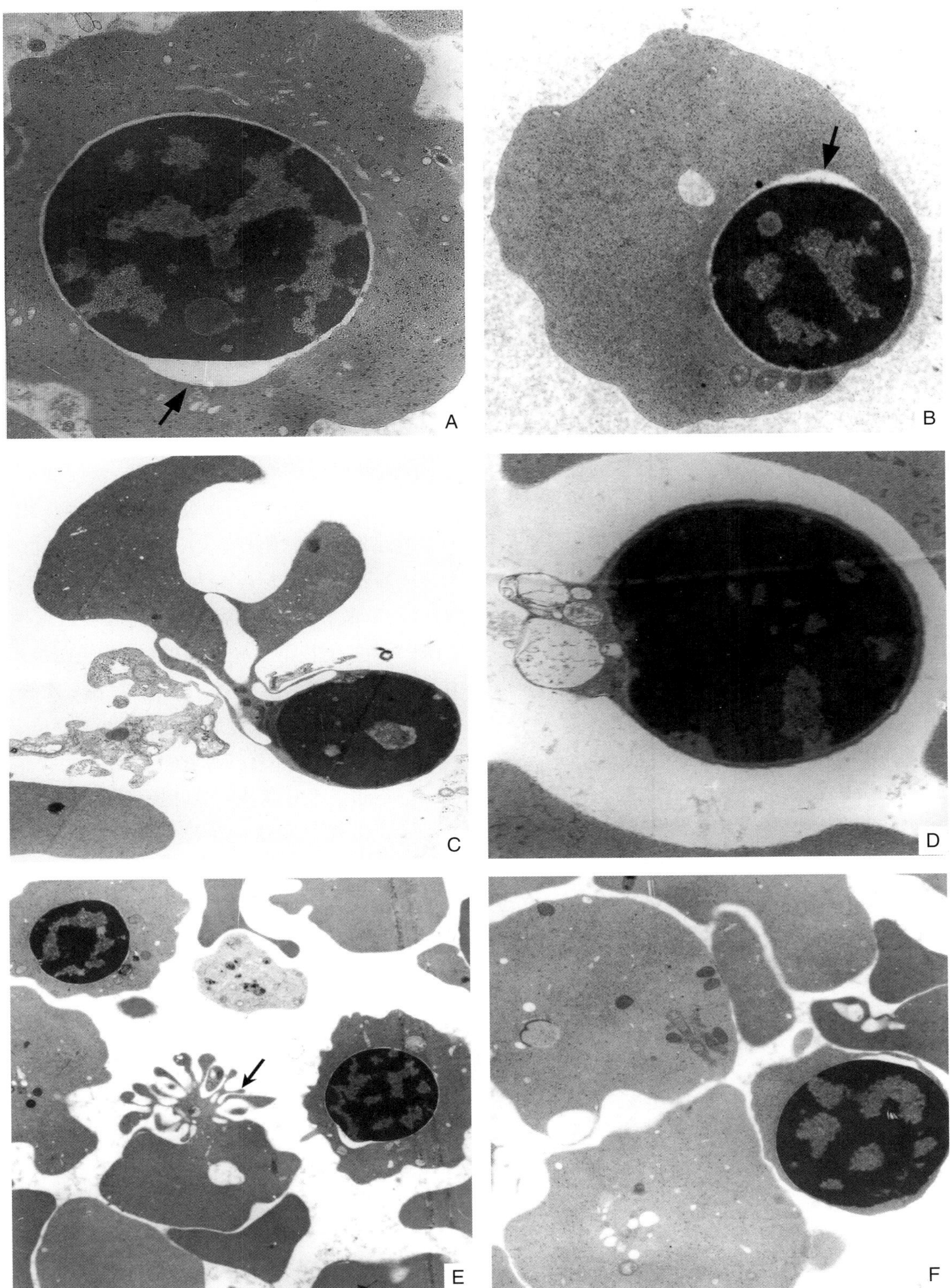

图 3–5 红系细胞结构。(A)中幼红细胞晚期，核染色质密集，出现核周间隙（箭头所示），血红蛋白增多，×6K；(B)晚幼红细胞核固缩，位于细胞边缘（箭头所示），×6K；(C)晚幼红细胞脱核，×6K；(D)裸核表面残留少量胞质，×8K；(E)2 个晚幼红细胞，网织红细胞菊花结构（箭头所示），×5K；(F)网织红细胞含线粒体，右侧为裸核，×10K。

第2节 中性粒细胞发育与形态结构

粒细胞按形态、功能和分子生物学特点分中性粒细胞(neutrophils)、嗜酸性粒细胞(eosinophils)、嗜碱性粒细胞(basophils)和肥大细胞(mast cells)。中性粒细胞按分化程度分为原始粒细胞(myeoblasts)、早幼粒细胞(promyelocytes)、中幼粒细胞(myelocytes)、晚幼粒细胞(metamyelocytes)、杆状核和分叶核粒细胞 (band and polymorphonuclear neutrophils)6 个阶段。粒细胞增殖与分裂能力限于原始、早幼和中幼三个阶段,晚幼和成熟粒细胞(包括杆状核和分叶核细胞)无上述能力(图 3-6)。

一、中性粒细胞的增殖和成熟过程

生理状态下,原始粒细胞不含特征性功能颗粒,从早幼阶段开始粒细胞合成初级颗粒或嗜苯胺蓝颗粒,标志酶为髓过氧化物酶(myeloperoxidase,MPO),早幼粒细胞晚期以后的粒细胞不再产生初级颗粒,MPO 活性也相应降低。初级颗粒直径约 500nm,不同阶段细胞的初级颗粒经瑞氏染色后颜色不同,早幼粒细胞初级颗粒为红紫色,中幼粒细胞初级颗粒嗜色性减低,成熟粒细胞初级颗粒呈浅紫蓝色,这种变化与颗粒酸性黏液物增加和嗜碱性增强有关。中幼粒细胞开始产生特殊颗粒或次级颗粒,瑞氏染色后呈粉红色,体积小于初级颗粒,直径约 200nm,接近光镜分辨率,缺乏颗粒形态,在镜下难以辨认,瑞氏染色后使胞质呈粉红色磨玻璃背景。中幼阶段以后粒细胞不再产生初级颗粒,随着细胞分裂,晚幼和成熟粒细胞胞质中的初级颗粒含量逐渐减少,成熟粒细胞初级颗粒与次级颗粒之比为 1:(2~3)。

中性粒细胞主要含三种颗粒。初级颗粒在高尔基体形成面产生,次级颗粒在高尔基体成熟面产生。初级颗粒和次级颗粒包膜结构相同,磷脂和蛋白成分比例不同;初级颗粒直径大于次级颗粒,密度低,成熟后含晶芯,次级颗粒无晶芯。初级颗粒标志酶为 MPO;硫酸黏液物来源于吞饮胞外物质,结合后形成初级颗粒成分之一。次级颗粒标志酶为乳铁蛋白和 B_{12} 结合蛋白,MPO 和硫酸黏液物质含量低。初级颗粒碱性磷酸酶(AKP)染色阳性,酸性磷酸酶(ACP)染色阴性。初级颗粒和次级颗粒都含溶菌酶,但 2/3 存在于次级颗粒中。炎性状态时,中性粒细胞高表达 AKP,主要位于细胞膜内侧及分泌囊泡。第三种颗粒为明胶酶颗粒(gelatinase granule),在杆状核和分叶核阶段合成(表 3-1)。

中幼和晚幼粒细胞生理活性差别大。中幼粒细胞不仅有摄取 3H-TdR 和分裂能力,还能合成蛋白,表现为含大量 rER 和核糖体;而晚幼粒细胞不具有这些特点。以前主要依据细胞核形态辨认中、晚幼粒

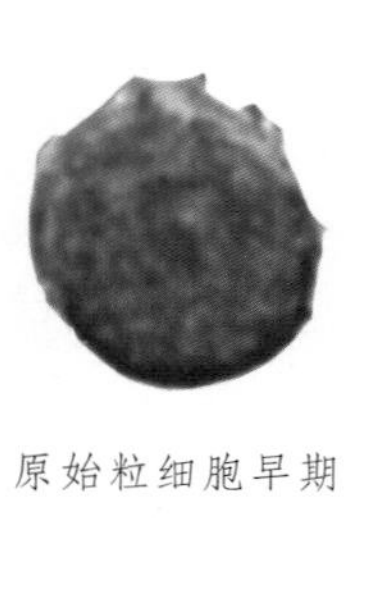
原始粒细胞早期

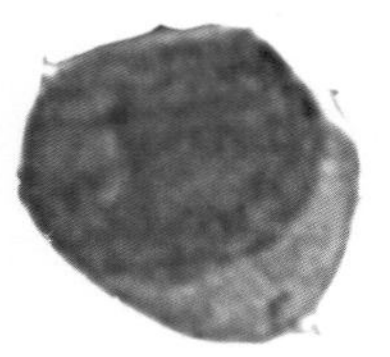
原始粒细胞晚期

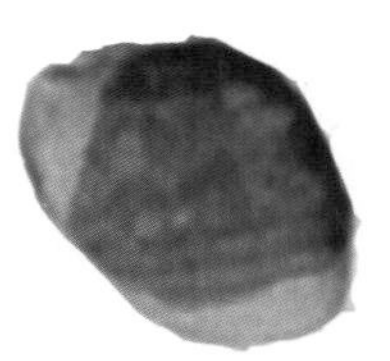
早幼粒细胞早期

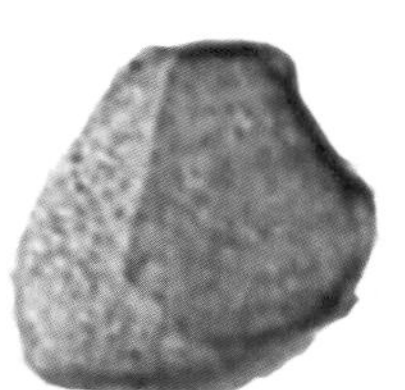
早幼粒细胞晚期

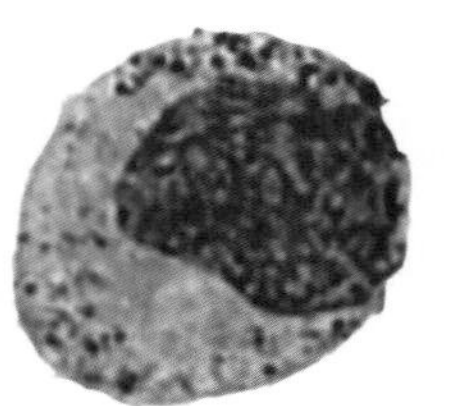
中幼粒细胞

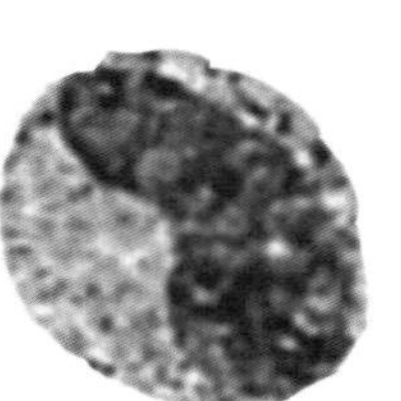
晚幼粒细胞

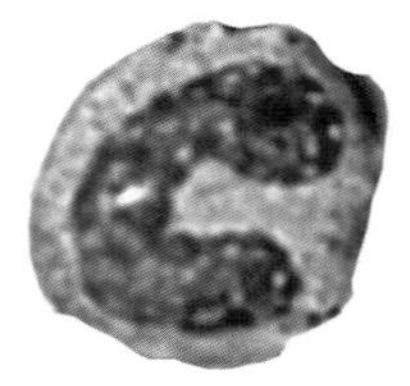
杆状核粒细胞

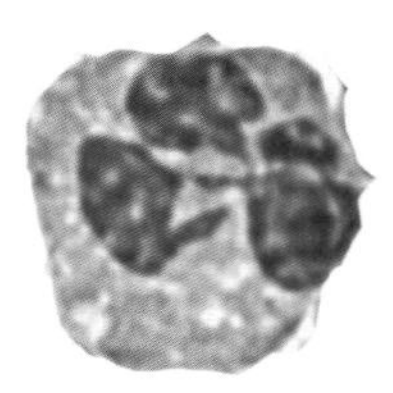
分叶核粒细胞

图 3-6 中性粒细胞发育过程和形态特点。

表 3-1　初级颗粒、次级颗粒和分泌泡所含有的鉴别物质

	初级颗粒	次级颗粒	分泌泡
酸性磷酸酶(ACP)	+++	−	−
髓过氧化物酶(MPO)	+++	−	−
硫酸化黏液物(SMS)	+++	−	−
碱性磷酸酶(AKP)	−	+++	−/+
溶菌酶(lysozyme)	+	+++	−
乳铁蛋白(lactoferrin)	−	+++	−
B_{12}-结合蛋白	−	+++	−
CD11b	−	+++	+++
CD15	−	+++	−

注：ACP，acid phosphatase；MPO，myeloperoxidase；SMS，sulfated mucus material；AKP，alkaline phosphatase。

细胞，但有时不特异。高速显微摄影显示大部分中幼粒细胞核呈圆形，但有时也出现深切迹，并进行有丝分裂。晚幼粒细胞核染色较深，染色质粗重，胞质粉红，标志着核活性减弱和蛋白合成降低；晚幼粒细胞能进行阿米巴样运动和定向移动。这些特点也有助于中、晚幼粒细胞鉴别。

分叶核和异染色质联丝是成熟粒细胞的重要特点，这一特点在诊断早期叶酸缺乏遗传病时非常关键。粒细胞核分叶机制不完全清楚，可能在细胞流动及穿越血管过程中形成，有利于向炎症部位聚集。瑞氏染色后粒细胞多形核呈深紫红色，染色质粗重，可见核丝；与未成熟的粒细胞相比，成熟粒细胞胞质中初级颗粒颜色变浅；特殊颗粒呈粉红色细小颗粒，使胞质呈磨玻璃背景。此外，成熟粒细胞胞质中还含有糖原团块，与细胞无氧代谢和阿米巴运动能力有关。

二、中性粒细胞的形态与结构

(一)原始粒细胞

原始粒细胞外形圆，直径为 8μm，核质比大，胞质量少。核圆，经瑞氏染色后呈紫红色，细砂状，1~3 个核仁，核周无空白区；胞质呈浅蓝色，有时呈海绵或泡沫状，胞质颗粒感不明显。电镜下细胞表面光滑，无伪足和突起，核呈圆形，核膜纤细，常染色质均匀分布，异染色质少，少量围绕核仁分布；线粒体、rER 和高尔基体等细胞器少；少数原始粒细胞 rER 和核膜 MPO 电镜组化染色阳性，偶见 MPO 初级颗粒。一些研究者把含 1~3 个初级颗粒的细胞划为Ⅱ型原始粒细胞，可能是原始与早幼粒细胞过渡阶段(图 3-7)。

(二)早幼粒细胞

早幼粒细胞外形呈圆或卵圆形，直径为 10~14μm，核与细胞截面直径比约为 1:2，核圆，核仁显著；胞质呈淡蓝色，比原始阶段多，含紫红色或紫蓝色颗粒，有的颗粒与细胞核重叠，在光镜下难以辨认。电镜下早期早幼粒细胞异染色质少，后期增多，附着核膜，核膜粗而均匀；核仁大，线粒体、rER、分泌囊泡和初级颗粒多(见图 3-7)。

(三)中幼粒细胞

中幼粒细胞外形圆，直径为 12~14μm，核圆，可偏向细胞一侧，有的一侧扁平，可见核仁，染色质粗；胞质呈淡蓝色或灰蓝色，初级颗粒数量多，粗大。电镜下异染色质增多，分布于核膜下和核质内，核仁小而致密；胞质 rER 扩张，高尔基体大，周围囊泡多，可见短棒状次级颗粒(图 3-8A，B)。

(四)晚幼粒细胞

晚幼粒细胞细胞核由规则变为不规则，呈蚕豆状，核着色粗重，胞质嗜碱性弱，呈粉红色磨玻璃背景；初级颗粒颜色变浅。电镜下细胞核呈马蹄形或肾形，刻痕或切迹明显，异染色质多，呈块状凝集；分布于核膜下和核质内，核仁结构不清；胞质含初级颗粒、次级颗粒及明胶酶颗粒，次级颗粒最多；rER 和核糖体少，说明蛋白合成功能减弱(图 3-8C，D)。

(五)杆状核和分叶核粒细胞

杆状核粒细胞核呈香肠样或条带状，染色质进一步凝集，在核膜下形成连续高密度区，常染色质区变小，异染色质连续分布；分叶核粒细胞核分为 3~5 叶，呈固缩状，偶尔可见叶间连接带。电镜下杆状核和分叶核粒细胞核固缩明显，核仁不明显(图 3-9)。

晚幼粒细胞、杆状核和分叶核粒细胞都属于成熟粒细胞，胞质形态结构相近，其他前体细胞属于非成熟粒细胞，这几种细胞形态结构和细胞活性及功能相关，差异明显(表 3-2)。

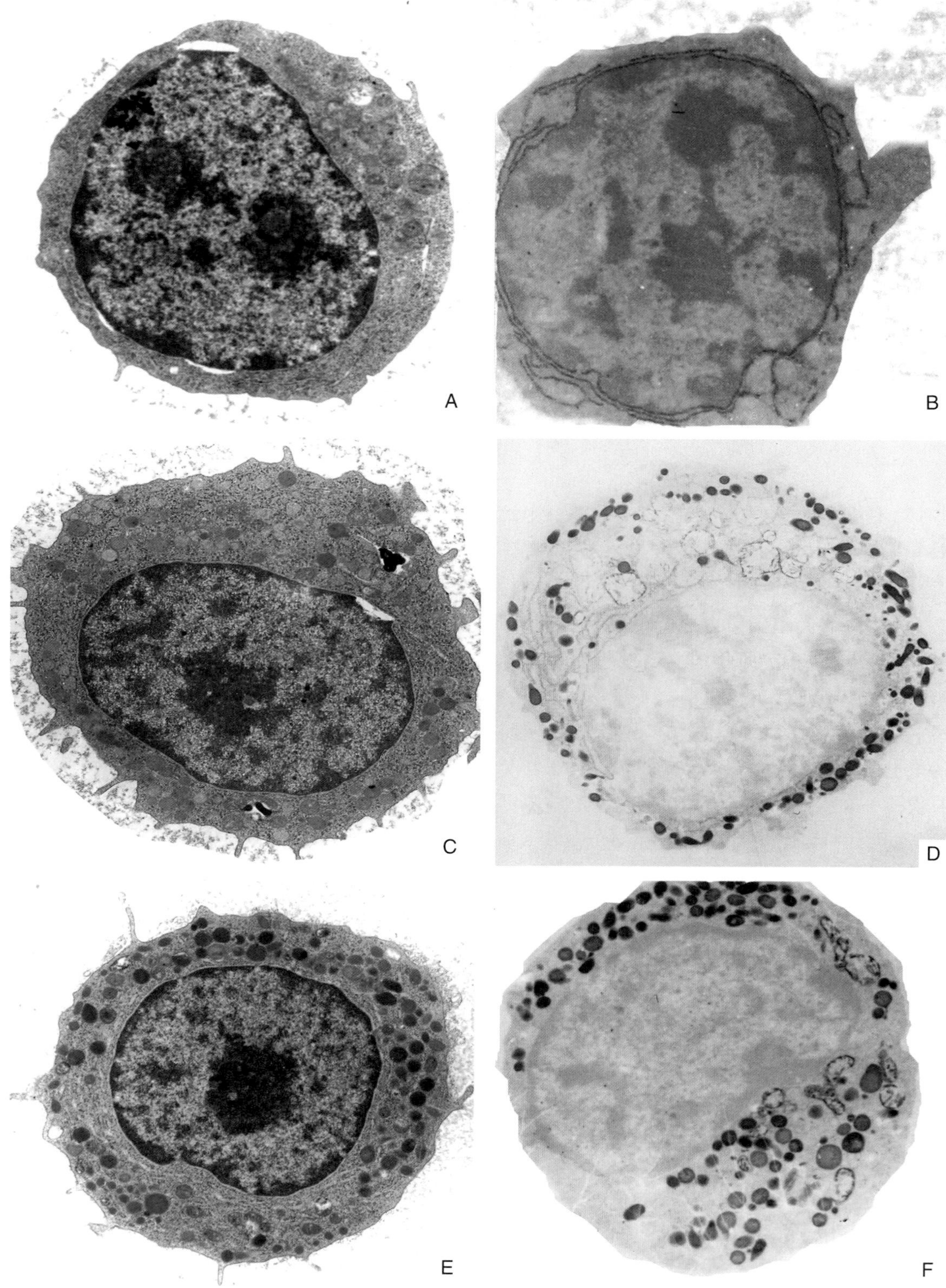

图 3–7 中性粒细胞。(A,C,E)分别为原始粒细胞、早幼粒细胞早期和晚期阶段,×5K;(B,D,F)为对应阶段细胞髓过氧化物酶反应,×5K。

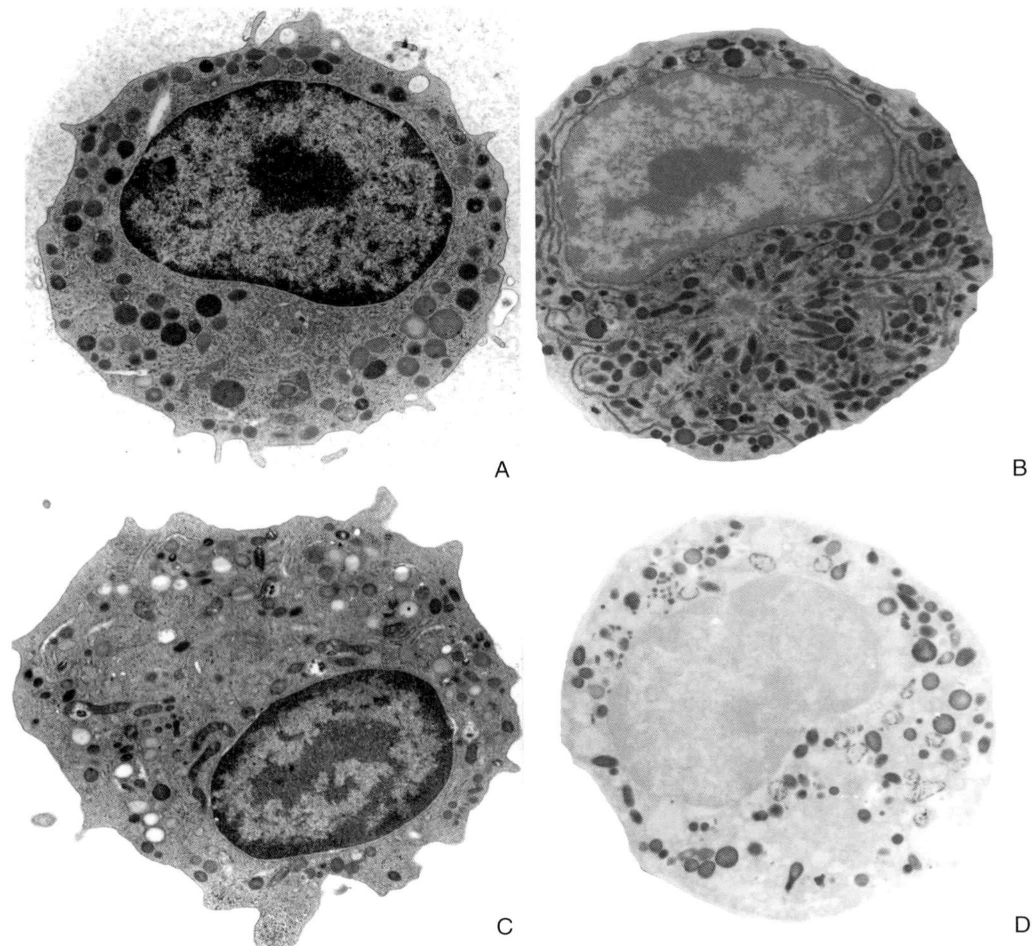

图 3-8　中性粒细胞。(A,B)分别为中幼粒细胞结构与髓过氧化物酶反应,×5K;(C,D)分别为晚幼粒细胞结构与髓过氧化物酶反应,×5K。

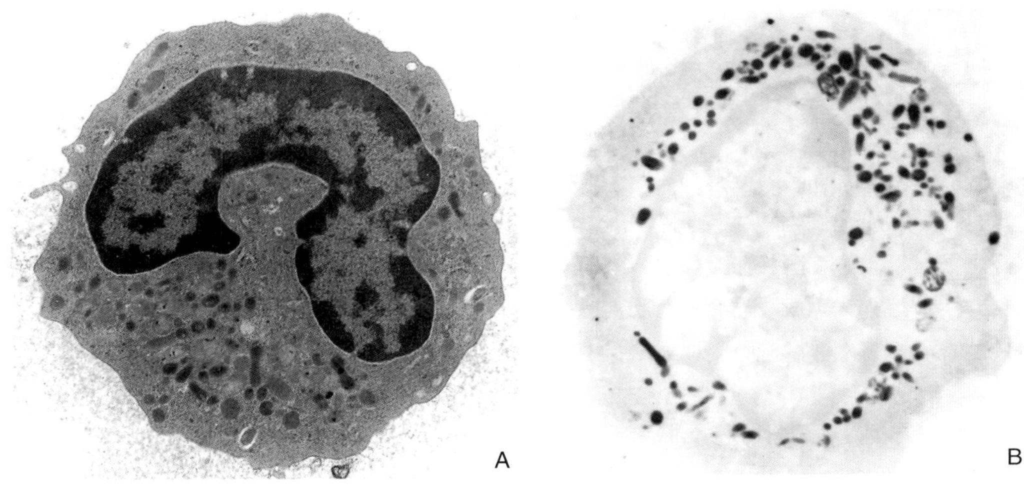

图 3-9　杆状核和分叶核粒细胞。(A,B)分别为杆状核粒细胞结构与髓过氧化物酶反应,×5K;(C,D)分别为分叶核粒细胞结构与髓过氧化物酶反应,×5K。(待续)

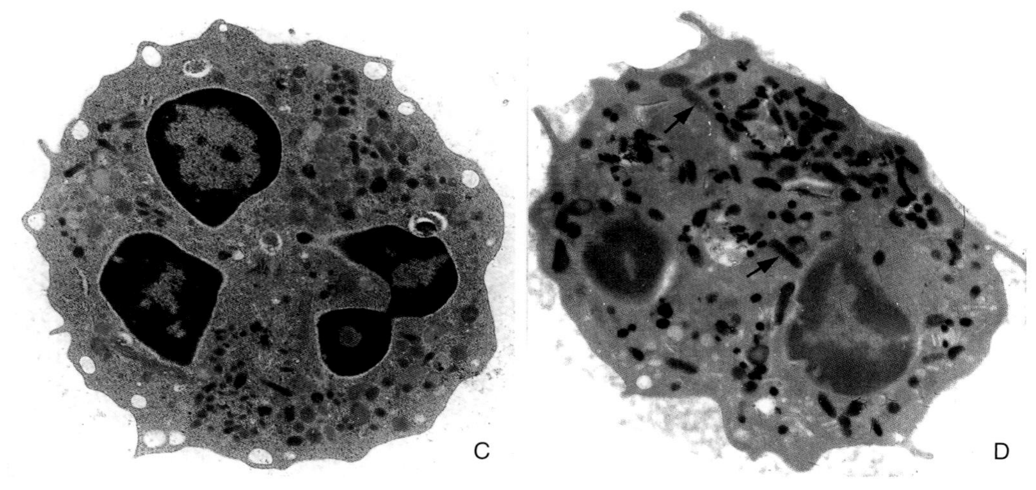

图 3–9(续)

表 3-2 正常不同分化阶段中性粒细胞的超微结构特点

	原始阶段	早幼阶段	中幼阶段	晚幼阶段
细胞大小	8~10μm	12~14μm	12~14μm	12~14μm
核轮廓	圆形	圆形	卵圆	蚕豆样
核切迹	无	无	少,浅	多
染色质	细致	细致	粗糙	团块
核膜	细,清晰	细	粗	不清晰
核仁	2~5	2~5	少	无
胞质量	稀少	中度	中度	大量
颗粒	无	初级	初级+次级	次级+初级
分泌泡	无	无	少许	多
Golgi 体	无	少许	大量	大量
内质网	无	少许	中度	大量

第 3 节 嗜酸/嗜碱性粒细胞和肥大细胞形态结构

CD34 阳性髓系祖细胞在细胞因子和趋化因子作用下,分化为嗜酸性和嗜碱性粒细胞限制系列,所以嗜酸性和嗜碱性粒细胞与中性粒细胞之间的关系比单核细胞更紧密。嗜酸性粒细胞保留了嗜碱性粒细胞和肥大细胞 FC 受体片段表达元件(α 亚单位);但嗜碱性粒细胞低表达嗜酸性粒细胞主要碱性蛋白(major basicprotein)。嗜酸性粒细胞、嗜碱性粒细胞和肥大细胞都属于髓系末期细胞,都由髓系祖细胞分化而来,成熟过程与中性粒细胞相同,三种细胞为高分化细胞,笼统分为早幼、中幼和成熟三个阶段。

一、嗜酸性粒细胞

嗜酸性粒细胞主要存在于组织,组织与血液中的数量比例约为 100:1。外周血嗜酸性粒细胞数量不超过白细胞总数的 3%,半衰期 18 小时。嗜酸性粒细胞主要功能单位为嗜酸性颗粒,嗜酸性颗粒的产生贯穿于整个发育阶段。嗜酸性粒细胞与哮喘、鼻炎、湿疹、克罗恩病及过敏性胃肠疾病密切相关;当患者有过敏、寄生虫病感染、皮肤及肿瘤疾病时,嗜酸性粒细胞反应性增生。嗜酸性粒细胞增生由淋巴细胞产生的可溶性细胞因子介导，炎性反应涉及多种细胞因子和趋化因子，为 T 细胞依赖性。

(一)增殖成熟过程

骨髓嗜酸性粒细胞占外周血有核细胞总数的 3%左右，37%为成熟细胞，其他为中幼或晚幼阶段细胞，成熟嗜酸性粒细胞数量为(9~14)×10^8/kg 体重。嗜酸性粒细胞成熟后在骨髓保留 2.5 天后进入外周血，每天向外周血释放 2.2×10^8/kg 体重，所以，骨髓是人体最大的嗜酸性粒细胞库。

骨髓内限制性嗜酸性粒细胞祖细胞表型为 IL-5R、C-C 趋化因子受体和 CD34。IL-5R 是识别限制性干、祖嗜酸性粒细胞的第一个标记，贯穿整个发育成熟过程。嗜碱性粒细胞低表达 IL-5R，中性粒细胞和单核细胞不表达。骨髓和外周血中 T 细胞受刺激后产生多种可溶性细胞因子和趋化因子，IL-3、IL-5 和 GM-CSF 是三种刺激嗜酸性粒细胞增殖重要因子，其中 IL-5 对嗜酸性粒细胞分化至关重要。成熟嗜酸性粒细胞为终末期细胞，体外培养时很快凋亡或坏死，IL-3、IL-5、GM-CSF 和 IFN-α 可使培养细胞存活时间延长 2 周，而且能促进细胞受体表达和功能增强。

嗜酸性粒细胞的嗜酸颗粒含嗜酸性过氧化物酶(eosinophilic peroxidase)、阳离子蛋白和主要碱性蛋白，其中主要碱性蛋白所占比例最高。嗜酸性过氧化物酶是一种不同于中性粒细胞 MPO 的血红素蛋白。上述物质有杀伤裂体吸虫、旋毛虫卵、锥虫等寄生虫以及呼吸道上皮细胞等哺乳类动物细胞的作用。此外，嗜酸颗粒含神经毒，其功能尚不清楚。测定疾病部位主要碱性蛋白和嗜酸性过氧化物酶含量能证实嗜酸性粒细胞的参与，成熟颗粒过氧化物酶阳性与主要碱性蛋白有关。

(二)细胞形态结构

嗜酸性粒细胞直径为 11μm，颗粒阳离子碱性蛋白与带负电荷的酸性伊红有高亲和性，瑞氏染色后呈鲜艳的黄红色，所以称嗜酸颗粒。静息态嗜酸性粒细胞的核为圆形或有 2 个分叶，核叶大于中性粒细胞；出现 2 个以上核分叶提示细胞处于活化状态，在过敏和寄生虫病时多见(图 3-10 A,B,C)。电镜下嗜酸颗粒直径为 1~3μm，大于中性粒细胞初级颗粒。未

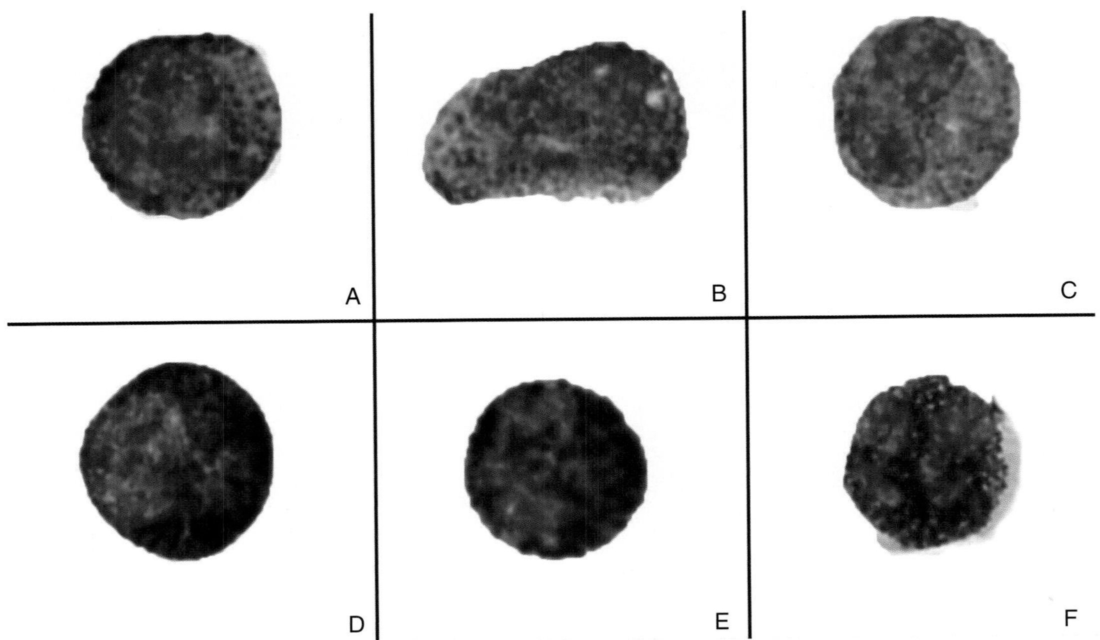

图 3-10　瑞氏染色后的嗜酸性与嗜碱性粒细胞形态。(A)早幼阶段嗜酸性粒细胞，核圆，嗜酸颗粒呈蓝色或紫色；(B)未完全成熟嗜酸性粒细胞部分颗粒变黄；(C)成熟嗜酸性粒细胞大部分颗粒呈黄色，细胞核不规则。(D~F)嗜碱性粒细胞，随着细胞发育体积变小，圆形核逐渐分叶。

成熟嗜酸性粒细胞的嗜酸颗粒密度与高尔基体扁平囊内絮状物相近，随着细胞成熟，颗粒内容物浓集，密度增加，最后形成含有高密度核心结晶的颗粒，结晶周围为低密度物质。除嗜酸颗粒外，嗜酸性粒细胞还有初级颗粒、小颗粒、脂肪小体和分泌泡 4 种颗粒(图 3-11)。

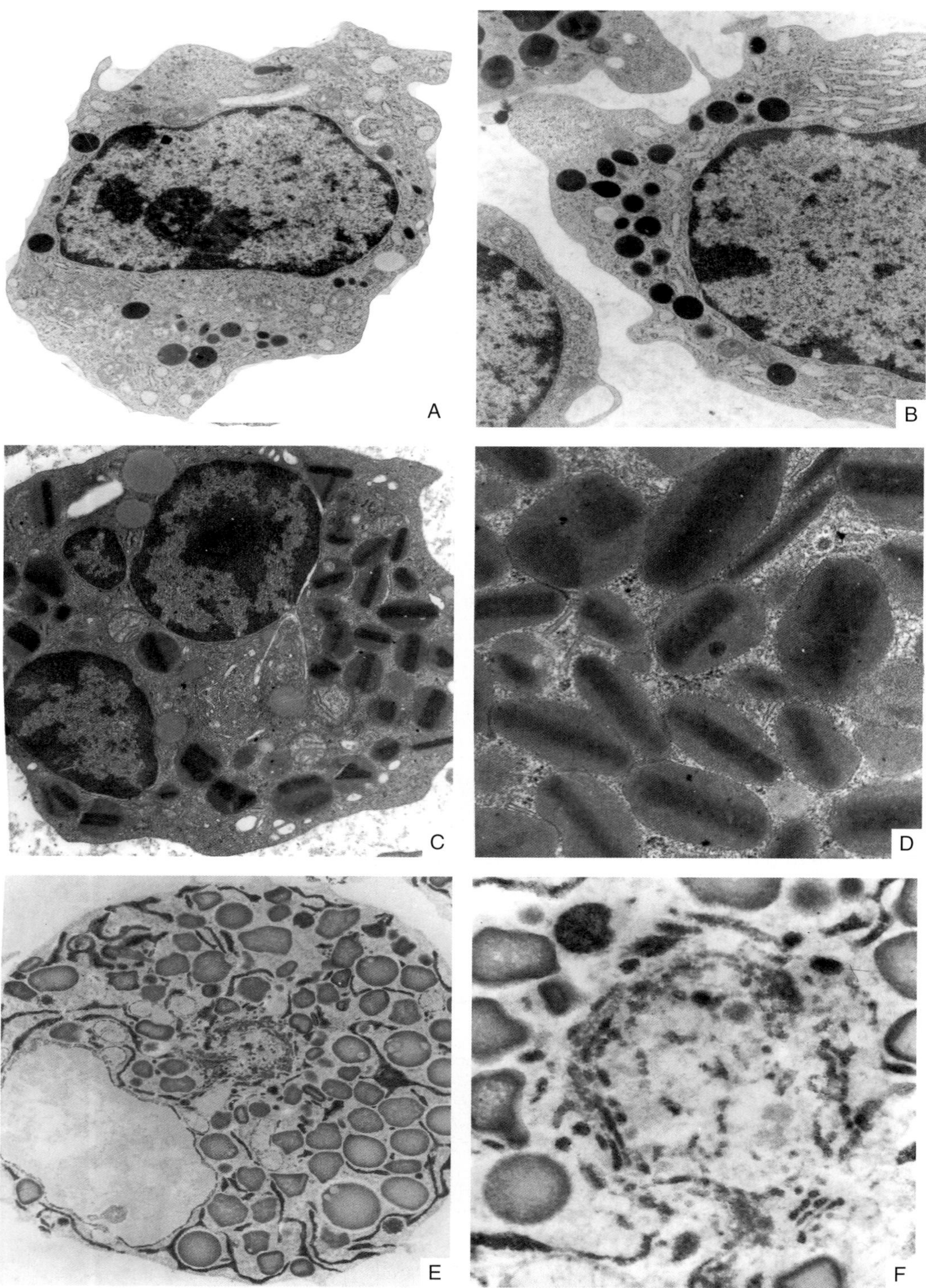

图 3-11 嗜酸性粒细胞结构。(A)早幼阶段核仁明显，胞质密度低，低密度颗粒无晶芯，×5K；(B)中幼或未完全成熟细胞，内质网扩张，颗粒无晶芯，×8K；(C)成熟嗜酸性粒细胞核分叶，颗粒中心出现结晶，×5K；(D)嗜酸性颗粒中央结晶，×6K；(E)过氧化物酶染色，颗粒中央结晶着色浅，×5K；(F)高尔基体和嗜酸性颗粒，×50K。

二、嗜碱性粒细胞与肥大细胞

骨髓中嗜碱性粒细胞占有核细胞总数的 0.3%，外周血中低于白细胞数的 0.5%；生理状态下组织中嗜碱性粒细胞少，病理状态时数量增多。

肥大细胞的发现有 100 多年历史，以前人们认为肥大细胞源于间质细胞，是结缔组织细胞成分。1980 年证实肥大细胞与其他血细胞一样源于造血干细胞。肥大细胞在结缔组织中由所在部位细胞因子刺激分化成熟，成熟肥大细胞在组织中长期存留，广泛存在于血管、神经周围和结缔组织下层（如皮肤、胃肠道、泌尿、生殖、呼吸系统），慢性感染和过敏性疾病时数量增多。成熟肥大细胞仍保留分裂和增殖能力，干细胞生长因子（stem cell factor，SCF）是肥大细胞发育、增殖、成熟和成活的重要因子；IgE 或 IgE+Ag 能诱导肥大细胞延长存活期，其他细胞因子主要通过这个环节发挥调节作用。肥大细胞表达整合素和细胞因子受体，能自身调节归巢和趋化。目前认为肥大细胞来源于嗜碱性粒细胞。

（一）细胞形态结构

嗜碱性粒细胞直径为 10~15μm，瑞氏染色核呈紫红色，含深蓝色或黑色颗粒，以及半透明絮状囊泡，核分叶（见图 3-10 D，E，F）。电镜下，骨髓内成熟嗜碱性粒细胞呈圆形，表面光滑，组织内细胞呈椭圆形或纺锤形，异染色质沿核膜分布；嗜碱颗粒直径为 2~4μm，密度不均匀，可见螺旋纹，部分颗粒电子密度稀疏，与颗粒内容物脱失相关；偶见 Charcot-Leyden 结晶；线粒体、糖原和脂肪体多见，高尔基体、核糖体和 rER 较少。未成熟嗜碱性粒细胞体积较大，随着细胞发育成熟体积变小，细胞核变得不规则（图 3-12）。

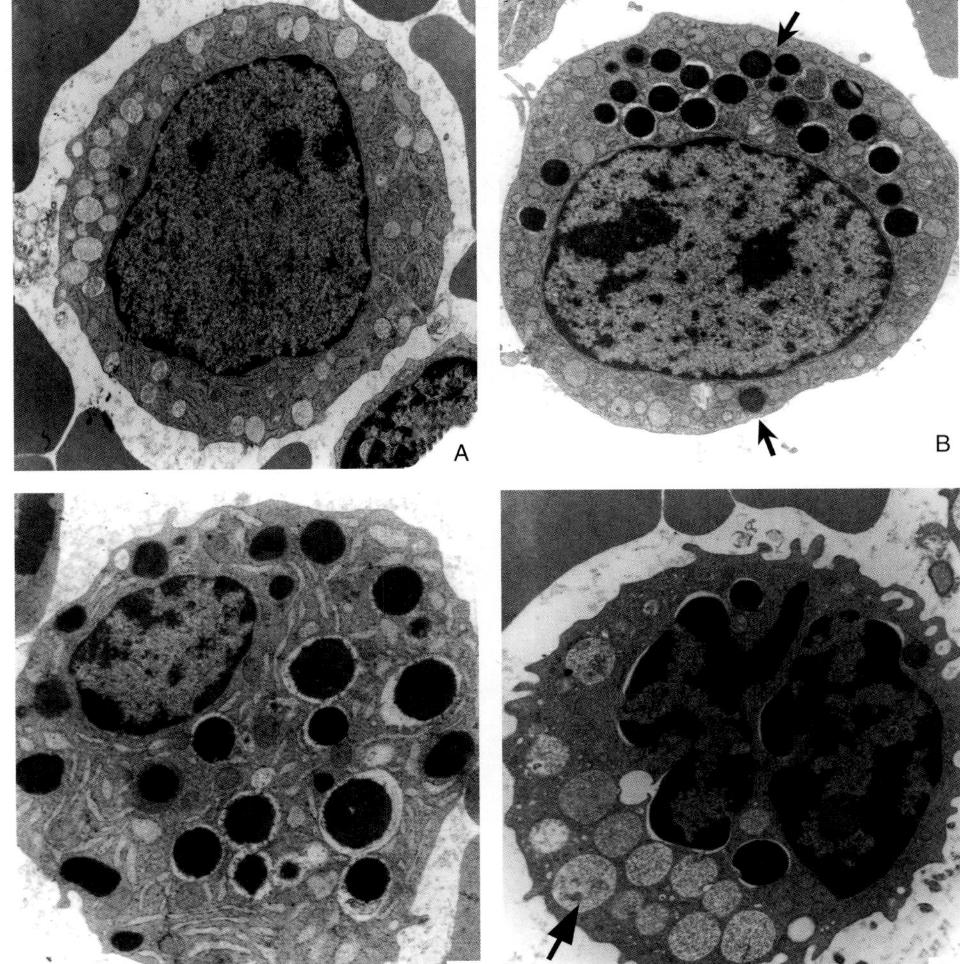

图 3-12　嗜碱性粒细胞。（A）未成熟嗜碱性粒细胞核仁明显，胞质少，颗粒小、密度低，×8K；（B）早期嗜碱性粒细胞颗粒圆，密度高（箭头所示），×5K；（C）中晚期细胞核偏移，颗粒边缘内容物脱失，×6K；（D）成熟细胞表面有短突起，核仁不明显，颗粒内容物脱失（箭头所示），×5K。

肥大细胞外形椭圆，直径 15μm，核圆或有 2 个分叶，核仁不明显，瑞氏染色胞质呈粉红色，颗粒呈紫红色或粉红色。电镜下细胞表面有细长突起，核圆，异染色质多，细胞含 60~80 个密度均匀颗粒(图 3–13)。

(二)形态结构鉴别

嗜碱性粒细胞和肥大细胞两者都含有粗大颗粒，以下几个方面可资鉴别。①光镜下大部分嗜碱性粒细胞含深蓝色或黑色粗大颗粒，常附着或覆盖于细胞核上；肥大细胞颗粒呈紫红色，边缘不规则。②电镜下肥大细胞表面突起多而细长，颗粒密度高，质地均匀。嗜碱性粒细胞突起短小而少，颗粒密度不均，有的内容物脱失呈空泡样；此外，嗜碱性粒细胞含 50~70nm 半透明或絮状囊泡。

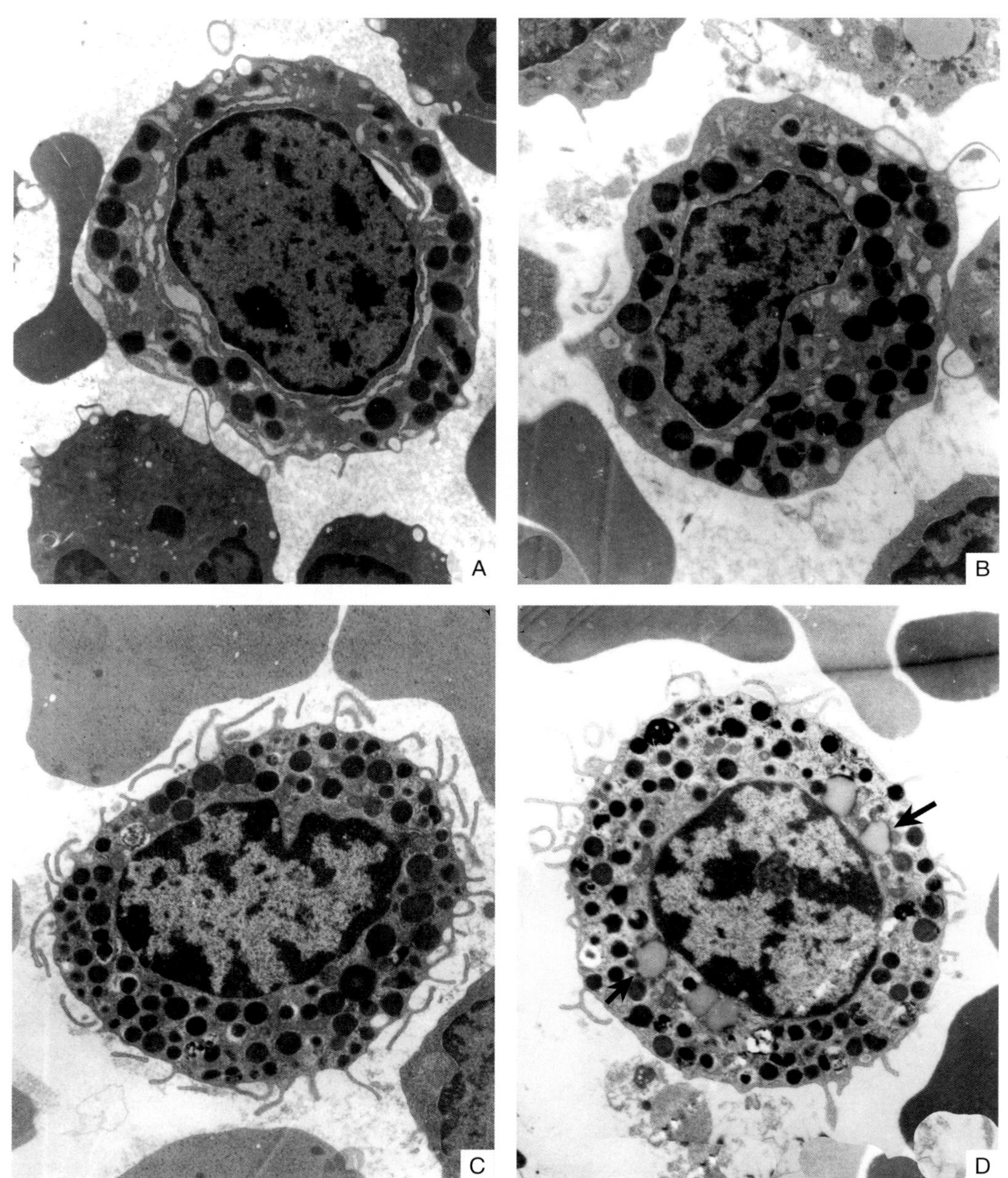

图 3–13 肥大细胞。(A,B)未完全成熟肥大细胞外形表面绒毛短，内质网扩张明显，颗粒大，密度高，核异染色质少，×6K；(C)成熟肥大细胞表面绒毛细长，异染色质多，×5K；(D)肥大细胞兼有嗜碱性粒细胞特点，表面有绒毛，含嗜碱性颗粒、肥大细胞颗粒及半透明脂样囊泡(箭头所示)，×5K。

第 4 节　单核/巨噬细胞发育与形态结构

单核/巨噬细胞在种系发生中非常原始，所有动物赖此生存。单核/巨噬细胞系统参与体内多种生命活动，如清除自身衰老、死亡细胞和外来微生物及颗粒物质，调节其他细胞的功能；在免疫反应中呈递抗原，参与炎性反应，杀伤微生物和肿瘤细胞。粒系与单核细胞拥有共同祖细胞，单核细胞由骨髓限制性单核祖细胞分化而来，释放入血短暂循环后，随机或在特异性趋化因子作用下迁移到不同组织，在局部因子作用下发育为多种功能和形态不同的异质性巨噬细胞(表 3-3)。

一、增殖成熟过程

单核细胞分原始单核细胞(monoblast)、幼稚单核细胞(promonocyte)和成熟单核细胞(monocyte)三个阶段，目前对原始单核细胞生理特点了解不多。幼稚单核细胞含非特异性酯酶、过氧化物酶和溶菌酶，能吞噬细菌和 IgG 吸附的红细胞，不能吞噬 IgM 吸附的红细胞。硫酸右旋糖酐测定能显示其吞饮作用，氚标记胸腺嘧啶证实能合成 DNA。成熟单核细胞停止合成过氧化物酶，rER 和 Golgi 体不含过氧化物酶，已合成的过氧化物酶储存在致密颗粒中，颗粒 MPO 弱阳性有别于中性粒细胞初级颗粒的阳性或强阳性。单核细胞的致密颗粒对应于溶酶体，这些颗粒从富含肌动蛋白的细胞边缘释放。成熟单核细胞附着玻璃与塑料能力强，1~3 小时内伸出细长伪足和突起。单核细胞随机运动时，胞体大而不规则，伸出极薄的胞质突起，在趋化因子的作用下细胞变长，具备定向运动的能力。单核细胞颗粒比中性粒细胞的初级颗粒小，散在分布；细胞表面的突起和伪足与细胞的运动和吞噬功能相关。

表 3-3　单核吞噬系统细胞的分布和分类

骨髓：原始单核细胞，幼稚单核细胞，成熟单核细胞，骨髓巨噬细胞

血液：成熟单核细胞

组织：骨，破骨细胞；肠道，肠道巨噬细胞；脑，小胶质细胞；肝，库普弗细胞；皮肤，朗格汉斯细胞；关节，滑液巨噬细胞；肺、脾、淋巴结、肾、乳腺、生殖道(睾丸，卵巢，子宫，输卵管)、浆膜(腹膜，胸膜)，巨噬细胞

单核细胞迁移到组织后，在局部条件和因子刺激下分化成表型不同的异质性巨噬细胞(macrophage)。原始或幼稚单核细胞能分化成巨噬细胞，但成熟单核细胞是否分化为巨噬细胞尚不清楚。大部分巨噬细胞的过氧化物酶储存在 rER 和 Golgi 体中，颗粒不含过氧化物酶；少数巨噬细胞 rER、Golgi 体和致密颗粒同时含过氧化物酶，可能是刚从血液迁移到组织的单核细胞和巨噬细胞的过渡型。

二、细胞形态结构

(一)原始单核细胞

原始单核细胞存在于骨髓，数量极少，光镜下体积小，直径约 8μm，核质比大，胞质呈嗜碱性，核圆，染色质粗糙，核仁不明显。光镜下难以区分原始单核细胞、原始粒细胞和原始淋巴细胞，主要通过体外培养结果区分；肿瘤状态根据细胞核浆发育不平衡或细胞异质性进行判断。电镜下原始单核细胞表面光滑，核圆，异染色质多，胞质少，核糖体丰富，线粒体小而少，结构致密，Golgi 体小，颗粒少(图 3-14 A，B)。

(二)幼稚单核细胞

幼稚单核细胞直径为 10~15μm，核折叠感或有切迹，1~2 个核仁；胞质丰富，瑞氏染色呈蓝色，颗粒细小，使胞质看似云雾样。电镜下细胞表面有短突起，核圆或不规则，异染色质少；核仁明显，偶见核周束状微丝，线粒体小，结构致密，Golgi 体周围有小囊泡，细胞边缘有分泌泡和突起，可见滑面内质网，多聚核糖体弥漫分布(图 3-14 C，D)。

(三)成熟单核细胞

成熟单核细胞直径约为 10μm，小于幼稚单核细胞而稍大于成熟粒细胞，核折叠、扭曲显著，染色质粗，

核仁不明显；胞质量多，瑞氏染色呈灰色或灰蓝色，含淡紫色细小颗粒，使胞质呈灰蓝色磨玻璃样背景，感染和重染色时颗粒感明显。电镜下细胞表面有细长突起，核扭曲成马蹄形或肾形，异染色质凝集成团块儿状，核仁小，胞质颗粒细小或碎屑样，分布在细胞边缘；Golgi 体发达，周围有大量囊泡(图 3-14 E,F)。

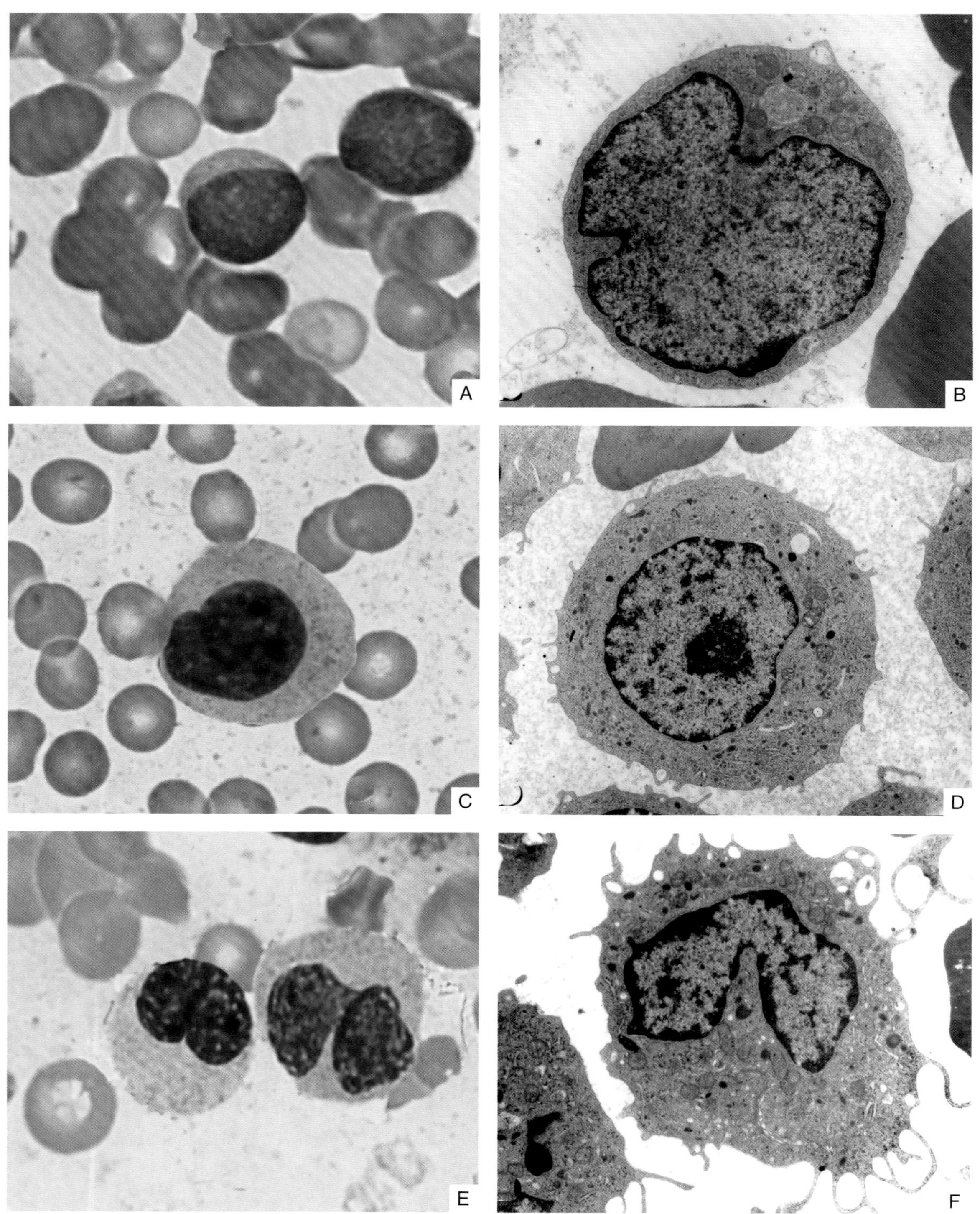

图 3-14 单核细胞。(A)原始单核细胞，×1K；(B)原始单核细胞，细胞器少，×8K；(C)幼稚单核细胞核有切迹，胞质呈沙尘状，×1K；(D)幼稚单核细胞核圆，核仁大，胞质含细小颗粒，×5K；(E)成熟单核细胞，胞质呈灰蓝色，×1K；(F)成熟单核细胞核扭曲，表面有突起和空泡，颗粒多，×5K。

(四)巨噬细胞

巨噬细胞分布于多种组织，体积大，形状不规则，直径 15~50μm，不同组织的巨噬细胞形态结构和表面标志不同。外周血中的巨噬细胞胞质丰富，核呈卵圆形、长形或多分叶状，染色质呈海绵状；胞质呈蓝色，含粗糙嗜天青颗粒和空泡，表面有粗大突起。电镜下巨噬细胞表面有粗大突起，核不规则，异染色质在核膜下凝结成筒状，核仁不明显；胞质含初级和次级溶酶体、分泌泡及空泡，rER 高度扩张，含次级溶酶体；骨髓巨噬细胞有的含裸核，有的含吞噬细胞和细胞碎片，有的含脂褐质或残质体(图 3-15)。

(五)树突状细胞

树突状细胞(dendritic cell)属于一组异质性巨噬细胞，部分来源于单核系列，分布在多种组织中；部分来源于淋巴祖细胞，主要分布在淋巴组织。这些细胞直径为 20~30μm，核圆或椭圆，密度低，核仁明

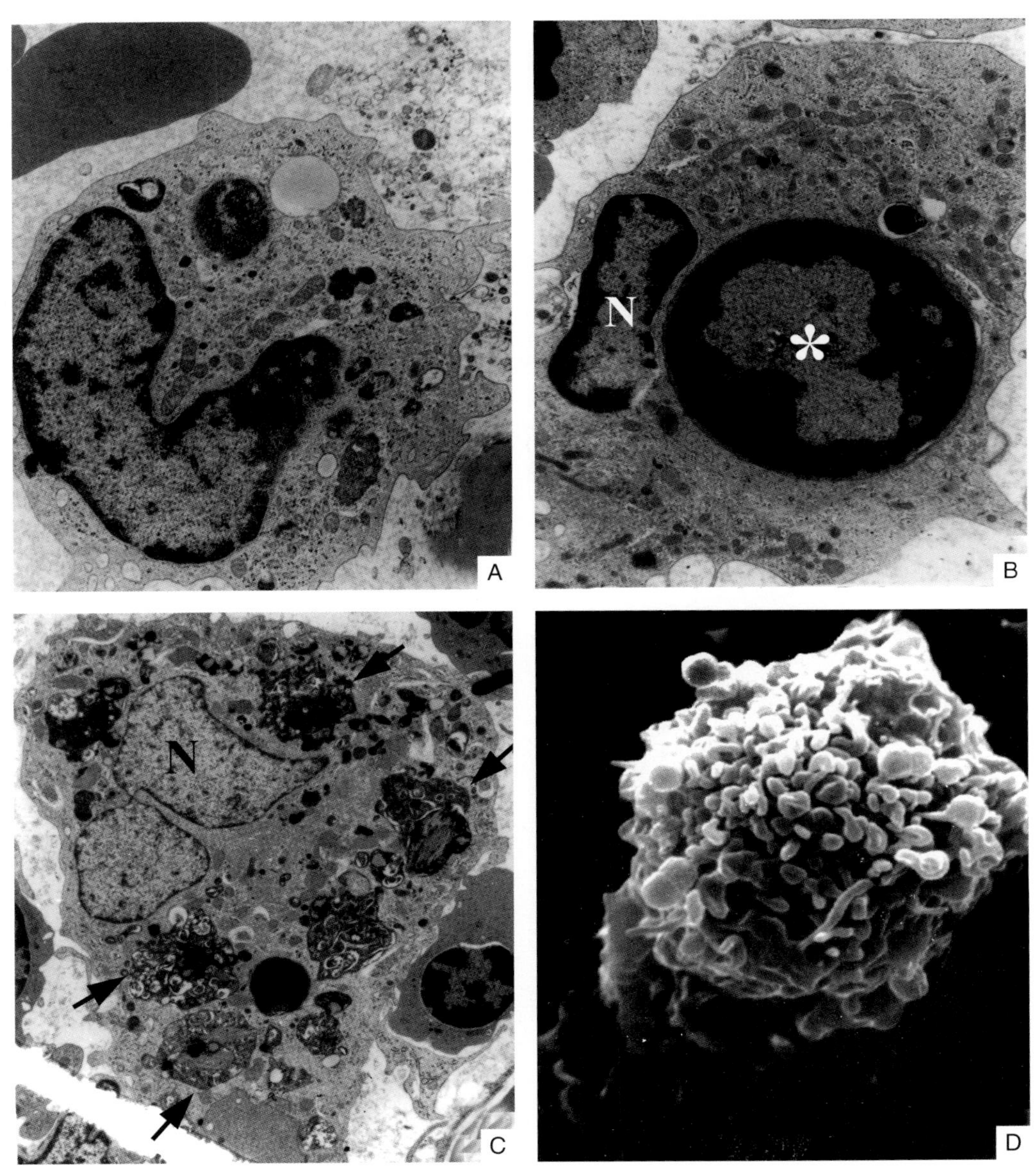

图 3-15　骨髓巨噬细胞。(A)巨噬细胞含少量不规则次级溶酶体，×5K；(B)巨噬细胞(N)吞噬裸核(*)，×5K；(C)巨噬细胞(N)体积大，含大量吞噬细胞和未完全消化的残留体(箭头所示)，右侧表面接触有核红细胞，×3K；(D)扫描电镜显示巨噬细胞表面囊泡和突起，×3K。

显，胞质丰富，密度低，表面突起长，分化过程尚不清楚，不同部位树突状细胞形态不同，其共同特点为内质网短、呈棒状，溶酶体的体积比其他巨噬细胞小，常与淋巴细胞或其他类型细胞表面接触(图 3-16)。

单核吞噬细胞系统包括血液循环单核细胞和分布于组织中的各种巨噬细胞，具有重要的生理病理学意义。肝脏巨噬细胞(库普弗细胞)最多，占单核巨噬细胞系统的约 78%，其次为肺组织中的肺泡巨噬细胞，然后是肠、脾、淋巴结、骨髓和结缔组织中的巨噬细胞。组织细胞单指分布于组织中的巨噬细胞，不完全等同于单核细胞和巨噬细胞。组织细胞在不同环境或条件下形态、功能和免疫表型各有特点，在医学文献中主要描述其病理状态，如组织细胞增多症和组织细胞白血病等。也有学者认为组织细胞为病理性树突状细胞，阅读文献时应结合文章语言环境理解。

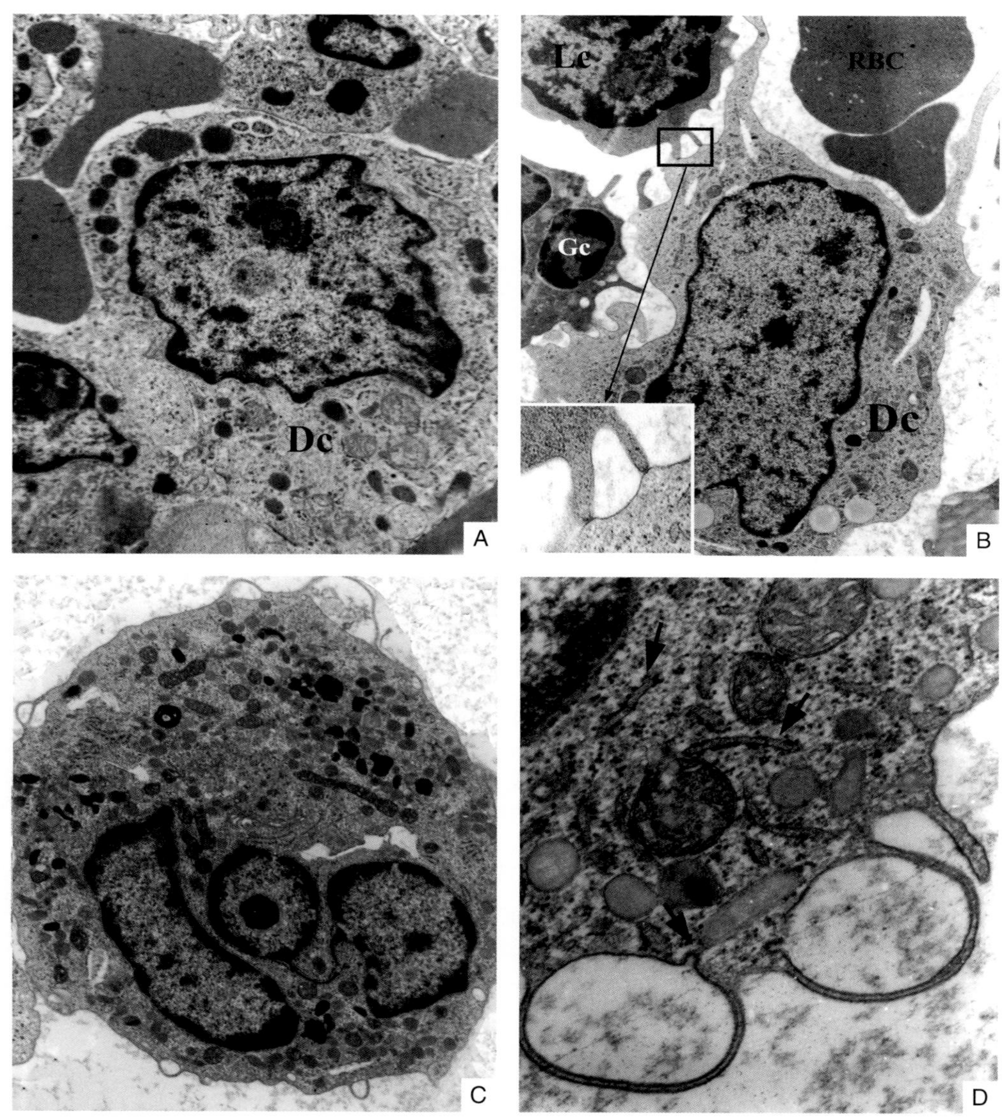

图 3-16 树突状细胞。(A)脾脏中的树突状细胞(Dc)含大小不等的溶酶体颗粒，×4K；(B)脾脏树突状细胞(Dc)表面同时与淋巴细胞突起接触(插图)和成熟红细胞接触(RBC)，×5K；(C)培养树突状细胞体积大，含初级溶酶体，表面有囊泡，×4K；(D)高倍镜显示树突状细胞棒状粗面内质网(箭头所示)和表面囊泡，×20K。

第5节　巨核系细胞发育与形态结构

1841年Addison在血栓中发现颗粒状血小板，Bizzozero在损伤血管中发现这些颗粒能使血液凝集，命名为血小板；19世纪晚期，Osler和Hayem在血涂片上看到同样成分。200多年前，巨核细胞被发现是骨髓内一种少见细胞，1890年Howell用摄影箱对这种细胞进行详细观察，1901年Wright提出血小板来源于巨核细胞假说，确立了血栓形成基本理论。巨核细胞同样来源于造血干细胞，根据形态大小、核结构和分叶情况，分为Ⅰ期、Ⅱ期、Ⅲ期和Ⅳ期4个不同发展时期(图3-17)[2]。

一、增殖成熟过程

巨核细胞最显著的特征是核内有丝分裂(endomitosis)，即在核和胞质不分裂状态下DNA不断复制，形成多倍体细胞。巨核细胞从Ⅱ期开始出现核内有丝分裂，到Ⅳ期晚期停止。这一过程使单个巨核细胞DNA含量增加，染色体数目达到其他细胞的8~128倍。核内有丝分裂不是单纯缺乏分裂，而是细胞分裂失败。巨核细胞的细胞周期也特殊，DNA合成前期(G1期)短，DNA合成期(S期)正常或稍长，DNA合成后期(G2期)短，而分裂期(M期)更短。在核内有丝分裂期，染色质浓缩，核膜破裂，中心粒形成纺锤体，连接复制的染色体进行组合，但刚开始分离纺锤体断开，染色单体就不再向细胞两极移动，细胞未完成分裂就进入下一个G1期。

巨核细胞第二个特点是胞质内生物膜在不断折叠，形成迷宫样结构，这种结构与细胞外界相通，称分界膜系统(demarcation membrane system)。分界膜成分对应发育阶段巨核细胞膜。巨核细胞从Ⅰ期到Ⅲ期需72小时，分界膜系统增长25倍，分界膜折叠使巨核细胞的胞质彼此分离，形成胞内血小板，胞内血细胞脱离巨核细胞后成为成熟血小板。我们研究认为分界膜由胞内内质网和高尔基体堆积折叠形成[2]。巨核细胞释放血小板后形成裸核，1个巨核细胞可产生1000~5000个血小板。Ⅳ期巨核细胞将血小板释放到内皮细胞包围的髓窦，进入血液循环。

巨核细胞内的微丝微管网状系统由多种骨架蛋白构成，巨核细胞通过微丝和微管对外来刺激产生反应、改变形状、移动颗粒。Ⅲ期、Ⅳ期巨核细胞微管微丝网状系统在细胞周边形成拱形结构，里面含大量细胞器，外侧为无细胞器胞质区。

巨核细胞含α-颗粒和致密核心颗粒(dense-core granules)两种特征颗粒。α-颗粒是巨核细胞最大的颗粒，直径为200~300nm，Ⅰ期开始合成，到Ⅱ期颗粒成熟，呈圆形或卵圆形，主要含纤维蛋白原(fibrinogen)、血管性血友病因子(von Willebrand factor，vWF)、血小板球蛋白(β-thromboglobulin)、血小板第4因子(platelet factor 4，PF4)、转化生长因子(transforming growth factor-β1，TGF-β1)、玻璃体结合蛋白(vitronectin)和多聚素(multimerin)，以及功能受体P-选择素(P-selectin)和内皮素(endothelin，ET)。致密核心颗粒主要在Ⅱ期和Ⅲ期合成，直径250nm，主要含儿茶酚胺类、5-羟色胺、钙、50-二磷酸腺苷(ADP)和50-三磷酸腺苷(ATP)。

二、细胞形态结构

(一)Ⅰ期巨核细胞

骨髓内Ⅰ期巨核细胞约占巨核细胞总数的15%，又称原始巨核细胞(megakaryoblast)，直径为6~20μm，表面光滑，胞质少，核圆，异染色质少，核质均匀，核仁不明显，胞质呈嗜碱性，无颗粒。光镜下不能与淋巴母细胞或原始单核细胞区别。电镜下细胞核大，外形圆，异染色质少，密度均匀，核仁清晰；胞质少，游离核糖体多，线粒体和Golgi体少，结构致密。Ⅰ期细胞核内有丝分裂未出现，有少量未成熟α-颗粒和幼稚管道结构，无分界膜。

(二)Ⅱ期巨核细胞

Ⅱ期巨核细胞占巨核细胞总数的25%左右，染色体数目是正常细胞的8~64倍。光镜下外形圆，直径为14~30μm，核大，轻度不规则，可见多核或分叶核，核仁明显，胞质多，呈深蓝色，部分细胞边缘不整齐，有不规则突起。Ⅱ期巨核细胞电镜下标志性结构增多，但未完全发育成熟。部分细胞表面不光滑，核扭曲或多叶，异染色质成块儿状；胞质含少量α-颗粒、分泌泡、rER、Golgi体和致密颗粒，分界膜小，大部分位于细胞一侧，管道结构简单。

（三）Ⅲ期/Ⅳ期巨核细胞

Ⅲ期/Ⅳ期巨核细胞约占巨核细胞总数的25%，光镜可识别。细胞体积大，直径为40~80μm，核大，分叶或有切迹，染色质粗糙。胞质丰富，随细胞成熟嗜碱性减弱，呈粉红色棉絮状或沙尘样。电镜下细胞核大，分叶，切面似多核，胞质含密度均匀的α-颗粒；致密颗粒核心周围有空白区，呈牛眼状；分界膜系统分割胞质，形成胞内血小板[3]。细胞周边管道和张力纤维构成拱形结构，外侧为无细胞器区，此特点在Ⅲ期巨核细胞中体现最为明显。随着细胞成熟，rER和Golgi体减少（图3-17至图3-20）。

（四）血小板

血小板静息状态为梭形，直径为2~4μm，瑞氏染色后呈灰蓝色，含十几个红色颗粒。电镜下核心致密颗粒为单层膜包裹，中央密度高，周围有空白圈，呈牛眼状结构；α-颗粒质地均匀；表面膜管道结构与内部相通。静息血小板以基础代谢活动为特点，呈扁平盘状结构，外表光滑，无伪足。膜开放管道系统遍布整个血小板内，开口散在分布于血小板膜表面。血小板激活后外形不规则，表面有刺状伪足，管道系统排出颗粒物，内部出现空泡（图3-21）。巨核细胞在应激状态释放的血小板称为应激性血小板，如血小板增多症，大部分血小板体积大，颗粒多少不等，含不规则RNA，又称网织血小板。

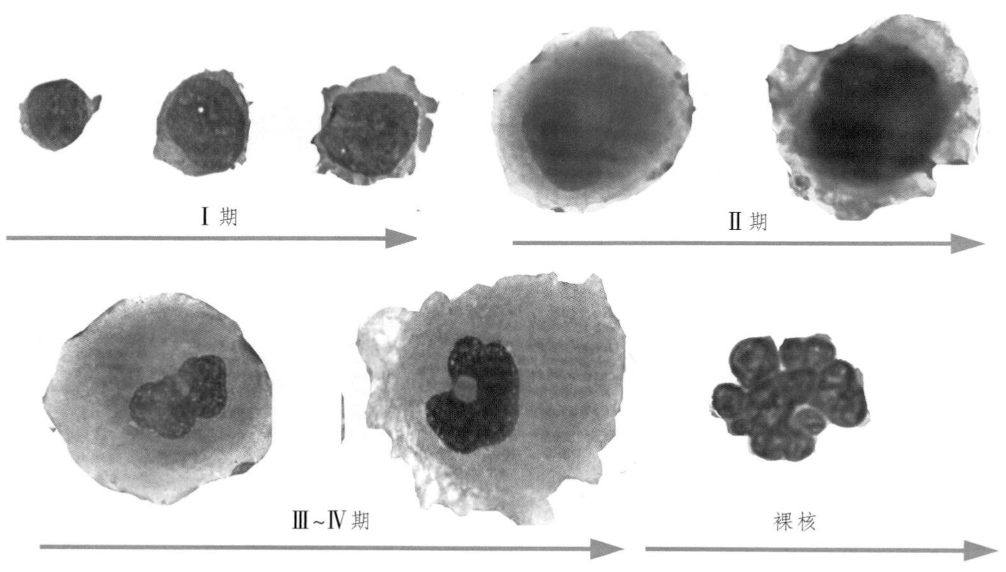

图3-17 巨核细胞发育过程。Ⅰ期巨核细胞染色质少，体积小，胞质少，表面光滑；Ⅱ期巨核细胞核染色质增多，胞质呈蓝色，呈颗粒感；Ⅲ期和Ⅳ期巨核细胞体积大，边缘有无颗粒区；胞内血小板释放后残留裸核。

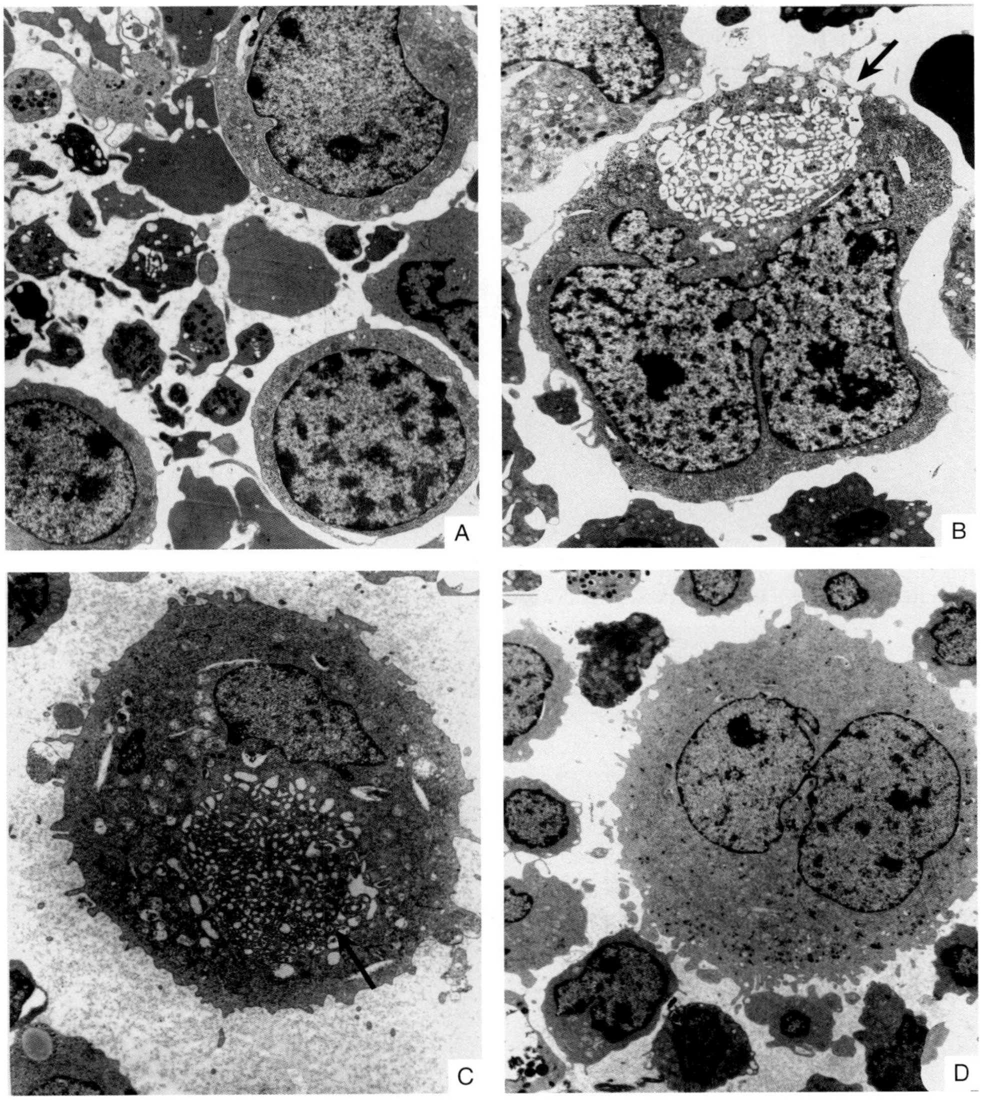

图 3–18　巨核细胞。(A) Ⅰ期巨核细胞表面光滑，核圆，异染色质少，细胞器少，×3K；(B) Ⅱ期巨核细胞体积增大，核不规则，胞质含初级分界膜系统（箭头所示），×3K；(C) Ⅱ期巨核细胞胞质丰富，含初级管道系统（箭头所示），×2.5K；(D) Ⅲ期巨核细胞含细小致密颗粒和 α–颗粒，×2.5K。

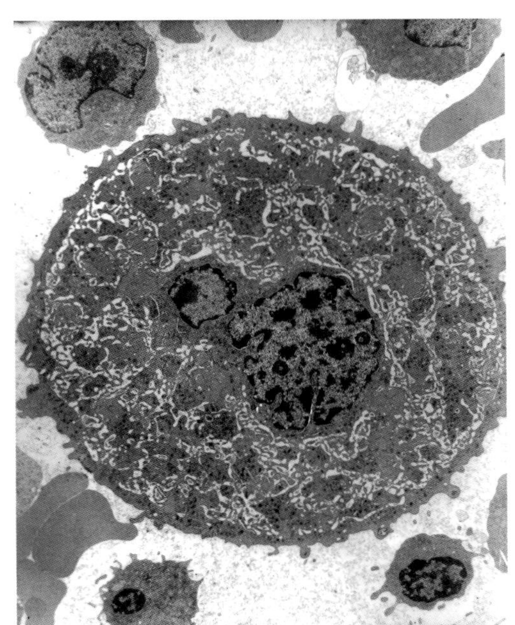

图 3–19　成熟巨核细胞。巨核细胞内膜反复折叠形成分界膜，胞质被分割成胞内血小板，×2K。

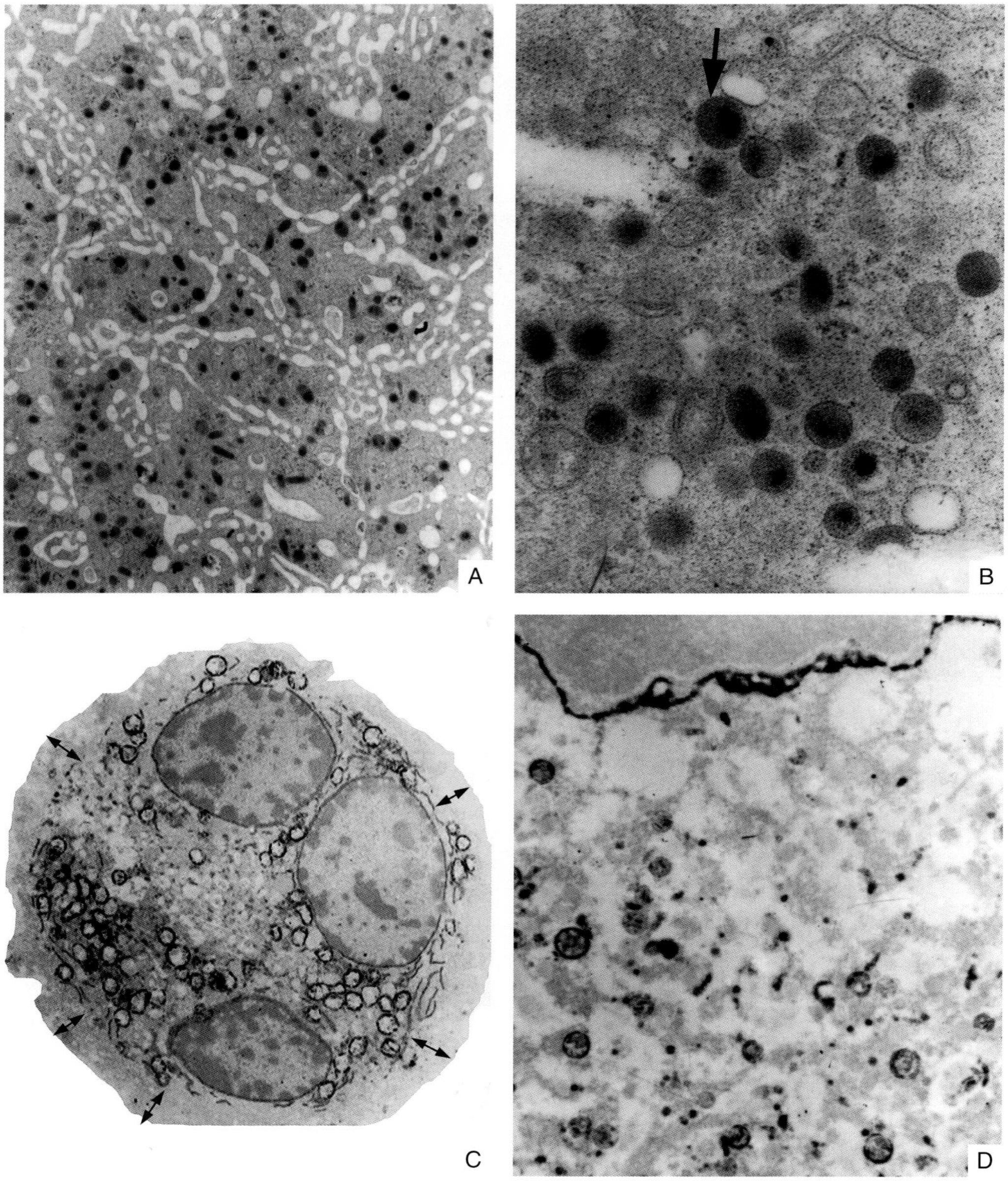

A B C D

图 3-20 巨核细胞。(A)Ⅳ期巨核细胞的胞内血小板，×8K；(B)α-颗粒（箭头所示），×20K；(C)过氧化物酶染色巨核细胞边缘无细胞器区（双箭头所示），×4K；(D)核膜和滑面内质网过氧化物酶阳性，×20K。

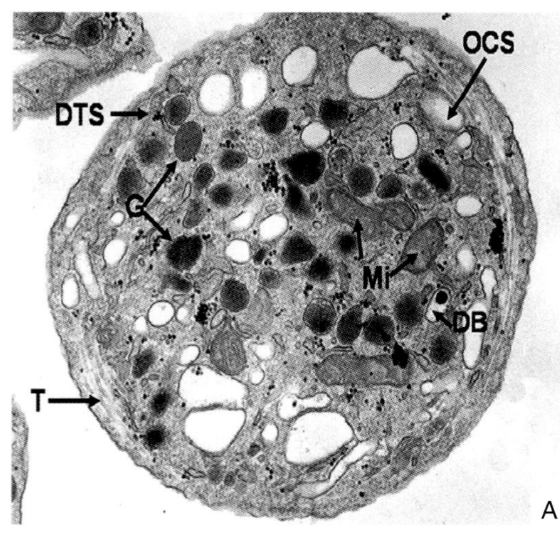

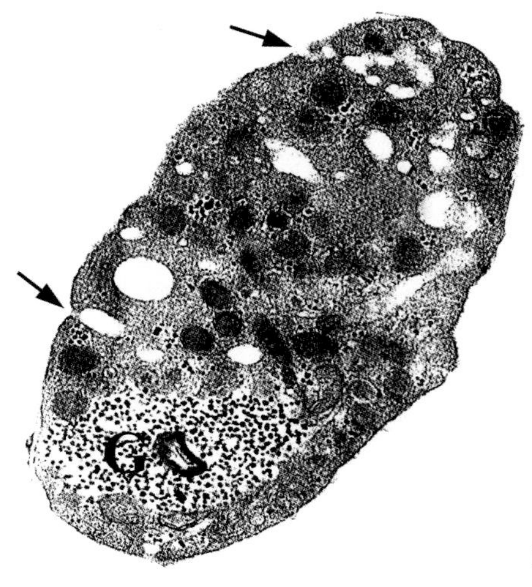

图 3-21 血小板结构。(A)血小板冠状切面显示膜下盘状骨架(T)、α颗粒(G)、线粒体(Mi)、致密颗粒(DB)膜表面开放管道系统(OCS)和密集管道系统(DTS)，×20K；(B)血小板纵切面显示膜表面开放管道系统（箭头所示），两种颗粒和糖原颗粒(G)，×20K。

第6节 淋巴细胞发育与形态结构

淋巴细胞均来源于造血干细胞,是重要免疫细胞,包括B细胞、T细胞和NK细胞。淋巴细胞的分化和发育包括两个阶段,第一阶段造血干细胞在一级淋巴器官(骨髓和胸腺)分化为具有抗原特异性的前驱淋巴细胞(precursor lymphoid cell),这一过程无须外来抗原刺激,称“抗原非依赖期”。前驱B细胞(precursor B-cell)发生于骨髓,前驱T细胞(precursor T-cell)发生于骨髓和胸腺。第二阶段是迁移到外周或二级淋巴器官的前驱淋巴细胞在外来抗原诱导下发生免疫应答,发育为成熟淋巴细胞,然后循环到周围淋巴器官,这个过程依赖抗原刺激,称“抗原依赖期”。

一、淋巴细胞发育过程

T细胞可以发育为多种效应细胞:辅助性T细胞(helper T-cell)有促进体液和细胞免疫的功能;抑制性T细胞(suppressor T-cell)有抑制体液及体液免疫的功能;效应T细胞(effector T-cell)能释放淋巴因子;细胞毒T细胞(killer T-cell)有杀伤靶细胞的功能;迟发性变态反应T细胞(Td)参与Ⅳ型变态反应;放大T细胞(Ta)作用于辅助性和抑制性T细胞,扩大免疫效果。处女或天然T细胞(virgin or natural T-cells),亦称初始T细胞(naive T-cells,Tn),与抗原接触后分化为效应T细胞和记忆T细胞;记忆T细胞能记忆特异性抗原。T细胞在体内存活数月到数年,记忆T细胞存活时间最长。

根据发育部位和成熟过程B细胞分以下阶段和类型。①前驱B细胞在骨髓中分化。②幼稚(初始)B细胞循环于外周血或分布于初级淋巴滤泡和滤泡套细胞区。③B淋巴母细胞由幼稚(初始)B细胞接触抗原转化而来,分布在初级滤泡中心和滤泡树突状细胞网络,形成生发中心,又称中心母细胞,表达bcl-6和CD10,不表达sIg和bcl-2。④中心细胞由中心母细胞发育形成,表达sIg。部分中心细胞突变后与抗原亲和力下降,迅速死亡;部分中心细胞与抗原亲和力增强,可与滤泡树突状细胞结合,重新表达bcl-2,不再表达bcl-6。⑤记忆B细胞分布于滤泡边缘区,表达sIgM,不表达IgD、全B抗原、CD5及CD10。⑥浆细胞主要分布于骨髓,产生抗体,主要是IgG,其次是IgA等。与B细胞不同之处为浆细胞CD19、CD20表达降低,胞膜高表达CD138和CD38。⑦淋巴样浆细胞或浆细胞样淋巴细胞是淋巴细胞向浆细胞分化的过渡阶段。

二、淋巴细胞的活化与运动

淋巴细胞可被特殊抗原和部分促细胞分裂剂激活。非特异性丝裂原(mitogen)与相应的受体结合后,激活淋巴细胞的过程称为母细胞转化。此过程包括细胞受体交联、受体重新分布和细胞分化等。激活的淋巴细胞以不同方式分化,B细胞分化为富含rER的浆细胞;T细胞分化为胞质丰富的母细胞。

活化或转化的淋巴细胞具有运动功能,1931年Lewis发现淋巴细胞运动时先在一侧形成沟槽环绕,使胞体形成伪足,沟槽加深时细胞核被挤向前方,形成典型手镜形或梨形结构,前部是核,后部是胞质构成的伪足,表面有长约0.8μm的绒毛,直径为12.5~200nm,伪足胞质含Golgi体、线粒体、微丝和微管等细胞器,能吞噬外源性物质。淋巴母细胞运动能力强于小淋巴细胞。淋巴细胞伪足不仅与运动相关,也是与巨噬细胞或其他细胞发生反应的重要部位。混合培养时,淋巴细胞靠近巨噬细胞,伪足与巨噬细胞接触,这个过程称为集合现象(peripolesis)。T细胞通过伪足黏附巨噬细胞,形成花簇样结构,这种现象只在淋巴细胞和巨噬细胞同时暴露于抗原时发生。所以,伪足是淋巴细胞活化的重要形态标志。淋巴细胞进入恶性肿瘤时的曲折游走现象称为伸入运动(emperipolesis)。淋巴细胞运动方式不同于其他细胞,一直保持手镜样结构,以稳定和均匀的方式向前移动;粒细胞是像蜿蜒的蠕虫样运动;单核细胞运动时不断变化其形态和方向。

三、细胞形态结构

生理状态下骨髓或外周血前驱和幼稚淋巴细胞很少见到，很难区分，所以大部分文献中不同分化阶段淋巴细胞大小、形态和结构主要参照不同分化程度白血病和淋巴瘤患者淋巴细胞进行类比，不完全相同。前驱淋巴细胞体积小，直径6~8μm，核圆，异染色质多，胞质少，rER和Golgi体少；幼稚淋巴细胞直径10μm，异染色质多少不等，核规则或不规则，核仁明显，胞质中等量，rER较多，含少量溶酶体或致密颗粒。成熟淋巴细胞大小与细胞亚型和状态相关，光镜下分小、中、大三型。小淋巴细胞相当于静息状态或低分化细胞，胞质少，呈嗜碱色调，颗粒少，核呈紫红色，染色质聚集成龟裂样。中等大小淋巴细胞相当于淋巴母细胞，核圆，染色质细致，胞质丰富而清亮。大淋巴细胞多为高度活化细胞，包括浆细胞、淋巴样浆细胞或大颗粒淋巴细胞，大颗粒淋巴细胞胞质多，含少量红色颗粒。

电镜下小淋巴细胞直径约6μm，表面光滑，异染色质多，核不规则，切迹深，呈裂隙或折叠状，核仁不明显；胞质少，含游离核糖体多，多聚链少，Golgi体和内质网小，线粒体少，结构致密嵴厚。这类细胞多为骨髓中分化程度较低的淋巴细胞或静息淋巴细胞（图3-22A）。中等淋巴细胞直径8~10μm，胞质量中等，异染色质附着于核膜内侧，Golgi体发育较好，多聚核糖体多，内质网长，平行于胞膜。这类细胞多为从二级淋巴器官释放到外周的成熟淋巴细胞，包括T细胞、B细胞或活化淋巴细胞(图3-22 B)。T细胞和B细胞表面有微绒毛，穿越富含血管内皮细胞的淋巴结后绒毛增多，在相对稳定的微环境中绒毛减少。绒毛有助于淋巴细胞运动和与目标物发生反应。表面光滑的淋巴细胞多为静息态，有大量微绒毛的淋巴细胞为活化态(图3-22 C)。大淋巴细胞为淋巴母细胞或大颗粒淋巴细胞，直径约12μm，核不规则；淋巴母细胞核仁明显，多聚核糖体丰富，内质网多而不扩张；大颗粒淋巴细胞表面突起和绒毛多，胞质含粗大的不规则颗粒(图3-22 D)。

浆细胞直径10~30μm，胞质丰富，呈深蓝色，核圆，异染色质团块沿核膜呈车轮或钟表状排列，核周淡染区为Golgi体区，内质网扩张明显，层层排列，可见非定形物，含均质性Russell小体，线粒体肿大。淋巴样浆细胞或浆细胞样淋巴细胞形态结构介于淋巴细胞和成熟浆细胞之间，核圆或不规则，胞质呈灰蓝色，内质网细，扩张不明显。这类细胞常提示B细胞活化、浆细胞生长不良、反应性增生或高γ-球蛋白免疫病等，多见于病毒性感染和免疫性疾病，如单核细胞增多症等，偶见于健康人(图3-23和图3-24)。

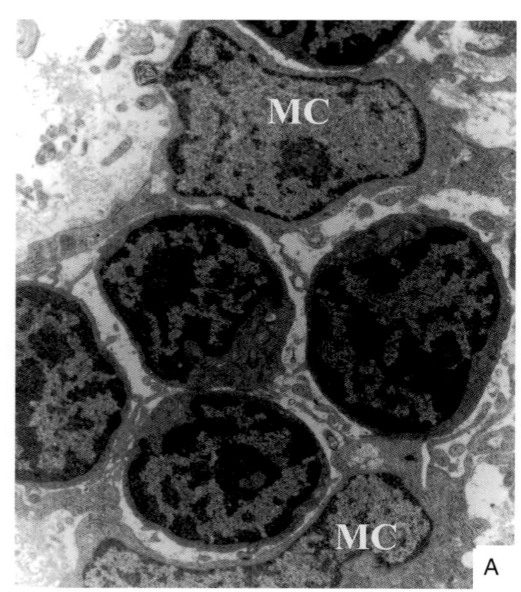

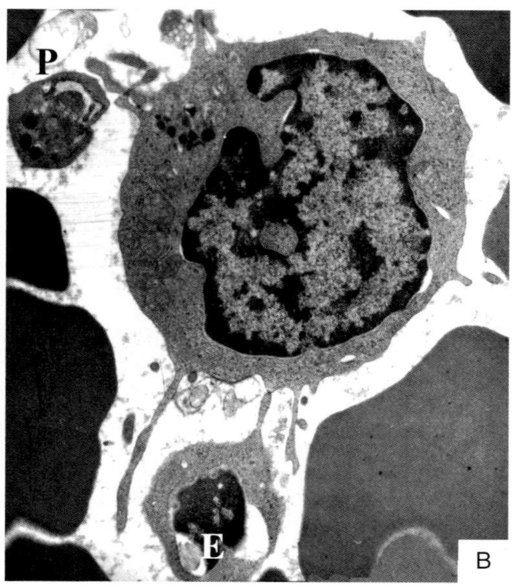

图3-22 淋巴细胞。(A)骨髓间质细胞(MC)包裹数个小淋巴细胞，×3K；(B)活化淋巴细胞突起接触血小板(P)和凋亡细胞(E)，×4K；(C)手镜样淋巴细胞的运动伪足(箭头所示)，×10K；(D)大颗粒淋巴细胞体积大，含不规则颗粒，×5K。(待续)

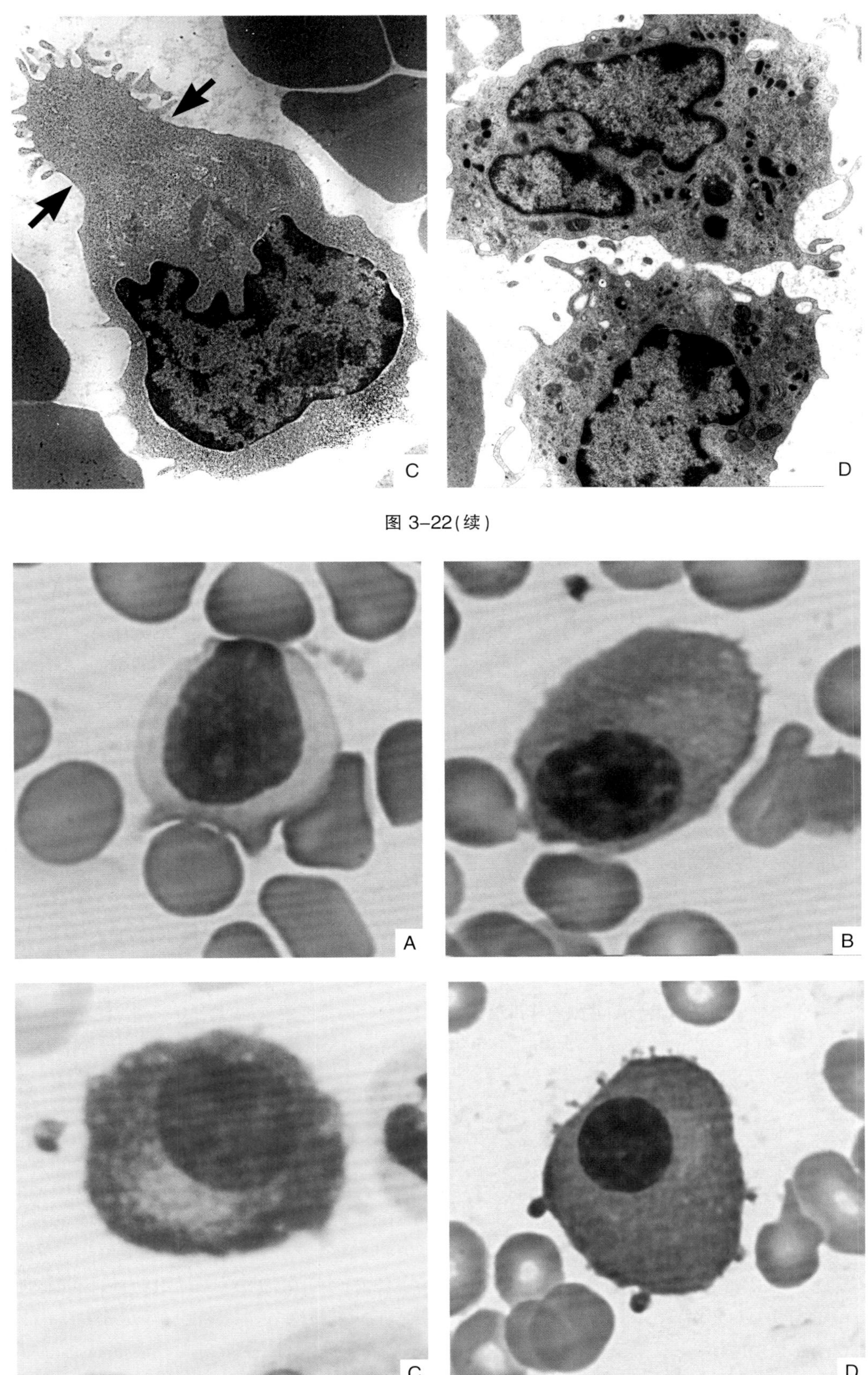

图 3-22(续)

图 3-23 淋巴母细胞和浆细胞。(A)淋巴母细胞外形圆,表面光滑,核圆,可见核仁,胞质清亮,×1K;(B)浆细胞核染色粗,胞质丰富,×1K;(C)反应性浆细胞,胞质丰富,核周有淡染区,×1K;(D)反应性浆细胞胞质呈泡沫状,呈紫红色,×1K。

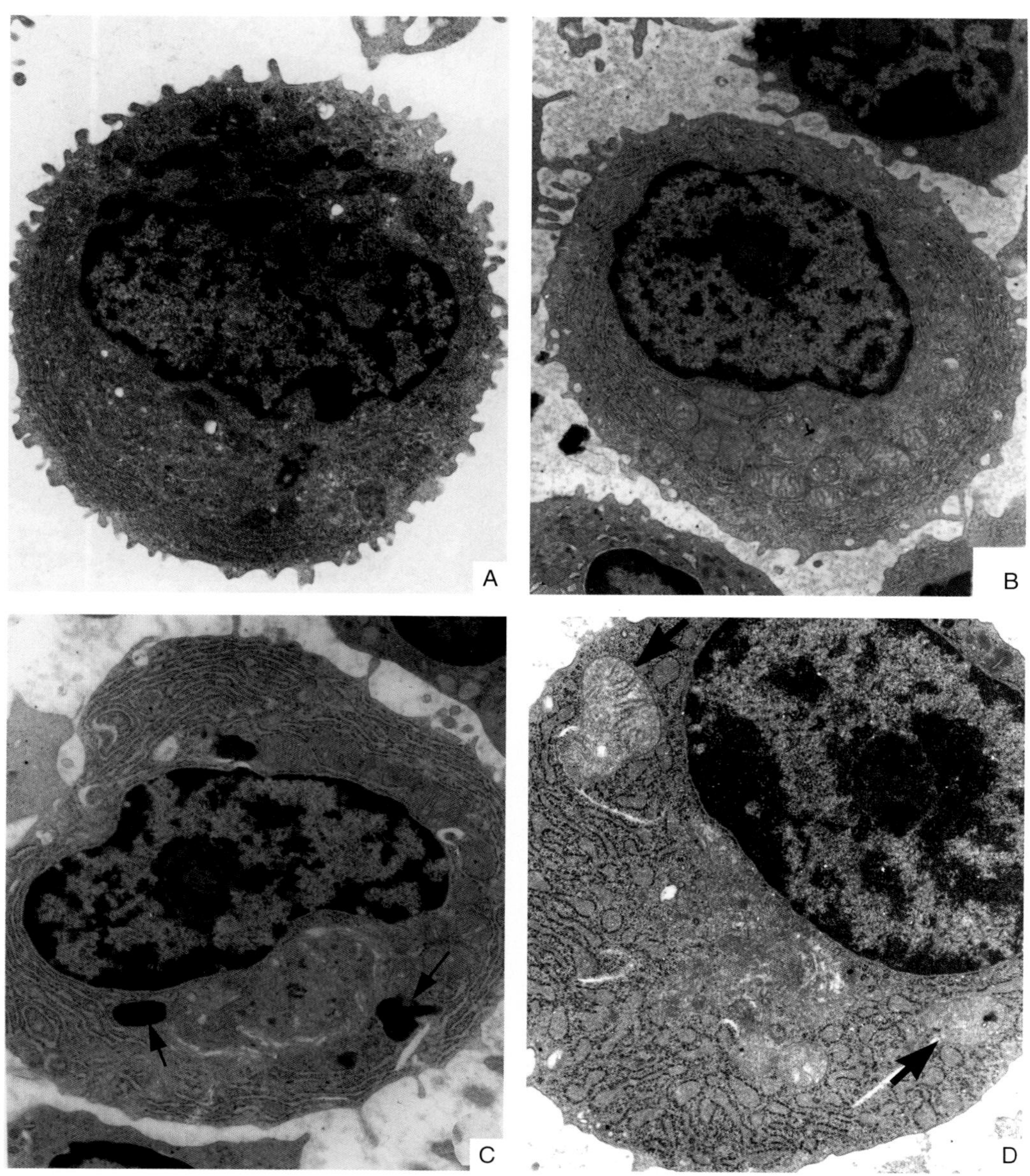

图 3–24 浆细胞样淋巴细胞和浆细胞。(A)浆细胞样淋巴细胞核不规则，内质网狭窄，线粒体小，×8K；(B)早期浆细胞粗面内质网狭窄，×6K；(C)浆细胞异染色质沿核膜分布，含 Russell 小体（箭头所示），×6K；(D)浆细胞异染色质呈钟表状分布，内质网扩张，线粒体肿胀（箭头所示），×4K。

参考文献

1.Wilkes MC，Shibuya A，Sakamoto KM. Signaling Pathways That Regulate Normal and Aberrant Red Blood Cell Development[J]. Genes（Basel），2021；12（10）：1646. Published 2021 Oct 19. DOI：10.3390/genes12101646.

2.Ru YX，Zhao SX，Dong SX，et al. On the maturation of megakaryocytes：a review with original observations on human in vivo cells emphasizing morphology and ultrastructure[J]. Ultrastruct Pathol，2015，39（2）：79–87. DOI：10.3109/01913123.2014.980482.

3.Ru YX，Dong SX，Liang HY，et al. Platelet production of megakaryocyte：A review with original observations on human in vivo cells and bone marrow[J]. Ultrastruct Pathol，2016，40（4）：163–70. DOI：10.3109/01913123.2016.1170744.

第 4 章

细胞的损伤与死亡

第 1 节　细胞损伤与细胞死亡的关系

细胞损伤或发育异常会导致细胞过早死亡和数量减少，不能维持正常生理需要，所以细胞损伤和发育异常就是细胞死亡的过程。生理状态下，哺乳动物细胞的死亡过程基本相同，细胞发育成熟后进入行使功能状态，细胞器逐渐退化变性，能量代谢下降，最后死于凋亡(apoptosis)。病理状态下，由于细胞分化程度、损伤因素和强度不同，细胞死亡方式表现多样。细胞死亡大致可以分两类，一类是主动性或程序性死亡，包括细胞凋亡和焦亡(pyroptosis)；另一类为被动性死亡，主要包括细胞坏死和胀亡。结合特定的形态结构、相应分子表达和代谢变化，细胞死亡又可以分为多种类型，如自噬性死亡、脂肪化死亡、线粒体相关性死亡。

一、细胞死亡的定义

细胞死亡的狭义概念是指有核细胞代谢和生命活动完全终止的不可逆状态；广义概念包括从细胞损伤开始到核酸代谢终止的一系列结构和代谢活动病理过程。成熟红细胞和血小板等无核细胞，虽然有一定功能和代谢活动，由于缺乏核酸转录和蛋白翻译等基本生命活动，不属于死亡研究范畴。近年有学者根据血小板形态结构变化和一些简单生物化学反应研究血小板凋亡，但这与经典细胞凋亡的病理生理过程有很大差别。所以，通常把核酸代谢不可逆损伤和活动终止作为判定细胞死亡的基本标准，这个过程同时伴随细胞形态和超微结构变化。

二、细胞死亡的诱因

细胞死亡的诱因包括内源性和外源性两大类。内源性诱因指自身代谢障碍和结构缺陷所致的细胞死亡，如脂质代谢异常引起的尼曼-匹克病和戈谢病，巨噬细胞最终死于葡萄糖脑苷脂在胞内大量集聚(详见第 13 章)。先天性红细胞生成障碍性贫血-Ⅰ型(CDA-Ⅰ型)由核膜缺陷引起核孔增宽和核膜断裂，胞质进入核内导致大量幼红细胞死亡；CDA-Ⅱ型由质膜结构异常引起大量幼红细胞破裂和死亡(图 4-1，详见第 5 章)。地中海贫血是由异常珠蛋白大量在细胞内储积，引起有核红细胞自噬性死亡所致[1]。外源性死亡诱因包括理化因素、微生物感染、营养缺乏、微环境异常及免疫因素与细胞间相互作用引发的损伤因素。

三、细胞死亡的多样性

细胞死亡既是过程也是结局。损伤因素作用于细胞，首先影响细胞代谢和功能，随后出现结构变化，代谢和结构变化累积到一定程度导致细胞代谢停止、结构崩溃。对单个细胞而言，死亡是一个动态变化过程；对细胞群体而言，不同分化程度的细胞在同一损伤节点呈现不同程度的代谢异常和结构变化，会呈现多种细胞死亡方式。有的细胞并非死于外界直接损伤和环境变化因素，而是死于自身过度应

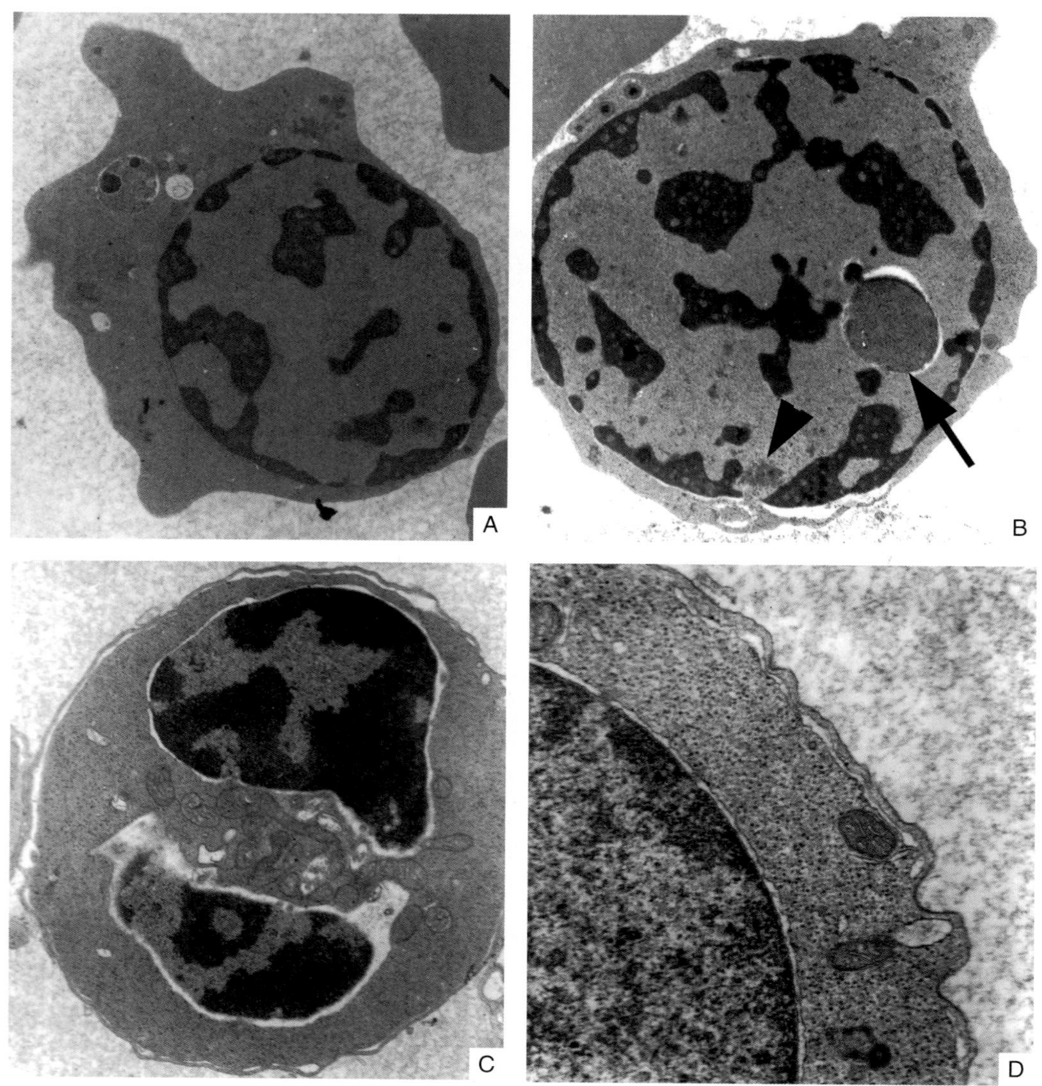

图 4-1 先天性红细胞生成障碍性贫血。(A)CDA-Ⅰ型幼红细胞核膜断裂,染色质异常凝集,核呈奶酪样结构,×4K;(B)幼红细胞核孔增宽(三角箭头所示),胞质进入核质(箭头所示),×5K;(C)CDA-Ⅱ型幼红细胞双层膜结构,核固缩,×5K;(D)CDA-Ⅱ型幼红细胞双层膜样结构,×20K。

激反应,如炎性反应中的粒细胞、淋巴细胞和巨噬细胞大部分死于过度吞噬和自身水解酶过度活化(图 4-2)。

四、细胞损伤的耐受性

首先，细胞损伤后是否死亡与细胞分化程度相关。细胞分化发育程度不同,核功能、核酸代谢、细胞形态、细胞器数量和结构不同,质膜与生物膜系统面积和组分差异很大，结构和组分差异决定了细胞内环境的稳定性和耐受性。细胞的分化程度越低细胞器越少,功能越低代谢越慢、耗氧越少,氧自由基产生越少,细胞对损伤的耐受性就越高。随着分化发育程度增高,细胞功能增强,代谢加快,对损伤越敏感,越容易死亡。所以,我们把高分化和成熟细胞称为终末期细胞。其次,低分化细胞对外界因素依赖少,外界变化对细胞影响小，耐受性强；而成熟细胞体积大、功能强、营养消耗多,对环境敏感,更容易损伤和死亡。我们在体外分别给予等剂量阿糖胞苷、甲氧柔红霉素和硫唑嘌呤，结果发现低分化白血病细胞耐受性强,死亡率低,而高分化白血病细胞大部分坏死或凋亡(图 4-3A)。这一结果与临床疗效相符,白血病细胞分化程度越高预后越好，如急性早幼粒细胞白血病和慢性粒细胞白血病容易缓解，而其他低分化细胞类型的白血病缓解率较低。残留在白血病患者体内的白血病细胞大都是低分化细胞，所以，治疗难度更大。

细胞耐受性还与细胞类型相关，细胞类型不同，形态、代谢水平、功能状态及对环境的适应性都不同，如体外培养的成纤维细胞比心肌细胞、神经元细胞和内分泌细胞对营养或缺氧耐受性强。所以，相同损伤因素作用于不同类型细胞，有的死亡快，有的死亡慢，有的不受影响。例如，用相同浓度柔红霉素作用于 M/B 双系列急性杂合白血病细胞，淋巴细胞容易凋亡和坏死，而单核细胞轻度损伤(图 4–3B)。这也可能是不同血细胞培养难度不同的原因之一。

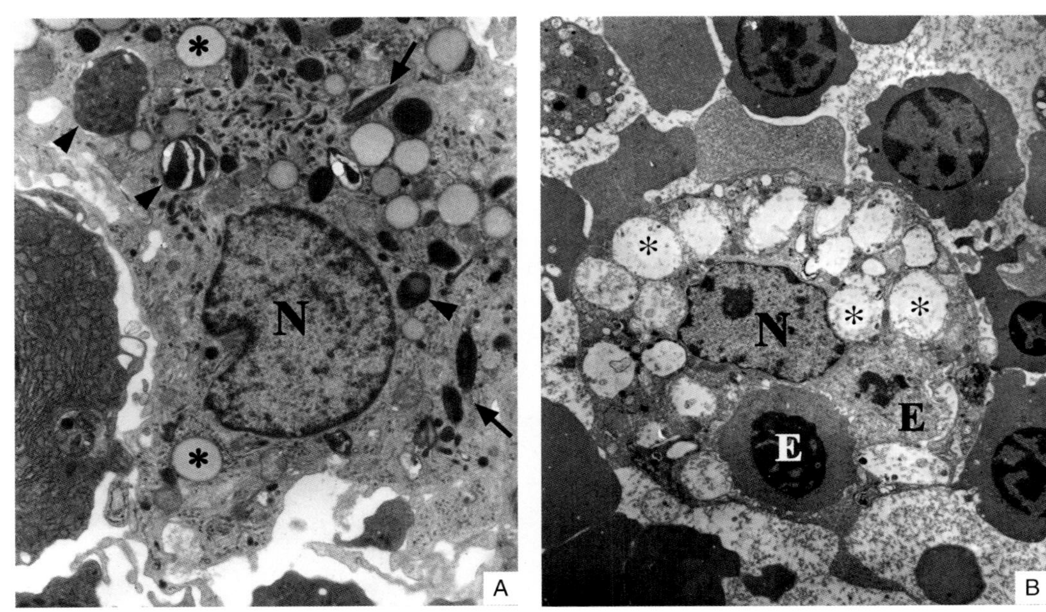

图 4–2　巨噬细胞损伤与死亡。(A)骨髓巨噬细胞(N)含初级溶酶体(箭头所示)和次级溶酶体(三角箭头所示)，脂滴增多提示细胞代谢受损(*)，×3.5K；(B)巨噬细胞(N)吞噬幼红细胞(E)后空泡化(*)，×3.5K。

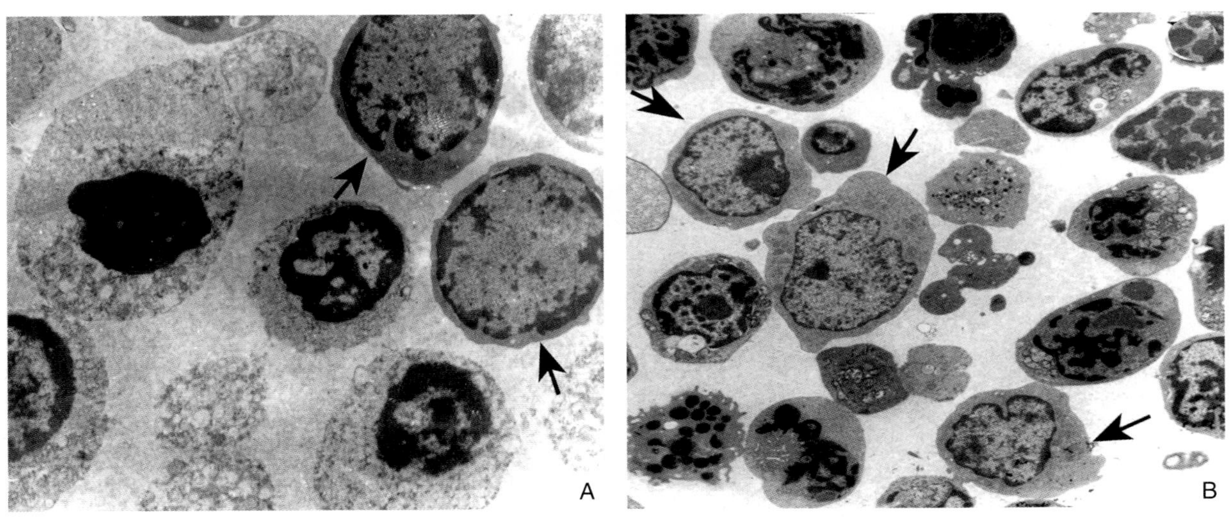

图 4–3　细胞耐受性实验。(A)阿糖胞苷作用于急性淋巴白血病细胞，低分化细胞结构完整，高分化细胞溶解和核固缩(箭头所示)，×4K；(B)柔红霉素诱导杂合白血病细胞，大部分淋巴细胞核固缩和凋亡，幼稚单核细胞结构完整(箭头所示)，×3K。

在损伤因素持续作用下，耐受性弱的细胞迅速死亡，而耐受性较强的细胞为适应环境变化会调整代谢和结构出现转分化，如慢性胃炎患者的胃黏膜上皮细胞转化为肠上皮细胞，而慢性支气管炎患者的支气管黏膜柱状纤毛上皮细胞转化为扁平上皮细胞。

五、细胞死亡选择

细胞死亡选择指相同损伤因素下不同细胞表现为不同死亡方式，有的细胞表现为坏死，有的表现为胀亡，有的表现为凋亡，有的出现自噬性死亡。首先，细胞死亡选择与细胞类型相关，如在缺氧条件下，心肌、神经元细胞和组织容易坏死；骨骼肌和平滑肌细胞主要表现为自噬、凋亡和组织萎缩(atrophy)，很少出现坏死。其次，细胞死亡选择与发育程度相关，高分化和成熟细胞容易发生凋亡和自噬等死亡过程，这可能与细胞功能和可分割性有关，如白血病毛细胞表面有大量膜片，膜片和伪足脱落不足以引起细胞死亡；而低分化细胞表面光滑，质膜破损后胞质外泄出现坏死。

细胞死亡选择建立在细胞耐受性上，一种损伤因素可引起细胞多种死亡方式。白血病患者接受化学治疗时，白血病细胞常同时存在坏死、胀亡、凋亡和自噬现象(图 4-4)。在同一个培养瓶内，完全相同

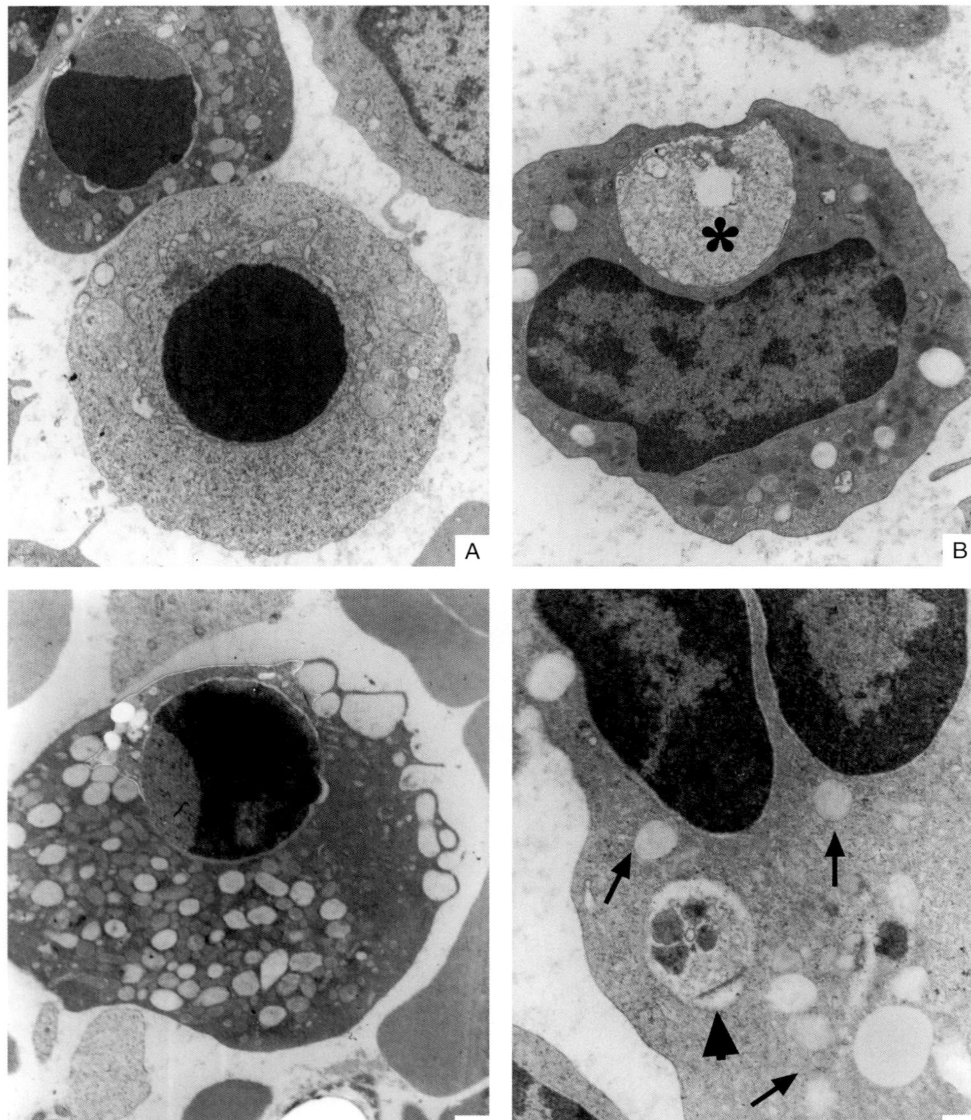

图 4-4 化学治疗对同一个患者血细胞的作用。(A)下方细胞溶解坏死；左上角细胞凋亡，右上角细胞正常，×4K；(B)胞质局灶性溶解(*)，×5K；(C)凋亡细胞，×5K；(D)细胞含自噬小体（三角箭头所示）、空泡（箭头所示）和脂滴，×10K。

的损伤因素可诱发多种细胞死亡方式，如分别用阿糖胞苷或柔红霉素诱导处理白血病细胞，可同时发生坏死、凋亡和自噬等多种细胞死亡方式。所以，强调细胞耐受性和死亡方式时，要同时注意细胞死亡的复杂性和重叠性。

细胞耐受性和死亡方式对临床和科学研究有重要意义。大多数细胞实验设计针对某一现象进行探索，剔除了许多同时发生的不相干事件，从某种意义上说是一种理想化研究活动。研究细胞凋亡用特定试剂检测凋亡效果和环节，但很少有人同时测定细胞的坏死、胀亡和自噬程度。所以，设计方案时针对研究对象优化诱发因素对实验结果的分析至关重要。在肿瘤治疗中，只有明确肿瘤细胞类型、分化发育程度和数量比例，才能针对性制订相应的放化学治疗方案，同时结合患者年龄、体质和肿瘤细胞分布范围，兼顾正常细胞对药物的耐受性和应激性，才能取得最佳效果。

第2节　细胞死亡类型

细胞死亡的分类和命名与人们对细胞死亡认识的深度和广度相关。细胞死亡类型主要根据细胞损伤和死亡过程中的结构特点命名。例如，死亡过程中以胞膜破裂、胞质外泄，或胞质和核溶解为主要特点命名为细胞坏死；以体积增大为主要特点命名为细胞胀亡(oncosis)；以染色质异常凝集引起核固缩、核碎裂，凋亡小体形成为特点命名为细胞凋亡(apoptosis)；以胞质出现自噬为主要特点命名为细胞自噬死亡（autophagic cell death)。从 20 世纪 70 年代到现在，文献报道细胞损伤和死亡方式有 12 种(表 4-1)。

根据细胞分子生物学特点，细胞死亡分非程序性和程序性两类。非程序性死亡是由突发和剧烈的外源性理化因素、微生物损伤、内环境变化和应激反应导致的细胞死亡，主要包括细胞坏死和胀亡。程序性死亡是自主信号通路（own signaling pathways)激活发生的细胞死亡，主要包括凋亡和自噬性细胞死亡。志贺菌引发巨噬细胞凋亡时，部分为 Caspase-3 介导的 p53 参与的传统细胞凋亡，而部分是 Caspase-1 介导的不依赖 p53 的细胞死亡，为区别两者信号通路方面的差别，后者被命名为细胞焦亡(py-

表 4-1　细胞死亡分类

细胞死亡类型	日期	报道者	主要细胞结构特点
细胞凋亡(apoptosis)	1972	J. Kerr	核固缩，凋亡小体；边缘囊泡形成
溶酶体细胞死亡(lysosome cell death)	2000	J. Franko	溶酶体释放，胞膜破裂
细胞焦亡(pyroptosis)	2001	B. Cookson	巨噬细胞/T-细胞体积缩小，胞质突出泡，染色质凝集
粒细胞炎性死亡(NETosis)	2004	A. Zyehlinsky	中性粒细胞，网状突起增多
免疫原性细胞死亡(immunogenic cell death)	2005	O. Kroemer	胞质局灶性溶解和坏死
坏死性凋亡(necroptosis)	2005	J. Yuan	肿胀，胞膜破裂，染色质异常凝集
细胞内细胞死亡(entosis)	2007	J. Brugge	细胞相互包裹
依赖性死亡(parthanatos，PARP-1)	2009	V. L. Dawson	染色质凝集，多见于神经细胞
细胞铁死亡(ferroptosis)	2012	B. Stockwell	线粒体嵴减少，体积缩小
细胞自噬死亡(autosis)	2013	B. Levine	自噬小体和自噬溶酶体形成
细胞碱化死亡(alkaliptosis)	2018	D. Tang	特点与细胞坏死类似
氧自由基半胱天冬酶非依赖死亡(oxeiptosis)	2018	A. Pichlmair	特点与细胞凋亡类似

roptosis)[2]。

根据诱因细胞死亡又分主动性死亡和被动性死亡。细胞主动性死亡是机体为维持内环境稳定和适应发育需要发生的生理性细胞死亡，是细胞自身发起的由基因控制的程序性死亡,包括凋亡、焦亡和自噬性细胞死亡。细胞主动性死亡消耗能量但不诱发炎性反应。被动性死亡是外界环境因素所致的细胞坏死和胀亡,被动性死亡不消耗能量,并发炎性反应。

细胞死亡具有时相性，特定死亡阶段和环节出现特定的标志蛋白和特定的结构特点。对群体细胞而言，各种细胞的死亡标志蛋白和形态特点常交叉或重叠出现，同一病理组织中同样存在多种细胞死亡方式,如缺血过程中损伤部位同时存在坏死、凋亡和自噬性损伤等多种细胞死亡方式[3,4]。细胞实验中,培养细胞在不同时期发生比例和数量不同的胀亡、坏死和凋亡等多种死亡方式。尽管细胞死亡呈现了丰富多彩的形态结构和分子生物学特点，为生命科学提供了广阔的研究方向，但某种细胞死亡的分子生物学和形态结构特点，只代表在细胞死亡过程的某个环节和阶段，不足以解释细胞死亡整个病理过程。下面根据细胞超微结构变化特点介绍几种常见的细胞死亡方式。

一、细胞坏死

坏死（necrosis）最初指细胞死亡导致的不可逆“组织损伤”，后来用于强力损伤所致的细胞急性死亡，是未经细胞内部调控发生的非耗能性被动性死亡。组织坏死是指细胞大量坏死引起组织结构崩溃、溶解和继发性炎性损伤；细胞坏死特指细胞的胞质溶解、胞膜破裂,以及细胞蛋白、糖类和核酸等大分子物质变性凝固而导致细胞生命终止的死亡方式[5]。

(一)细胞坏死分类

细胞坏死分三种情况。第一种,细胞受剧烈理化或生物因素刺激,细胞膜通透性增高,大量水分进入细胞,钙离子浓度升高,细胞骨架被破坏,溶酶体酶释放,pH 值下降,脱氧降解,最后胞膜破裂,胞质外泄,胞体塌陷,这种坏死常引起周围组织严重炎症反应。

第二种,在骤冷、强碱、激光、高温等强理化因素和固定剂作用下，细胞大部分蛋白质和核酸大分子迅速变性,生命活动迅速终止。由于这种死亡细胞的胞膜、胞质、核等细胞器轮廓或结构保存完好或接近生存状态,被称为凝固性死亡(solidified death)。恰当的固定剂和固定方法能最大限度保存细胞生命状态的结构,因此,在病理研究中被广泛使用,而其他原因所致的细胞死亡常引起不同程度细胞体积缩小和密度增高,因此,很少被使用。

第三种,先出现胞质或细胞核溶解、破坏,后出现胞膜渗透性改变和破裂,这类坏死方式又称为细胞溶解性坏死(cytolysis necrosis)。细胞溶解性坏死又分急性和慢性两种，急性坏死表现为胞质广泛溶解,胞体整体崩溃;慢性坏死表现为胞质局灶性溶解,范围逐渐扩大,最后出现核溶解,细胞生命终止。细胞慢性溶解性坏死还可以演变为凋亡,因此,细胞坏死和凋亡两者之间没有绝对界限,常同时发生[6]。炎性状态细胞因子和肿瘤坏死因子引起成熟细胞坏死,多表现为胞质的局灶性溶解和坏死,这类细胞死亡既有细胞坏死的形态特点,又有程序性细胞死亡特点,所以,又被称为坏死性凋亡(necroptosis)[7],也有文献根据病因特点将之称为免疫源性细胞死亡（immunogenic cell death)。急性和慢性细胞坏死在形态上分别表现为胞质广泛与局灶性电子密度降低。细胞坏死仅提示细胞死亡,不能说明细胞死亡具体诱因。细胞急性坏死的主要诱因为剧烈外来刺激和损伤因素,细胞慢性坏死主要诱因为长期、轻度内外环境变化和刺激,包括炎性因子、慢性理化因素损伤等[8]。

细胞慢性溶解坏死的特点为胞质局灶性溶解和消化，形态结构较难与细胞吞噬和自噬后损伤相鉴别,这种细胞坏死与坏死性凋亡类似,在机体和体外实验中广泛存在。细胞自身代谢异常、胞体内集聚异常蛋白质也会引起胞质局灶性溶解和细胞死亡,如地中海贫血异常珠蛋白在有核红细胞内大量集聚引起细胞坏死;再生障碍性贫血患者血细胞的免疫损伤和死亡。体外实验中培养条件和营养不当,以及细胞生长因子缺如也常引起胞质局灶性溶解和细胞死亡。

(二)细胞坏死的形态结构

1.细胞急性坏死

细胞严重损伤引起细胞剧烈肿胀和破裂，由于细胞碎片在体内被巨噬细胞迅速清除很少看到，未破裂细胞光镜下肿胀、呈球形、透亮、浅染，核大而圆、核仁显著，空泡化。培养细胞突起消失，失去贴壁功能，变为球形，上清液中有大量细胞碎片。坏死细胞体积是正常细胞的 2~5 倍，核仁显著，组织中坏死细胞周围有炎性细胞和渗出，坏死区有巨噬细胞和成纤维细胞。电镜下坏死细胞密度低，核肿大，呈圆形，核仁大，核膜下异染色质溶解断裂或核溶解，内质网扩张，核糖体脱落，高尔基体消失；线粒体肿胀，嵴扩张断裂，重者线粒体空泡化或破裂(图 4–5)。由于水分进入坏死细胞，首先分布在膜下或细胞周边，形成胞膜下低密度区和核周高密度区两部分(图 4–6)。扫描电镜下坏死细胞表面光滑、突起少，表面有孔洞，可见塌陷细胞残骸(图 4–7)。

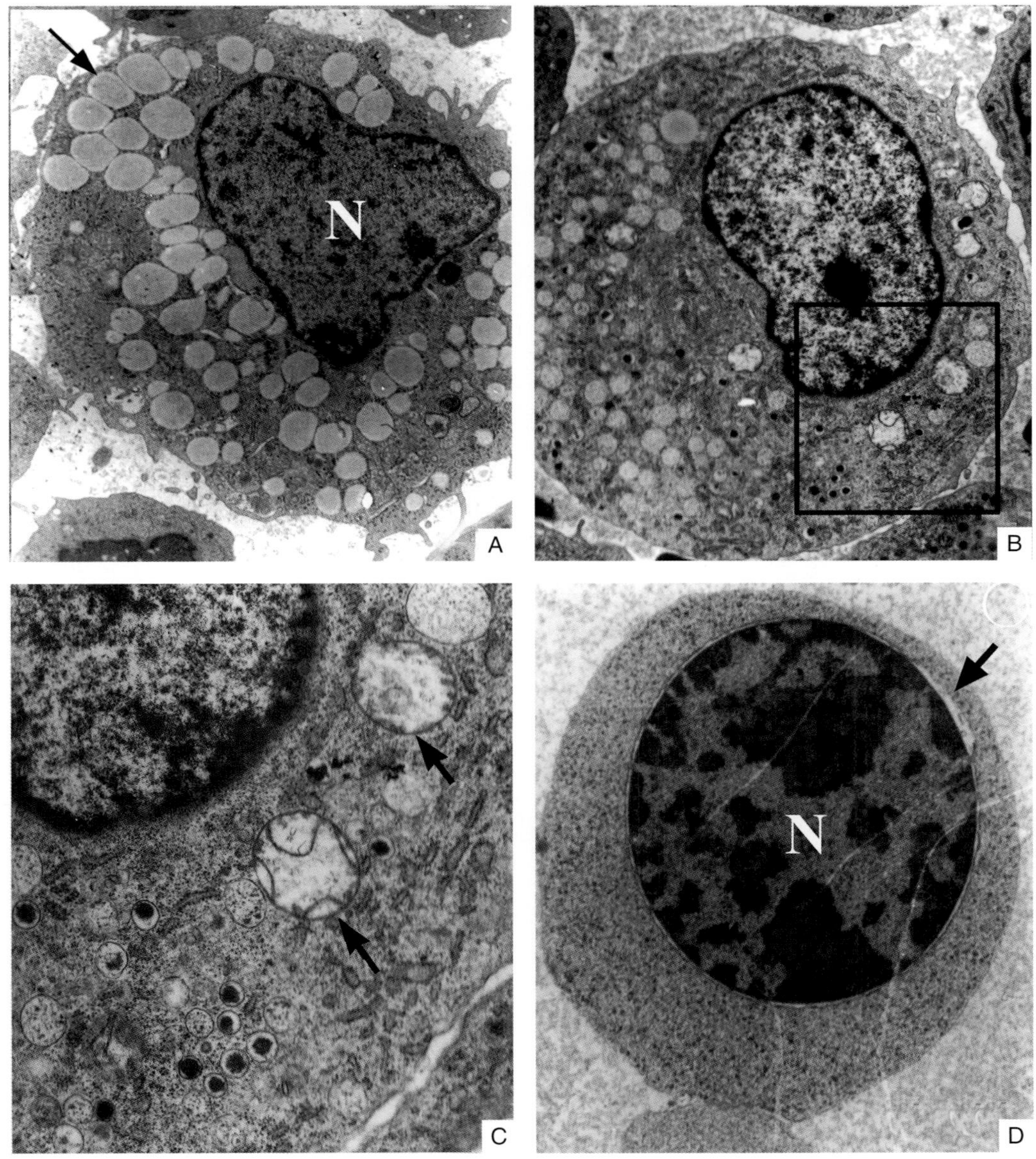

图 4–5　化学治疗性细胞急性坏死。(A)幼红细胞含大量脂滴(箭头所示)，×2.5K；(B)粒细胞肿大，空泡化，×3K；(C)线粒体肿大和嵴断裂形成空泡(箭头所示)，×10K；(D)中幼红细胞坏死，胞质溶解，染色质凝固，核周间隙增宽(箭头所示)，×5K。

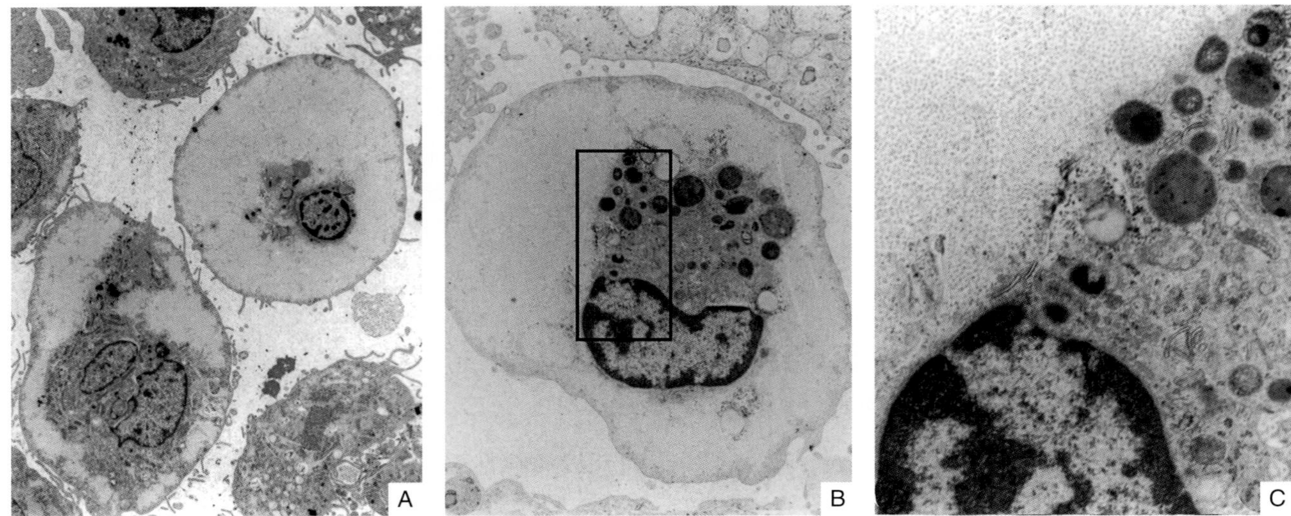

图 4–6 培养细胞坏死。(A)粒细胞水样化,细胞周边胞质密度低,核周密度正常,×2.5K;(B)嗜酸性粒细胞水样化,周边密度低,核周嗜酸颗粒正常,×5K;(C)高倍镜显示 B 图细胞胞质密度差异,×10K。

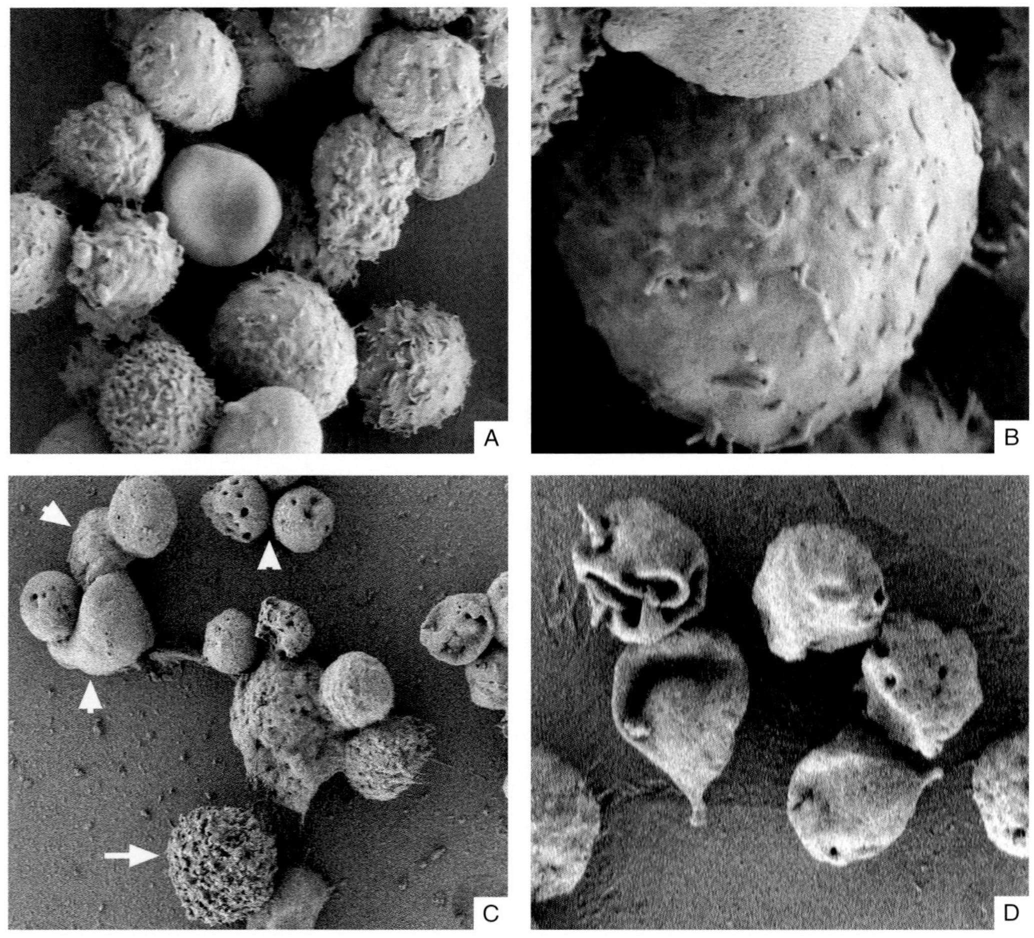

图 4–7 细胞急性坏死。(A)未损伤细胞表面皱褶和伪足多,×4K;(B)正上方坏死细胞光滑,皱褶和突起消失,下方细胞表面正常,×5K;(C)坏死细胞表面出现孔洞(三角箭头所示),未坏死细胞皱褶和伪足正常(箭头所示),×2K;(D)坏死细胞胞质外泄后塌陷,表面有孔洞,×4K。

2.细胞慢性坏死

细胞慢性坏死主要表现为胞质局灶性溶解，与细胞凋亡、胀亡、自噬及急性坏死常同时发生，共同存在，难以鉴定。光镜下慢性坏死细胞的大小、形态变化不明显，有的细胞外形不规则，轻度肿大，胞质局部浅染。电镜下慢性坏死细胞的胞质局灶性溶解或消化，出现变性鞘磷脂构成环层小体和空泡，晚期胞膜破裂，核膜溶解，染色质异常凝集，或出现核固缩和核碎裂(图 4–8)。

3.细胞凝固性死亡

细胞凝固性死亡，是在固定剂、骤冷、强碱、激光和高温理化因素作用下细胞蛋白质和核酸等大分子迅速变性，生命活动虽然终止，但轮廓完整和结构接近生存状态的一种死亡方式。光镜下这些细胞轮廓接近正常，损伤或固定因素常引起细胞出现不同程度固缩、密度增高；电镜下细胞的体积和正常状态相同，核结构异常，胞质结构变化不明显，少数出现胞质轻度溶解(图 4–9)。

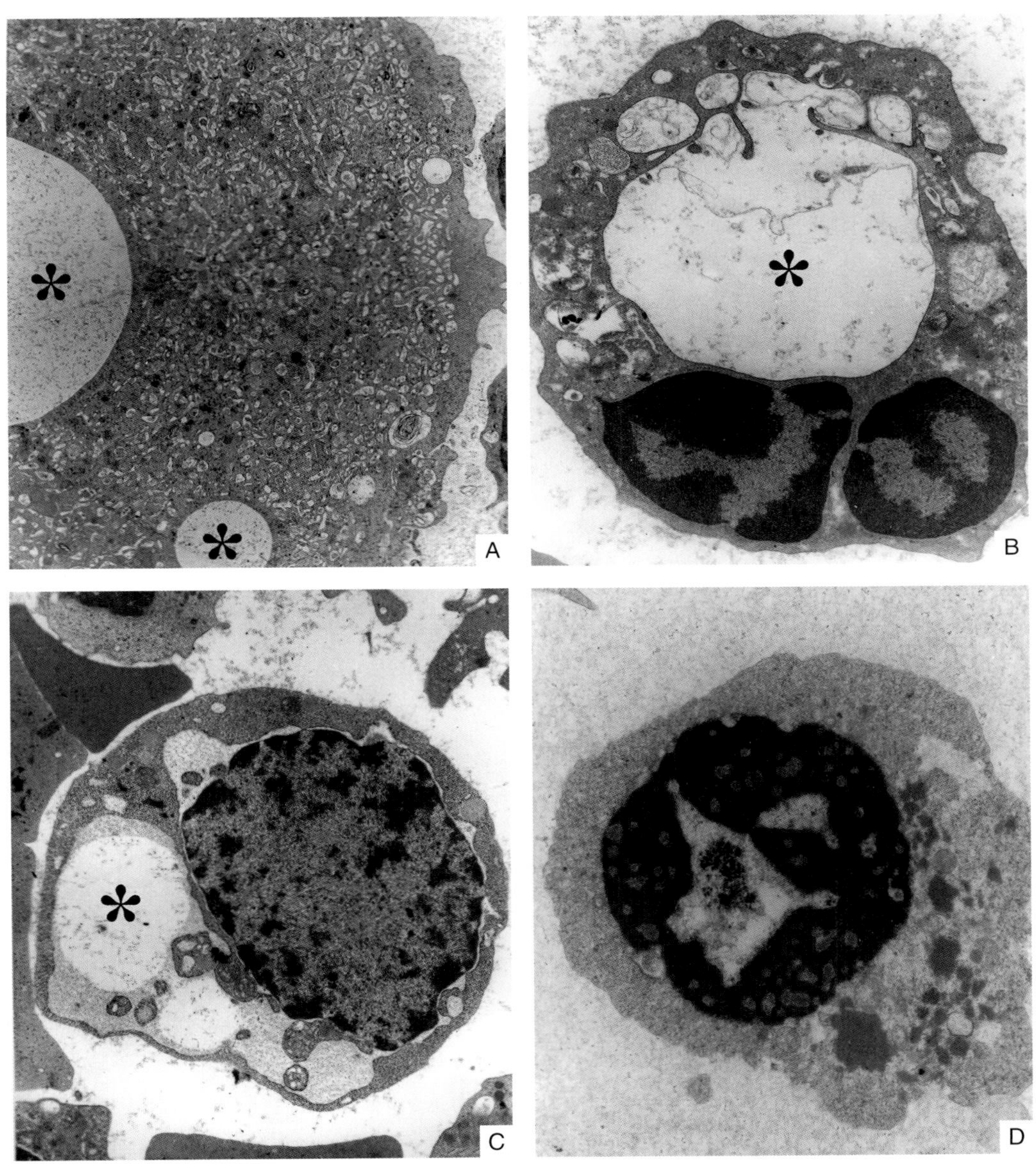

图 4–8　细胞慢性坏死。(A)巨核细胞局灶性溶解(*)，×5K；(B)成熟粒细胞局灶性水解空泡(*)、周围线粒体肿大，×5K；(C)幼红细胞胞质局灶性溶解(*)，核周间隙增宽，×6K；(D)地中海贫血有核红细胞含高密度异常珠蛋白，核固缩，×6K。

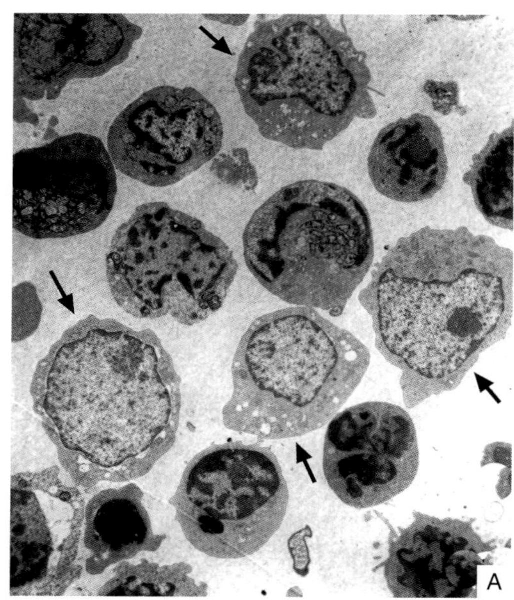

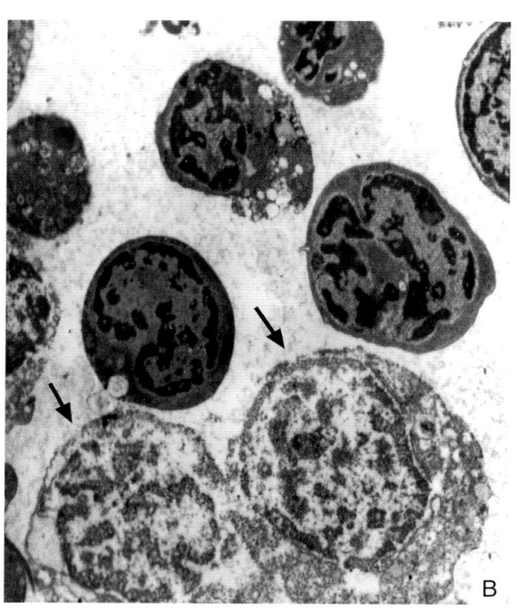

图 4-9 细胞凝固性坏死。(A)戊二醛固定细胞结构正常(箭头所示),其他用 1%过氧化氢处理的细胞核固缩,体积变小,核膜溶解,×2K;(B)1%过氧化氢同时处理淋巴细胞和早幼粒细胞(箭头所示),细胞器溶解破坏,×4K。

(三)细胞坏死的病理学意义

细胞急性坏死多见于剧烈生物和理化因素损伤,如食物中毒、病毒和细菌感染浸润、辐射和放射治疗;其次,见于自身免疫性疾病抗体损伤,如溶血性贫血、原发性免疫性血小板减少症,移植引起的免疫排斥反应。细胞坏死与肿瘤的发生和发展密切相关,对肿瘤细胞和微环境都有重要影响[8]。肿瘤细胞坏死特点为肿胀、破裂和细胞碎片,濒死细胞为圆形,体积大,胞质着色浅,核大而圆,核仁显著;溶解或死亡细胞常残留空洞和残留物。肿瘤细胞坏死提示肿瘤细胞发育异常、局部缺血和机体免疫系统对肿瘤细胞攻击,如霍奇金淋巴瘤中 Hodgkin 细胞和 Reed-Sternberg 细胞(R-S 细胞)体积巨大,核仁显著,周围常有大量巨噬细胞和活化成熟 T 细胞(详见第 11 章);放化学治疗患者恶性细胞出现类似形态。细胞慢性溶解坏死见于慢性疾病,如各种呼吸和心血管慢性疾病和神经系统代谢障碍,细胞存在不同程度胞质破坏,同时伴间质细胞增生和细胞外基质增多。

培养细胞体积变大、光亮透明,虽然形态完整,但提示培养时间过长或营养不足,已经发生细胞损伤和坏死,这些细胞不再适合用于疗效、毒性、增殖和分化研究。悬浮培养细胞实验应选择体积中等、大小均匀的增殖早期细胞;贴壁细胞应在细胞铺满 2/3 瓶底收集实验。直接来源于动物和人体细胞,应该及早实验,培养过程中容易出现急、慢性死亡。传代细胞系一方面表现为高增殖性,另一方面常伴细胞坏死结构。所以,研究时要仔细观察细胞形态结构,保证细胞良好状态,才能排除培养因素和细胞自身缺陷对实验结果的影响。

二、细胞脂肪变性与死亡

脂肪变性(fatty degeneration)是指非脂肪细胞代谢障碍,胞质出现大量脂滴,伴细胞损伤和死亡的病理现象。细胞脂肪变性常见于慢性损伤、营养缺乏、代谢障碍,以及细胞老化[9,10]。脂肪化(pimelosis)是指组织器官非脂肪细胞脂肪变性或脂肪细胞增多,脂肪含量增多,如肝脏和骨髓脂肪化等。脂肪细胞和成纤维细胞同属间充质细胞,成纤维细胞体外诱导后可转化为脂肪细胞,脂肪细胞在减脂素诱导下可转化为成纤维细胞[11],所以,脂肪变性细胞不包括这两种细胞,也不能据此推论脂肪变性细胞具有可逆性。

细胞脂肪变性诱因包括感染、缺氧、免疫性损伤、营养缺乏和细胞衰老;其次,线粒体损伤或异常、细胞增殖过快、代谢障碍和化学治疗也可导致细胞脂肪变性。培养细胞时血清等营养物质含量不足、过度培养、缺乏相应生长因子常常引起细胞内脂肪增多,但是否认为脂肪变性需要更多数据。脂肪变性一方面是损伤和代谢异常所致，另一方面严重脂肪变性进一步加重细胞损伤,导致细胞死亡。

(一)脂肪变性的形态结构

细胞脂肪变性和死亡见于多种疾病，常见于动脉粥样硬化和各种原因导致的肝细胞损伤，主要特点为平滑肌细胞、成纤维细胞和肝细胞含大量脂肪滴,细胞体积增大,梭形变为圆形,线粒体固缩,胞质溶解(图 4-10)。血液细胞的脂肪变性和脂肪性坏死见于多种血液疾病各发育阶段细胞，由于 HE 和吉姆萨染色使脂肪成分溶解和脱失，光镜下胞质中脂肪滴成空泡状。锇酸对脂肪有良好固定效果,不仅可以显示胞质中的脂肪滴数量和大小，而且可以显示细胞损伤严重程度。轻度脂肪变性细胞内质网、高尔基体等细胞器结构基本正常；严重脂肪变性细胞脂肪滴大、染色质凝集、核固缩、核膜断裂,甚至凋亡(图 4-11 和图 4-12)。

(二)脂肪变性的病理学意义

细胞脂肪变性见于各种疾病,如动脉粥样硬化、肝炎早期、营养障碍和肥胖导致的脂肪肝、病毒性心肌炎、克隆性结肠炎、移植所致免疫排斥反应、结缔组织疾病及神经系统疾病。血液病如再生障碍性贫血、骨髓增生异常综合征及 Burkitt 淋巴瘤等血液系

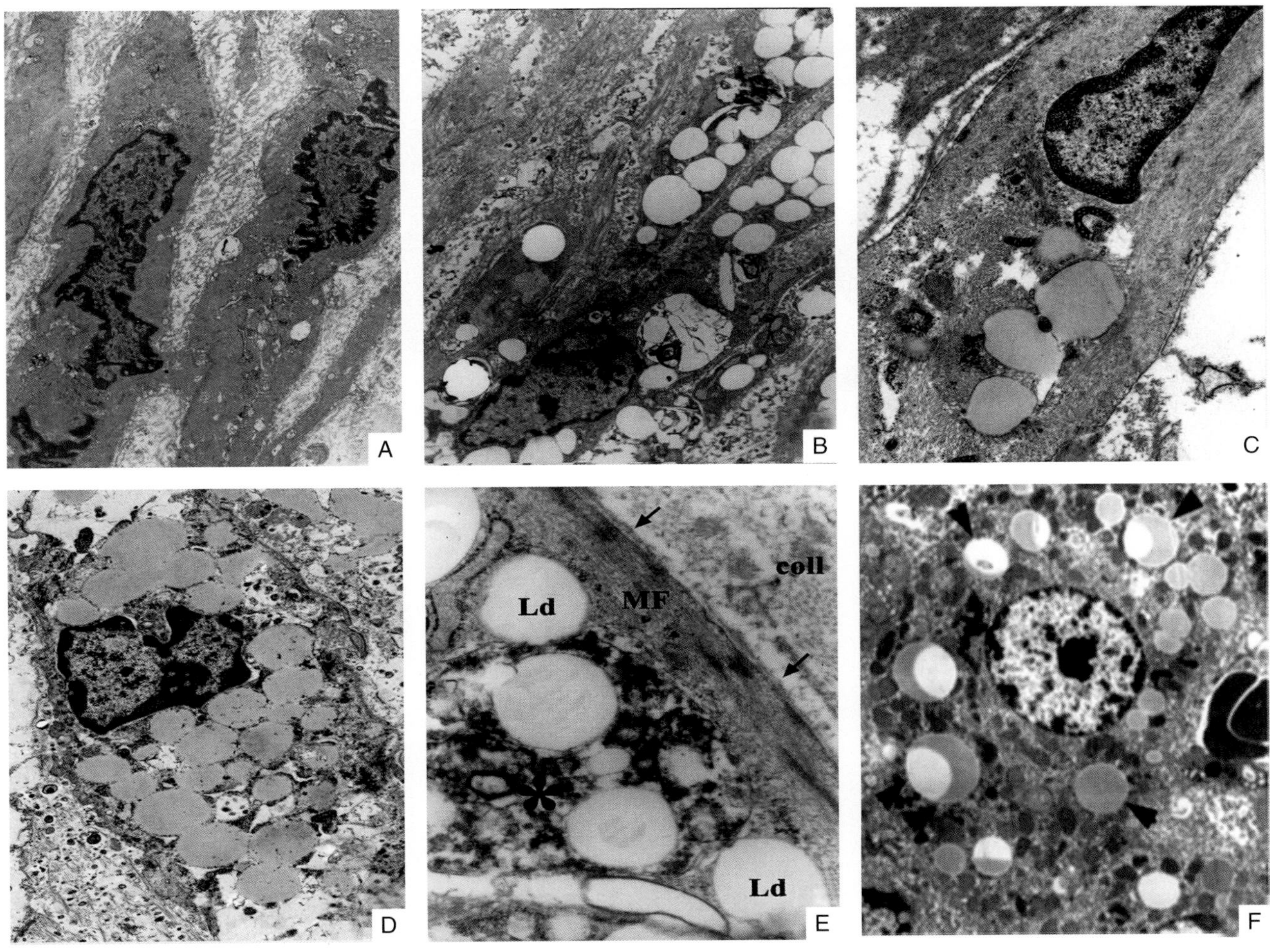

图 4-10　细胞脂肪变性。(A)正常动脉血管平滑肌细胞,×3K;(B)动脉粥样硬化平滑肌细胞含脂滴,×6K;(C)平滑肌细胞脂肪滴增多,×6K;(D)平滑肌细胞脂肪变性转化为泡沫细胞,核损伤,×3K;(E)平滑肌细胞含脂滴(Ld),大部分胞质溶解,背面附着纤联蛋白(箭头所示),细胞周边有肌纤维束(MF),细胞周围是胶原(coll),×20K;(F)药物性肝损伤,肝细胞充满脂肪滴(三角箭头所示),×3K。

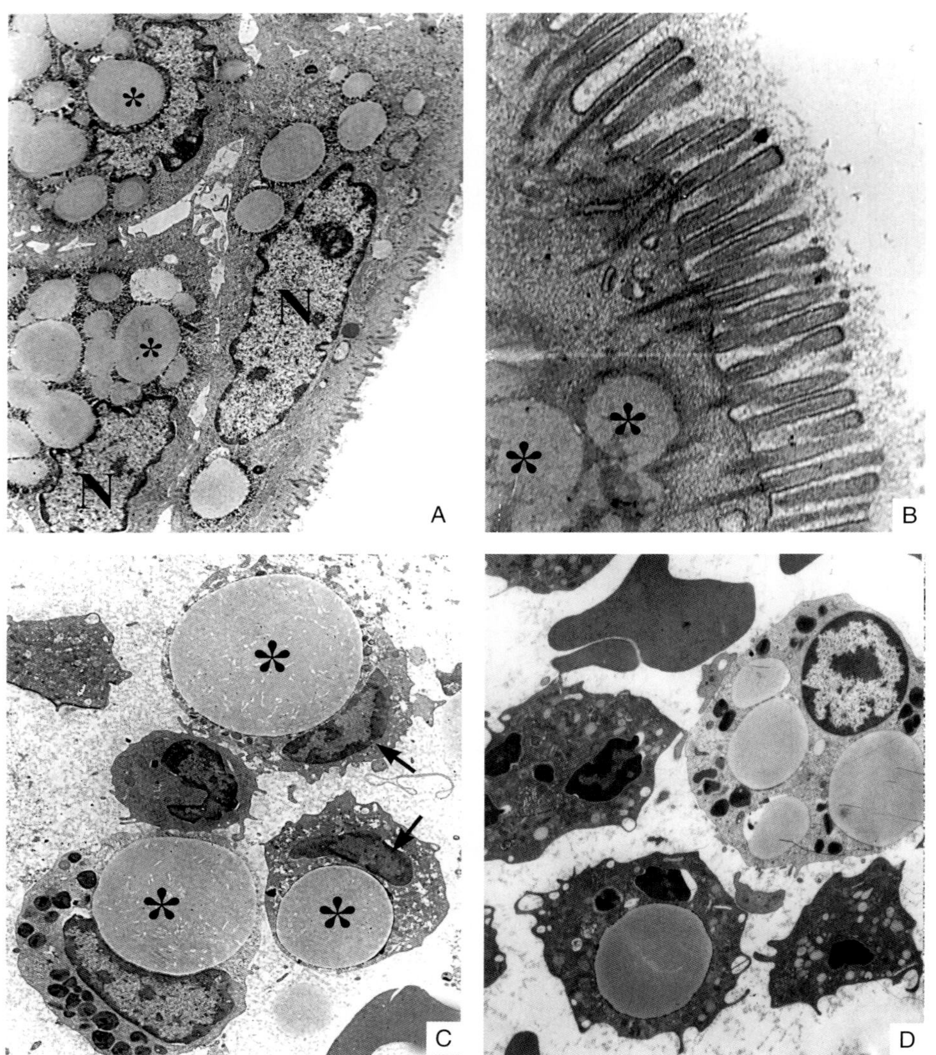

图 4–11 细胞脂肪变性。(A)造血干细胞移植引起移植物抗宿主病，肠黏膜上皮细胞脂肪变性(*)，N，细胞核，×2.5K；(B)黏膜上皮细胞胞质含大脂滴 (*)，×20K；(C)再生障碍性贫血粒细胞含大脂滴(*)，核固缩(箭头所示)，×2.5K；(D)药物损伤引起的血细胞减少，右上嗜酸性粒细胞脂肪变性，左侧和下方成熟粒细胞凋亡，密度高，表面有囊泡，×3K。

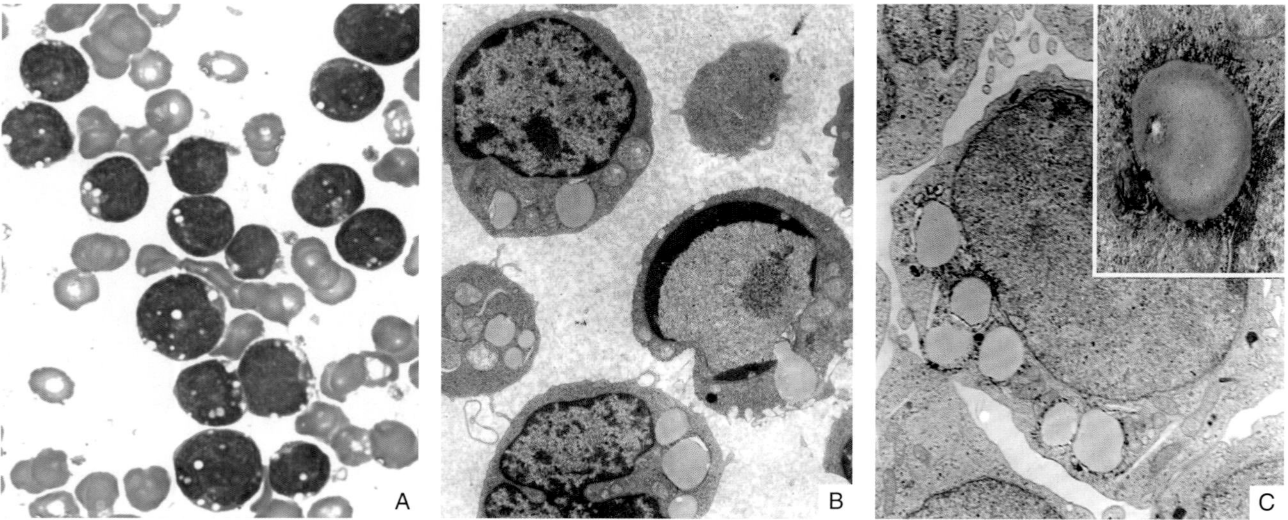

图 4–12 白血病细胞脂肪变性。(A)Burkitt 淋巴瘤细胞，脂肪成分提取后呈空泡状，×1K；(B)电镜显示 Burkitt 淋巴瘤细胞含低密度脂肪滴，右侧凋亡细胞含脂肪滴，×3K；(C)白血病单核细胞脂肪变性，×6K。

统肿瘤也可见脂肪变性。脂肪变性与细胞凋亡常同时发生，严重脂肪变性可以引起机体细胞数量减少和脏器萎缩；轻度脂肪化器官在祛除病因或改善营养后可在一定程度上恢复，如嗜酒患者戒酒后骨髓、肝脏脂肪化缓解，神经系统症状改善。由于器官自身细胞新陈代谢，脂肪化减轻和恢复并不足以证明已经变性的细胞逆转为正常细胞。培养细胞脂肪变性时上清液存在大量破裂和坏死细胞，提示严重脂肪变性能够导致细胞死亡。

三、细胞凋亡

凋亡(apoptosis)一词源于古希腊语，指秋天树叶或花瓣凋落死亡。1973 年 Kerr 结扎大鼠肝左、中叶门静脉，发现缺血性坏死区周边肝细胞死亡并形成小块，细胞周围无炎症反应，以后在其他组织和细胞培养中也发现类似现象，表现为胞质电子密度增高，胞质周边有囊泡，细胞核固缩、碎裂，最后与胞质共同形成凋亡小体，人们将这种细胞死亡方式命名为细胞凋亡[12]。生理状态下细胞凋亡主要发生于高分化和成熟细胞，是以核酸内切酶活化引起 DNA 降解导致一定长度染色质断裂为特点的细胞程序性死亡。细胞凋亡是生物进化、发育和衰老过程一种正常的生理过程，但内外因素刺激和诱导可以增强细胞凋亡，导致疾病发生。

(一)细胞凋亡的形态结构

细胞凋亡是一个动态过程，光镜下早期凋亡细胞形态与正常细胞不能区别，需要依赖免疫组化和凋亡检测试剂盒证实。中期开始凋亡细胞的胞质嗜酸性逐渐增强，呈粉红色，细胞核染色深，晚期形成炭核(核固缩)，最后固缩核分裂成块，与嗜酸胞质形成大小不等的凋亡小体。电镜可将细胞凋亡分为早、中、晚三个时期。①早期：核染色质均质性密度增高，环形附着于核膜下，细胞核中央电子密度低；细胞表面和周边囊泡增多，胞质密度轻度增高(图 4-13A，B)。②中期：核染色质凝集面积增大，呈球形、弯月形或不规则形，细胞核分高密度区和低密度区，核膜清晰；胞质密度进一步增高，细胞表面囊泡增多(图 4-13C)。③晚期，染色质凝块彼此分裂，核膜溶解、不清晰，核低密度区与胞质界限不清。胞质空泡与裂隙扩大延伸，分隔染色质凝块和周围胞质，使细胞形成大小不等的凋亡小体(图 4-14)。

生理性凋亡常见于成熟或终末期细胞，不同类型细胞凋亡结构基本相同。细胞凋亡晚期高尔基体减少，内质网、线粒体结构不清晰，溶酶体变化不明

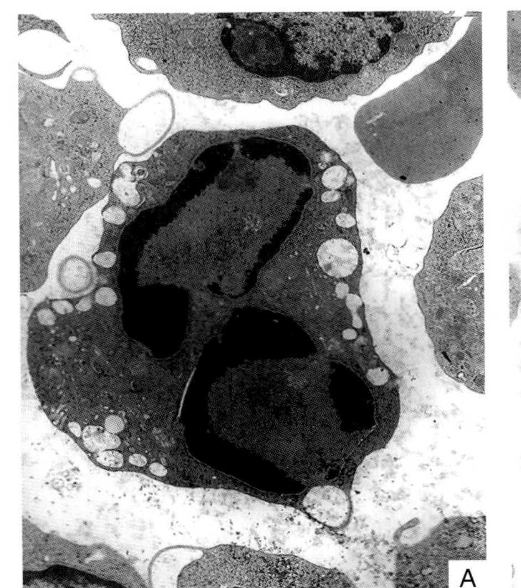

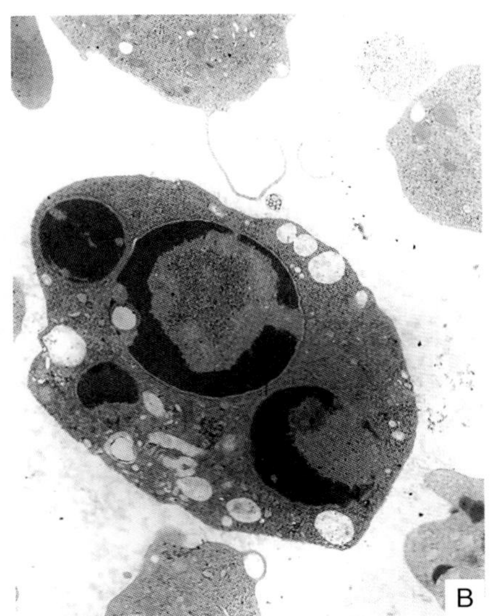

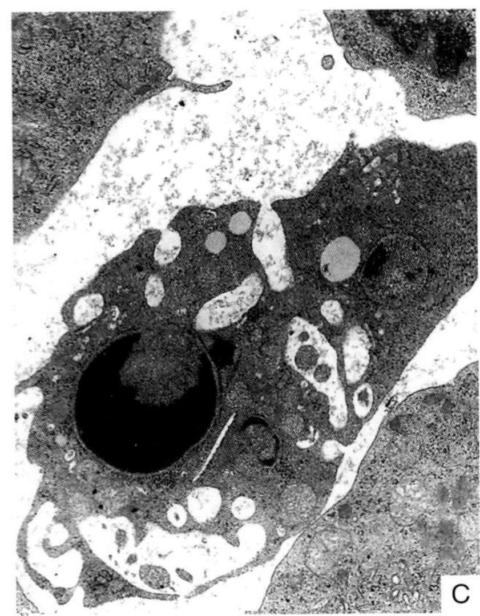

图 4-13　细胞凋亡。(A)成熟粒细胞凋亡早期，染色质在核膜下均质性凝集，分叶核中央电子密度低，胞质密度比周围未凋亡细胞高，胞膜完整，细胞表面空泡增多，×5K；(B)凋亡中期核染色质凝块不规则，呈球形、半球形或不规则形，×5K；(C)凋亡晚期胞质内空泡扩大，×5K。

显。凋亡过程中，细胞质膜结构完整，无破裂，无炎性物质释放。病理状态和培养细胞凋亡可发生于各发育阶段，不同发育时期细胞凋亡结构稍有差别，低分化和未完全成熟的细胞，凋亡时细胞核圆，核膜轮廓清晰，核仁密度介于高密度与低密度之间，染色质凝集团块大部分呈弯月形结构(图 4–15)。

(二)细胞凋亡的生理病理学意义

生理性细胞凋亡发生于分化终末期细胞，是组织器官细胞代谢的主要方式。凋亡细胞的核固缩与成熟细胞发育和死亡非常相似，如中性粒细胞经过原始、早幼、中幼、晚幼、杆状核和分叶核细胞后凋亡；上皮细胞从真皮层发育到表皮层后凋亡；有核红细胞经过原始、早幼、中幼和晚幼阶段，最后核染色质逐渐固缩。这些特点说明终末期或成熟细胞凋亡属于生理性死亡。

生理状态下机体大多数功能细胞为成熟细胞，皮肤、胃肠道、呼吸道上皮细胞以及其他器官细胞

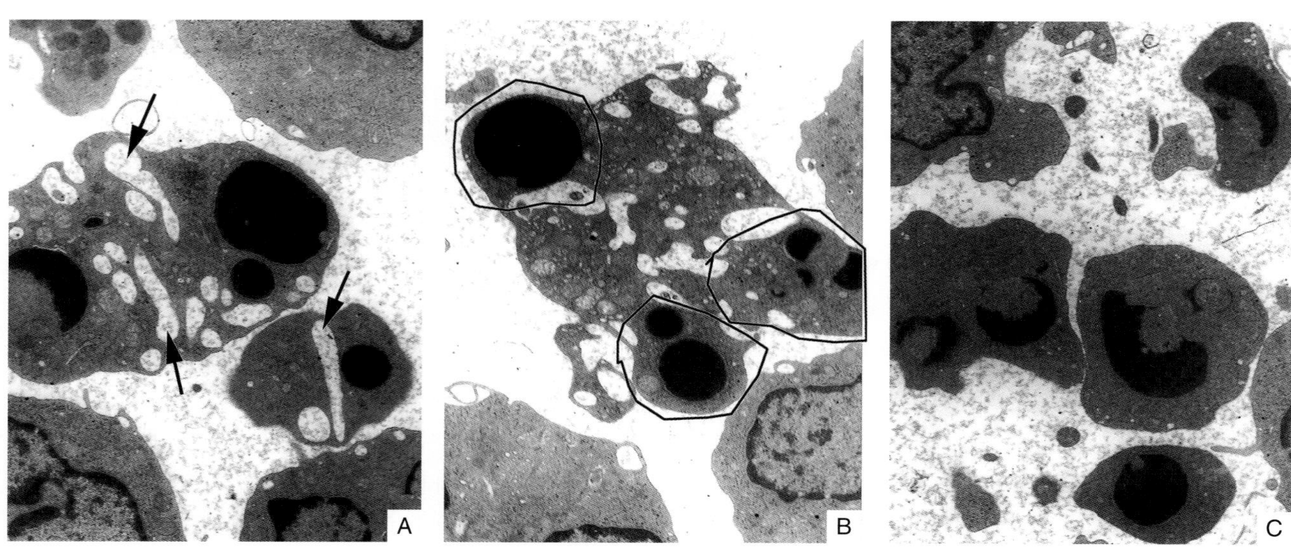

图 4–14 细胞凋亡。(A)凋亡晚期细胞胞质空泡扩大延伸(箭头所示)，×4K；(B)空泡和裂隙将细胞逐渐分割为含染色质凝块不同区域(画线范围所示)，×4K；(C)胞质包裹的核染色质凝块完全分离，形成大小不同的凋亡小体，×3K。

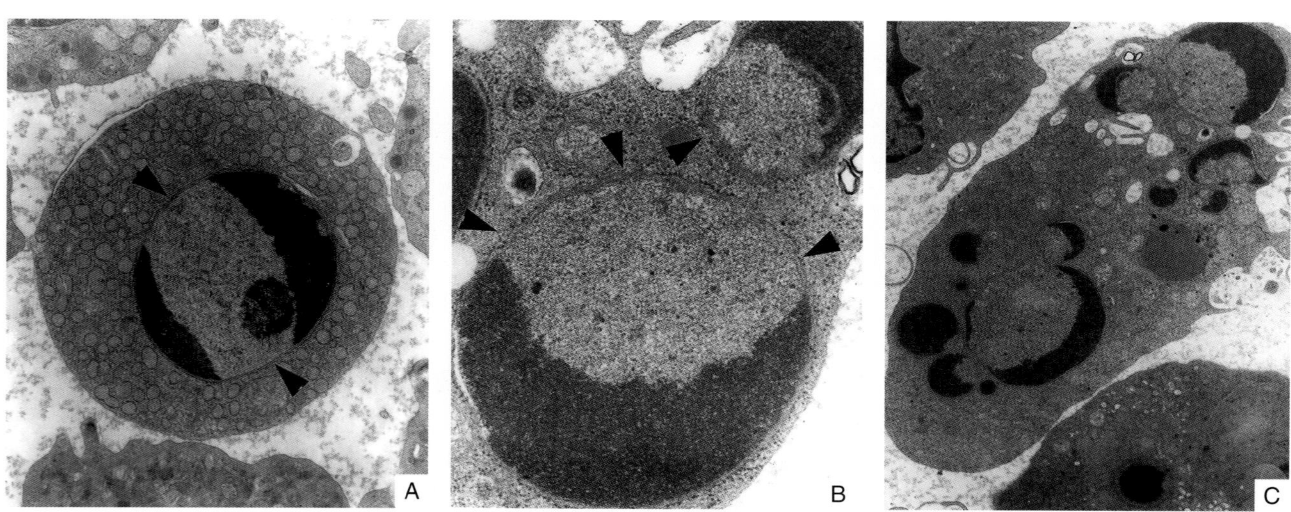

图 4–15 细胞凋亡。(A)未完全成熟凋亡细胞核呈圆形，核膜清晰(三角箭头所示)，核仁轮廓清晰，电子密度介于高、低密度区间，×4K；(B)细胞核染色质凝块分离，核膜结构清晰(三角箭头所示)，×5K；(C)凋亡细胞核染色质凝块形状不同，胞质未分离，×4K。

通过凋亡得到更新。由于局部细胞凋亡少，速度慢，少量凋亡小体迅速被组织细胞吞噬，因此，不会引起炎性反应。但疾病状态下，短时间局部细胞大量凋亡，巨噬细胞聚集，吞噬大量凋亡小体会诱发炎性介质释放；如果巨噬细胞不能及时清除凋亡小体，局部炎性反应诱发更多细胞损伤和凋亡，形成恶性循环。所以，凋亡不引起炎性反应，概念仅适用于生理状态[13]。

(三)细胞凋亡研究注意事项

根据细胞凋亡特点，细胞培养或血细胞研究应该注意以下几点：①离开生理环境，培养细胞大都存在不同程度的损伤和细胞凋亡，形态学和检测结果不足以代表整个培养体系内细胞的病理变化。②单纯电镜结构观察难以判断组间差别，需要结合分子生物学方法或流式细胞检测结果比较。③细胞种类和培养方法对检测结果影响很大。受到干扰和损伤的贴壁细胞会失去贴壁功能，与凋亡细胞共同悬浮于上清液，单纯检测贴壁细胞或单纯悬浮细胞会出现误差，应该同时收集、检测上清液细胞、细胞碎片和贴壁细胞。同样，悬浮培养细胞应该用不同转速收集上清液中的细胞和细胞碎片进行检测。④凋亡相关蛋白表达于不同凋亡时期，有的在早期表达，有的在中期或晚期表达，应针对性选择凋亡相关蛋白进行凋亡检测。

总之，凋亡实验研究应该根据细胞类型特点和培养条件，合理选择多种实验检测方法综合分析才能得出客观结论。

四、细胞自噬与细胞死亡

1962 年，Ashford 发现酵母菌部分细胞器或胞质与溶酶体结合后进行自我消化，以补充营养延长生命，他把这一现象称为细胞自噬(autophagy)。对应自噬现象，细胞吞噬外来物形成的囊泡与溶酶体结合进行消化的过程称为细胞异噬(heterophagy)。

(一)细胞自噬分类

自噬体(autophagosome)直径为 0.2~2μm，较大的自噬体在光镜下表现为胞质内圆形或不规则淡染区和空泡(图 4-16)，直径<1μm 的自噬体光镜难以发现。根据自噬体结构和分子生物学特点，自噬分大自噬(macroautophagy)、微自噬(microautophagy)和分子伴侣介导自噬 (chaperone-mediated autophagy)三种类型[14]。大自噬是自噬体介导的自我消化过程，泛指胞质或细胞器被双层膜包裹后与溶酶体结合进行自我消化；微自噬是溶酶体膜内陷包含少量胞质进入溶酶体发生消化；分子伴侣介导自噬是胞质可溶性蛋白与其他蛋白结合形成复合体，然后穿过溶酶体膜进入溶酶体被消化，这个过程不形成囊泡和自噬泡，有高度选择性。三种自噬中大自噬最为普遍，从酵母菌到哺乳类动物细胞广泛存在，由于电镜下线粒体容易辨认，因此，以线粒体与溶酶体结合形成自噬体作为标志，所以，被称为线粒体自噬。本

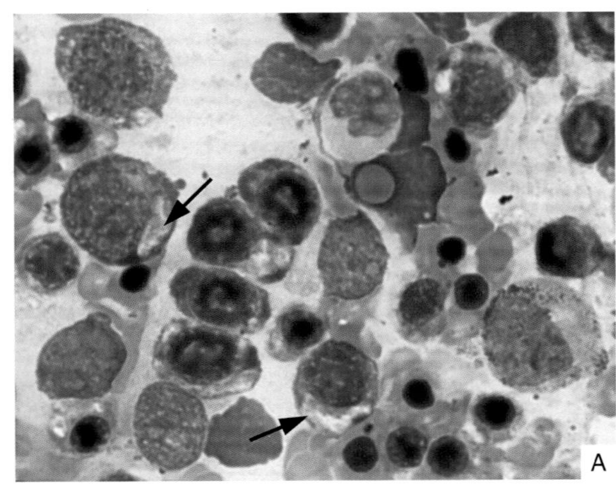

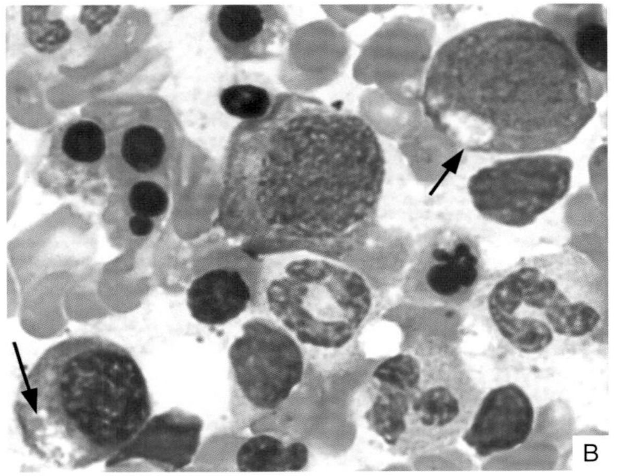

图 4-16　细胞自噬形态。(A)贫血患者有核红细胞自噬，有核红细胞出现淡染区(箭头所示)，×1K；(B)早幼红细胞胞质不规则淡染或空白区(箭头所示)，×1K。

节主要讨论大自噬的结构特点和细胞自噬与细胞死亡的关系。

(二)细胞自噬的形态结构

细胞自噬是动态过程,分三个阶段。第一阶段,在内外因素刺激下细胞内质网或高尔基体等生物膜凹陷成囊状,包裹胞质或细胞器形成囊泡或吞噬泡,吞噬泡闭合形成双层膜包裹的球形自噬体(图 4–17A)。第二阶段,自噬体与溶酶体融合成自噬性溶酶体(autolysosome)或胞溶酶体(cytolysosome)(图 4–17B)。第三阶段,溶酶体释放水解酶降解消化自噬性溶酶体内线粒体、质膜和微丝微管等细胞器,将蛋白质、脂类、糖类和 RNA 等大分子水解为氨基酸、糖类、脂肪酸和核苷酸小分子(图 4–17C);小分子物质重新释放到胞质利用或转化为能量,不能水解的物质形成残留小体。自噬性溶酶体胞质和胞膜含大量磷脂类物质,残留鞘磷脂等成分形成板层小体(图 4–17D)。自噬体与溶酶体结合形成自噬性溶酶体前,先与细胞内涵体(endosome)融合形成休眠体(amphisome),因此,有人将自噬过程分为自噬体形成期(autophago-

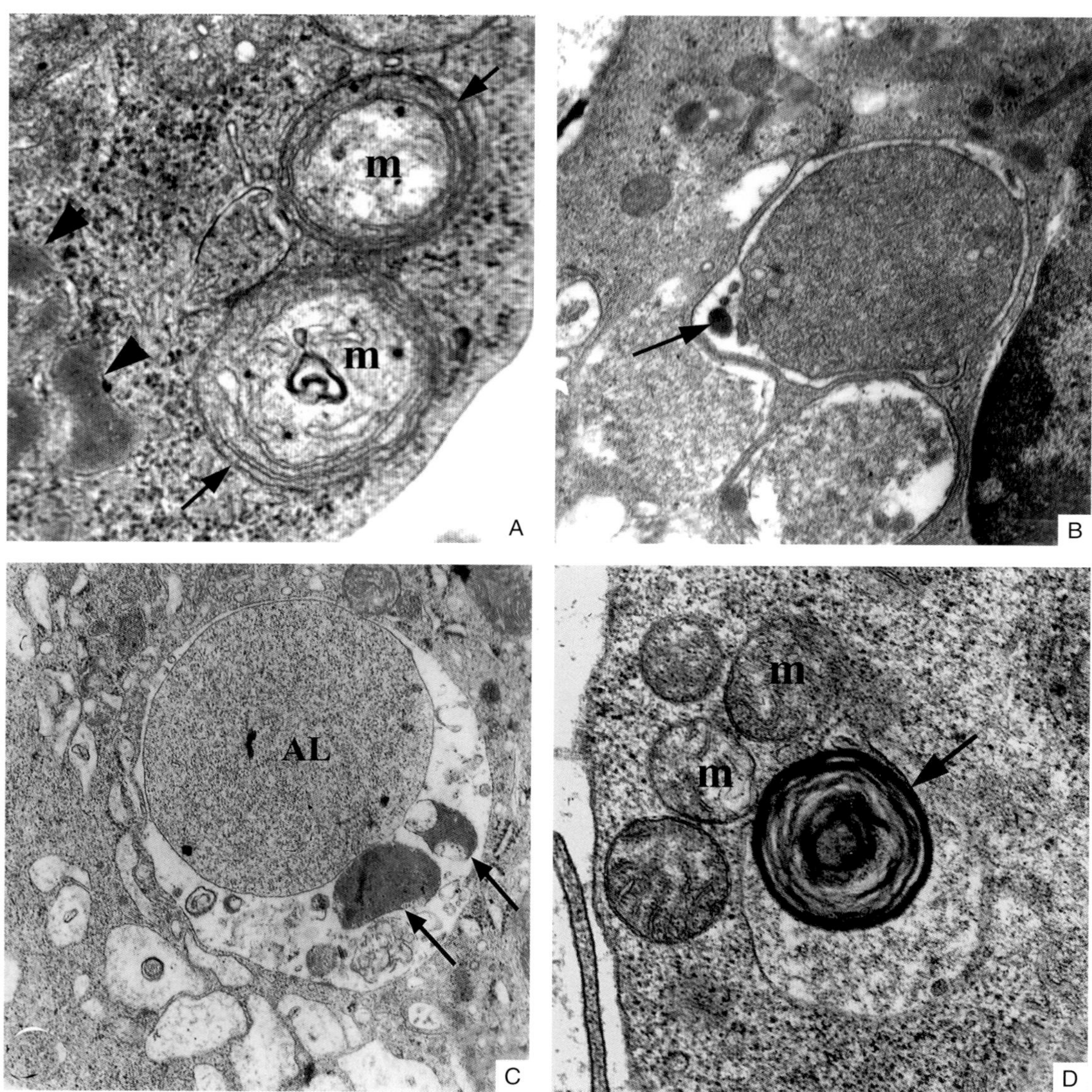

图 4–17 细胞自噬过程。(A)右侧为内质网(箭头所示)包裹的肿胀线粒体(m),左侧为高密度溶酶体(三角箭头所示),×10K;(B)自噬体与胞质间有间隙,含溶酶体(箭头所示),×12K;(C)自噬性溶酶体(AL)含溶酶体(箭头所示)和低密度胞质,×20K;(D)未消化鞘磷脂形成环层结构(箭头所示),周围有正常线粒体(m),×20K。

some stage)、自噬性溶酶体期(autolysosome stage)和自噬消化残体期 (autophagic degradationproducts stage)三个阶段。

电镜可以分析自噬体各阶段，很容易看到双层膜包裹的胞质和残留鞘磷脂环层小体，由于切面厚度和清晰度的问题不容易同时看到含线粒体、内质网、异常蛋白体、过氧化物酶体和溶酶体等细胞器的自噬体和自噬性溶酶体，需要仔细辨认。自噬消化残体期是胞质降解形成低密度区和磷脂组成环层小体，这种结构多见于细胞异噬晚期残留体，所以，分析细胞自噬要结合早、中期自噬体内是否有典型自体细胞器和细胞类型而定，缺乏典型结构不能得出细胞自噬结论。微自噬和分子伴侣介导自噬表现为溶酶体膜内陷、出现低密度区等溶酶体内部消化特征(图 4–18)。

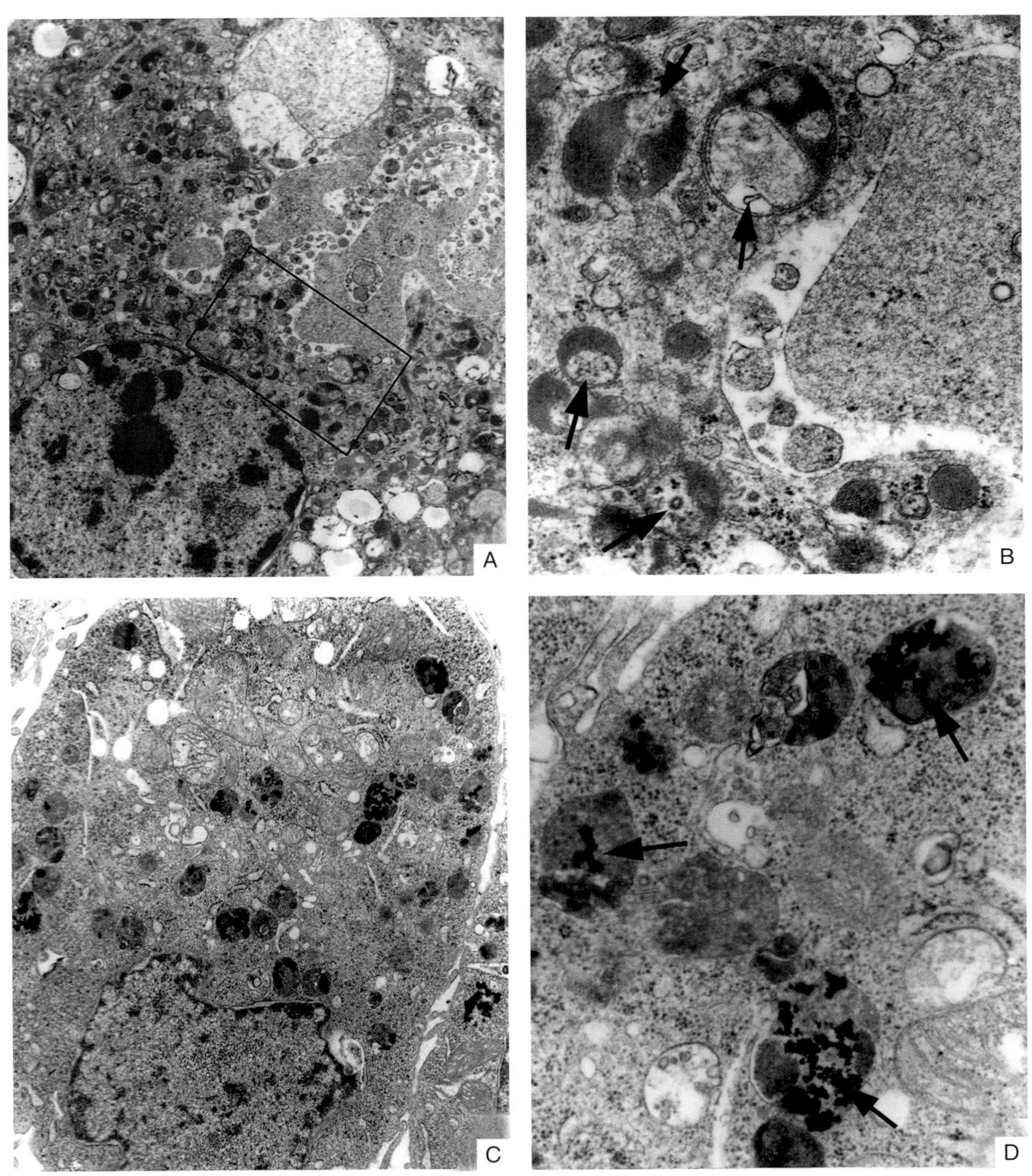

图 4–18　微自噬。(A)巨噬细胞同时含大自噬体和溶酶体微自噬(方框内所示)，×3.5K；(B)显示 A 图内微自噬(箭头所示)，×25K；(C)纳米药物诱发巨噬细胞发生微自噬，×4K；(D)高倍镜显示溶酶体微自噬纳米药物(箭头所示)，×25K。

(三)细胞自噬的生理病理学意义

生理性自噬一方面是细胞适应内、外环境变化的自救行为;另一方面与分化发育相关。细胞营养缺乏、代谢障碍和损伤应激状态下自噬活动加强,但过度自噬和严重累积严重损伤细胞,引起细胞死亡。细胞自噬具体功能和作用包括以下几个方面:①营养缺乏时,细胞通过自噬减小细胞体积和能量消耗,为维持细胞生命提供必需的能量和营养。如氨基酸匮乏时,肝细胞通过自噬分解部分胞质为肝细胞提供维持生存所需代谢物,延长寿命。②自噬对细胞分化和转分化有重要作用。动物在发育、生长、老化和疾病过程中,细胞类型和结构不断转化和代谢,细胞通过自噬清除旧结构,改变蛋白成分和比例,改建细胞结构和细胞器,完成分化和转分化。③自噬对细胞有修复功能,通过自噬选择性清除异常胞质、细胞器,以及不符合生理需要的蛋白质、糖类或核酸大分子物质,维持细胞正常结构和功能。④自噬能选择性隔离受损线粒体、过氧化物酶体、内质网等和局部胞质。骨髓异常增生综合征和地中海贫血有核红细胞自噬显著增强,与细胞结构和血红蛋白异常相关[15]。这些作用和功能使自噬成为细胞内的“垃圾处理厂”和“清道夫”,参与了细胞的分化、发育和转分化。

病理状态下,由于环境变化、感染和理化因素刺激,细胞也出现严重自噬,最后导致细胞凋亡或坏死,说明细胞自噬与死亡密切相关[35]。自噬是细胞死亡的直接原因(cell death by autophagy)还是死亡伴随现象(cell death with autophagy),目前尚有争议[36]。理论上,生理状态的自噬能使细胞更好适应环境和维持生存,但过度自噬必然加速细胞结构变化和细胞耗竭,导致细胞死亡。

(四)细胞自噬与细胞死亡的关系

病理性细胞自噬可以引起和促进许多疾病发生和发展。例如,机体受到病毒等微生物感染时,细胞一方面通过自噬包裹、消化和清除进入胞内的病原体,阻止损伤蔓延,但自噬泡双层膜结构可能使病原体逃避宿主清除作用,成为病毒或细菌的“避难所”。肿瘤发生过程中,细胞可以通过自噬作用降解部分胞质使肿瘤细胞获得补充营养,增强肿瘤细胞生存和增殖力。心肌和骨骼肌细胞过度自噬可以引起α-葡萄糖苷酶缺失,导致糖原分解障碍和胞内堆积,诱发Ⅱ型糖原贮积症[16]。骨髓异常增生综合征、地中海贫血及其他诊断不明原因贫血疾病中,自噬可以导致有核红细胞损伤、胞质溶解和坏死(图 4-19)。

自噬性细胞死亡(autophagic cell death,ACD)是一种不同于细胞凋亡的程序性细胞死亡[17]。自噬性死亡始发于胞质结构性破坏和损伤,而凋亡始发于核染色质断裂和核损伤;自噬是细胞为适应环境变化和维持生存而发生自我保护的行为,只有严重和长期积累才能引起细胞结构崩溃和能量耗尽死亡,而凋亡一开始就决定了细胞死亡结果。由于两者发生发展过程和机制不同,因此,又将凋亡称为Ⅰ型细胞死亡,将自噬性死亡称为Ⅱ型细胞死亡。此外,细胞自噬性死亡与凋亡一样与其他细胞死亡类型同时发生,如大脑严重缺血时神经元溶解性坏死的同时出现高度自噬,说明细胞自噬与其他细胞损伤和死亡有一定关系(图 4-20)。

五、细胞胀亡

细胞胀亡(oncotic cell death)指伴肿胀、体积增大、胞膜渗透性增强和破裂发生的细胞死亡。1911 年,von Recklinghausen 描述了细胞胀亡的形态;1995 年,Majno 将伴细胞肿大的细胞死亡称为胀亡[17]。细胞胀亡常发生于理化毒性和缺血性损伤晚期,细胞出现胞膜通透性增高和细胞破裂,与以胞体肿大、胞质溶解为特点,所以与细胞坏死难以鉴别,许多文献对细胞胀亡和坏死不做区别。1997 年,美国毒理病理学会将坏死作为一种广义概念,细胞以凋亡特征为主时称凋亡样坏死(apoptotic necrosis),以胀亡特点为主时称肿胀样坏死(oncotic necrosis),其他形态不典型或无法确定的死亡类型统称坏死(necrosis)[18]。

胀亡和坏死同样发生于缺血、缺氧、微生物或理化因素刺激,胞膜通透性增高、体积变大、溶解和破裂。细胞胀亡和坏死的区别在于胀亡比细胞急性坏死发展缓慢,强调内环境失衡、胞质水分增多,细胞骨架、内质网和线粒体膜变化引起细胞黏附、运动和分裂异常,是一种病态生命;而坏死常常指一种死亡结果或死亡状态。胀亡和凋亡虽然均属缓慢过程,区

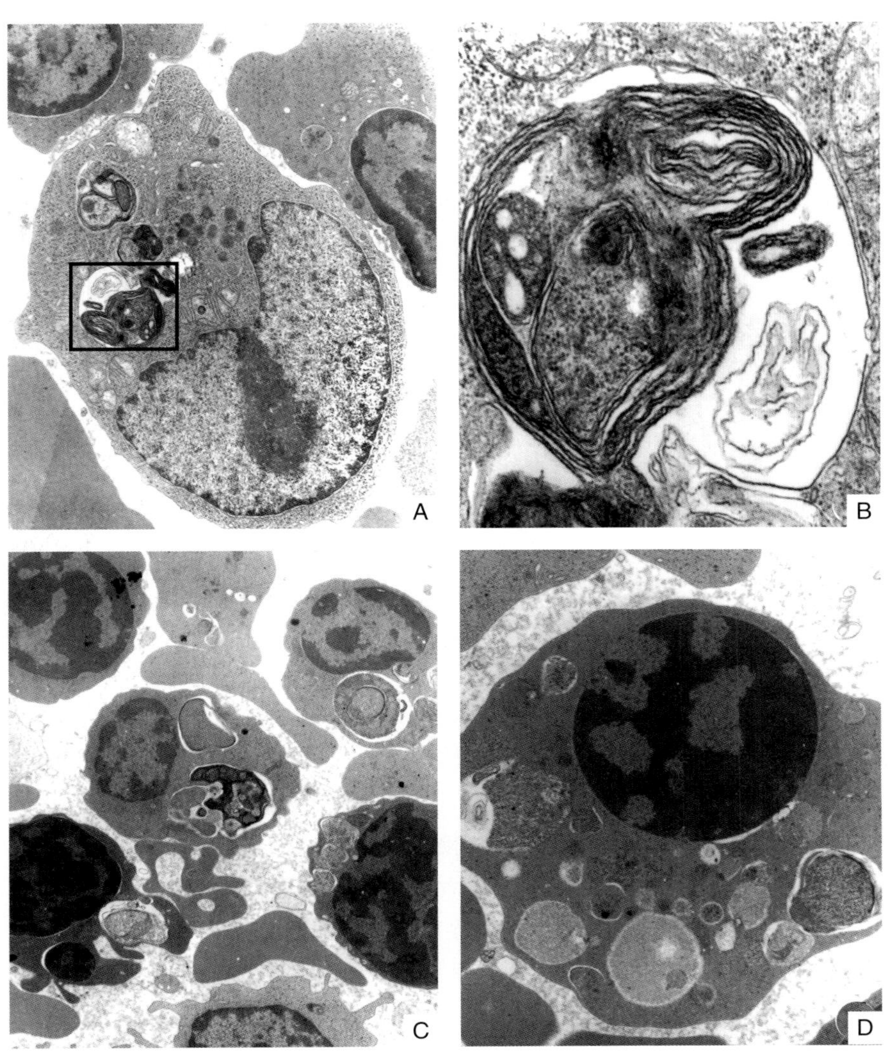

图 4–19　自噬与细胞死亡。(A)骨髓增生异常综合征有核红细胞自噬,×5K;(B) 高倍镜显示图 A 自噬性溶酶体,×12K;(C)贫血患者幼红细胞广泛自噬,伴核损伤和凋亡,×3K;(D)有核红细胞严重自噬,同时出现核固缩,×6K。

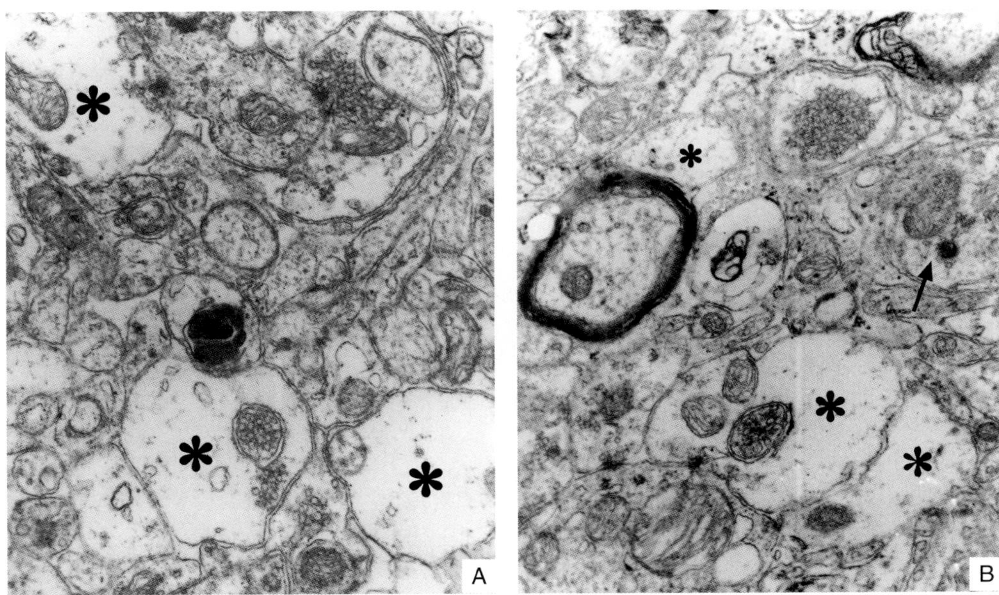

图 4–20　自噬与细胞坏死。(A,B)阻断大鼠一侧脑供血,神经元胞质局灶性水肿、溶解(*)和自噬体(箭头所示),×12K。

别在于胀亡是不依赖 ATP 和 caspase 的病理过程，是细胞膜 ATP 消耗过度得不到补充，内环境稳定性减低引起的细胞死亡；凋亡发生需要 ATP 维持[19]。

(一)细胞胀亡的形态结构

细胞胀亡形态类似巨幼变，表面光滑，体积增大，核圆、核淡染、核仁显著，胞质密度低，空泡化。胀亡细胞电镜下胞质密度低，内质网和高尔基体扩张，线粒体肿胀、嵴断裂和空泡化，细胞周边密度低，异染色质少。胀亡细胞肌动蛋白和微管蛋白构成的细胞骨架会解聚和重新分布，导致原有细胞形态丧失，黏附性下降，细胞间连接消失。成熟胀亡细胞的主要特点是胞质和核质密度降低；低分化细胞表现为核异染色质减少，核仁奶酪状凝集或固缩（图 4–21）。晚期胀亡细胞异染色质沿核膜内侧分布，少量凝集块围绕核仁周围分布，胞质空泡化。有的空泡由线粒体肿胀和破裂形成；有的空泡由于水肿、内质网扩张所致，这与细胞自噬或异噬胞质消化和溶解形成空泡不同，无鞘磷脂环层小体或褐质体形成。胀亡细胞内质网轻度扩张，很少高度扩张，这与内质网囊蛋白少，不吸收水分有关(图 4–22)。

细胞胀亡在血液系统疾病中很常见，临床医师常把血细胞胀亡描述为血细胞巨幼变或巨幼样变，胀亡细胞体积是正常细胞的 2~3 倍，细胞器均匀分布，核圆，核仁明显，异染色质少(图 4–23)。组织内细胞胀亡与凋亡同时发生，鉴别要点是凋亡细胞异染色质凝集和核固缩，形成凋亡小体，细胞胀亡无以上表现。

(二)细胞胀亡的病理学意义

细胞胀亡常见于缺血、营养失调和化学毒物损伤等因素。四氯化碳等化学毒物可引起肝小叶中心肝细胞胀亡；心肌缺血早期心肌细胞表现为胀亡，严重者表现为坏死。叶酸缺乏引起细胞核酸代谢障碍，大部分细胞死于胀亡，如巨幼细胞贫血、结缔组织疾病、免疫性反应引起的血细胞损伤，以及骨髓增生异常综合征等。病毒等微生物感染更容易出现细胞胀亡，特点为细胞肿大、空泡化，核密度低和核仁凝固(图 4–24)。胀亡细胞的最终质膜破裂和内容物释放，引起周围细胞损伤和炎性细胞浸润，受损组织功能低下、代谢降低、组织萎缩和坏死。

(三)细胞胀亡与细胞坏死和凋亡的关系

细胞胀亡与坏死同属被动死亡，都有胞膜破裂和渗透性增强的特点。两者的区别在于胀亡发展慢，持续时间长；坏死发展快，细胞迅速破裂溶解。其次，胀亡细胞存在核酸、蛋白质代谢等功能活动，如营养不良性贫血患者血细胞巨幼变，这些细胞虽然有生理活动，但生存能力弱于正常细胞，属于病理状态。所以，坏死是细胞受到剧烈刺激发生的急性死亡，胀亡是营养障碍、环境变化或慢性刺激导致的低水平生存状态和慢性死亡过程。

缺血、缺氧或理化因素都可以引起细胞胀亡和凋亡，常同时见于培养细胞和疾病状态，如病毒性肝

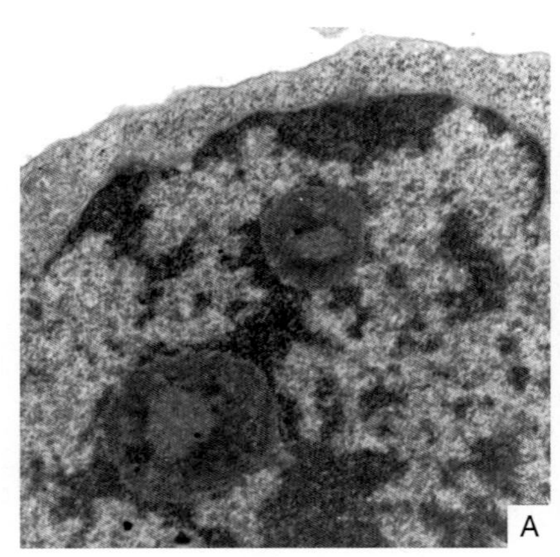

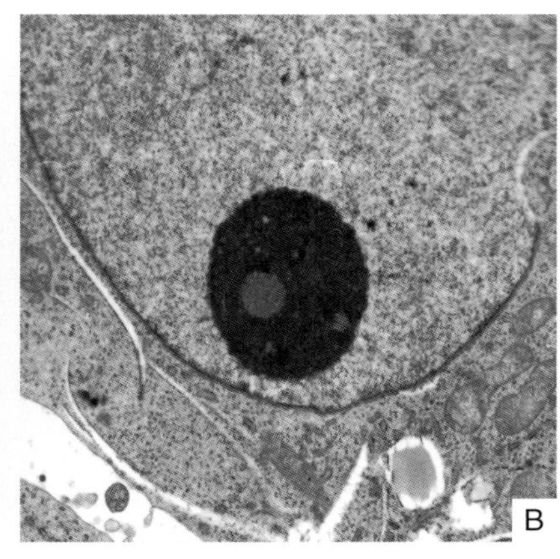

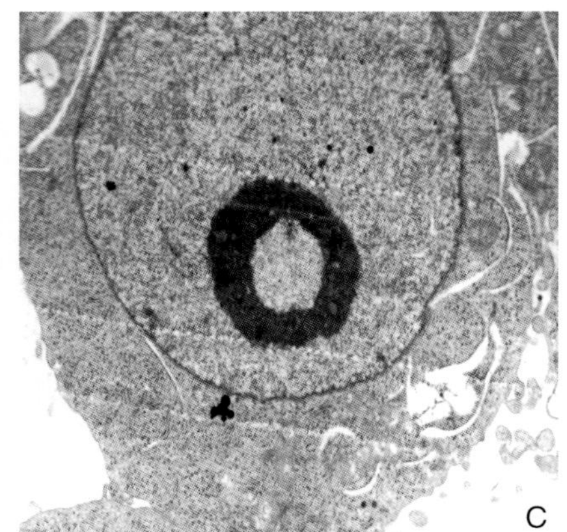

图 4–21 胀亡细胞结构。(A)正常细胞核仁和胞质结构，×20K；(B)胀亡细胞核异染色质少，核仁结构消失，胞质和细胞核基质密度低，×15K；(C)胀亡细胞核膜清晰，核仁区结构异常，×15K。

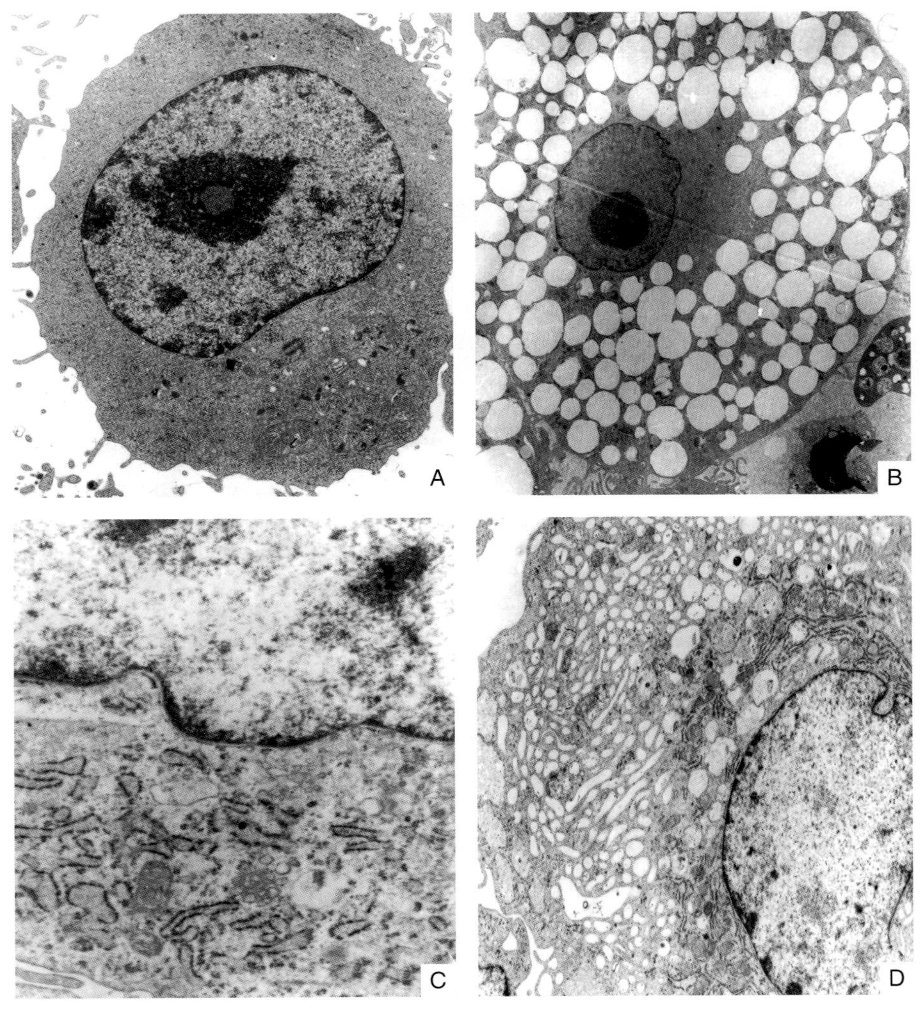

图 4–22　细胞胀亡结构。(A)正常培养细胞，×4K；(B)胀亡细胞体积大，表面光滑，含大量空泡，×3K；(C)核密度低，异染色质沿核膜分布，内质网轻度扩张，×15K；(D)胀亡细胞内质网和高尔基体扩张，线粒体肿大，×8K。

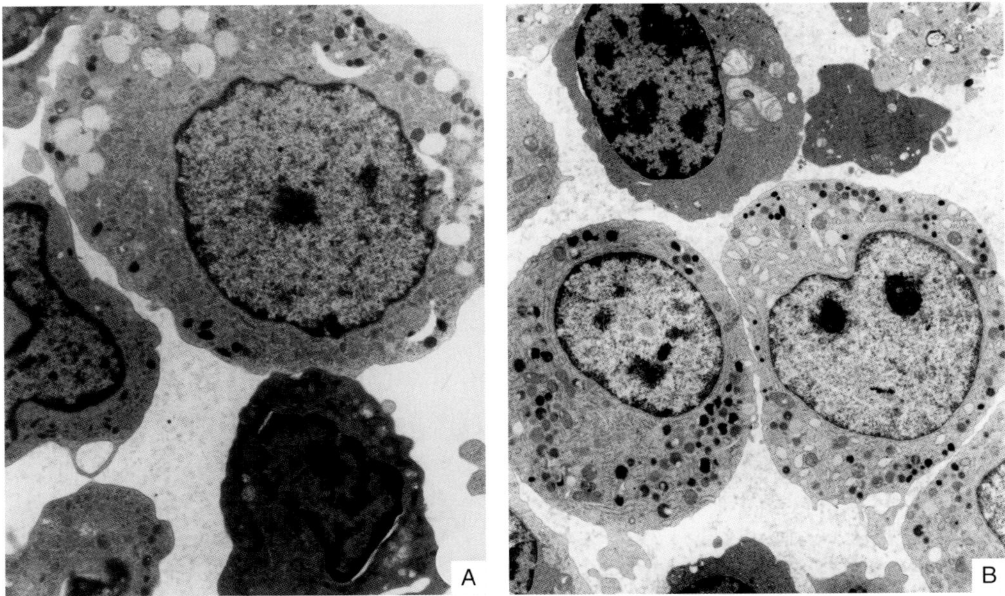

图 4–23　血细胞胀亡。(A)骨髓增生异常综合征粒细胞巨幼变，×4K；(B)叶酸缺乏患者巨幼粒细胞(下方)和巨幼红细胞(上方)与细胞胀亡相似，×2.5K。

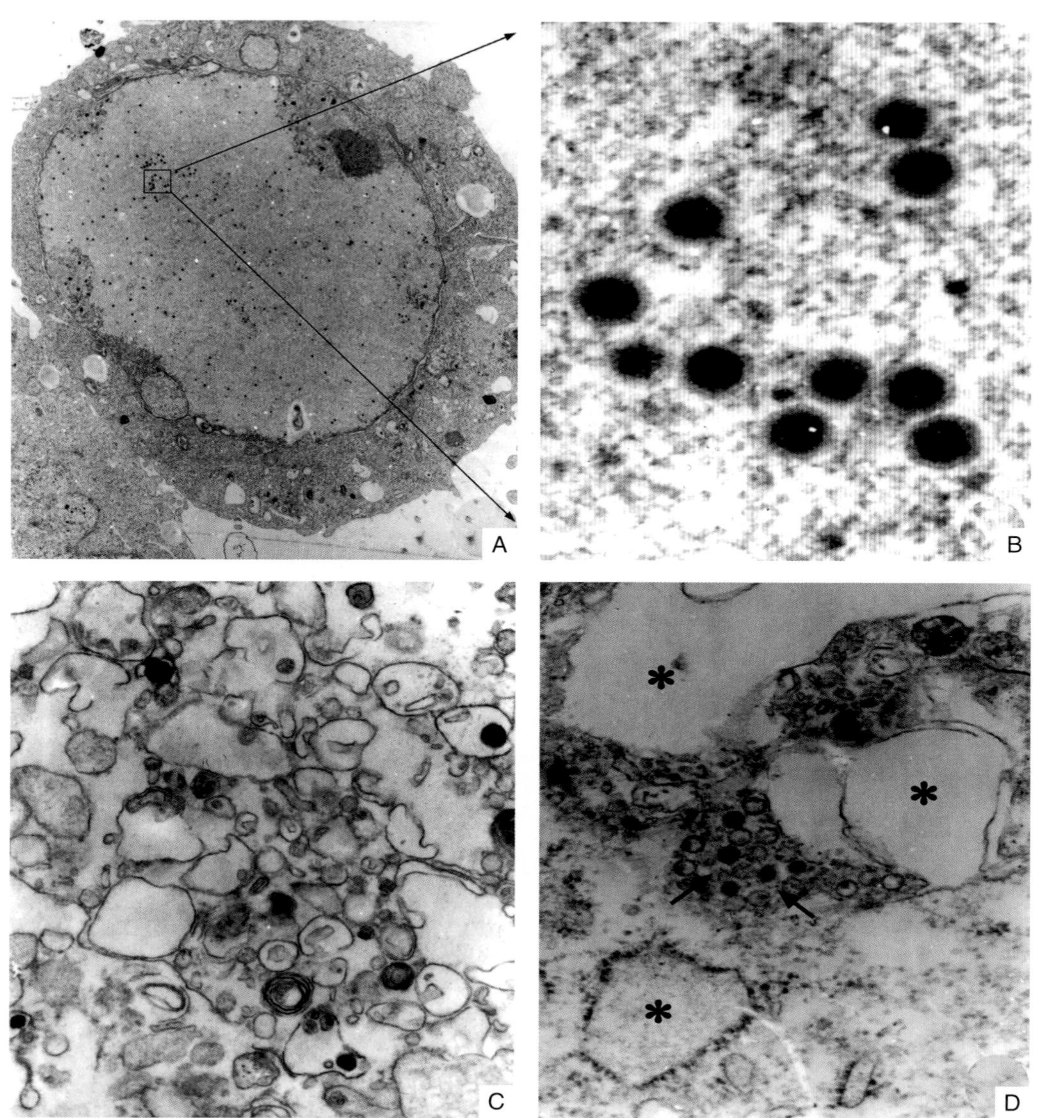

图 4-24 病毒性细胞胀亡。(A)病毒感染细胞出现胀亡，×3K；(B)图 A 细胞核内病毒颗粒，×30K；(C)细胞内质网高度扩张，含病毒颗粒，×15K；(D)病毒感染细胞内质网扩张(*)，可见有病毒颗粒(箭头所示)，×30K。

炎不同区域肝细胞同时发生胀亡和凋亡，缺血性心肌损伤也有类似特点[20]。细胞的 ATP 消耗与合成速率直接影响细胞死亡方式，凋亡要消耗 ATP，ATP 合成不足的细胞只能胀亡，不能发生凋亡，补充足够的 ATP 能使细胞由胀亡转为凋亡，说明凋亡和胀亡的发生与细胞类型、损伤强度和持续时间相关[21]。

六、细胞焦亡

细胞焦亡(pyroptosis)是抗微生物感染相关细胞的程序性死亡，免疫细胞与外源刺激因子接触，识别信号后合成细胞因子，免疫细胞同时肿大破裂而死亡，焦亡细胞释放出更多的细胞因子，细胞因子吸引更多免疫细胞进入感染区清除病原微生物和病理产物等过程。沙门菌感染出现的巨噬细胞死亡和艾滋病毒感染导致的 T 辅助细胞死亡属于典型细胞焦亡[22,23]。

细胞焦亡与凋亡虽然同属细胞程序性死亡，兼有线粒体电位降低、DNA 断裂、染色质固缩和 TUNEL 试剂盒染色阳性等共同特点，但机制不同。巨噬细胞死亡也曾经被认为属于细胞凋亡，目前认为属于细胞焦亡。首先，巨噬细胞死亡需要形成大超分子复合体–焦亡体(pyroptosome)，也叫复合物炎症体(inflammasome)激活半胱天冬酶–1(caspase-1)，一般感染后几分钟内巨噬细胞的超大分子就形成一个焦亡体。其次，巨噬细胞焦亡时破裂、释放大量细胞损伤蛋白和免疫细胞活化因子，进一步触发和放大炎性反应，而细胞凋亡一般不引起炎性反应。

(一)细胞焦亡的形态结构

细胞焦亡主要发生于 T 细胞和巨噬细胞，形态结构兼凋亡和坏死部分特点，但不完全相同。焦亡细胞早期表现为炎性活化状态，如 T 细胞体积肿大，胞质增多，表面膜皱襞或突起增多；巨噬细胞突起和伪足粗大，吞噬活跃，含大量囊泡和异噬体；中期出现胞膜损伤、局灶性破裂、囊泡、内容物释放，随后破裂胞膜闭合，胞体肿大；晚期染色质凝集，核溶解和胞体破裂(图 4–25)。

细胞焦亡和细胞胀亡都表现为体积肿大和破裂，但细胞焦亡发生于病原体感染后巨噬细胞和 T 细胞，有炎症体和焦亡体形成，一过性囊泡破裂和胞质释放等表现。细胞焦亡与凋亡形态差别很大，凋亡从开始到被巨噬细胞吞噬过程中胞膜完整；细胞焦亡出现两次胞膜破裂。

(二)细胞焦亡的病理学意义

细胞焦亡主要发生在细菌感染状态下的巨噬细胞和 T 细胞，说明免疫细胞死亡既是细胞损伤的结局，也是抗微生物感染过程的功能体现。现在认为焦亡不仅发生于巨噬细胞和 T 细胞，也涉及其他感染疾病、神经系统疾病和动脉粥样硬化疾病的发生和发展[24]。

七、胞质自切与死亡

胞质自切(autoschizis)首先在人类肿瘤组织中发现，指胞质成块或成片从胞体脱落，染色质凝集、断裂和核固缩，细胞最终死亡。20 世纪 90 年代以来，胞质自切和胞质自切性死亡在肿瘤发生和治疗过程中受到重视。胞质自切相关性死亡与细胞坏死、凋亡、自噬等其他死亡方式不同，其有独特的形态特点和病理机制，主要见于肿瘤治疗过程[25]。

(一)细胞自切的形态结构

细胞自切表现为胞膜变性，胞质进行性丢失，胞体逐渐缩小，细胞器损伤，核固缩和核仁显著。胞质

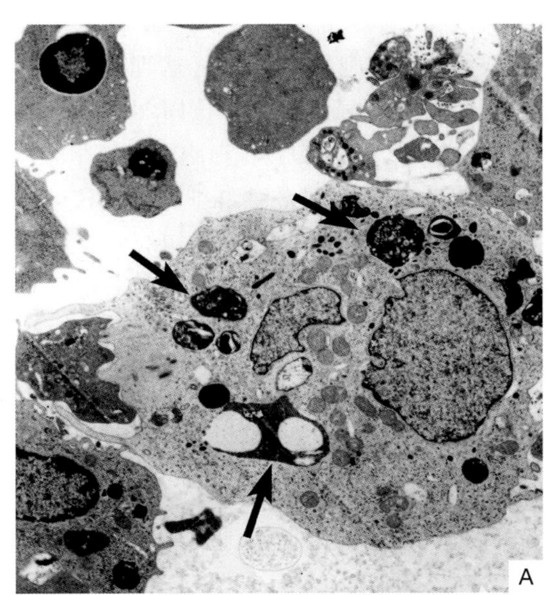

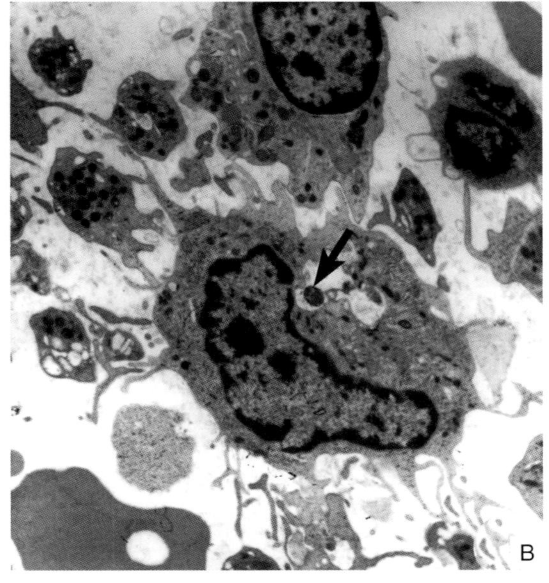

图 4–25　细胞焦亡。(A)巨噬细胞体积增大，吞噬活跃，形成炎症体和焦亡体(箭头所示)，为焦亡前期或早期，×3.5K；(B)大颗粒淋巴细胞体积增大，吞噬囊泡或异噬体，胞膜闭合(箭头所示)，×5K。

自切相关死亡主要见于肿瘤放化学治疗，细胞器病态发育和异常结构包括核溶解、核碎裂、线粒体自噬、溶酶体异常和细胞骨架缺陷等。细胞骨架缺陷是细胞自切的主要机制，表现为表面突起、皱褶或绒毛消失，胞质密度不均，细胞器分布异常，内质网扩张和空泡形成；细胞骨架溶解或塌陷时细胞器向核周集中，周边细胞器减少，密度降低，不含细胞器的胞质团块脱落，与胞体切割(图 4–26)[26]。

细胞自切与坏死形态不同，自切表现为不同区域胞质密度、细胞器分布不同，以及胞质块脱落；细胞坏死表现为细胞整体肿大，密度同步下降，细胞器分布均匀，不形成胞质脱落；与凋亡的区别是，细胞自切核固缩但不分裂，不形成凋亡小体；与细胞自噬的差别是，细胞自切时溶酶体结构完整，不发生细胞器降解。

(二)细胞自切的病理机制

细胞自切主要发生于肿瘤和放化疗过程中。终末期细胞胞质脱落属于一种生理性死亡方式，不同于胞质自切，如晚期巨核细胞胞质分为两层，周边无细胞器区，出现突起和伪足，形态不规则，电子密度低；核周胞质电子密度高，富含细胞器和胞内血小板。周边无细胞器区脱落后，巨核细胞开始释放血小板，最后形成大裸核。有核红细胞成熟也是一个胞质自切过程，产生大量成熟红细胞，最后形成裸核。生理性自切和病理性自切与细胞分化相关，生理性自切发生于终末期细胞，而病理性胞质自切发生于恶性或病态血细胞，如急性白血病和骨髓异常增生综合征(图 4–27)。

(三)细胞自切的病理学意义

胞质自切性死亡、细胞坏死和凋亡常同时发生，胞质自切常先于细胞凋亡出现，比例高于凋亡细胞，所以被认为是一种新的细胞死亡方式，研究发现层粘连蛋白、角蛋白、肌动蛋白和微管变化参与细胞自切结构改变，诱导细胞器在胞质内重新分布[27]。

胞质自切相关研究集中于肿瘤联合用药研究。维生素 C 和维生素 K 联合运用处理人膀胱癌细胞株 RT4 后，肿瘤细胞骨架结构塌陷，周围出现胞质碎片，但胞体内溶酶体完整；检测发现 DNA 酶激活，说明维生素 C 和维生素 K 作为一类无毒佐剂与放化学治疗方法联合使用，在不增加毒性反应的情况下能够起到对肿瘤细胞的协同杀伤作用[28]。除肿瘤治疗过程，胞质自切也见于帕金森病、阿尔茨海默病和肌萎缩侧索硬化症，与脂质氧化–还原、蛋白质氧化产生的自由基链式反应导致的神经元细胞损伤相关。

八、细胞内吞

细胞内吞(entosis)指一个细胞用胞质包裹另一个细胞，包裹细胞和被包裹细胞结构完整。细胞内吞分生理性和病理性。生理性内吞与细胞间相互调控相关，如骨髓巨核细胞包裹多个有核红细胞或中性粒细胞。病理性内吞有两种解释，一种观点认为是细胞应激性保护反应，如实体瘤细胞相互包裹后，可以抵抗免疫攻击和化学治疗药物损伤；另一种观点认为细胞内吞是不同于凋亡、坏死和自噬的死亡方式，内吞细胞由于营养缺乏死亡[29,30]。所以，细胞内吞的病理学意义有待于深入研究。

(一)细胞内吞的形态结构

两个或多个细胞相互包裹，被包裹细胞与细胞外基质和其他细胞完全隔离，细胞膜间有缝隙连接。生理状态下，被包裹细胞与未被包裹时的形态结构相同；包裹细胞体积较大，如骨髓巨核细胞、间充质细胞和肿瘤细胞(图 4–28)。病理状态下，被包裹细胞结构损伤，如胞质溶解、核固缩和核溶解，残留完整细胞轮廓(图 4–29)。粒细胞吞红细胞时体积增大，杯状突起黏附、包裹成熟红细胞或有核红细胞，细胞核被挤向一侧，染色质凝集，初级颗粒增多，次级颗粒少，胞质无空泡形成，很少见到残质体和褐脂素(图 4–30)。

(二)细胞内吞与吞噬的区别

吞噬指粒细胞或巨噬细胞包裹、吞噬其他细胞和微生物，吞噬后与溶酶体结合，被溶解消化，可见胞膜溶解、胞质水解，形成空泡和残留体，如生理状态下巨噬细胞吞噬衰老或病态红细胞，经溶酶体作用消化分解，循环利用。病理状态下巨噬细胞或组织细胞在骨髓和脾脏吞噬红细胞或幼红细胞，如噬血

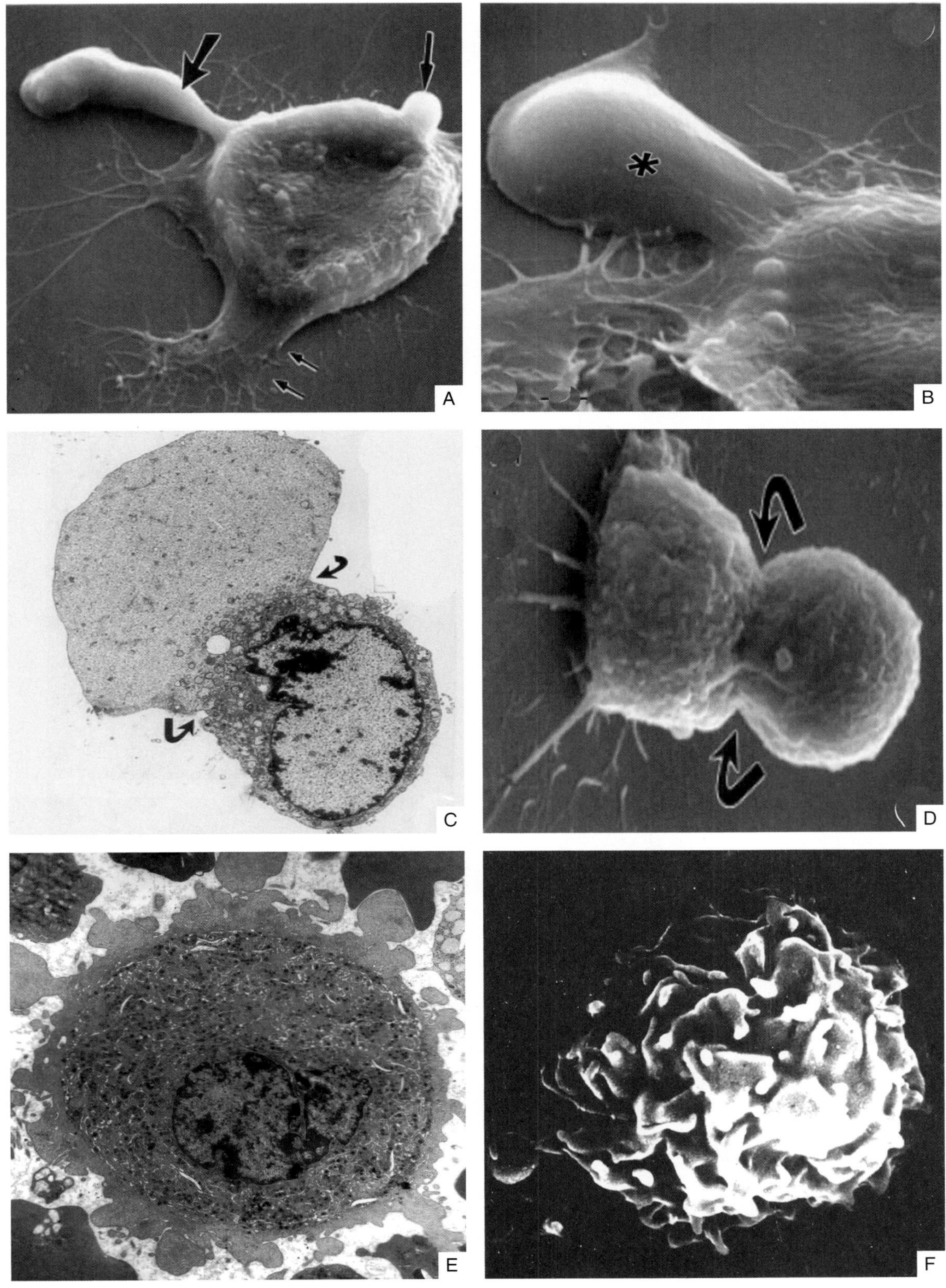

图 4–26 细胞自切。(A)维生素 C 处理膀胱癌细胞 2 小时后伸出伪足(箭头所示),×2K;(B)被处理的癌细胞伪足表面光滑(*),×6K;(C)自切细胞核损伤,染色质异常,形成不含细胞器的胞质突起,细胞器集中在核周,×4K;(D)显示 C 图自切细胞表面特点(采自 Gilloteaux J,2006),×3K;(E)巨核细胞周边突起无细胞器,×2.5K;(F)巨核细胞表面光滑的突起,×4K。

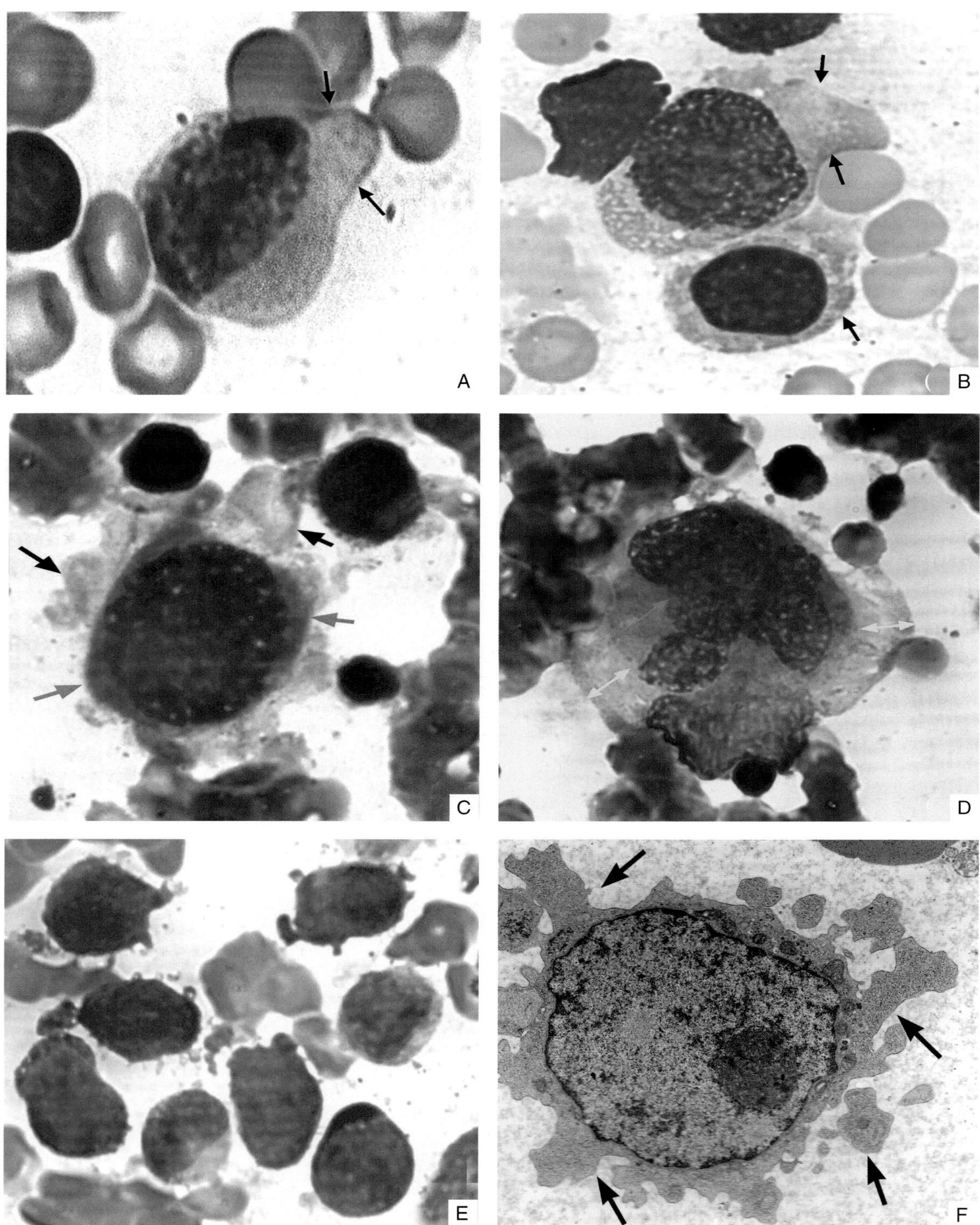

图 4–27　血细胞自切。(A)白血病粒细胞周边形成少细胞器区(箭头所示),×1K;(B)MDS 幼红细胞自切(箭头所示),×1K;(C)MDS 巨核细胞周边为无细胞器区突起不规则(黑色箭头所示),核周细胞器深染(红色箭头所示),×1K;(D)MDS 巨核细胞核周细胞器区(红色双箭头所示),外周为少细胞器区(黄色双箭头所示),×1K;(E)红白血病细胞胞质突起脱落,×1K;(F)胞质突起与细胞主体分离(箭头所示),×8K。

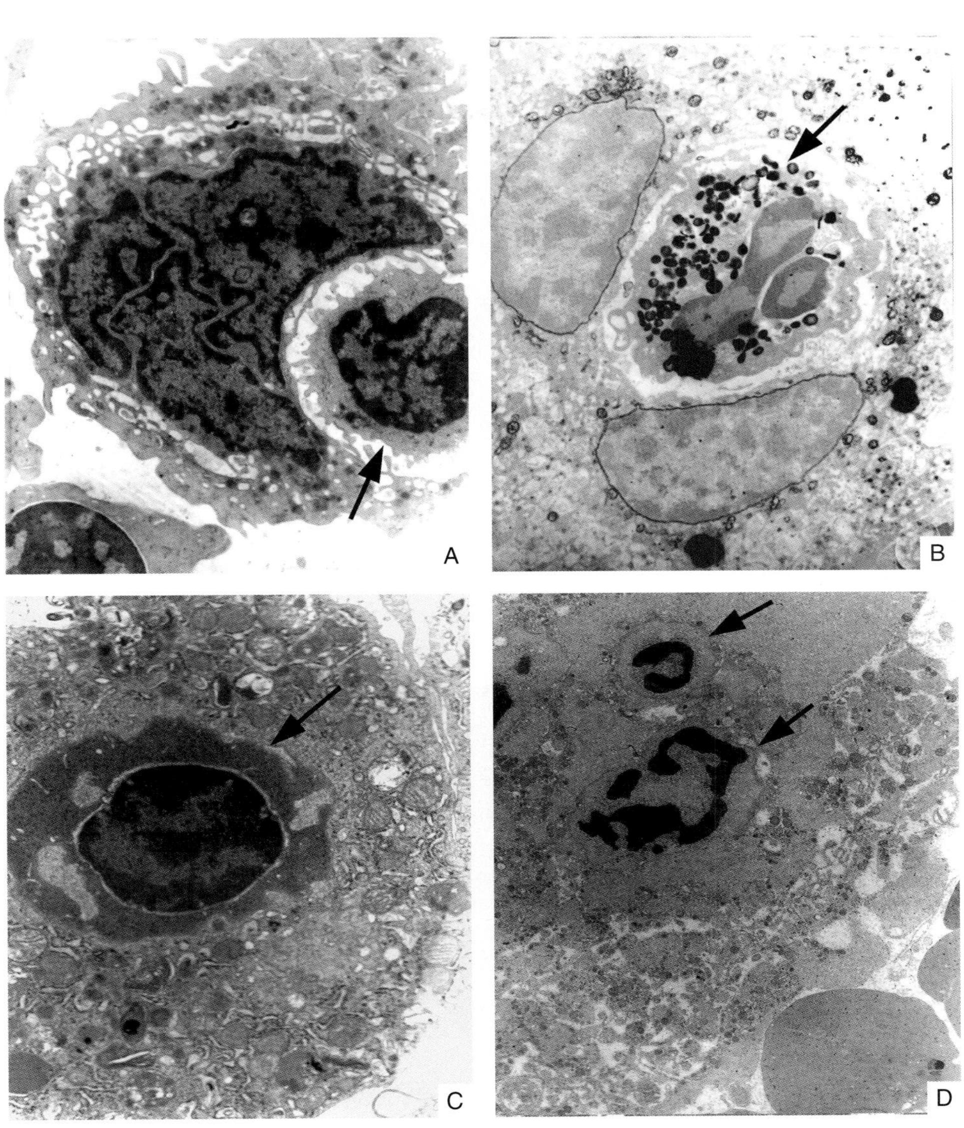

图 4–28　巨核细胞内吞。(A)巨核细胞内吞淋巴细胞(箭头所示),×3K;(B)电镜 MPO 组化染色显示巨核细胞内吞中性粒细胞(箭头所示),×4K;(C)巨核细胞内吞幼红细胞(箭头所示),×4K;(D)巨核细胞内吞死亡粒细胞(箭头所示),×4K。

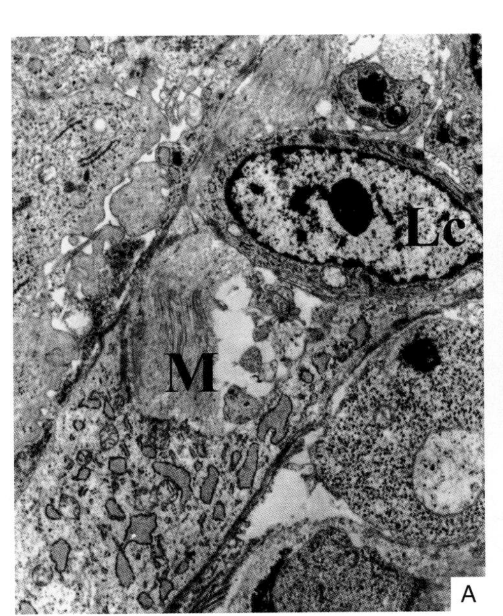

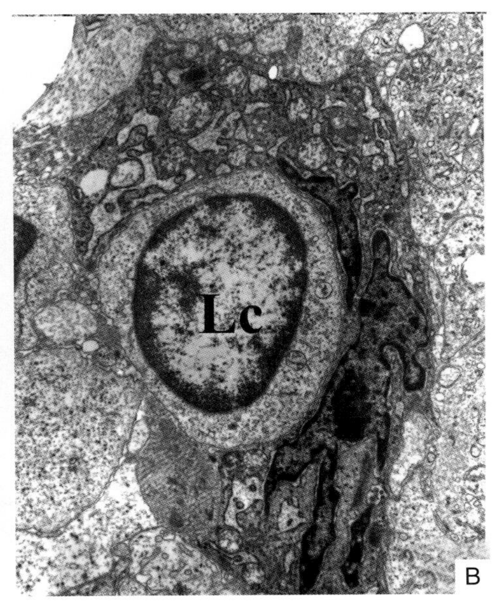

图 4–29　细胞内吞与细胞死亡。(A)肌纤维母细胞(M)包裹淋巴瘤细胞 (Lc),×2.5K;(B)霍奇金淋巴瘤组织间充质细胞包裹淋巴细胞(Lc),×6K;(C)急性淋巴细胞白血病异型 T 细胞相互包裹，形成内吞(*),×5K;(D)被包裹 T 细胞溶解坏死(*),×6K。(待续)

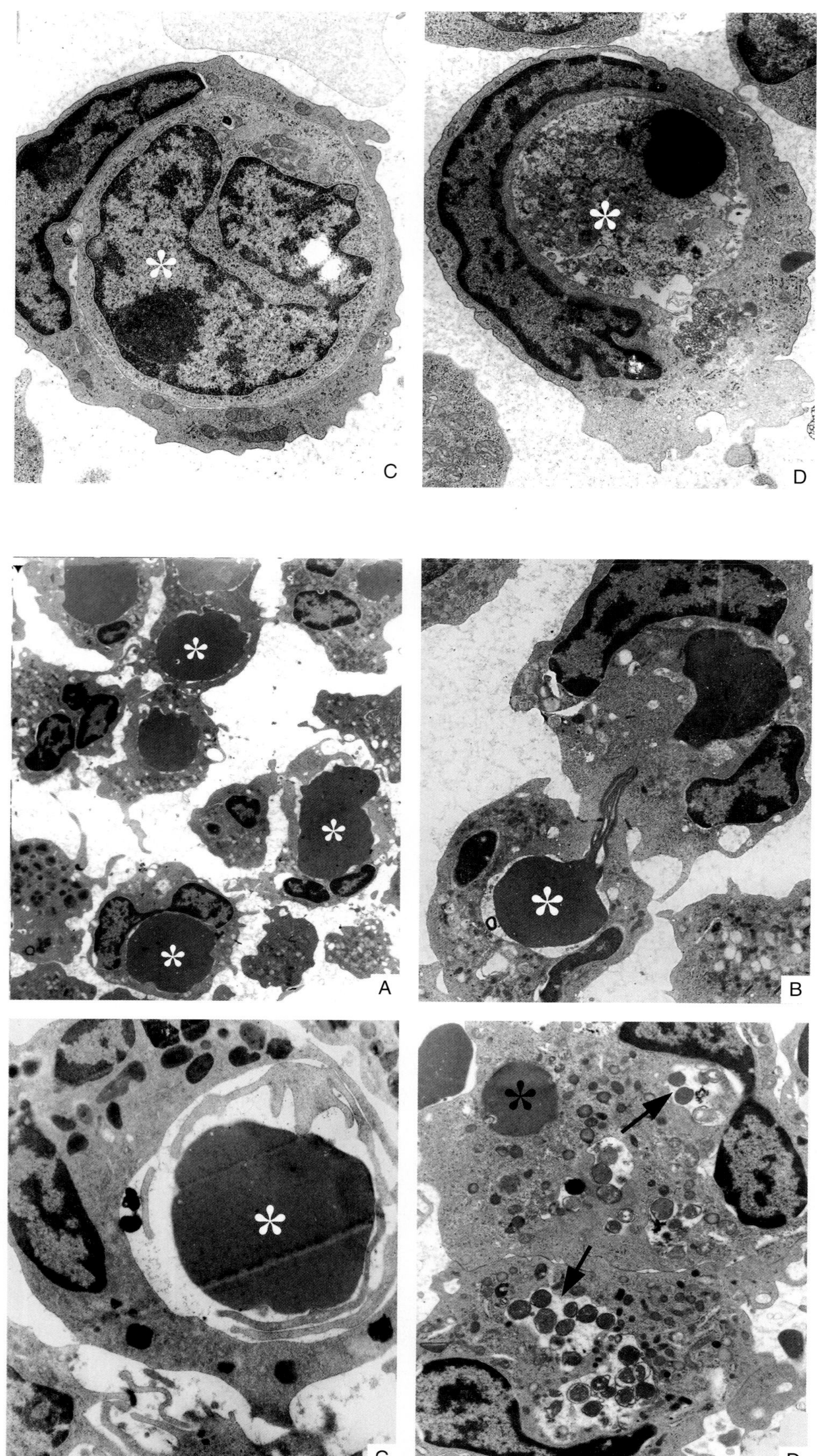

图 4–29(续)

图 4–30 粒细胞内吞红细胞。(A)慢性髓细胞白血病粒细胞广泛活化,内吞成熟红细胞(*),×2.5K;(B)两个粒细胞联合吞噬一个成熟红细胞(*),×3K;(C)嗜酸性粒细胞内吞成熟红细胞(*),×5K;(D)中性粒细胞同时吞噬细菌(箭头所示)和成熟红细胞(*),×4K。

细胞综合征，被巨噬细胞吞噬的细胞很快被溶解消化，不会再次分离。很少见到巨噬细胞直接吞噬肿瘤细胞。

(三)细胞内吞的生理病理学意义

生理状态下，骨髓巨核细胞可以内吞幼红细胞、粒细胞和淋巴细胞；免疫损伤和炎性状态下成纤维细胞可以内吞其他细胞，尤其是淋巴细胞。肿瘤细胞内吞包括肿瘤细胞间包裹、间质细胞包裹肿瘤细胞和间质细胞包裹炎性细胞。大部分包裹细胞和被包裹细胞结构完整，一定时期内两者相互共存，彼此不造成损伤，所以又称细胞内细胞现象(cell-in-cell)。有人认为细胞内吞是短期行为，分离后又能独立存活，长期内吞会导致被内吞细胞非凋亡死亡[31]。

部分贫血性疾病可见粒细胞内吞有核红细胞，一个或几个粒细胞包围一个或多个红细胞或有核红细胞，大部分被包裹红系细胞结构完整，以中幼和晚幼阶段细胞为主，可能与病态粒细胞敏感性增强，特异性下降，在病理状态下错误识别和包围红细胞。

参考文献

1.Lithanatudom P, Wannatung T, Leecharoenkiat A, et al. Enhanced activation of autophagy in β-thalassemia/Hb E erythroblasts during erythropoiesis[J]. Ann Hematol, 2011;90(7):747–758. DOI:10.1007/s00277-010-1152-5.

2.Hilbi H, Moss JE, Hersh D, et al. Shigella-induced apoptosis is dependent on caspase-1 which binds to IpaB[J]. J Biol Chem, 1998;273 (49):32895–32900. DOI:10.1074/jbc.273.49.32895.

3.Moinfar F, Mannion C, Man YG, et al. Mammary "comedo"-DCIS: apoptosis, oncosis, and necrosis: an electron microscopic examination of 8 cases[J]. Ultrastruct Pathol, 2000;24(3):135–144. DOI:10.1080/019 131200 50132868.

4.Nonaka T, Kuwae A, Sasakawa C, et al. Shigella flexneri YSH6000 induces two types of cell death, apoptosis and oncosis, in the differentiated human monoblastic cell line U937[J]. FEMS Microbiol Lett, 1999;174 (1):89–95. DOI:10.1111/j.1574-6968.1999.tb13553.x.

5.Ziegler U, Groscurth P. Morphological features of cell death[J]. News Physiol Sci, 2004;19:124–128. DOI:10.1152/nips.01519.2004.

6.Nicotera P, Leist M, Ferrando-May E. Intracellular ATP, a switch in the decision between apoptosis and necrosis[J]. Toxicol Lett, 1998;102–103:139–142. DOI:10.1016/s0378-4274(98)00298-7.

7.Meng MB, Wang HH, Cui YL, et al. Necroptosis in tumorigenesis, activation of anti-tumor immunity, and cancer therapy[J]. Oncotarget, 2016;7 (35):57391–57413. DOI:10.18632/oncotarget.10548.

8.Lotfi R, Kaltenmeier C, Lotze MT, et al. Until Death Do Us Part: Necrosis and Oxidation Promote the Tumor Microenvironment[J]. Transfus Med Hemother, 2016;43(2):120–132. DOI:10.1159/000444941.

9.Giralt A, Villarroya F. SIRT3, a pivotal actor in mitochondrial functions: metabolism, cell death and aging[J]. Biochem J, 2012;444(1):1–10. DOI:10.1042/BJ20120030.

10. Souied EH, Aslam T, Garcia-Layana A, et al. Omega-3 Fatty Acids and Age-Related Macular Degeneration[J]. Ophthalmic Res, 2015;55(2):62–69. DOI:10.1159/000441359.

11.Relic B, Zeddou M, Desoroux A, et al. Genistein induces adipogenesis but inhibits leptin induction in human synovial fibroblasts[J]. Lab Invest, 2009;89(7):811–822. DOI:10.1038/labinvest.2009.41.

12.Kerr JF, Wyllie AH, Currie AR. Apoptosis: a basic biological phenomenon with wide-ranging implications in tissue kinetics[J]. Br J Cancer, 1972;26(4):239–257. DOI:10.1038/bjc.1972.33.

13.Wu X, Molinaro C, Johnson N, et al. Secondary necrosis is a source of proteolytically modified forms of specific intracellular autoantigens: implications for systemic autoimmunity[J]. Arthritis Rheum, 2001;44 (11):2642–2652. DOI:10.1002/1529-0131(200111)44:11<2642:aid-art444>3.0.co;2-8.

14.Liu X, Huang S, Wang X, et al. Chaperone-mediated autophagy and neurodegeneration: connections, mechanisms, and therapeutic implications[J]. Neurosci Bull, 2015;31(4):407–415. DOI:10.1007/s12264-015-1542-8.

15.Dong SX, Zhao SX, Wang Y, et al. Analysis of blood cell autophagy distribution in hematologic diseases by transmission electron microscope[J]. Zhonghua Xue Ye Xue Za Zhi, 2015;36(2):144–147. DOI:10.3760/cma.j.issn.0253-2727.2015.02.013.

16.Yu L, Alva A, Su H, et al. Regulation of an ATG7-beclin 1 program of autophagic cell death by caspase-8[J]. Science, 2004;304(5676):1500–1502. DOI:10.1126/science.1096645.

17.Majno G, Joris I. Apoptosis, oncosis, and necrosis. An overview of cell death[J]. Am J Pathol, 1995;146(1):3–15.

18.Levin S. Apoptosis, necrosis, or oncosis: what is your diagnosis?A report from the Cell Death Nomenclature Committee of the Society of Toxicologic Pathologists[J]. Toxicol Sci, 1998; 41(2):155–156. DOI:10.1006/toxs.1997.2432.

19.Trump BF, Berezesky IK, Chang SH, et al. The pathways of cell death: oncosis, apoptosis, and necrosis[J]. Toxicol Pathol, 1997;25(1):82–88. DOI:10.1177/019262339702500116.

20.Kern JC, Kehrer JP. Acrolein-induced cell death: a caspase-influenced decision between apoptosis and oncosis/necrosis [J]. Chem Biol Interact, 2002;139 (1):79–95. DOI:10.1016/s0009-2797(01)00295-2.

21.Darzynkiewicz Z, Juan G, Li X, et al. Cytometry in cell necrobiology: analysis of apoptosis and accidental cell death (necrosis)[J]. Cytometry, 1997;27(1):1–20.

22.Lai XH, Xu Y, Chen XM, et al. Macrophage cell death upon intracellular bacterial infection[J]. Macrophage(Houst), 2015; 2:e779. DOI:10.14800/Macrophage.779.

23.Hay S, Kannourakis G. A time to kill: viral manipulation of the cell death program[J]. J Gen Virol, 2002;83(Pt 7):1547–1564. DOI:10.1099/0022-1317-83-7-1547.

24.Deswaerte V, Ruwanpura SM, Jenkins BJ. Transcriptional regulation of inflammasome-associated pattern recognition recept ors, and the relevance to disease pathogenesis[J]. Mol Immunol, 2017;86:3–9. DOI:10.1016/j.molimm.2016.09.023.

25.Calderon PB, Cadrobbi J, Marques C, et al. Potential therapeutic application of the association of vitamins C and K3 in cancer treatment[J]. Curr Med Chem, 2002;9(24):2271–2285. DOI:10.2174/0929867023368674.

26.Gilloteaux J, Jamison JM, Arnold D, et al. Ultrastructural aspects of autoschizis: a new cancer cell death induced by the synergistic action of ascorbate/menadione on human bladder carcinoma cells[J]. Ultrastruct Pathol, 2001;25(3):183–192. DOI: 10.1080/019131201300343810.

27.Gilloteaux J, Jamison JM, Neal DR, et al. Cell damage and death by autoschizis in human bladder(RT4)carcinoma cells resulting from treatment with ascorbate and menadione[J]. Ultrastruct Pathol, 2010;34 (3):140–160. DOI:10.3109/01913121003662304.

28.Gilloteaux J, Jamison JM, Arnold D, et al. Morphology and DNA degeneration during autoschizic cell death in bladder carcinoma T24 cells induced by ascorbate and menadione treatment[J]. Anat Rec A Discov Mol Cell Evol Biol, 2006;288(1): 58–83. DOI:10.1002/ar.a.20276.

29.Florey O, Kim SE, Sandoval CP, et al. Autophagy machinery mediates macroendocytic processing and entotic cell death by targeting single membranes[J]. Nat Cell Biol, 2011;13 (11):1335 –1343. Published 2011 Oct 16. DOI:10.1038/ncb2363.

30.Overholtzer M, Mailleux AA, Mouneimne G, et al. A non-apoptotic cell death process, entosis, that occurs by cell-in-cell invasion[J]. Cell, 2007;131(5):966–979. DOI:10.1016/j.cell.2007.10.040.

31.Sun Q, Luo T, Ren Y, et al. Competition between human cells by entosis[J]. Cell Res, 2014;24(11):1299–1310. DOI:10.1038/cr.2014.138.

第 5 章

贫血性疾病

红细胞的寿命为100~120天,脾脏、肝脏和骨髓中的巨噬细胞负责识别和清除衰老的红细胞。每天有1%左右的红细胞被清除和替代,机体的反馈机制可促进红细胞的增生,保证红细胞数量的稳定。

贫血是红细胞数或血红蛋白(hemoglobin,Hb)含量减少,不能把足够的氧气运输到周围组织。诊断贫血主要依靠Hb浓度、红细胞比容和红细胞数量三个指标;同时血细胞分析仪可以显示红细胞平均体积(mean corpuscular volume,MCV)、平均红细胞血红蛋白含量(mean corpuscular hemoglobin,MCH)、平均红细胞血红蛋白浓度 (mean corpuscular hemoglobin concentration,MCHC)及红细胞分布宽度(red blood cell distribution width,RDW)等参数。这些指标和参数与性别、年龄及生活地区等因素有关,海平面状态下不同年龄、性别的最低数值如表5-1所示。

贫血按照MCV、MCH和MCHC主要分三型(表5-2)。大细胞性贫血(MCV>95fL)多为正常色素型。正细胞正色素性贫血(MCV,80~95fL;MCHC,320~360g/L),包括再生障碍性贫血、溶血性贫血、急性失血性贫血,以及慢性疾病引起的贫血,如慢性炎症、感染、尿毒症、肝病、结缔组织病、恶性肿瘤、内分泌疾病等。小细胞低色素性贫血(MCV<80fL,MCHC<320g/L),包括缺铁性贫血、海洋性贫血、铁粒幼细胞性贫血。贫血患者的Hb高低与MCV大小相关(表5-3)。

贫血的临床表现与贫血程度、持续时间、心肺代偿功能和贫血原发疾病相关,常见症状包括心慌、气短、头晕、头痛、虚弱乏力;体征包括面色苍白、无光泽等。一些病情隐匿或发病缓慢的患者即使Hb低于正常水平症状也不明显, 而急性发病患者常出现不可耐受的缺血和缺氧症状。

表5-1 红细胞大小和血红蛋白生理范围

	新生儿	<1个月	1~2个月	3~6个月	6~12个月	1~4岁	成年女性	成年男性
Hb(g/L)	≥140	≥120	≥105	≥105	≥110	≥115	≥120	≥140
MCV(fL)	100~130	90~110	80~100	75~90	70~85	75~90	80~100	80~100
HbF(%)	55~90	50~80	30~55	3~25	≤5	<2	<2	<2

注:HbF,胎儿血红蛋白。

表5-2 贫血性疾病分类

大细胞性贫血	正细胞正色素性贫血	小细胞低色素性贫血
巨幼红细胞贫血	出血后贫血	缺铁性贫血中后期
维生素B_{12}缺乏	溶血性贫血	Hb合成异常
叶酸缺乏	EPO合成减少	遗传性铁粒幼细胞贫血
维生素B_{12}和叶酸同时缺乏	肝、肾疾病	获得性铁粒幼细胞贫血
遗传性DNA合成障碍	生理功能低下	铅中毒
药物性DNA合成障碍	慢性疾病	

(待续)

表 5-2(续)

大细胞性贫血	正细胞正色素性贫血	小细胞低色素性贫血
非巨幼大细胞贫血	骨髓造血障碍性贫血	
红系溶血相关增生	获得性纯红细胞再生障碍	
酒精中毒	儿童一过性幼红细胞减少	
肝病	再生障碍性贫血	
MDS 相关性贫血	溶血伴一过性增生障碍	
脊髓结核	骨髓恶性疾病	
再生障碍性贫血	骨髓增生异常贫血	
获得性铁粒幼细胞贫血	缺铁性贫血早期	
CDA-Ⅰ型	CDA-Ⅱ型	
戴-布二贫血		

注:CDA,先天性红细胞生成障碍性贫血。

表 5-3 不同贫血患者 Hb 含量与红细胞平均体积的关系

临床诊断	Hb 浓度(g/dL)	红细胞平均体积(fL)
正常男性	16(14~18)	89(80~100)
正常女性	14(12~16)	89(80~100)
缺铁性贫血	8(4~12)	74(55~85)
慢性病贫血	10(8~13)	85(75~95)
β-地中海轻度贫血	12(9~14)	68(55~75)
β-地中海重度贫血	5(2~7)	62(48~72)
人血红蛋白病	9(7~11)	70(53~88)
血红蛋白 E 特性(AE)	14(12~16)	73(71~78)
血红蛋白 E 病(EE)	12(11~14)	64(58~76)
血红蛋白 C 病(CC)	10(7~14)	77(55~93)
遗传性铁粒幼细胞贫血	6(4~10)	77(49~104)
获得性铁粒幼细胞贫血	10(7~12)	104(83~118)

第 1 节 铁缺乏与铁缺乏相关营养性贫血

铁缺乏是指体内铁含量低于正常;缺铁性贫血为多种原因导致储存铁过度消耗,不能满足正常造血引起的贫血。营养性缺铁性贫血指营养因素,如铁摄入不足造成铁缺乏和 Hb 合成减少引起的贫血。一些少见疾病,如特发性肺含铁血黄素沉着症和阵发性睡眠性血红蛋白尿症等,也导致缺铁性贫血,但体内铁不缺乏,是铁重新分布的结果。

据世界卫生组织统计显示缺铁性贫血在世界各地发病率很高,累及各年龄阶段和不同经济状况人群,约占世界人口的 30%,其中成年男性占 10%,成年女性占 20%(其中妊娠女性占 40%),婴幼儿和儿童达 50%。肠道寄生虫病高发区和进食缺铁饮食者,几乎 100%有不同程度缺铁性贫血。中国农村缺铁性贫血发病率高于城市,常见因素包括婴幼儿期喂养不当、儿童与青少年偏食和鼻出血、钩虫等寄生虫感染。女性缺铁性贫血常见原因包括月经过多、多次妊娠、哺乳、宫内置节育环。老年性贫血主要包括营养不良、蛋白质特别是动物蛋白质摄入不足和反复献血,以及胃大部切除、慢性失血、慢性腹泻、萎缩性胃炎等病理因素。

一、临床表现

缺铁性贫血根据铁缺乏严重程度分3个时期:①储存铁减少期(iron depletion)为铁缺乏早期,特点为储存铁减少或缺乏,血清铁浓度和Hb仍在正常范围内;②缺铁性红细胞生成期(iron deficient erythropoiesis)为铁缺乏中期,是储存铁持续减少导致血清铁降低,铁蛋白饱和度减低,但无明显贫血;③缺铁性贫血期(iron deficiency anemia),为铁缺乏晚期,骨髓、肝、脾等器官储存铁缺乏,血清铁浓度、运铁蛋白饱和度和血清铁蛋白浓度降低,出现小细胞低色素型贫血。

除全身贫血症状外,缺铁性贫血还有以下特殊表现:①严重贫血患者出现口炎、舌炎和舌乳头萎缩。少数患者出现吞咽困难或吞咽梗塞感(Paterson-Keuy综合征或Plμmmer-Vinson综合征),这与咽部黏膜萎缩,环状软骨与食管交界处黏膜形成假蹼有关。近些年随着我国人均寿命延长,老年人发病率明显增高。②毛发干枯脱落,指/趾甲缺乏光泽、变薄、脆而易折,重者出现条纹状隆起、变平或反甲,这些是由指/趾甲缺乏半胱氨酸所致。③异食癖,如喜食泥土、煤球、石灰、墙泥、生米、冰块等。给予铁剂治疗后,这些症状随着贫血改善最终消失。

二、细胞形态结构

骨髓红系增生活跃,以中、晚幼红细胞增多为主。幼红细胞血红蛋白合成不足,胞质发育落后于细胞核,表现为幼红细胞体积小,胞质少,边缘不整,颜色偏蓝,核质比大,核染色质浓聚成炭黑状;粒系和巨核系细胞形态变化不明显(图5-1)。光镜下成熟红细胞染色淡,中央空白区扩大。骨髓铁染色细胞外铁阴性,细胞内铁减少或缺如。电镜下成熟红细胞体积小,电子密度低;有核红细胞体积小,胞质密度低,铁蛋白颗粒稀少。

三、形态结构鉴别

缺铁性贫血需与其他小细胞低色素性贫血鉴别。地中海贫血患者红细胞内有异常Hb凝集;铁粒幼细胞性贫血环形铁幼粒细胞比例高;慢性感染或恶性肿瘤引起的贫血,红细胞大小不等,有核红细胞巨幼变或损伤,反应性中性粒细胞、嗜酸性粒细胞和嗜碱性粒细胞增多。

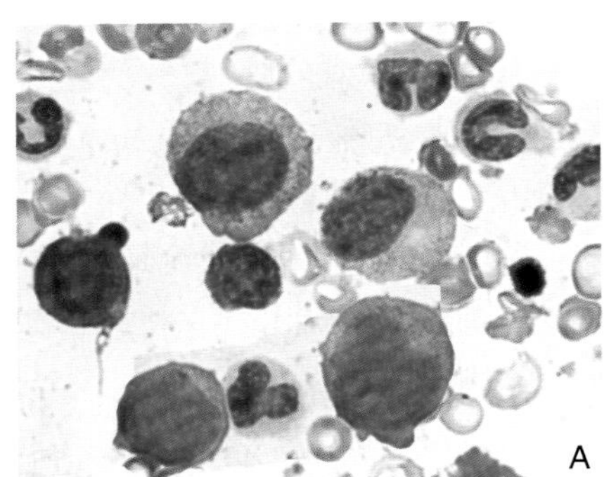

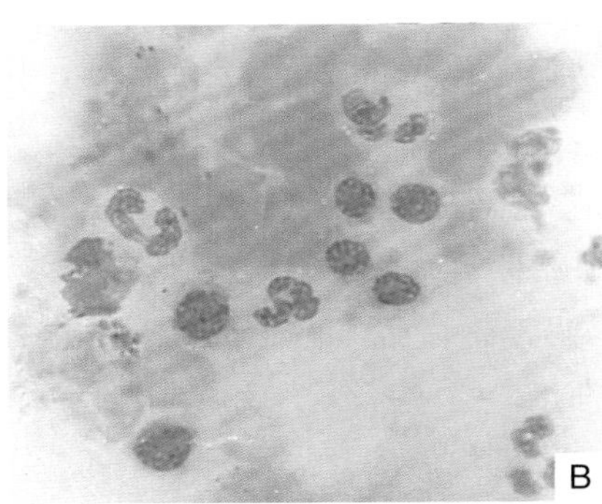

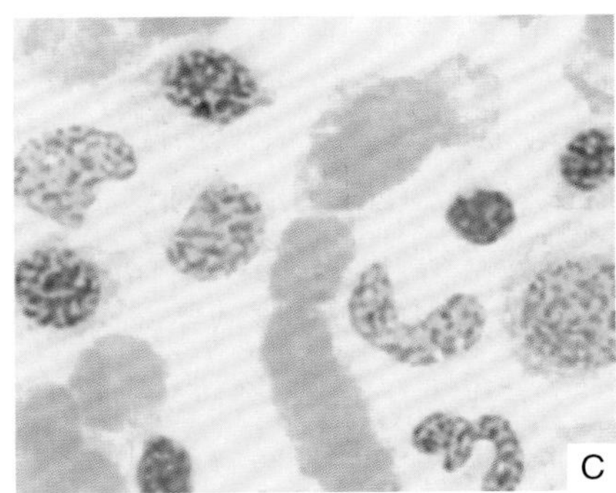

图5-1 缺铁性贫血。(A)成熟红细胞染色淡,中央空白区增大,粒细胞形态正常,×1K;(B,C)骨髓铁染色铁含量低,×1K。

第2节 巨幼细胞贫血

巨幼细胞贫血(megaloblastic anemia)是由叶酸及(或)维生素 B_{12} 缺乏、DNA 合成障碍导致骨髓红系细胞核质发育异常和无效造血，常表现为大细胞性贫血。本病为全身性疾病，除红系细胞发育异常外，粒细胞可出现巨幼变和核分叶过多现象，巨核细胞可产生巨大血小板。其他组织细胞，尤其是增殖较快的黏膜和皮肤上皮细胞也可受累。我国巨幼细胞贫血以叶酸缺乏为主，具有地区性。山西、陕西、河南等中西北地区农村多发，主要是新鲜蔬菜和肉食摄入少、饮食烹调不合理导致营养、维生素和微量元素缺乏所致。随着经济改善和生活条件的提高，现在发病率显著下降。

一、临床表现

巨幼细胞贫血起病隐伏。体内维生素 B_{12} 贮存量较多，常缺乏数月后发病；而体内叶酸储存量少，缺乏时发病较快。全身症状包括面色苍白、乏力、头晕、活动后气短、心悸；重者出现直立性低血压等循环系统症状；严重无效造血和成熟红细胞寿命缩短时出现黄疸；白细胞和血小板减少时出现紫癜、鼻出血、月经过多等出血和感染表现。体内维生素 B_{12} 贮存正常的新生儿，如果出生后 B_{12} 摄入不足，可在 6 月龄到 2 岁间发病，表现为皮肤蜡黄，毛发稀疏、枯黄，虚胖或颜面水肿；多数患儿铁储存量增加，肝、脾轻度肿大；约 1/2 营养性巨幼细胞贫血和少数恶性贫血患者合并铁缺乏，表现为铁负荷减少和缺铁性贫血。恶性贫血是指胃黏膜萎缩导致内因子分泌障碍，而内因子是维生素 B_{12} 吸收所必需的一种糖蛋白。

维生素 B_{12} 缺乏的胃肠道症状包括舌炎，可见舌面光红、舌乳头萎缩、味觉消失和食欲缺乏；恶性贫血患者出现乏力、手足对称性麻木、感觉障碍、步态不稳、行走困难等神经系统症状。贫血、胃肠道和神经症状可同时或单独发生，各系统症状严重程度不一致，少数患者神经系统症状发生在贫血症状前，单独叶酸缺乏患者无神经系统症状。叶酸缺乏患者有腹胀、腹泻，以及排糊状粪便等吸收不良表现。

巨幼细胞贫血出现全血细胞减少时，需与再生障碍性贫血、骨髓增生异常综合征、遗传性球形红细胞贫血、脾功能亢进等疾病鉴别。此外，应与麦胶肠病、乳糜泻（非热带性口炎性腹泻或特发性脂肪下痢)、热带口炎性腹泻、遗传性乳清酸尿症及幼年恶性贫血等特殊类型贫血鉴别。

二、细胞形态结构

幼红细胞核浆发育不平衡，表现为胞体与核同步增大，但核染色质疏松，落后胞质 1~2 个发育阶段。这是由幼红细胞血红蛋白合成快、细胞核发育缓慢所致。成熟红细胞体积大，出现巨红细胞，可见 Howell-Jolly 小体和嗜碱性点彩细胞。电镜下幼红细胞显著增大，直径 20~30μm，核仁显著，异染色质少，密度低，核膜细致，核膜下无异染色质，部分幼红细胞核不规则。成熟红细胞增大，直径可达 12μm(图 5-2)。原始和早幼粒细胞巨幼变，中、晚幼和杆状核粒细胞核圆，密度低，异染色质少，称巨幼粒细胞；分叶核粒细胞分叶增多，有时达 6 个叶以上。初级和次级颗粒普遍减少，凋亡细胞增多(图 5-3)。

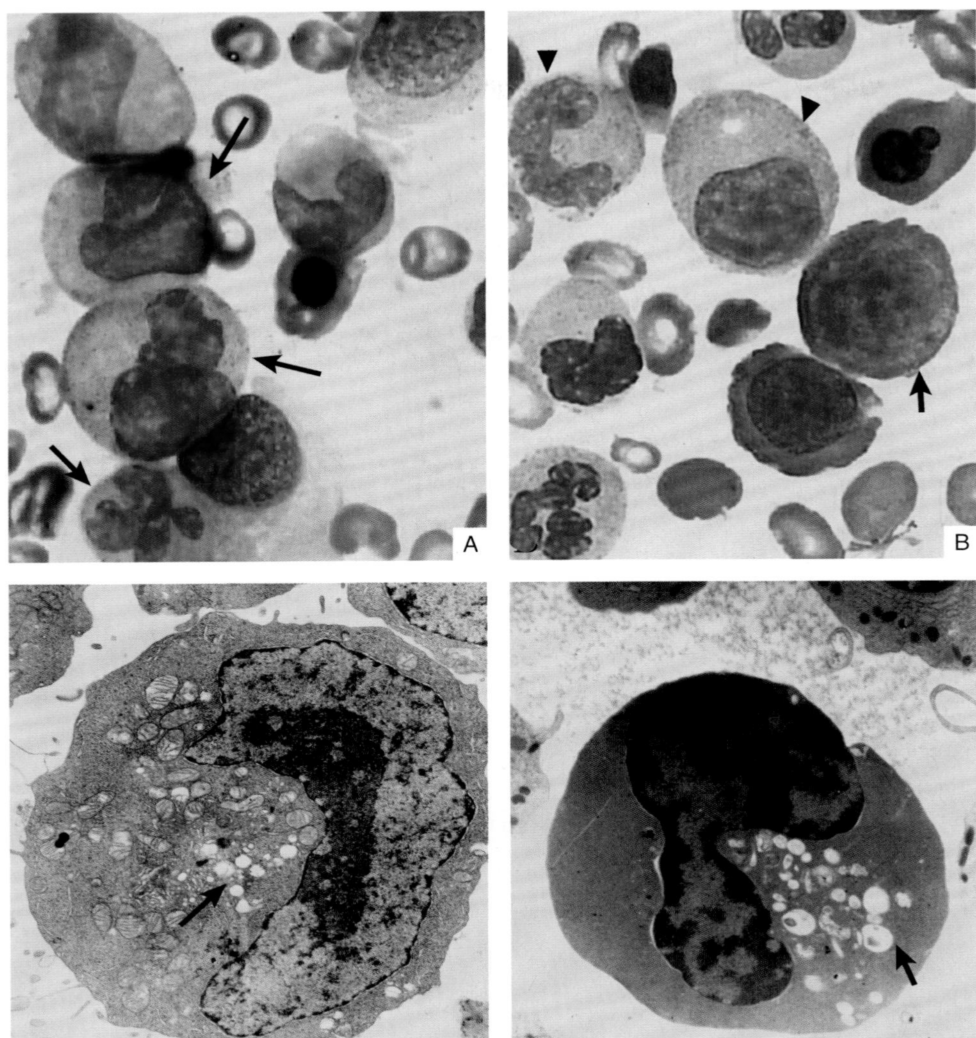

图 5–2 巨幼细胞性贫血。(A)粒细胞巨幼变,体积大,核大(箭头所示),×1K;(B)早幼红细胞(箭头所示)和中性粒细胞(三角箭头所示)巨幼变,×1K;(C)原红细胞巨幼变,胞质含空泡(箭头所示),×6K;(D)晚幼红细胞巨幼变,胞质含空泡(箭头所),×5K。

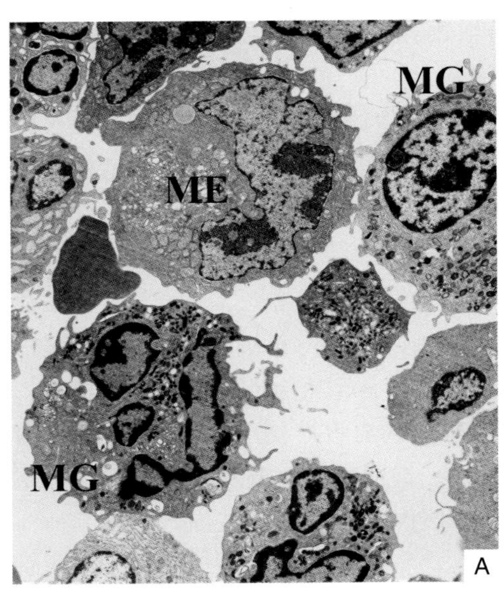

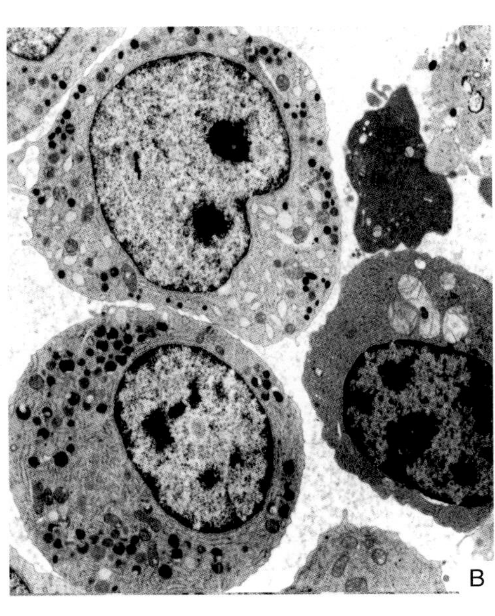

图 5–3 巨幼细胞性贫血。(A)幼红细胞(ME)和中性粒细胞(MG)巨幼变,×3K;(B)左侧为两个巨幼粒细胞,异染色质少,核仁显著,×4K;(C)巨幼变分叶核粒细胞含大量空泡,颗粒分布不均,×3.5K;(D)成熟粒细胞凋亡,×3K。(待续)

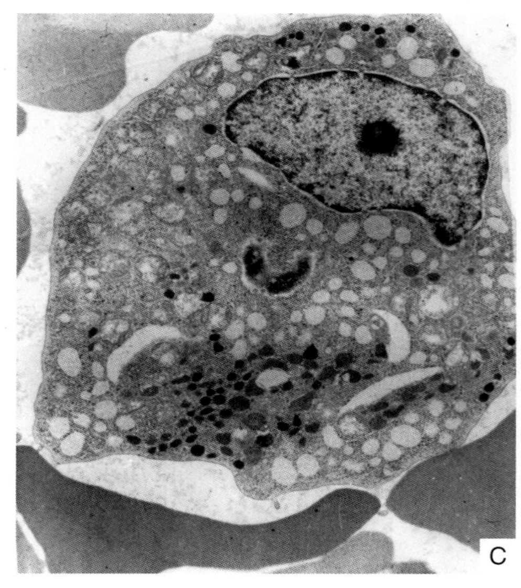

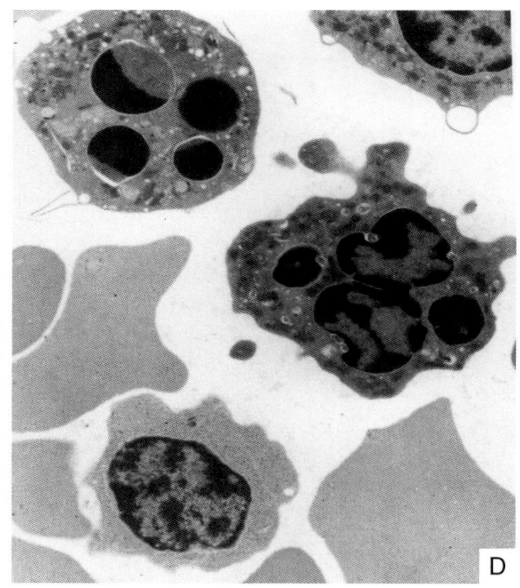

图 5-3（续）

第 3 节 再生障碍性贫血

再生障碍性贫血（aplastic anemia，AA）是一种骨髓增生低下导致全血细胞减少的疾病，与造血干细胞缺陷、微环境异常及免疫损伤相关。大部分患者病因不明确，少数有辐射、病毒感染和药物相关病史。患者主要表现为三系血细胞减少，多部位骨髓增生低下，脂肪细胞增多。急性期骨髓渗出、出血和水肿明显，慢性期纤维组织增生显著。诊断要点包括：①骨髓细胞成分<50%，造血细胞<30%，淋巴细胞等非造血细胞相对增多。②同时符合以下 3 条中 2 条：外周血中性粒细胞≤1.5×10^9/L；血小板≤50×10^9/L；Hb≤100g/L。满足以下 3 项中的 2 项时为重型再生障碍性贫血（SAA）：网织红细胞≤20×10^9/L；中性粒细胞≤0.5×10^9/L；血小板≤20×10^9/L。若中性粒细胞≤0.2×10^9/L 时为超重型再生障碍性贫血（VSAA）。慢性再生障碍性贫血（CAA）患者表现为 1 系或 2 系血细胞减少，症状较轻，病情进展缓慢。

戴-布二贫血（Diamond-Blackfan anemia，DBA）为一种先天性红系细胞分化功能不全所致的 AA，出生数月后发病，终生患病。患儿身材矮小和骨骼发育异常，表现为大细胞贫血及网织红细胞缺乏，骨髓幼稚红细胞数量减少。

一、细胞形态结构

各种不同类型 AA 患者骨髓造血细胞都有不同程度的形态结构异常[1,2]。SAA 骨髓有核细胞数减少，主要含淋巴细胞、单核细胞、成熟粒细胞、浆细胞及幼红细胞，有核红细胞广泛减少，原始和早幼红细胞较多，中、晚幼红细胞较少。CAA 骨髓有核细胞轻度减少，有核红细胞数量正常或稍高，以中幼和晚幼红细胞为主。

大部分 AA 患者原始和早幼红细胞核不规则或双核，染色质细致，核仁大；胞质密度正常（图 5-4）。电镜下部分细胞含空泡，内质网扩张，线粒体肿大、嵴断裂，偶见致密溶酶体。中、晚幼红细胞边缘破碎不整，切迹多，呈手指样或菊花样变，可见胞质空泡化或溶解，核固缩、碎裂、溶解和凋亡，偶见海绵状核[3]（图 5-5 至图 5-7）。

大部分患者粒细胞损伤和反应性增生，直径达 18μm，核仁明显，胞质丰富，初级颗粒少；粒细胞活化，吞噬活跃，表面有突起和伪足，溶酶体颗粒粗大。有的患者成熟阶段粒细胞损伤严重，胞质局灶性溶解，异染色质凝集，呈凋亡前或凋亡改变。巨核细胞数量少，胞质局灶性坏死，有的巨核细胞包含其他血细胞（图 5-8）。

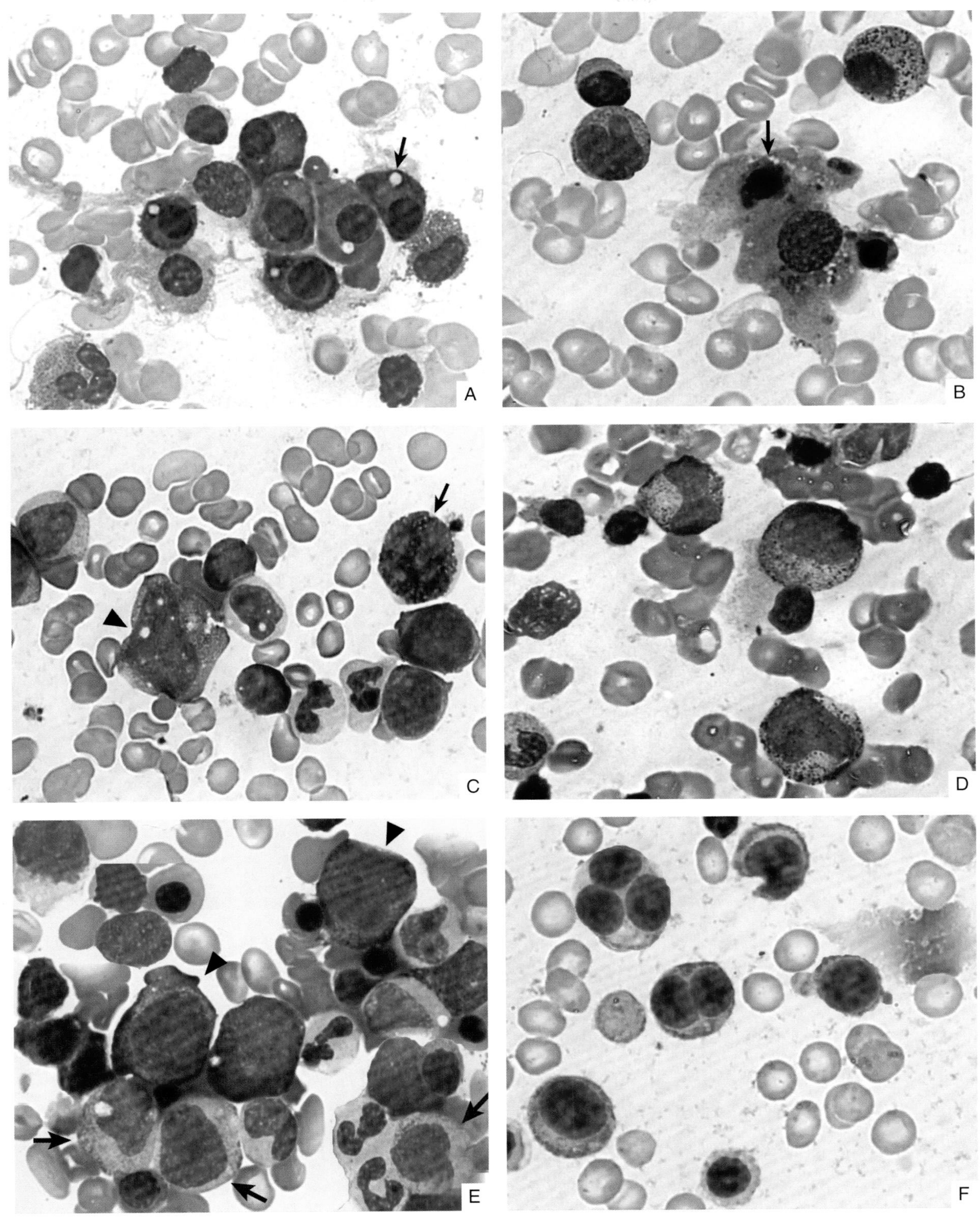

图 5-4　再生障碍性贫血。(A)反应性浆细胞含 Russell 小体(箭头所示),×1K;(B)巨噬细胞吞噬幼红细胞(箭头所示),右上反应性粒细胞含中毒颗粒,×1K;(C)组织细胞(三角箭头所示)和嗜碱性粒细胞(箭头所示),×1K;(D)反应性粒细胞颗粒粗大,×1K;(E)原始和早幼红细胞(三角箭头所示),早幼粒细胞胞质清亮,颗粒少(箭头所示),×1K;(F)幼红细胞反应性增生,双核和多核,×1K。

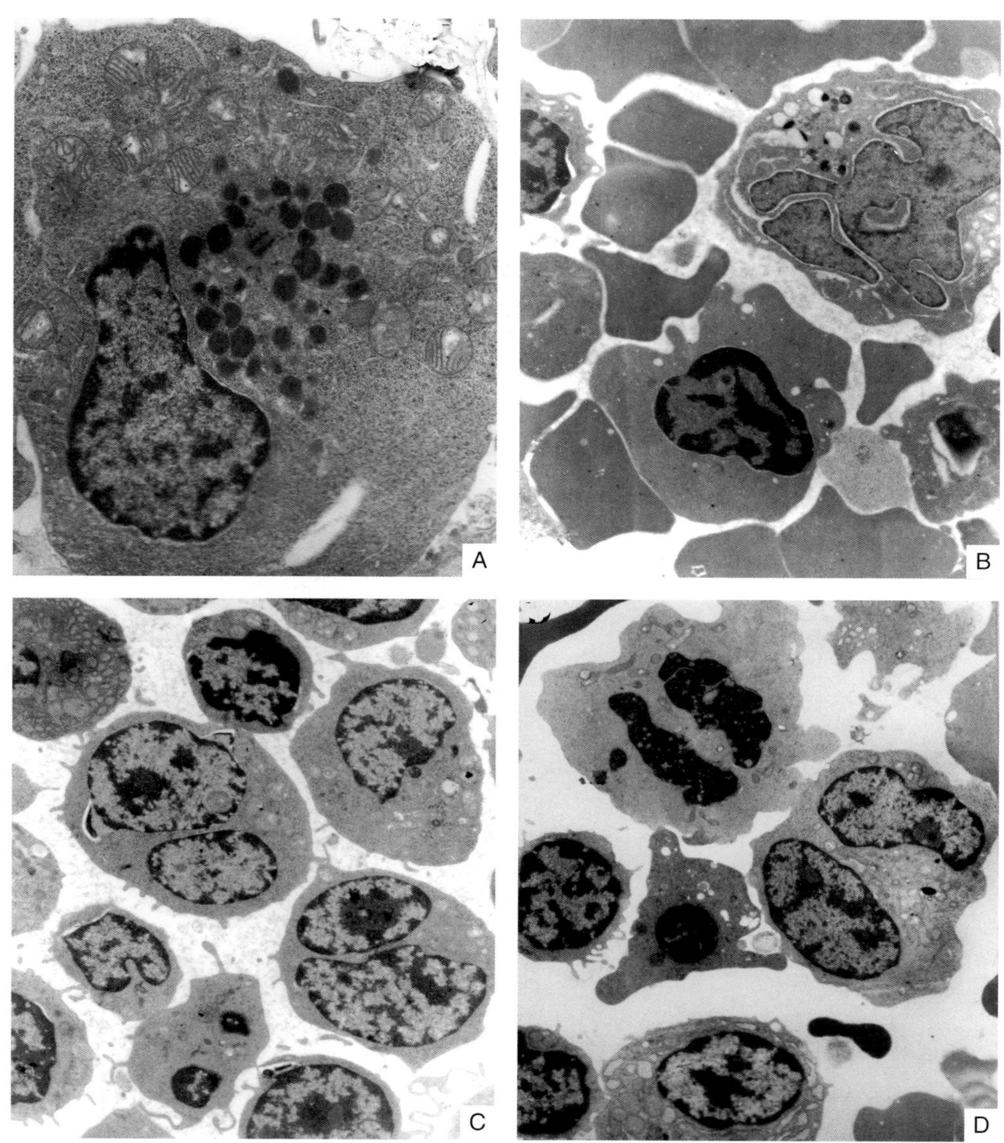

图 5-5 再生障碍性贫血。(A)幼红细胞巨幼样变,含大溶酶体,×8K;(B)上方幼红细胞核畸形,下方幼红细胞染色质边集,×4K;(C)幼红细胞代偿性增生,可见双核,×3K;(D)上方分裂期幼红细胞核固缩,右侧幼红细胞含双核,×4K。

SAA 显著特点是骨髓单核-巨噬细胞和淋巴细胞活化。单核细胞表面突起和绒毛增多;巨噬细胞直径为 20~40μm,表面有突起和伪足,有的吞噬成熟红细胞、血小板和细胞碎片,巨噬细胞胞质局灶性溶解或发生焦亡。有的患者含树突状细胞,直径为 15~20μm,表面有长突起,胞质多,核仁明显,高尔基体和分泌泡多,内质网短小,颗粒细小,有的细胞核质比大,细胞器少,核仁显著(图 5-9)。大部分患者 T 淋巴细胞活化和反应性增生,可见核仁明显,表面突起多,可见大颗粒淋巴细胞、浆细胞和浆细胞样淋巴细胞。浆细胞体积增大,内质网扩张。部分患者骨髓组织细胞增多,胞体大,核质比大,核仁明显,突起少;胞质呈网状,内质网呈短棒状,包裹各种血细胞(图 5-10)。

二、形态结构鉴别

AA 和 MDS 都有血细胞损伤、破坏和减少。MDS 以 3 系细胞异常发育和凋亡为主,红系细胞线粒体铁蛋白沉积明显,可见小巨核或幼稚巨核细胞。AA 淋巴细胞、单核/巨噬细胞活化明显,可见嗜红细胞现象;红细胞、粒细胞以破坏溶解为主,粒细胞可有反应性增生,巨核细胞很少。

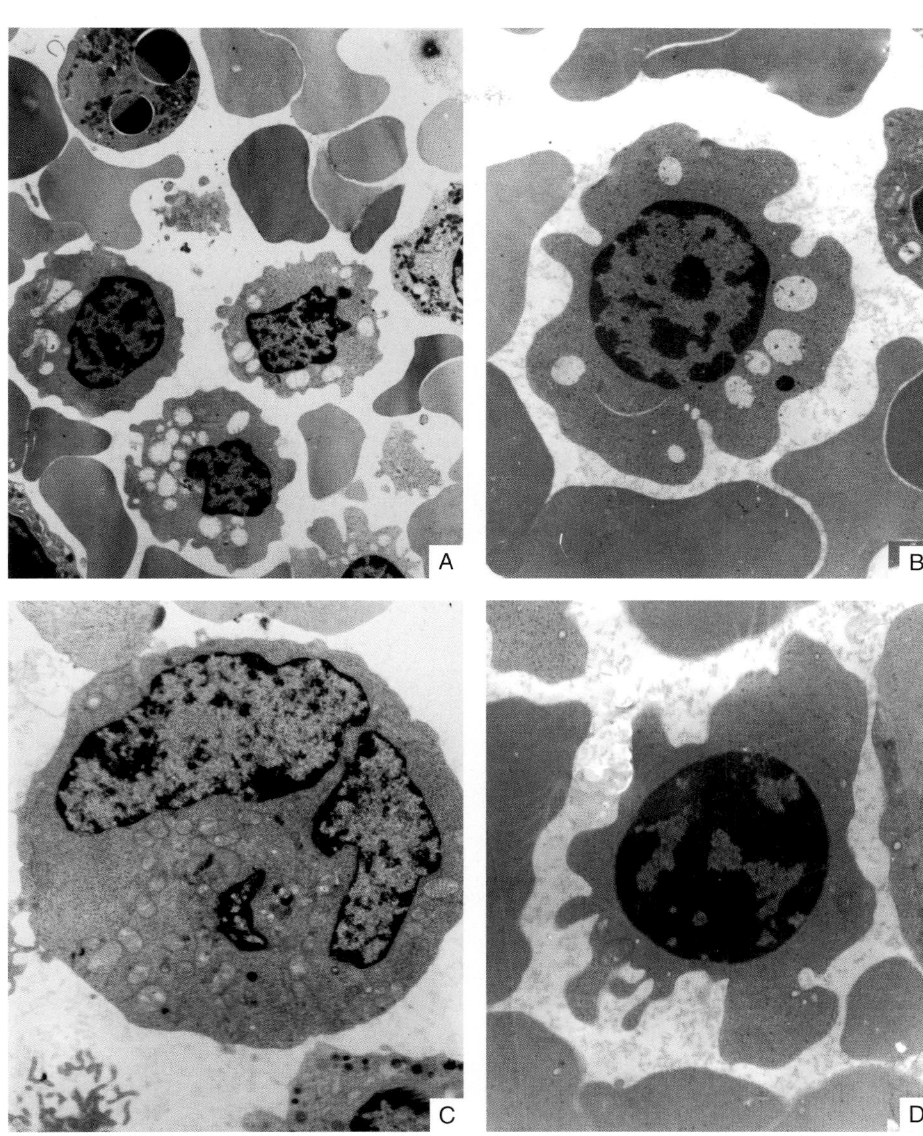

图 5-6　再生障碍性贫血。(A)幼红细胞线粒体空泡化，×3K；(B)幼红细胞表面有指状突起，线粒体空泡化，×5K；(C)原红细胞巨幼变，核不规则，×4K；(D)晚幼红细胞表面有指状突起，×5K。

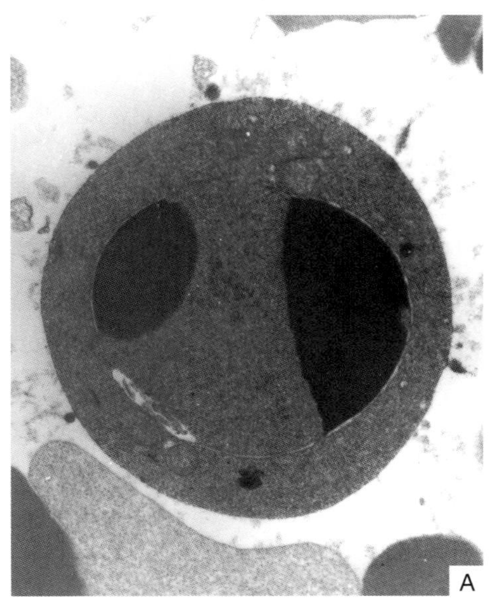

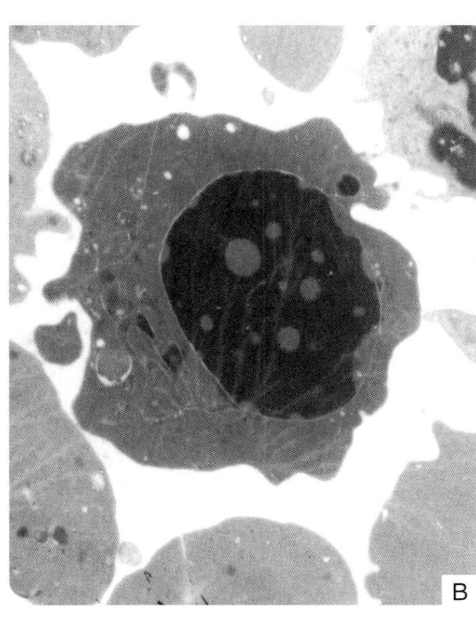

图 5-7　再生障碍性贫血。(A)幼红细胞凋亡，×6K；(B)晚幼红细胞核固缩，×4K；(C)幼红细胞核呈海绵状或奶酪样，核膜断裂(箭头所示)，×5K；(D)幼红细胞溶解，×4K。(待续)

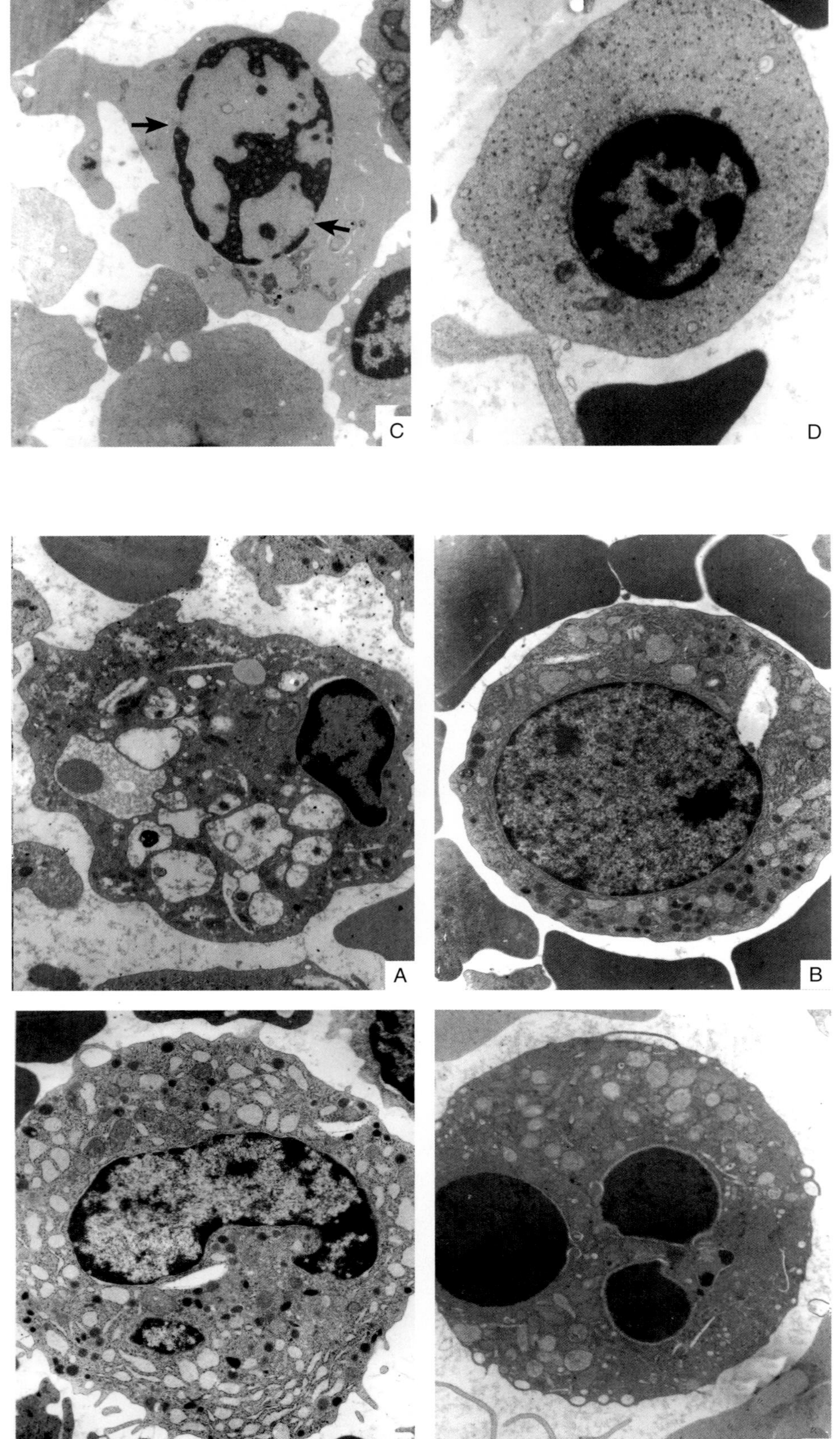

图 5–7(续)

图 5–8 再生障碍性贫血。(A)中性粒细胞胞质局灶性溶解,×4K;(B)粒细胞巨幼变,初级颗粒少,×3K;(C)中性粒细胞巨幼变,内质网扩张,×4K;(D)中性粒细胞凋亡,×4K。

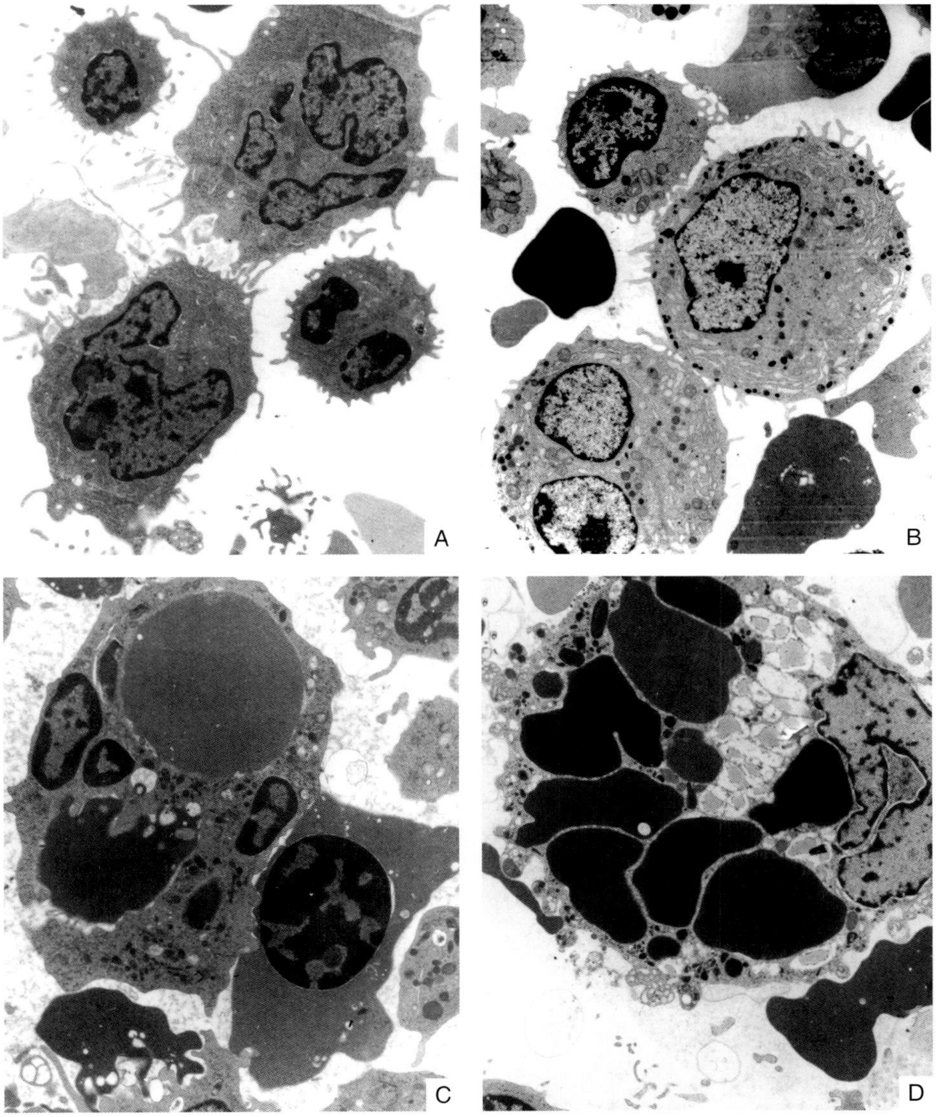

图 5–9　再生障碍性贫血。(A)单核树突状细胞表面有突起，核不规则，核仁明显，×3K；(B)组织细胞体积大，含颗粒，左上为活化颗粒淋巴细胞，×2.5K；(C)巨噬细胞吞噬成熟红细胞，黏附幼红细胞，×3.5K；(D)巨噬细胞吞噬大量成熟红细胞，成为嗜血细胞，×2.5K。

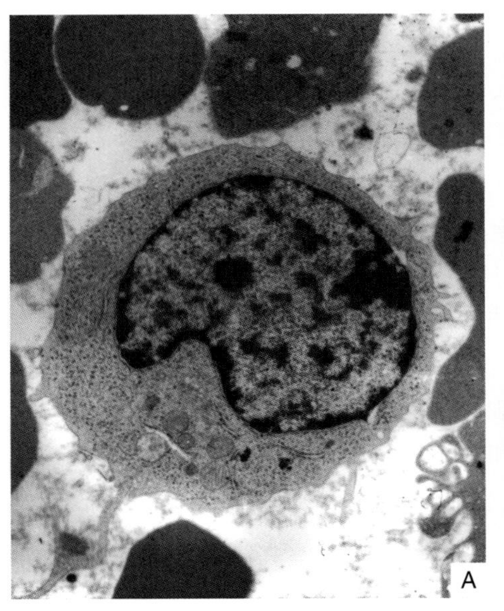

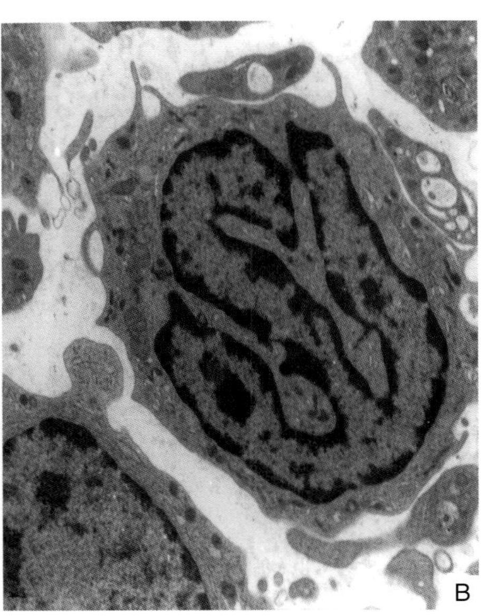

图 5–10　再生障碍性贫血。(A)活化淋巴细胞，核轻度不规则，表面突起，×6K；(B)活化 T 细胞，核折叠成脑回状，胞质含小颗粒，×6K；(C)活化浆细胞体积增大，内质网高度扩张(*)，表面与单核细胞接触(三角箭头所示)，×3K；(D)反应性浆细胞，×5K。(待续)

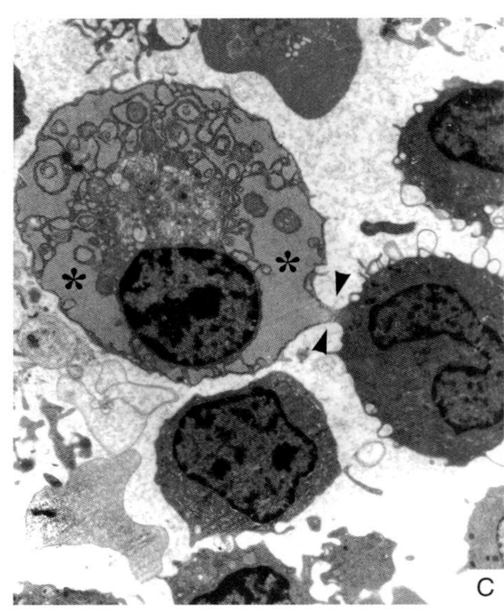

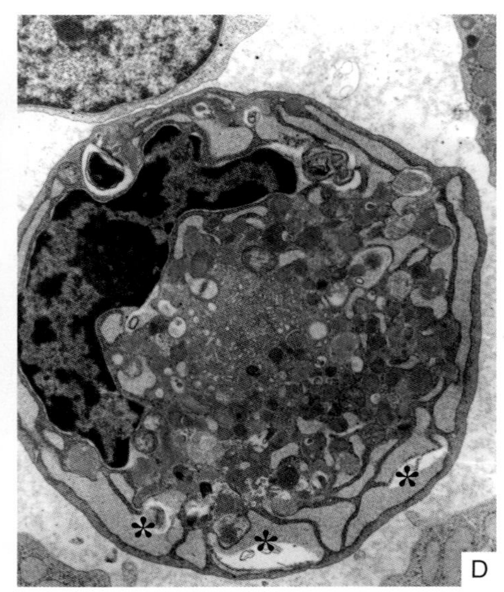

图 5-10(续)

第4节 溶血性贫血

溶血性贫血(hemolytic anemia)为红细胞破坏加速,骨髓造血功能代偿不足时发生的一类贫血。生理状态下骨髓生成红细胞的能力通过代偿可增加6~8倍,所以,即使红细胞寿命从正常的120天降低到15~20天,人体也不会发生贫血。溶血性贫血状态下红细胞破坏和增生同时进行,若不出现贫血表现,称代偿性溶血性疾病,如大部分球形红细胞增多症。当细胞破坏速率超过代偿能力出现贫血时,称为溶血性贫血。

溶血性贫血原因包括红细胞内在缺陷和外来因素。内在缺陷多为遗传性或先天性,如红细胞膜缺陷、Hb结构异常、生成障碍及红细胞酶缺陷;外来因素是红细胞受化学、机械、物理、生物及免疫因素损伤时发生的溶血,为获得性。自身免疫性溶血性贫血是常见的获得性贫血,是B细胞功能异常,产生自身抗体,导致红细胞破坏。若既产生自身红细胞抗体,又产生自身血小板抗体(甚至白细胞抗体),同时出现贫血、血小板减少(或全血细胞减少),称Evans病综合征。

溶血性贫血按照红细胞破坏场所不同分为血管内溶血和血管外溶血(单核吞噬细胞系统),前者多为急性,后者多为慢性。

一、临床表现

溶血性贫血的临床表现与溶血缓急、程度和场所有关。急性溶血起病急骤,突发寒战、高热、面色苍白、腰酸背痛、气促、乏力、烦躁;有时伴恶心、呕吐、腹痛等胃肠道症状,这是由红细胞大量破坏,分解产物毒性作用所致。血浆游离Hb浓度超过1.3g/L时出现Hb尿,尿色如浓红茶或酱油样,12小时后出现黄疸;溶血产物损害肾小管上皮细胞,可引起急性肾衰竭。严重贫血性缺氧患者容易出现神志淡漠或昏迷,甚至休克和心功能不全。慢性溶血起病缓慢,表现为乏力、面色苍白、气促、头晕症状,有不同程度黄疸,脾、肝大和胆结石,有的出现阻塞性黄疸。镰状细胞性贫血患者可产生下肢踝部皮肤溃疡,不易愈合。

二、细胞形态结构

急性溶血性贫血患者骨髓代偿增生不明显,有核细胞形态和数量变化不大,主要表现为成熟红细胞形态异常,包括裂形、棘形、球形、靶形红细胞,红细胞碎片，以及红细胞凝集现象。慢性溶血除以上表现外，骨髓红系代偿性增生，幼红细胞增多和巨幼变。大部分溶血性贫血患者网织红细胞比例和绝对值升高，与贫血程度成正比，外周嗜多色和点彩红细胞增加。少数原发性免疫溶血性贫血患者网织红细胞计数正常，约30%的患者网织红细胞比例小于2%，可能是抗体破坏有核红细胞所致。

贫血患者红细胞生成素(EPO)反馈性升高，导致Hb合成增加、红细胞释放提前，使网织红细胞和成熟红细胞体积增大，形成巨大红细胞。球形和镰状红细胞性溶血因内在缺陷使红细胞体积偏小。多数患者粒细胞应激性反应，表现为体积增大，核圆，核仁明显，颗粒粗；有的患者浆细胞反应性增生(图5-11)。

电镜下幼红细胞溶解和破坏，形态不规则；网织红细胞体积增大；成熟红细胞大小不等、形态异常，密度降低，提示膜破裂和Hb泄漏。扫描电镜显示细胞表面穿孔(图5-12)。严重溶血状态B细胞反应性增生，表现为表面突起，体积大，出现浆细胞样淋巴细胞；浆细胞反应性增生，内质网过度扩张，含珠蛋白小体。

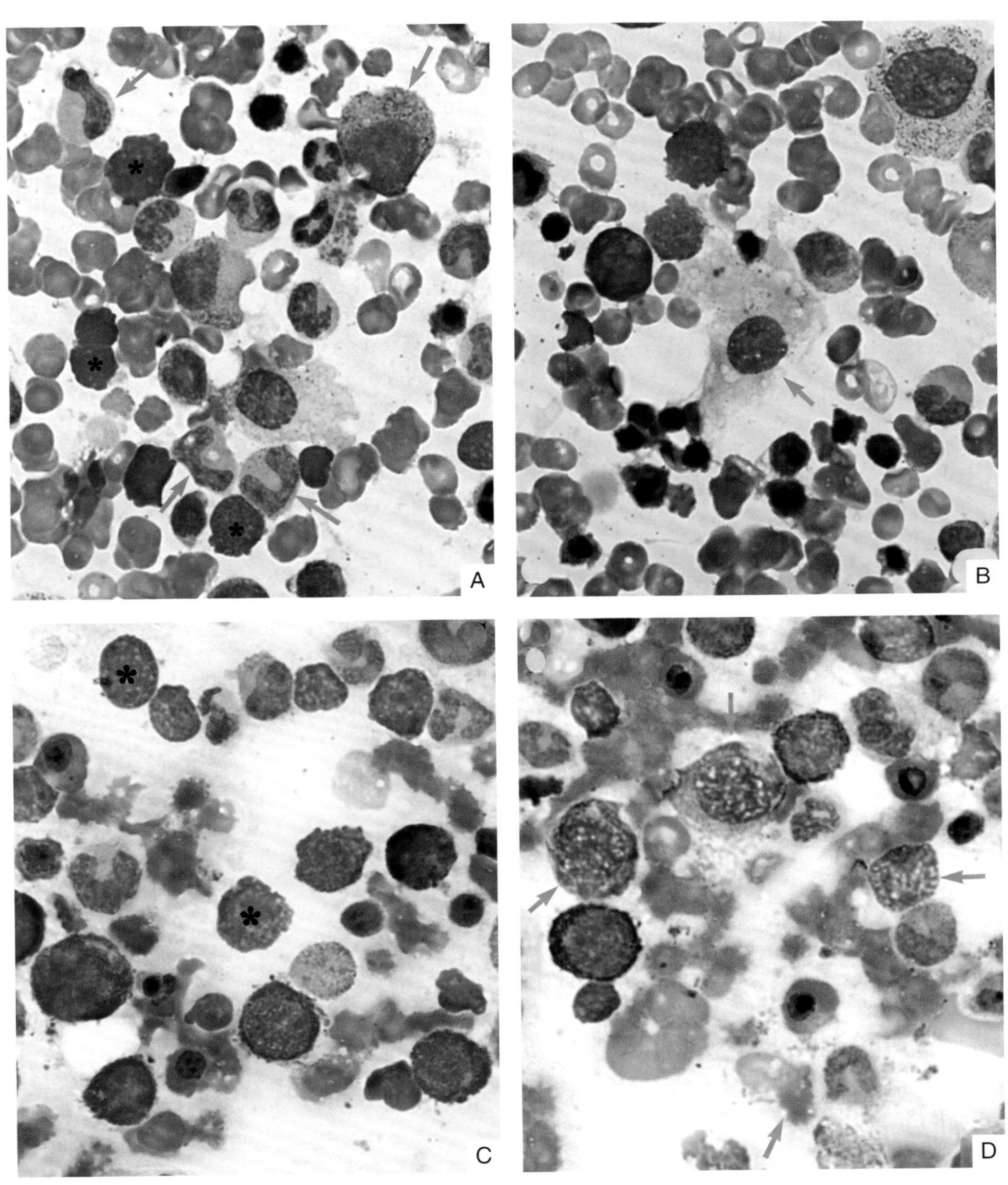

图5-11 溶血性贫血。(A)有核红细胞破坏溶解(*)，粒细胞颗粒粗大(箭头所示)，×1K；(B)晚幼红细胞体积小，可见网状巨噬细胞(箭头所示)，×1K；(C)成熟红细胞形态异常，有核红细胞破坏(*)，×1K；(D)幼红细胞核染色质异常(箭头所示)，×1K。

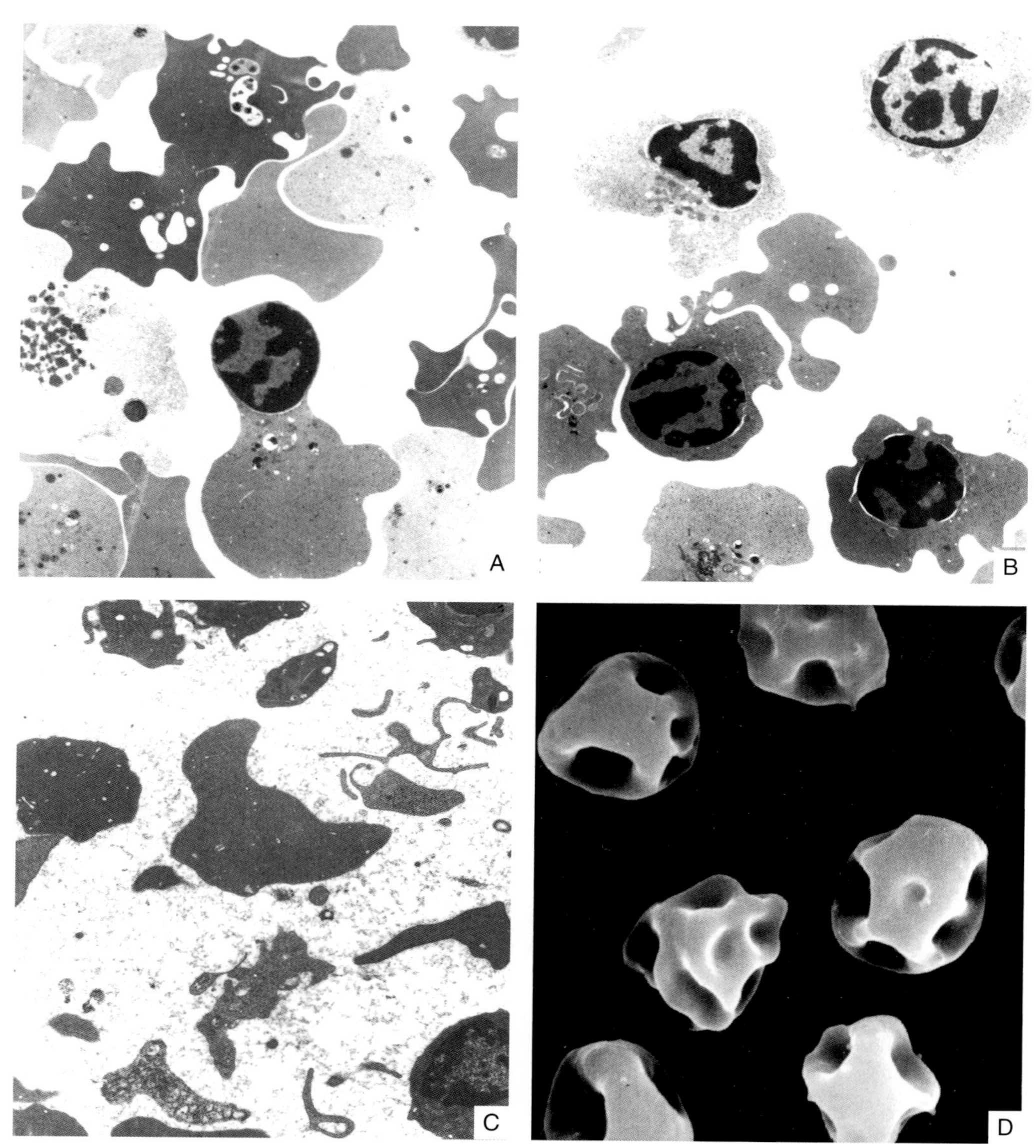

图 5-12 溶血性贫血。(A)红细胞密度不等，呈棘形，有空泡，×4K；(B)晚幼红细胞溶解，核破坏，上方 2 个细胞溶解，×3.5K；(C) 红细胞破碎成碎片，×6K；(D)成熟红细胞表面穿孔，×3.5K。

第 5 节 先天性红细胞生成障碍性贫血

先天性红细胞生成障碍性贫血(congenital dyserythropoietic anemia，CDA)是一组以红系细胞发育不良和无效造血为特点的异质性先天性疾病[4]。红系细胞发育不良指骨髓幼红细胞出现多核、核损伤、巨幼变和凋亡等病理现象；无效造血指幼红细胞破坏和代偿性增生同时发生。大部分 CDA 患者从幼儿期出现不同程度贫血，以轻度或中度为主，少数患者在成人期发现。目前为止 CDA 共报道 7 种亚型，但只有 4 种病理机制明确，有各自的分子生物学异常、细胞形态和血清学改变。Ⅰ、Ⅲ型为轻度大细胞性贫血，Ⅱ型为正细胞性贫血；其他类型与Ⅳ型存在重叠现象，尚未明确。临床上以 CDA-Ⅰ型和 CDA-Ⅱ型为主。据 2021 年德国 CDA 注册系统统计，全世界共报道 812 例患者，目前为止我国共报道 60 多例，其中中国医学科学院血液病医院临床诊断 50 多例[5]。

一、临床表现

CDA-Ⅰ型为常染色体隐性遗传性疾病，突变基因定位于 15 号染色体 15q15.1–15.3，命名为 CDNA1，不同患者突变位点不同[6]。重度贫血主要累及婴幼儿，死亡率高；轻微贫血多见于青春期或成人期，体征包括脾大、黄疸，偶见肢端畸形，酸溶血实验阴性。

CDA-Ⅱ型的致病基因是 SEC23B，位于染色体 20p11.23，已知突变位点共有 80 个。CDA-Ⅱ型临床表现为不同程度慢性贫血与溶血，少数患儿需要输血，60%以上患者 30 岁前出现胆结石，铁超载明显，多数患者死于血色素病；脾切除能提高 Hb 浓度，减少输血，但不能阻止铁超载和铁沉积[7]。CDA-Ⅱ型诊断要点为遗传性贫血、黄疸和无效造血，双核幼红细胞在骨髓中比例约为 10%；化验检查异常包括 30%患者的酸化血清溶血试验阳性，蔗糖溶血试验阴性；聚丙烯酰胺凝胶电泳出现典型带 3 蛋白和带 4.5 蛋白条带异常。CDA-Ⅲ型表现为轻度贫血，体格正常，仅少数出现铁超载，部分患者感染、外伤或妊娠后贫血加重[8]。

二、细胞形态结构

CDA-Ⅰ型：骨髓幼红细胞增多。异常形态包括：①大细胞性贫血，红细胞大小不等，平均体积为 90~115fL。②原红和早幼红细胞巨幼变，核不规则或双核。③中、晚幼红细胞核损伤超过 50%，包括核破碎、染色质不规则凝集或溶解，细胞表面胞质呈指状突起或菊花样变，线粒体铁沉积。④典型表现为幼红细胞染色质凝固形成海绵状或奶酪样结构，核孔增大或核膜断裂，胞质入核；其次，幼红细胞间有染色质丝连接，形成核间桥（图 5-13 至图 5-15）[9]。

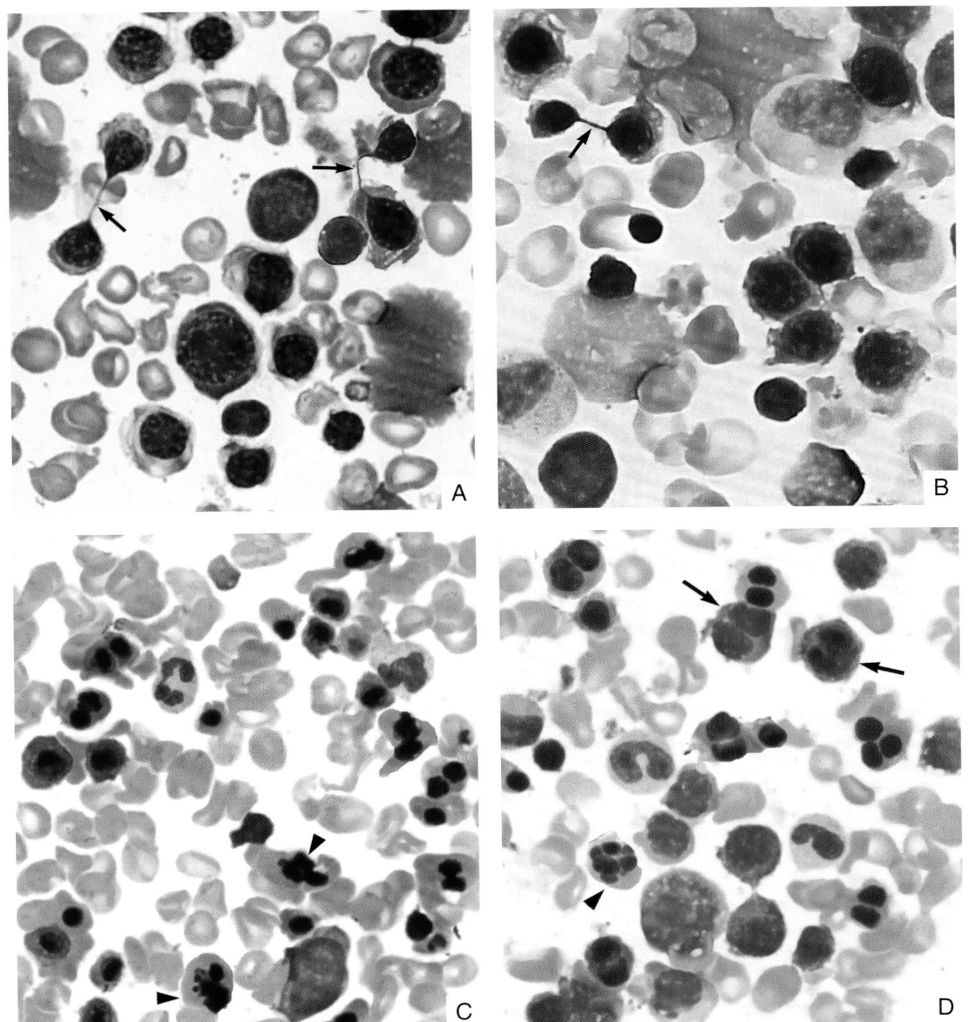

图 5-13　CDA 骨髓涂片染色。(A,B)CDA-Ⅰ型骨髓幼红细胞核间有染色质联丝或核间桥（箭头所示），细胞破坏和溶解，×1K；(C,D)CDA-Ⅱ型幼红细胞双核（箭头所示），可见核碎裂和多核红细胞（三角箭头所示），×1K。

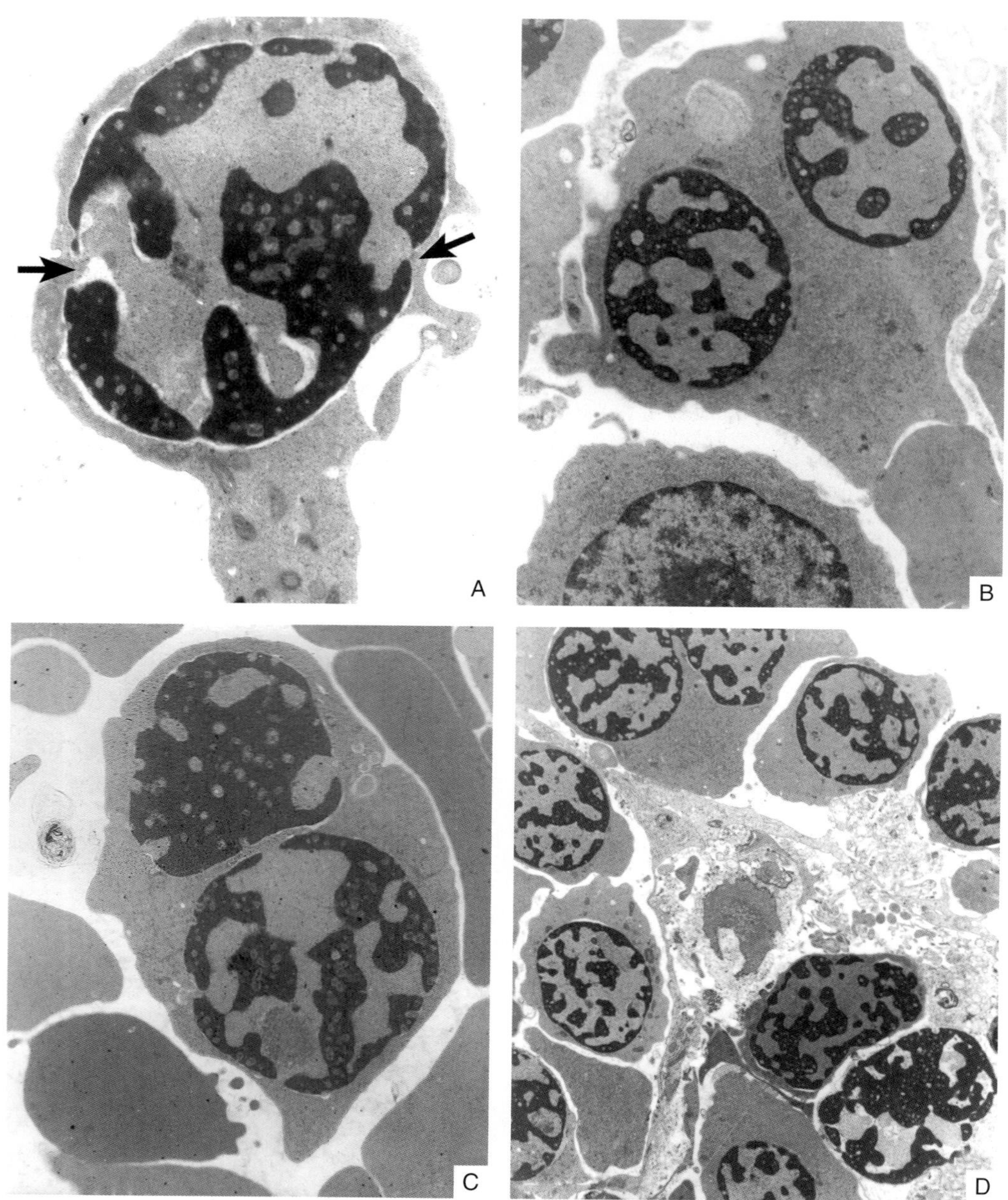

图 5-14 CDA-Ⅰ型。(A)幼红细胞海绵状或奶酪样细胞核，核孔增宽，核膜断裂(箭头所示)，×8K；(B,C)幼红细胞含 2 个奶酪样核，×5K；(D)造血岛中幼红细胞核呈奶酪样变，×2.5K。

CDA-Ⅱ型：幼红细胞比例增大，出现大量双核或多核幼红细胞，15%~20%中、晚阶段幼红细胞核破坏严重。电镜下特异性表现为幼红细胞表面呈“双层膜”结构，即细胞膜下有长短不等缝隙，形似双层膜(图 5-16)[10]。

CDA-Ⅲ型：幼红及成熟红细胞大小不等，形态各异，网织红细胞比例高，线粒体内有铁沉积，胞内有髓样结构、核膜髓鞘化和分叶核形状。特异性表现为多核巨幼红细胞，胞质充满 Hb，有多个核及核间缝隙，又称裂隙核幼红细胞(图 5-17)。

CDA 诊断要与 AML-M6、MDS、CAA 或 AA 恢复期、肿瘤骨髓浸润、结缔组织病累及骨髓，以及免疫性损伤和病毒感染引起的红系损伤或代偿性增生鉴别。奶酪样细胞核和细胞核间桥结构偶见于其他红系疾病，数量较高才考虑 CDA-Ⅰ型诊断。CDA-Ⅱ型“双层膜”结构特异，具有较高诊断价值。电镜分析骨髓小粒中的幼红细胞有助于提高诊断符合率。基因检测有助于进一步明确诊断，但国内报道较少。

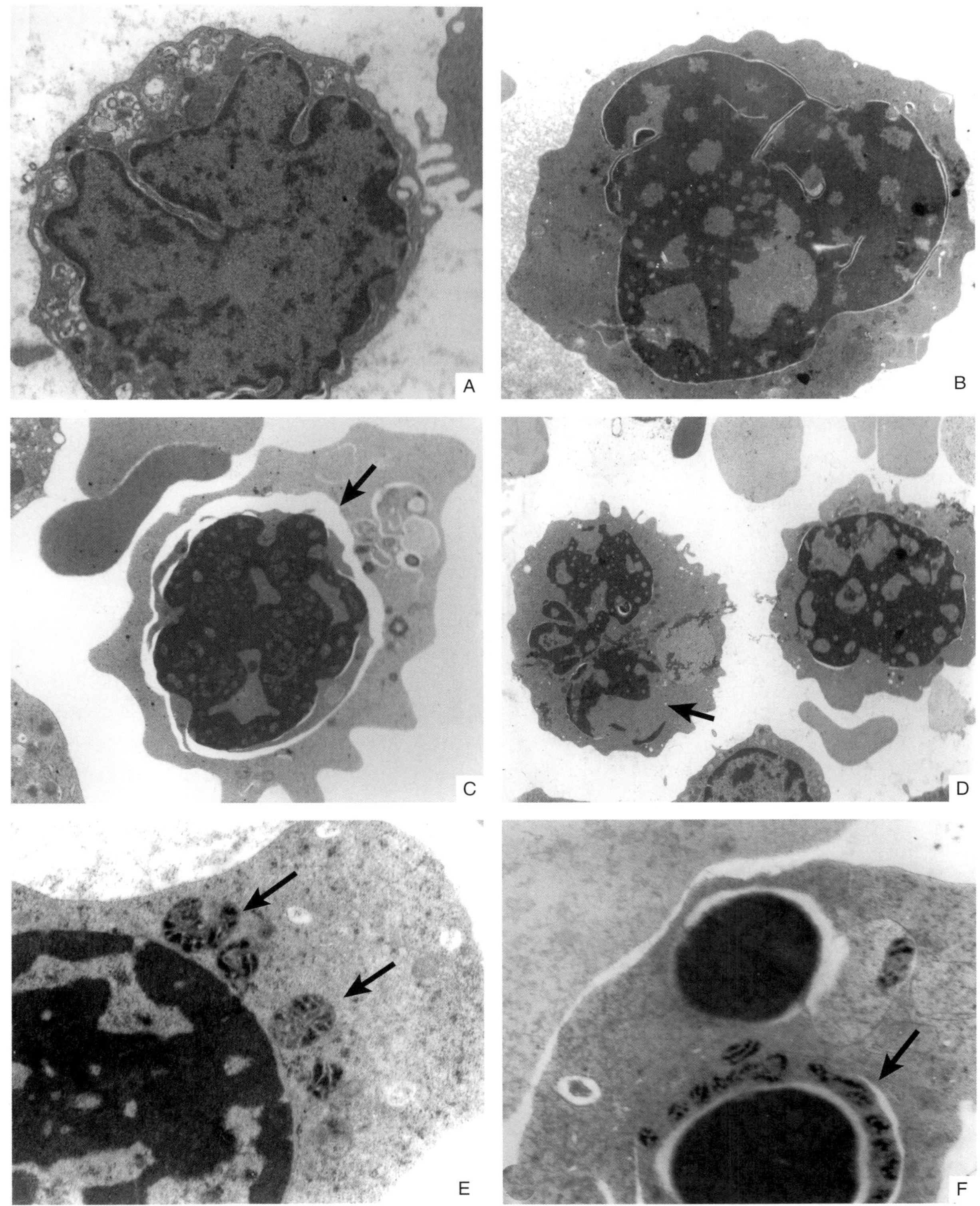

图 5-15　CDA-Ⅰ型。(A)原始红细胞线粒体异常，×8K；(B)中幼红细胞核固缩和奶酪样变，×6K；(C)幼红细胞核周间隙增宽(箭头所示)，×8K；(D)幼红细胞奶酪样核溶解(箭头所示)，×4K；(E)幼红细胞线粒体内铁沉积(箭头所示)，×12K；(F)晚幼红细胞核固缩，核周线粒体铁沉积(箭头所示)，×6K。

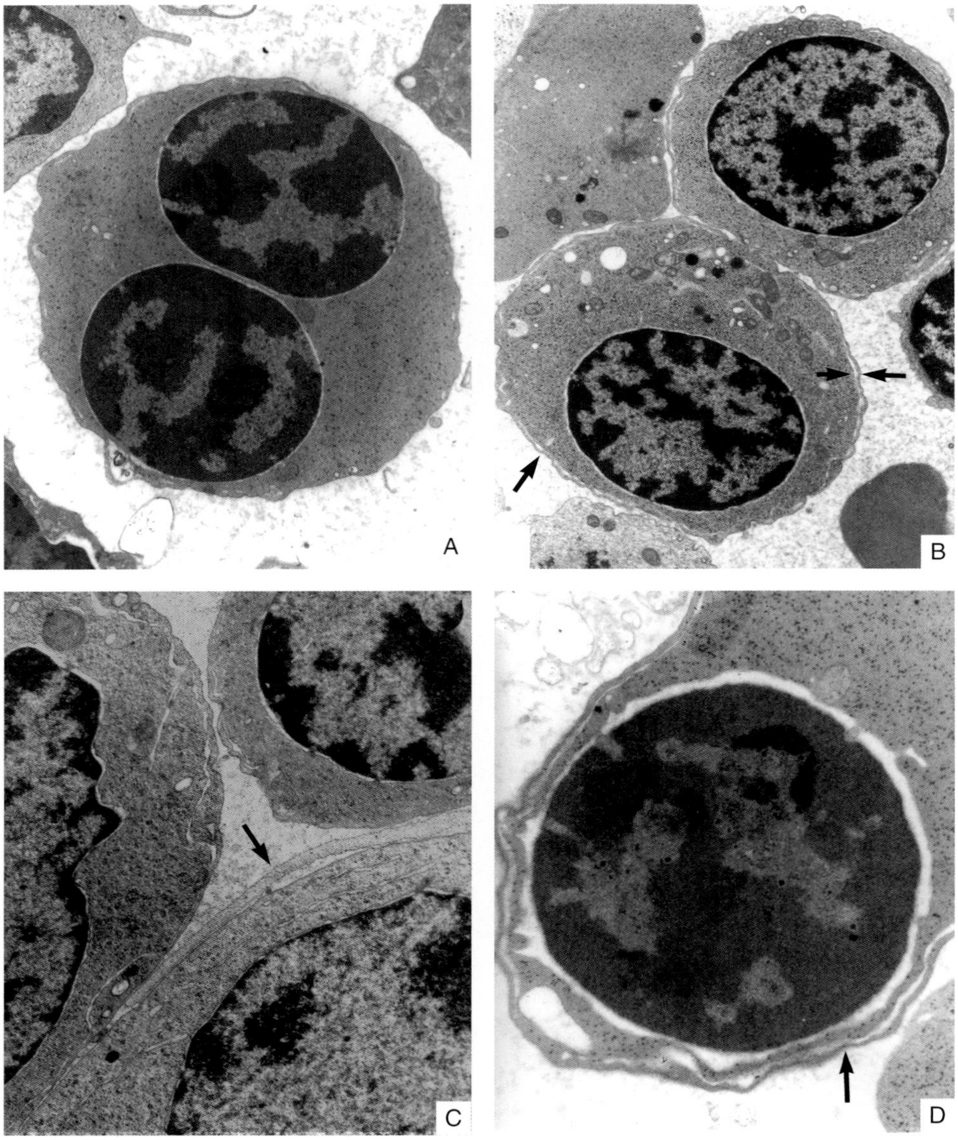

图 5-16 CDA-Ⅱ型。(A)双核红细胞,×5K;(B)幼红细胞双层膜结构(箭头所示),×5K;(C)双层膜样结构(箭头所示)比真正的细胞膜厚,外层含胞质,×10K;(D)晚幼红细胞双层膜(箭头所示)和核周间隙缝隙宽,×6K。

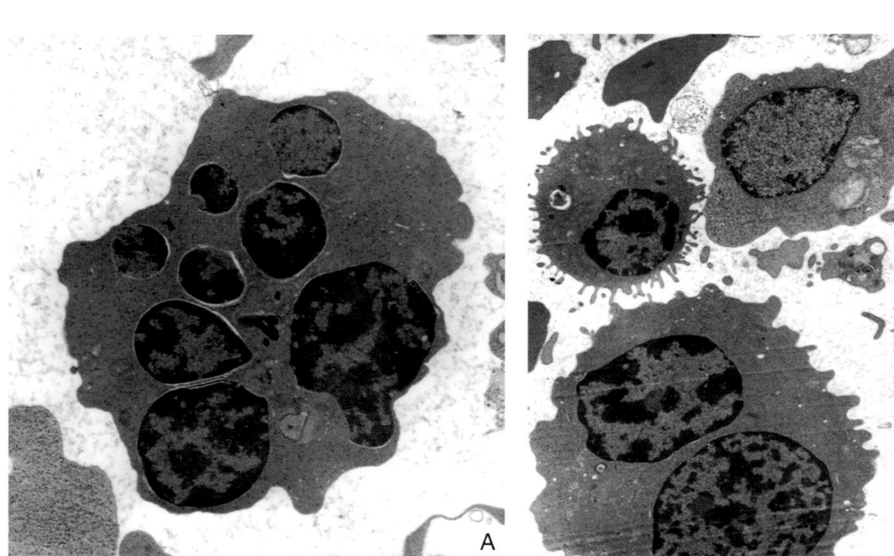

图 5-17 CDA-Ⅲ型。(A)多核巨幼红细胞,×4K;(B)右上幼红细胞形态不规则,左下为双核巨幼红细胞,×4K。

第6节 遗传性铁粒幼红细胞性贫血

铁粒幼红细胞性贫血(sideroblastic anaemia,SA)是血红素合成障碍使Hb合成不足导致的低色素性贫血,分遗传性和获得性两类。病理机制为原卟啉或血红素合成障碍,铁在线粒体沉着,沉积铁以氧化铁、磷酸铁形式存在,使线粒体功能进一步损害。SA属性联遗传或常染色体隐性遗传,患者多为男性,发病年龄较小,表现为中、重度贫血;女性为携带者,一般无症状或症状轻微。

获得性分原发性和继发性两类,原发性多发生在中、老年,无诱因;继发性常因药物(如异烟肼、环丝氨酸、氯霉素等)、铅和酒精中毒等所致;部分继发于急性白血病、骨髓增殖性疾病、类风湿关节炎及多发性骨髓瘤等,年龄较小。遗传性SA临床表现包括乏力、皮肤苍白,1/2~1/3患者肝、脾轻度肿大;多数患者化验结果提示中度贫血,铁负荷增加,血清铁蛋白、血清铁、运铁蛋白饱和度增高。由于铁负荷增加,脏器内铁质沉着,少数患者并发血色病[11]。

一、细胞形态结构

成熟红细胞大小不均、畸形,呈双相改变或二性红细胞形态,即中心浅染低色素性红细胞和正常色素红细胞混合存在,同时有少量点彩低色素细胞。骨髓红系增生活跃,幼红细胞铁颗粒增多,核周铁颗粒超过5个称环形铁粒幼细胞,环形铁粒幼细胞占幼红细胞15%以上为该病诊断要点。X连锁遗传性SA患者贫血严重,细胞大小不均,异形明显(图5-18)。

电镜下幼红细胞线粒体不同程度铁沉积,首先累及线粒体嵴,逐渐扩展到其他部位,形成铁蛋白颗粒。原红细胞线粒体铁沉积不明显,少数原红细胞呈增生性损伤,线粒体嵴断裂或空泡化;早幼红细胞铁盐分布在线粒体嵴,线粒体整体结构仍然完整,随着铁沉积增多,线粒体密度增强;晚幼及网织红细胞线粒体完全铁化,结构消失。部分幼红细胞巨幼样变,晚幼红畸形明显,包括核不规则,核膜断裂,染色质异常凝集,细胞边缘不规则和细胞溶解(图5-19和图5-20)。

二、形态结构鉴别

环形铁粒幼细胞在CDA、MDS、地中海性贫血等多种疾病也可出现,但比例和铁蛋白颗粒数量低于SA。地中海性贫血患者异常血红蛋白随机分布于胞质,环形铁粒幼细胞不超过3%;MDS伴粒细胞畸形和凋亡,而SA很少见;SA患者从早幼红细胞开始即出现铁沉积,其他疾病铁沉积主要出现在晚幼和成熟阶段红细胞。

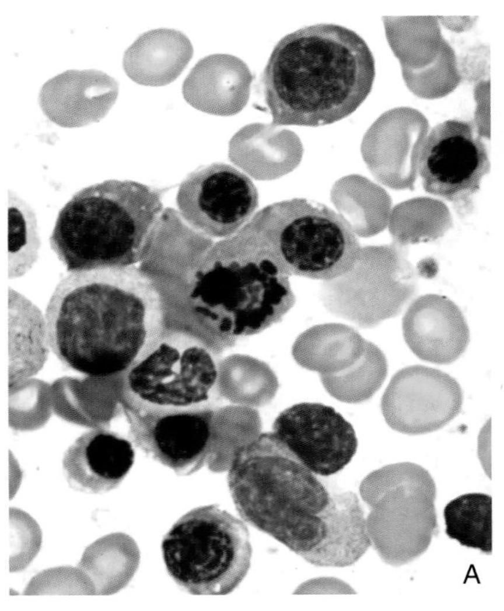

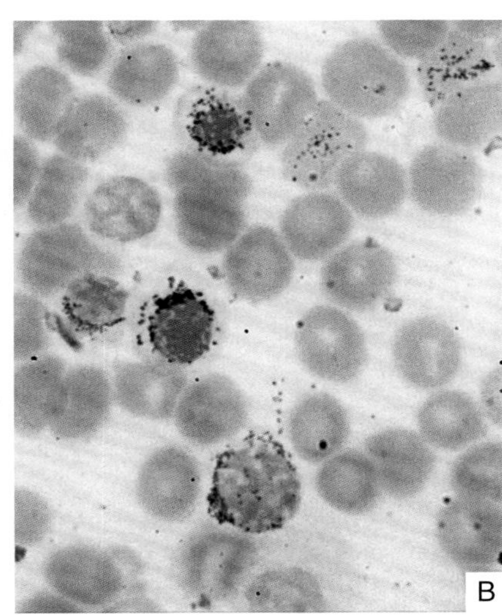

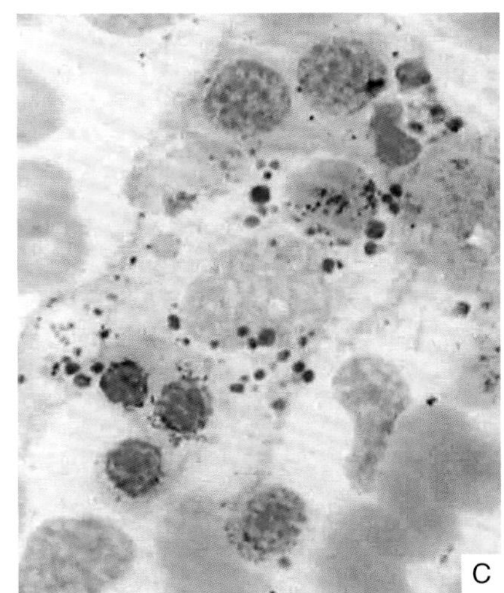

图5-18 铁粒幼红细胞性贫血。(A)骨髓以中、晚幼红细胞增生为主,×1K;(B)铁染色显示大量环形铁粒幼红细胞,×1K;(C)骨髓巨噬细胞含大量铁蛋白和铁粒幼红细胞,×1K。

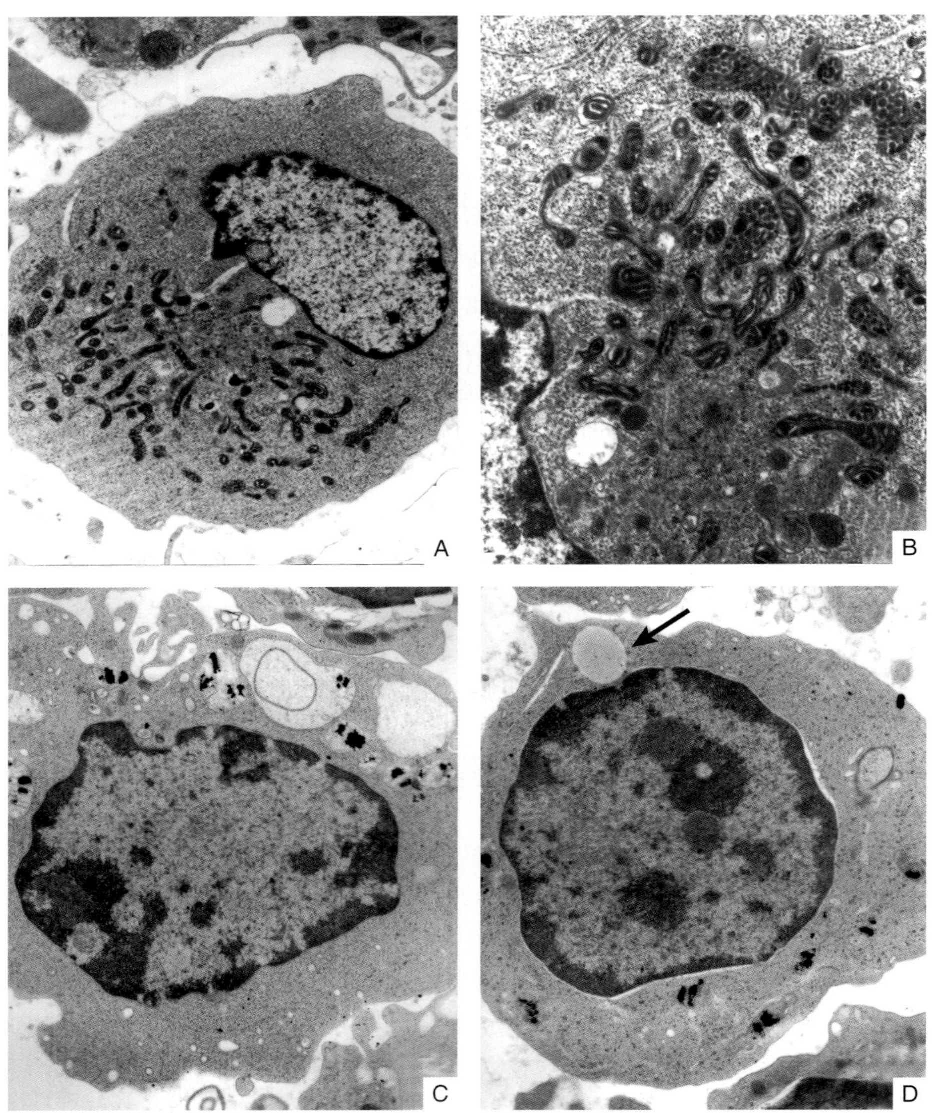

图 5-19 铁粒幼红细胞性贫血。(A)原红细胞巨幼变,线粒体体积小,密度高,×5K;(B)原红细胞线粒体嵴颗粒样变,×12K;(C)中幼红细胞外形边缘不规则,含空泡,线粒体铁沉积, 结构消失,×5K;(D)中幼红细胞线粒体铁沉积,含脂肪滴(箭头所示),×5K。

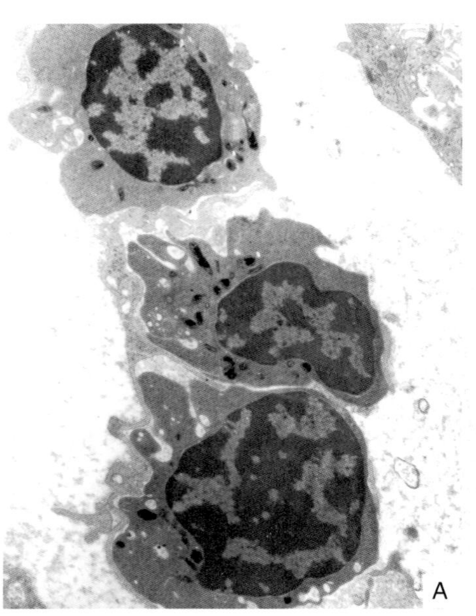

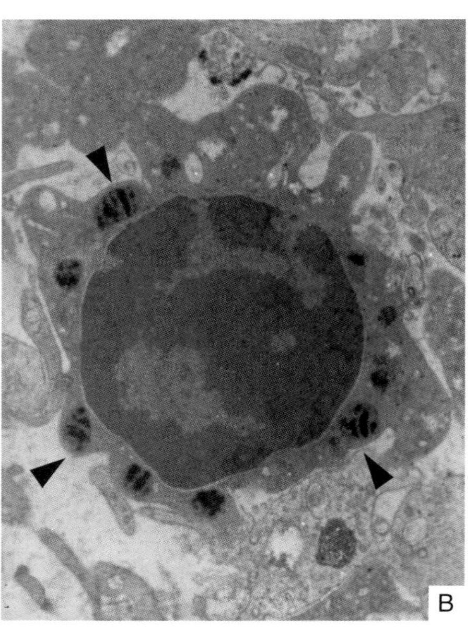

图 5-20 铁粒幼红细胞性贫血。(A)3 个环形铁粒幼细胞边缘不整齐,胞质呈手指样突起,核周铁沉积于线粒体,×3K;(B)高倍镜下可见线粒体轮廓,铁盐沉积于线粒体嵴(三角箭头所示),×8K;(C)网织红细胞含铁沉积线粒体,×8K;(D)铁粒红细胞铁沉积(三角箭头所示),线粒体结构消失,×10K。(待续)

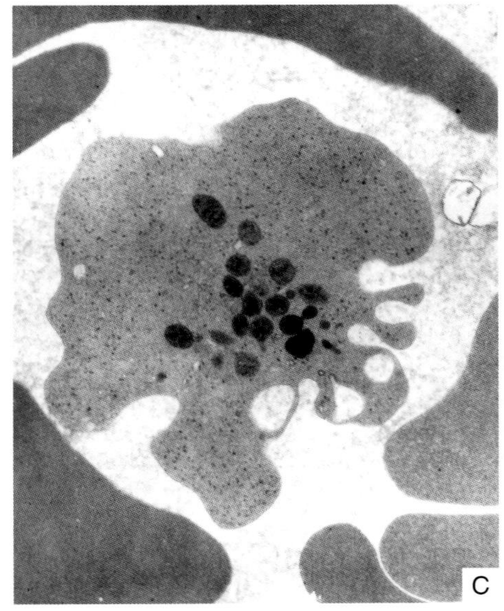

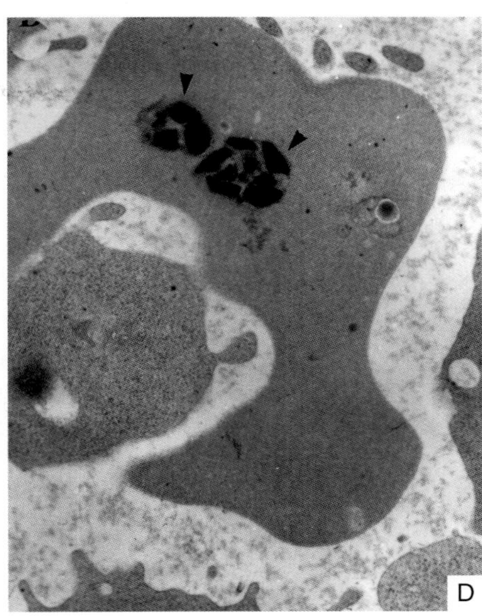

图 5-20(续)

第 7 节 地中海贫血

1925 年发现一种伴脾大和骨骼发育异常的严重贫血,因为当时分布在地中海沿岸,所以命名为地中海贫血(thalassemia)。1940 年证实该病为遗传性疾病,在印度、缅甸和我国华南地区发病率也较高。地中海贫血是不同类型珠蛋白合成量比例失调、Hb 构成异常的一组疾病,病理机制为珠蛋白肽链生成不平衡或一级氨基酸结构异常导致红细胞无效生成、溶血和贫血。

一、地中海贫血分类与临床表现

α-地中海综合征是 16 号染色体上 4 个结构基因缺陷引起的 α-Hb 减少,共分 4 型:①沉默型或 α+珠蛋白生成障碍性贫血静止型,缺 1 个 α 基因(-α/αα),α、β-珠蛋白合成比例低于正常,但患者血液学检查大致正常,症状不明显。② α0 珠蛋白生成障碍性贫血标准型,缺 2 个 α 基因(-α/α-或--/αα),α-珠蛋白合成不足,表现为轻度低色素性小细胞性贫血,红细胞包涵体试验阳性,盐水渗透试验下降,Hb-Bart's 增高(3%~30%)。③血红蛋白 H 病,缺 3 个 α 基因(--/-α),轻度或中度溶血性贫血,靶形红细胞增多,MCV 和 MCH 降低,电泳出现 HbH 及 Hb Bart's 带,分别达 5%~30% 和 5%~18%,包涵体试验、热不稳定试验和异丙醇试验阳性,红细胞寿命缩短。④纯合性 α 地中海贫血或 Hb Bart's 病,4 个 α-珠蛋白基因全部缺失(--/--),无 α-珠蛋白合成,胎儿不能生存,大部分早期流产或产后数小时内死亡。

β-地中海贫血是位于 11p15.5 的 β 珠蛋白基因簇突变和缺失所致的 β 肽链生成障碍或抑制,完全抑制称为 β0 地中海贫血,有些点突变使 β 肽链生成部分受抑制,则称为 β+地中海贫血。按照临床表现不同,β-地中海贫血分重、中间、轻和静止 4 型。①重型患者症状严重,伴溶血和无效造血;红细胞异常显著,靶型红细胞占所有成熟红细胞的 10%~35%,外周出现有核红细胞,网织红细胞增多,胎儿血红蛋白(HbF)高达 30%。②中间型实验室检测与重型类似。③轻型表现为小细胞低色素性贫血,靶形红细胞和网织红细胞增多,可见点彩红细胞。④静止型又称轻微型,为低色素小细胞性贫血或红细胞大致正常。

根据遗传学特点 β-地中海贫血分杂合与纯合 2 型。纯合子患者的症状更严重,红细胞形态更为异常。

二、细胞形态结构

β-地中海贫血骨髓幼红细胞高达50%，成熟红细胞密度低，体积小，形态不规则，中心空白区大，部分呈鞋底样或套环样。β-地中海贫血的特点是β链减少，多余的α链在幼红细胞膜上沉积，质膜和核膜稳定性下降，引起细胞损伤，出现核膜断裂、核异常凝固、凋亡、双层膜及奶酪样核，晚幼红细胞明显。α地中海贫血的特点是α链减少，β链、γ链剩余，细胞密度降低，平均体积大致正常，成熟红细胞破坏和溶血明显，幼红细胞损伤不明显，无效造血轻。

电镜下地中海贫血患者有核红细胞部分巨幼样变，核不规则；中、晚幼红细胞形状不规则，可见核溶解、核固缩、凋亡及双层膜结构；晚幼红细胞边缘不整齐，呈菊花或手指样突起；成熟红细胞小，不规则，部分细胞含空泡。部分患者嗜酸性、嗜碱性粒细胞增多，单核巨噬细胞吞噬活跃，可能是大量细胞死亡引起的非特异型炎性反应所致。电镜诊断要点为中、晚幼红细胞和成熟红细胞有大量异常Hb沉积，原红和早幼红细胞较少（图5-21，图5-22）。

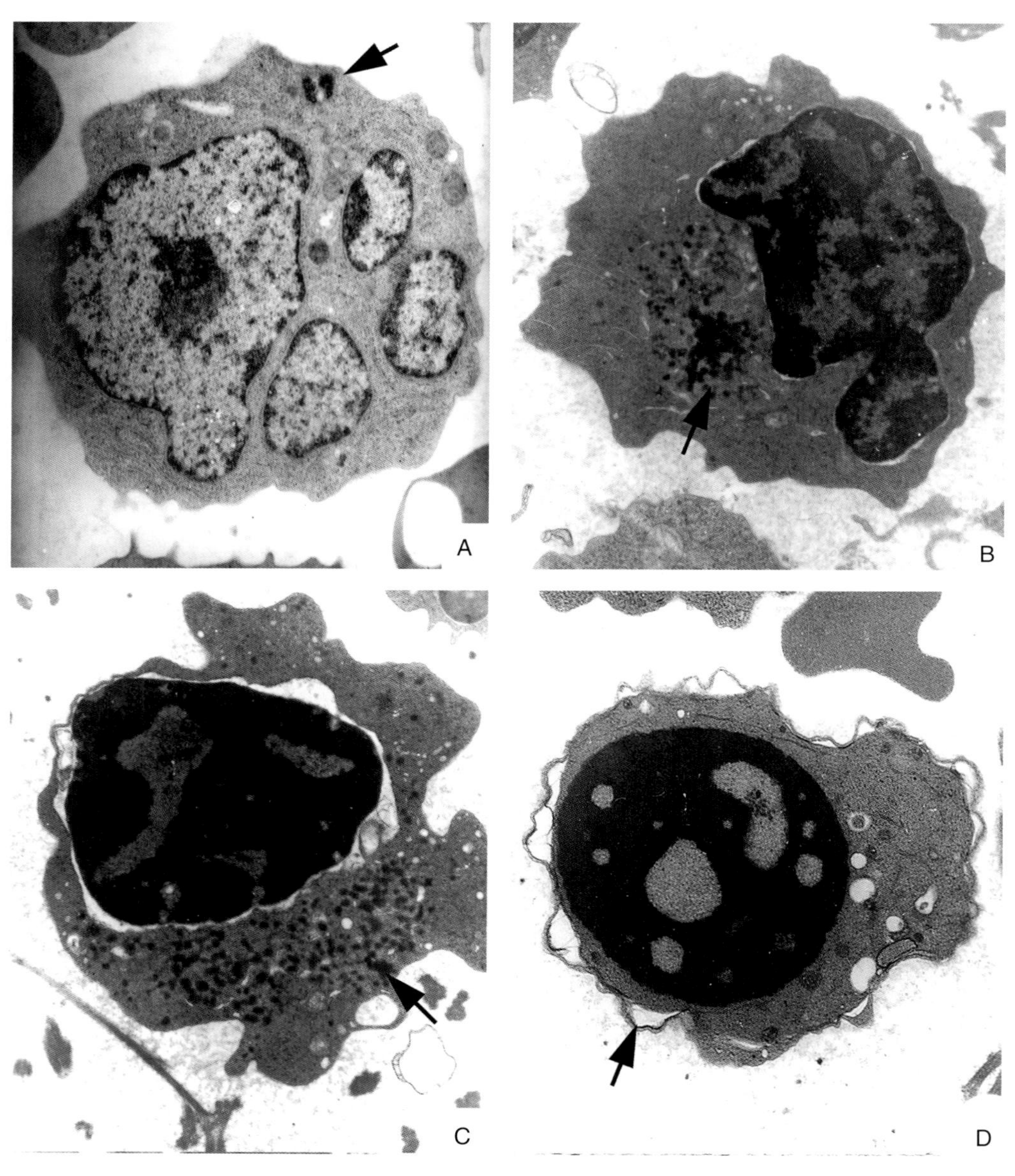

图5-21 地中海贫血。(A)早幼红细胞核不规则，线粒体铁沉积（箭头所示），×5K；(B)中幼红细胞含少量异常Hb（箭头所示），×8K；(C)晚幼红细胞边缘不整齐，核周间隙增宽，胞质含异常Hb（箭头所示），×10K；(D)有核红细胞核凝固，出现“双层膜”结构（箭头所示），×8K。

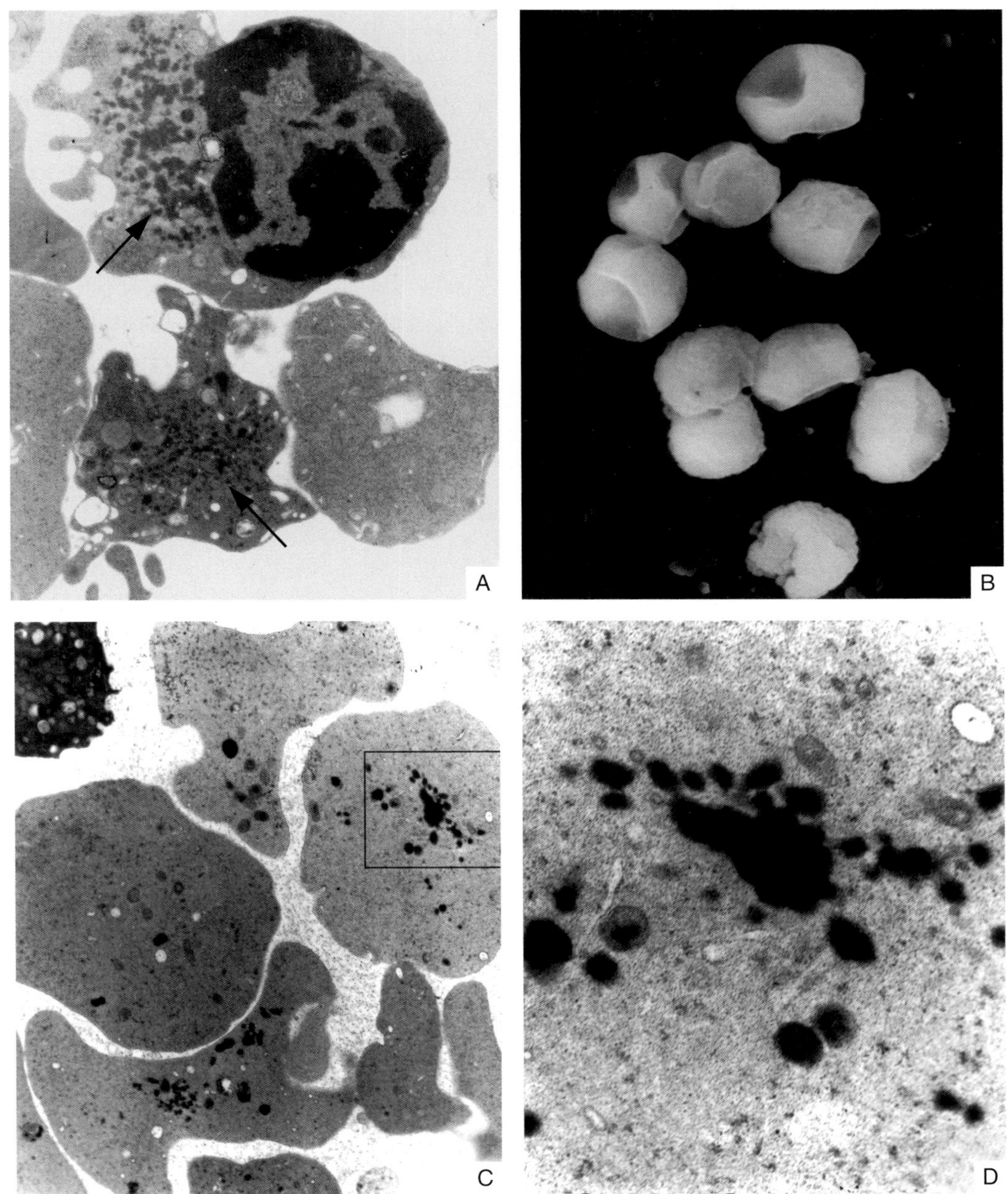

图 5-22　地中海贫血。(A)脱核晚幼红细胞边缘不整齐，含异常 Hb(箭头所示)，×8K；(B)扫描电镜显示红细胞形态异常，×3K；(C)红细胞含异常 Hb，×8K；(D)高倍镜显示 C 图中异常 Hb，×20K。

参考文献

1. Ru YX，Zhu XF，Gao JT, et al. Ultrastructural characteristics of nucleated cells in bone marrow of patients with acquired aplastic anemia[J]. Ultrastruct Pathol, 2008，32(3)：81-88.

2. 张华梅，竺晓凡，李洪强，等. 再生障碍性贫血的骨髓和细胞病理[J]. 临床血液学杂志，2009，22(1)：33-35.

3. 赵轼轩，茹永新，竺晓凡，等.再生障碍性贫血的幼红细胞超微病理[J]. 临床血液学杂志，2008，21(2)：131-133.

4.Wang YW，Ru YX，Liu G, et al. Identification of CDAN1，C15ORF41 and SEC23B mutations in Chinese patients affected by congenital dyserythropoietic anemia[J]. Gene, 2018 Jan 15；640：73-78. DOI：10.1016/j.gene.2017.10.027.

5. 茹永新，董树旭，赵轼轩.先天性红细胞生成障碍性贫血诊断现状[J]. 临床血液学杂志，2014，(1)：80-83. DOI：10.13201/j.issn.1004-2806.2014.01.024.

6. Ru YX，Zhu XF，Yan WW, et al. Congenital dyserythro-

poietic anemia in a Chinese family with a mutation of the CDAN1-gene[J]. Ann Hematol, 2008,87(9):751-4. DOI:10.1007/s00277-008-0519-3.

7. 常丽贤,竺晓凡,王永伟,等.先天性红细胞生成异常性贫血Ⅱ型SEC23B基因新发突变位点一例报告及文献复习[J]. 中华血液学杂志,2019,40(4):317-320. DOI:10.3760/cma.j.issn.0253-2727.2019.04.010.

8. 王慧君,张莉,周康,等.先天性红细胞生成异常性贫血Ⅰ型临床及血液学特征[J]. 中华血液学杂志,2009,30(06):377-380. DOI:10.3760/cma.j.issn.0253-2727.2009. 06.006.

9. 茹永新,竺晓凡,赵轼轩,等. 先天性红细胞生成障碍贫血Ⅰ型的超微结构特征[J]. 中国实验血液学杂志,2007,15(1):117-120.

10. Ru YX,Liu G,Bai J,et al. Congenital dyserythropoietic anemia in China:a case report from two families and a review[J]. Ann Hematol, 2014;93(5):773-777. DOI:10.1007/s00277-013-1933-8.

11. Liu G,Guo SS,Kang HY,et al. Mutation spectrum in Chinese patients affected by congenital sideroblastic anemia and a search for a genotype-phenotype relationship[J]. Haematologica, 2013;98(12):e158-60. DOI:10.3324/haematol.2013.095513.

第 6 章

髓系肿瘤

髓系肿瘤(myeloid neoplasm)指除急性白血病以外来源于骨髓不同类型髓系增殖性疾病和克隆性造血,机制为骨髓突变的多能干/祖细胞群具有选择性生长优势,引起血细胞减少、血液肿瘤及其他克隆性髓系前体疾病。髓系肿瘤是指具有慢性、白血病前期或白血病趋势、异常造血等临床特点,但不符合急性白血病的诊断条件,包括 MDS、骨髓增殖性肿瘤、肥大细胞增多症、伴嗜酸性粒细胞增生和酪氨酸激酶基因融合的髓系或淋系肿瘤、单核细胞增殖性肿瘤或伴单核细胞增多的 MDS 和髓系增殖性肿瘤等。

2022 年新版 WHO 分类将骨髓增殖性疾病(myeloproliferative disease,MPD)改称(myeloproliferative neoplasms,MPN),指粒、红、巨核和肥大细胞 1 系或 1 系以上异常增生的一组异质性克隆性造血干细胞疾病。该病全世界每年发病率约 8/10 万,好发于 50~70 岁成人。MPN 患者骨髓或外周幼稚细胞通常小于非有核红细胞总数的 10%,10%~19%之间提示病情加速,超过 20%提示进入白血病期。MPN 大多数为慢性期,随着细胞遗传学和基因突变积累,可能进展为急变期。早期临床表现为骨髓造血活跃,成熟粒细胞、红细胞或血小板增多,肝、脾因血细胞淤积而肿大。大部分患者病情进行性加重,晚期出现骨髓纤维化、无效造血、急性白血病转化,最终发展为骨髓衰竭。新版 WHO 分类对 MDS 和 MDS/MPN 的血细胞减少标准进行了统一,包括贫血,男性 Hb<130g/L 和女性 Hb<120g/L;白细胞减少,中性粒细胞绝对值<1.8×10^9/L;血小板减少,血小板<150×10^9/L。

随着细胞遗传学异常和基因突变被植入髓系增殖性肿瘤诊断标准,髓系增殖性肿瘤的分类愈加明确,MPN 细胞遗传学异常与肝大、脾大、血细胞数、骨髓纤维化和骨髓增生异常相对应。本章介绍几种常见有细胞形态和细胞病理特点的髓系肿瘤。

第 1 节 慢性髓系白血病

慢性髓系白血病(chronic myelogenous leukemia,CML)在 1854 年首次被报道,特点为各阶段粒细胞过度增生,1960 年研究人员发现该病大部分患者 22 号染色体长臂缺失,1973 年研究人员证实存在 t(9;22)(q34;q11) 易位,产生 BCR::ABL1 融合基因。CML 可发生于任何年龄,以中老年人为主,50~60 岁高发,儿童和青少年少见,男女之比约 3:2。

一、临床表现

CML 分慢性期和急变期。早期或慢性期症状不明显,隐袭起病,20%~40%患者无症状,体检发现白细胞异常增高,可有乏力、消瘦、脾大、贫血和轻度出血症状;晚期或急变期症状严重,包括不明原因发热、贫血、出血和骨骼疼痛、脾大、血小板进行性减少或增高。有下述表现之一的患者考虑为急变期：①外周或骨髓非有核原始和幼稚细胞总数≥20%。②存在髓外浸润。③外周血或骨髓中存在增加的淋巴母细胞。

CML 患者化验检查，外周白细胞≥100×10⁹/L，以晚幼和成熟粒细胞为主，中幼粒细胞比例增高，早幼和原始粒细胞占 5%~10%，嗜酸性和嗜碱性粒细胞增多。晚期患者骨髓纤维增生显著，有的伴 Ph 染色体以外染色体异常。靶向酪氨酸激酶抑制剂(TKI)疗效显著，疾病进展率降低，10 年总生存率达到80%~90%。

二、免疫表型和遗传学

幼稚细胞除表达粒、单核、巨核及红系标志抗原外，同时表达 2 个或 2 个以上淋系抗原。多数 CML 患者急变为 B 细胞白血病，少数为 T 细胞白血病，幼稚淋巴细胞通常表达 1 个或 1 个以上髓系抗原，其中 25%符合混合型急性白细胞诊断标准，但仍诊断为 CML 急变期。

90%~95%患者存在 t(9;22)(q34;q11.2)易位，形成 Ph 染色体，即 der[22q]，使 9 号染色体长臂(9q34)上的原癌基因 ABL 和 22 号染色体(22q11)上的 BCR (break point cluster region)基因组合成 BCR::ABL1 融合基因，导致酪氨酸激酶活性增强。少数患者染色体变异型易位，或出现 9q34 和 22q1.2 脆性易位。

三、细胞形态结构

CML 白血病干细胞有分化成熟能力，同时存在成熟和未成熟细胞，形态与分期有关。慢性期或初期骨髓原始和幼稚细胞数<5%，中、晚阶段粒细胞轻度增高，占有核细胞总数的 20%~40%，分叶和杆状粒细胞占 50%以上；嗜酸性粒细胞增多；单核细胞<3%；部分患者巨核细胞和血小板异常，可见小巨核细胞；红系细胞变异性大，红系造血岛数量减少，体积变小。光镜下慢性期血细胞异型性不显著，可见生理幼稚粒细胞（图 6-1）。电镜下大部分患者粒细胞体积增大，胞质丰富，颗粒比例异常，核膜和内质网 MPO 呈阳性，而颗粒阳性反应弱(图 6-2)。

急变期原始或幼稚细胞>20%，形态异常，幼稚细胞与 AML 粒细胞形态相似。电镜分析细胞异型性有助于除外 AML 和 CML 分期诊断；MPO 弱阳性有助于除外类白血病。

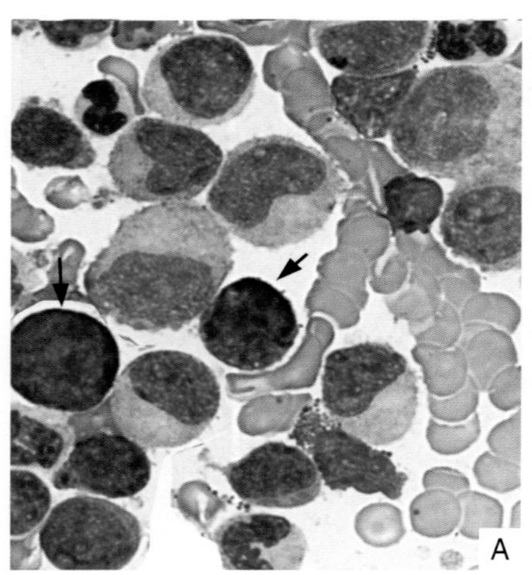

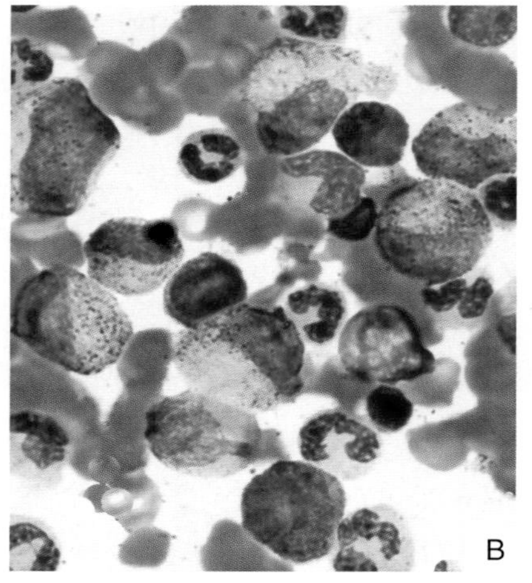

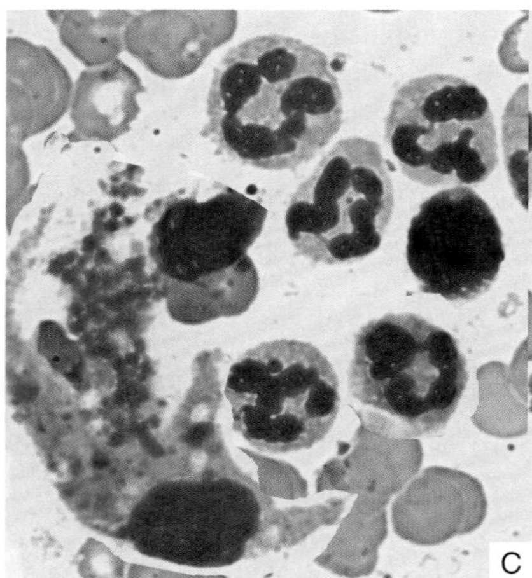

图 6-1 慢性髓系白血病。(A,B)骨髓含大量晚幼粒细胞和嗜酸性粒细胞(箭头所示)，×1K；(C)成熟粒细胞过度分叶，左下方为巨核细胞，×1K。

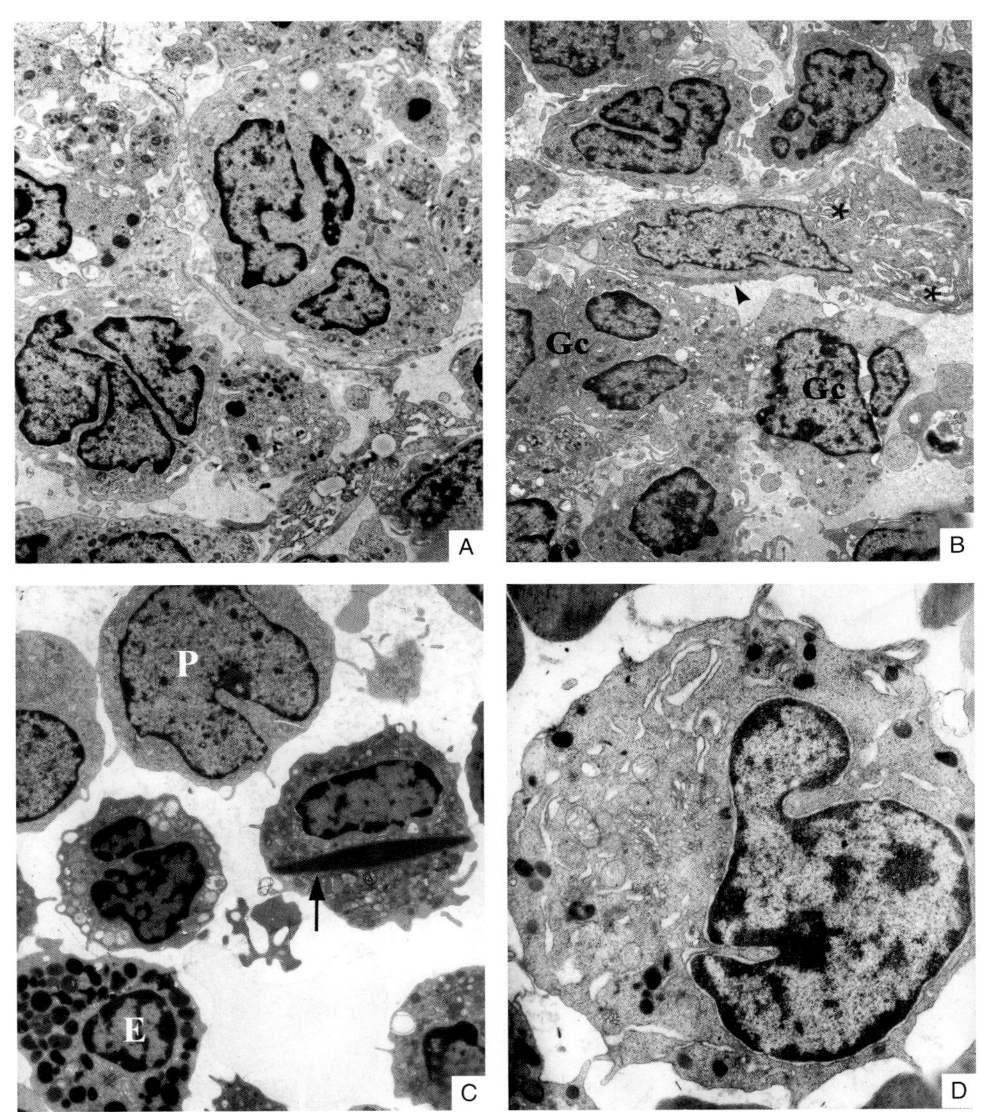

图 6-2　慢性髓系白血病。(A)骨髓成熟粒细胞体积大，核不规则，×5K；(B)骨髓肌纤维母细胞含肌纤维(三角箭头所示)，内质网扩张(*)，中性粒细胞结构异常(Gc)，×3.5K；(C)骨髓含早幼粒细胞(P)、嗜酸性粒细胞(E)，粒细胞含梭形 Auer 小体(箭头所示)，×3K；(D)成熟粒细胞颗粒少，×5K。

第 2 节　慢性中性粒细胞白血病

慢性中性粒细胞白血病 (chronic neutrophilic leukaemia, CNL) 是一种 BCR::ABL1 阴性的 MPN，于 1920 年首次被报道，1940 年正式被命名。患者以骨髓高度增生、外周中性粒细胞进行性升高、肝大、脾大、无 Ph 染色体及 BCL::ABL1 融合基因阴性为特点。该病发病率较低，大部分年龄在 50 岁以上，青少年较少，男女比例接近。该病预后较差，生存期 6 个月到 20 年不等，平均 2 年左右。

一、临床表现

CNL 主要表现为肝大、脾大，20%~30%患者有黏膜和胃肠道出血、痛风和皮肤瘙痒，以及乏力、厌食、体重下降、头昏、低热、轻度贫血、腹痛或感染等全身症状。化验检查外周血白细胞计数为(14.8~71.1)×10^9/L,中性粒细胞升高,分叶核和杆状核粒细胞≥80%,早幼粒细胞≤10%,原始粒细胞<1%;血小板和成熟红细胞大致正常。慢性期患者骨髓和外周血原始粒细胞<5%,急性期患者幼稚细胞>10%,同时伴有脾大和血小板减少。大部分患者血清维生素 B_{12}、LDH、尿酸含量、溶菌酶活性增高。

二、免疫表型和遗传学

中性粒细胞碱性磷酸酶正常或轻度增高,表达髓系和粒系特征抗原。90%患者细胞遗传学正常,染色体异常多在病程中出现,包括+8、+9、+21del(20q)、del(11q)和 del(12p)。无 Ph 染色体和 BCR::ABL1 融合基因。CSF3R 突变因 60%以上 CNL 患者存在成为诊断要点之一,但阴性不能排除诊断,其他突变基因包括 SETBP1、ASXL1 和 SRSF2。

三、细胞形态结构

粒系细胞高度增生,中性粒细胞杆状和分叶核粒细胞占有核细胞 80%以上,原始及早幼阶段粒细胞比例不高,嗜酸性和嗜碱性粒细胞增高不明显。幼红细胞减少,大部分巨核细胞正常,可见小巨核细胞和大血小板。电镜特点:粒细胞结构异常包括体积增大,核质比大,表面突起和空泡增多,胞质含中毒颗粒和 Döhle 小体。部分成熟细胞核仁显著,核分叶增多,核带多,提示高增生状态。初级颗粒粗大,密度低;次级颗粒合成减少,仅占颗粒总数的 20%;线粒体扩张、空化;中心体多见。这些异常结构特点提示粒细胞增生异常,具有肿瘤特性(图 6-3)。

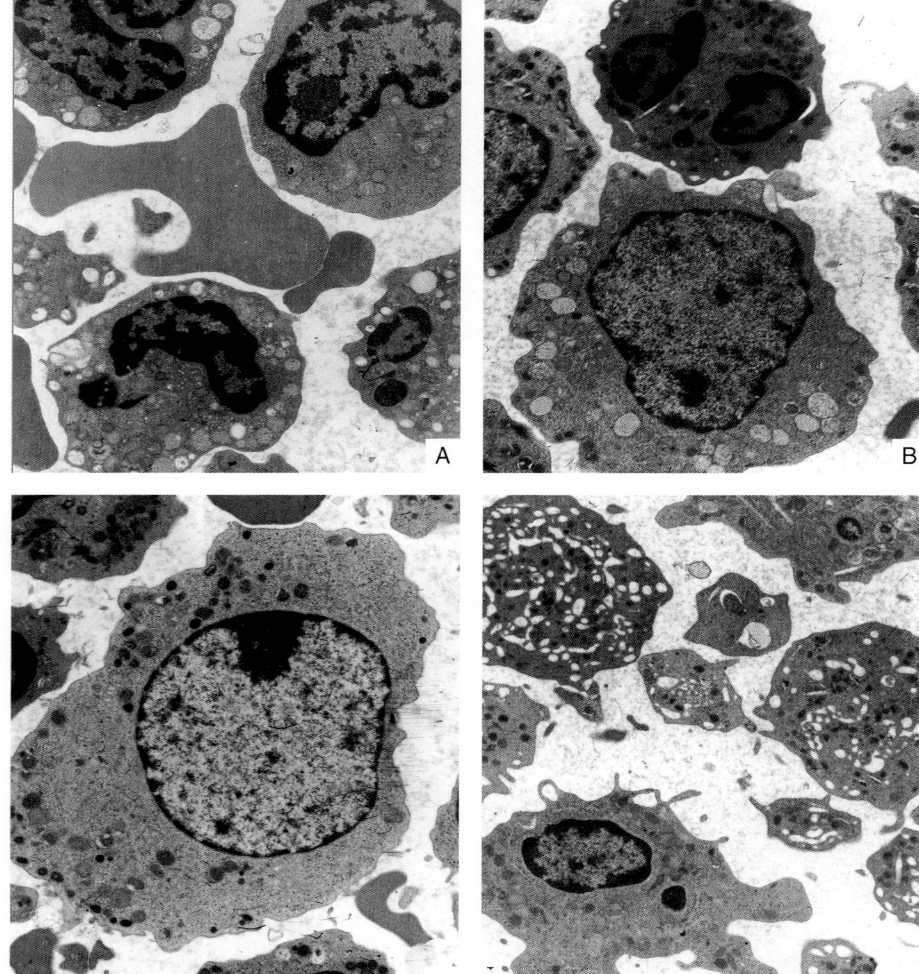

图 6-3 慢性中性粒细胞白血病。(A)左侧成熟粒细胞含空泡,线粒体肿大,×3K;(B)上方粒细胞颗粒粗大,下方细胞结构异染色质少,颗粒少,×4K;(C)中幼粒细胞体积大,核仁显著,含初级颗粒,无次级颗粒,×5K;(D)骨髓含大血小板,×5K。

四、形态结构鉴别

1.类白血病反应：继发于感染或恶性肿瘤，尤其是伴骨髓浸润者，外周白细胞总数不超过 100×10⁹/L，有应激性巨幼粒细胞。

2.骨髓增生异常综合征：以中性粒细胞数量减少为主，大部分伴有粒细胞、红细胞病态发育和不同程度凋亡形态。

3.慢性髓系白血病：中幼、晚幼粒细胞高，Ph 或 BCR::ABL 融合基因阳性。

4. CNL 患者很少出现单核细胞、嗜碱性粒细胞、嗜酸性粒细胞增多及颗粒增生异常情况，如果患者存在以上情况要重新考虑诊断。

第3节 真性红细胞增多症

真性红细胞增多症(polycythemia vera，PV)为红细胞异常增生的多能造血干细胞肿瘤，由细胞获得性 JAK2 基因(JAK2 V617F)突变或类似 JAK2 功能基因突变，导致红、粒、巨核 3 系细胞增生，累及血液、骨髓、肝、脾，继发血管栓塞可损伤各种器官。该病在欧美发病率为每年(0.7~2)/105，男性略多于女性，平均年龄 60 岁，20 岁以下很少。PV 的主要诊断标准包括：①血红蛋白浓度升高，红细胞比容升高，红细胞增多。②存在 JAK2 V617F 或 JAK2 12 外显子突变。③骨髓活检显示，年龄调整后造血细胞三系高度增生(panmyelosis)，红细胞和粒细胞常伴有多型异常，成熟巨核细胞无异型性。次要诊断标准为血清促红细胞生成素水平低于正常。

继发性红细胞增多症也出现红细胞容积增加和血红蛋白浓度升高；但无脾大，无显著粒细胞、巨核细胞与血小板增多；AKL 反应弱，CFU-E 无升高，血清 EPO 无明显降低。骨髓病理检查有助于鉴别继发性红细胞增多症或其他 MPN 亚型。根据临床和病理特点将 PV 分三期：前驱期红系细胞处于临界状态或轻微增生；真红期或症状明显期红系细胞增生显著；衰竭期或骨髓纤维化期表现为无效造血、骨髓纤维化、髓外造血、脾大及相关贫血或全血细胞减少。

一、临床表现

PV 初起症状不明显，逐渐出现头痛、多血质、皮肤瘙痒、血栓形成和出血症状，轻症出现皮下出血和瘀斑，重者出现脑血管意外、深部静脉栓塞及肺栓塞。40%患者出现皮肤瘙痒，与肥大细胞增多和组胺水平增高有关；患病 10 年以上患者 40%~60%并发心绞痛、心肌梗死和充血性心力衰竭等心血管病症；PV 患者消化性溃疡的发病率比正常人群高 5 倍，常伴门脉高压和食管静脉曲张。骨髓 3 系增生，以红细胞增生为主，伴粒细胞和巨核细胞增高；晚期骨髓纤维化，全血细胞减少。患者平均生存期 10 年以上，大部分死于血栓和出血，20%发展为 MDS 或急性白血病。

二、免疫表型和遗传学

大部分患者免疫表型正常；40%的患者染色体核型异常，主要包括 del(20)(q11)、+8 和+9，其次为 del(1)(p11)、del(3)(P11;p14)、t(1;6)(q11;p21)和 t(1;9)(q19;q14)等。染色体异常可在疾病过程中发生。

三、细胞形态结构

前驱期与真红期红细胞为正色素正细胞性，长期出血、缺铁可演变为低色素小细胞性。骨髓有核红细胞增多，以中晚幼阶段为主，原始和早幼阶段细胞少。粒细胞和巨核细胞伴轻度增高，粒细胞以晚幼和成熟为主，部分呈细胞活化形态，胞质多，含空泡和粗大颗粒，原始和早幼粒细胞不增高，少数患者细胞不典型增生。巨核细胞形态异常，胞吞粒、红、淋巴和浆细胞现象显著，血小板增多，颗粒减少，骨髓穿刺液常含大量微小血栓(图 6-4)。

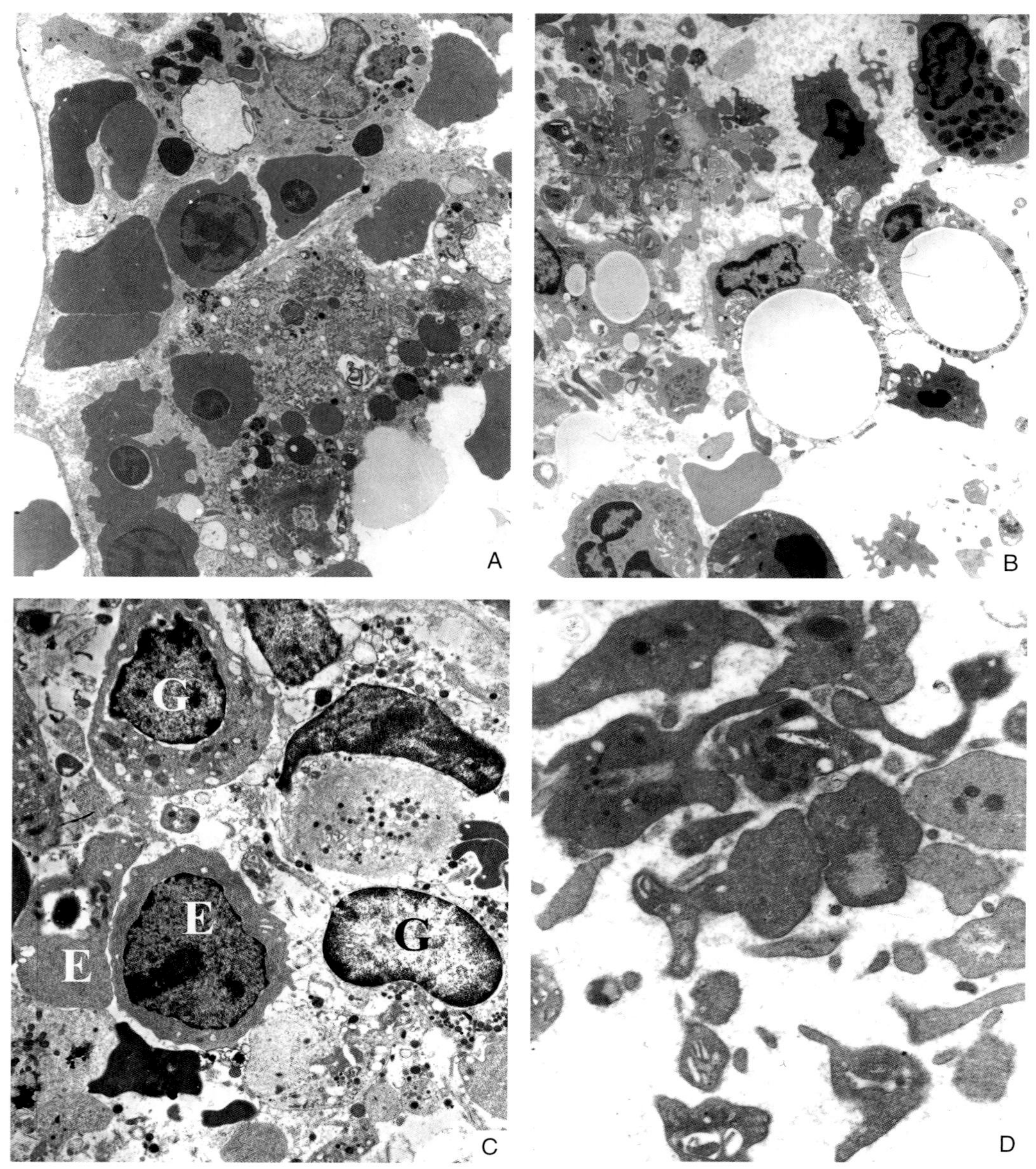

图 6–4 真性红细胞增多症。(A)巨噬细胞吞噬活跃，部分细胞溶解坏死，×2K；(B)血小板和微小血栓增多，粒细胞含脂滴，×2.5K；(C)骨髓红系细胞(E)和粒细胞损伤(G)，×8K；(D)血小板颗粒少，×10K。

衰竭期红细胞大小不等，形状不规则，粒细胞和巨核细胞病态显著，血小板颗粒分布不均。骨髓活检出现非特异性炎性反应，表现为淋巴细胞活化，浆细胞、嗜酸性粒细胞、单核巨噬细胞增多，噬红细胞现象明显；纤维细胞增生和肌成纤维细胞转化，胶原沉积显著。晚期患者血细胞异型性更加明显，幼稚细胞增多，提示 AML 和 MDS 转化，幼稚细胞超过 20%时诊断为急性髓系白血病。

第4节　原发性骨髓纤维化

原发性骨髓纤维化(primary myelofibrosis,PMF)是以巨核细胞和粒细胞异常增生,存在JAK2、CALR和MPL基因突变,或其他克隆异常的骨髓增殖性肿瘤。患者表现为骨髓纤维化和异常髓外造血。根据骨髓纤维化程度,该病分纤维化前期和纤维化后期。纤维化前期以血细胞增生为主，骨髓网织纤维和胶原沉积少;骨髓纤维化后期成纤维细胞高度增生,网状纤维和胶原纤维积聚导致骨硬化,出现贫血和肝、脾大。该病发病率为(0.5~1.5)/10万,好发年龄为50~70岁,男女比例接近。

骨髓纤维化由身体中心向远端发展,从脊柱、肋骨、骨盆、股骨、肱骨近端骨骺逐步蔓延到四肢骨骼。根据骨髓病理特点将骨髓纤维化分早、中、晚三期。①早期全血细胞增生伴轻度骨髓纤维化，造血组织占骨髓面积的70%以上,脂肪细胞少。②中期造血细胞占30%,巨核细胞增多;纤维成分占40%~60%,束状纤维和间质细胞形成分隔造血区;骨小梁增多、增粗,新骨形成。③晚期骨髓重度纤维化,骨小梁占骨髓的30%~40%,髓腔狭窄,除巨核细胞外,其他血细胞进一步减少。

继发性骨髓纤维化常并发于髓系增殖性肿瘤、MDS、MM、骨结核、佝偻病、骨髓炎,以及苯、氟化学物质中毒和淋巴瘤骨髓浸润,所以,按原发病诊断。

一、临床表现

早期症状不明显,常在体检时发现脾大、贫血、白血病和血小板增多,随病情进展逐渐出现疲乏、盗汗、心慌、面色苍白、气短、腹痛、腹胀、骨痛、黄疸等症状。90%的患者有脾大,50%的患者有肝大。患者平均生存期为数月到几十年不等，增生期患者生存期为10~15年,纤维化期患者生存期为3~7年,多数患者死于骨髓衰竭继发感染、出血、栓塞、门脉高压、心力衰竭;5%~15%发展为AML。

二、免疫表型和遗传学

免疫表型无特异性。30%有非特异性细胞遗传学异常,其中del(13)(q12~22)、del(6)t(1;6)(q11~23;p21.3)有诊断价值,其他异常包括del(20q)、1q部分三体、+9和+8。50%以上患者有JAK2、CALR和MPL突变，并被认为是PMF主要驱动因素,但TET2、ASXL1和DNMT3A基因突变，以及影响剪接因子、染色质结构、表观遗传功能和细胞信号等多种调节因子的突变常出现在PMF晚期,其中一些与预后风险相关。

三、细胞形态结构

细胞形态表现不典型。早期造血活跃,中性粒细胞核左移,以晚幼、杆状和分叶核细胞为主;晚期有核红细胞比例降低,幼稚细胞占5%~20%,表现为骨髓病性贫血,红细胞形态异常,泪滴样红细胞增多。巨核细胞出现球状、云雾样或气球核等异常形态,可见小巨核细胞、非产板型巨核细胞和裸核增多。嗜酸性粒细胞、肥大细胞、浆细胞和单核/巨噬细胞增多。电镜下粒细胞、红细胞损伤和凋亡显著,巨噬细胞吞噬活跃,巨核细胞溶解破坏明显。骨髓细胞外基质集聚,细胞表面附着不定形基质;成纤维细胞增生和肌成纤维细胞转化，表现为内质网扩张，胞膜下肌纤维,这是纤维化期的典型表现(图6-5和图6-6)。

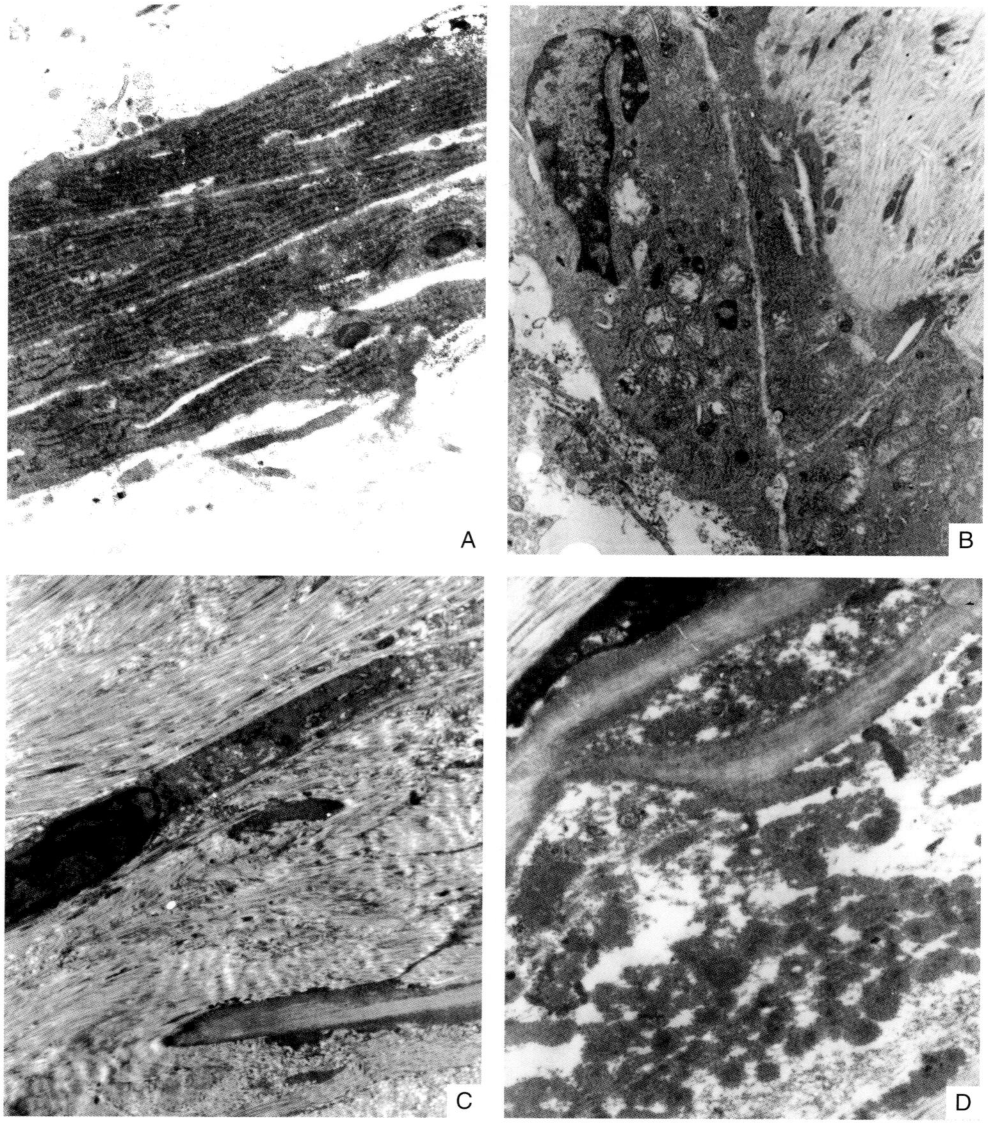

图 6-5 原发性骨髓纤维化。(A)骨髓内成纤维细胞呈束状排列,×3K;(B)成纤维细胞分泌胶原,×3.5K;(C)骨髓胶原纤维集聚,×5K;(D)骨髓含大量非定形细胞外基质,×8K。

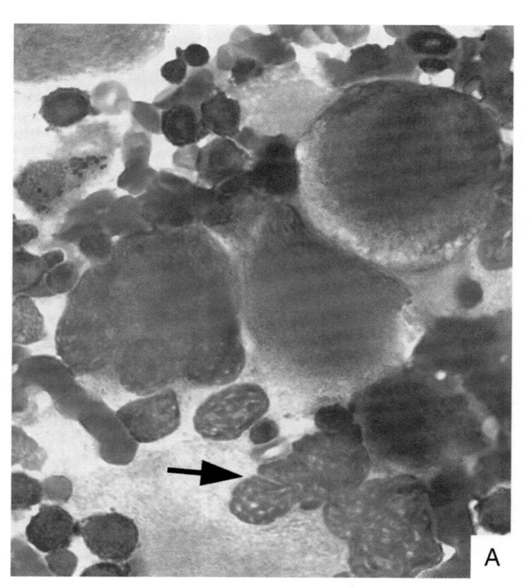

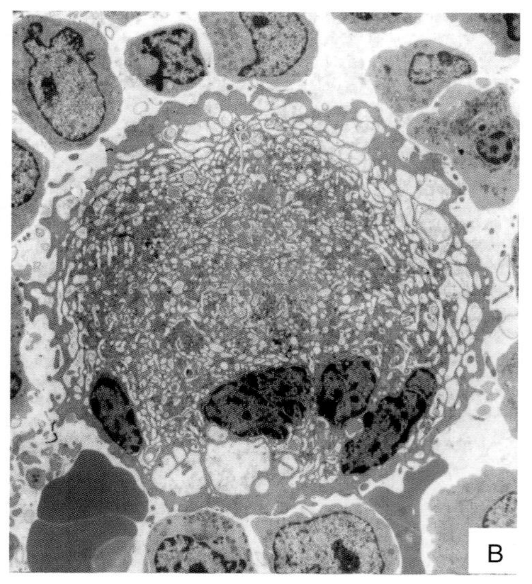

图 6-6 原发性骨髓纤维化。(A)骨髓含非产板巨核细胞和裸核(箭头所示),×1K;(B)巨核细胞含大量囊泡,呈气球状,×3K;(C)巨核细胞颗粒少,线粒体多,×3.5K;(D)高倍镜显示线粒体位于胞膜下,内部为管道结构,×15K。(待续)

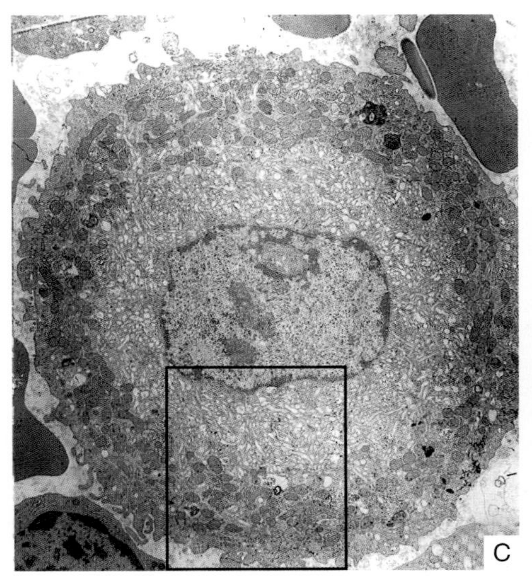

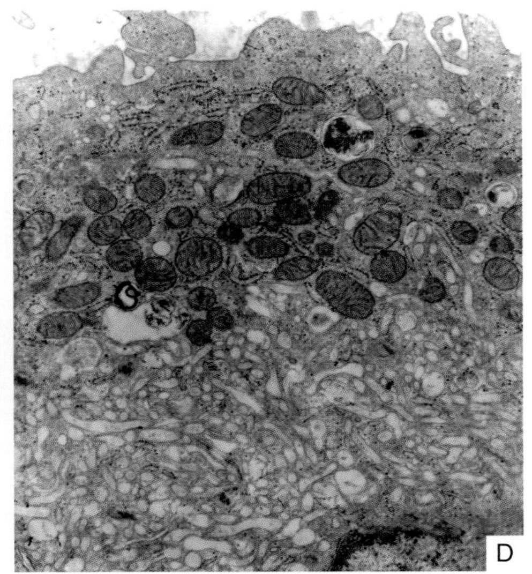

图 6–6(续)

第 5 节 原发性血小板增多症

原发性血小板增多症 (essential thrombocythaemia,ET)为巨核细胞祖细胞增生性肿瘤,G6PD 同工酶检查证实为多能干细胞克隆性疾病。其主要诊断要点包括:①外周血小板数持续高于 450×10⁹/L。②骨髓巨核细胞高度增生，成熟巨核细胞含高分叶的鹿角状核。中性粒细胞和红系细胞核左移不明显；骨髓纤维化不明显。③不符合 CML、PV 和 PMF 等髓系增殖性肿瘤诊断。④JAK2、CALR 或 MPL 突变。⑤除外炎症、感染、出血等其他血液或非血液疾病诱发的血小板增高。

患者年龄为 50~60 岁,少数女性患者年龄在 30 岁左右,偶见于儿童,性别差异不显著。疾病呈慢性过程,主要表现为出血和血栓阶段性发作，间隔较长无症状期。毛细血管脆性增加。部分发展为伴髓外造血骨髓纤维化,5%转变为 AML 和 MDS,生存期为 10~15 年。血栓机制为血小板产生过多,活化血小板释放血栓素,引起血小板异常聚集和释放,形成微血栓。出血机制包括血小板黏附及聚集功能减退、血小板第三因子降低、5–羟色胺减少和释放异常,少数患者凝血机制异常。

一、临床表现

早期症状不明显,体检发现血小板增高,少数患者阶段性出现血管栓塞和出血,两者交替发作,因反复出血又称为出血性血小板增多症。小血管栓塞可引起一过性疼痛、感觉异常和缺血性坏疽,多数表现为消化道和上呼吸道黏膜下出血，少数患者表现为大动脉或大静脉栓塞。肝、脾静脉血栓多发,约 50%脾大,15%~20%肝大。实验室检查外周血小板计数 ≥450×10⁹/L;白细胞计数为(1~3)×10⁹/L,不超过 5×10⁹/L,以中性分叶核粒细胞为主。骨髓巨核细胞显著增生,以成熟阶段为主。出凝血试验显示出血时间延长、凝血酶原消耗时间缩短、血块退缩不良、凝血酶原时间延长、凝血活酶生成障碍;血小板黏附、肾上腺素和 ADP 诱导聚集功能降低;血小板寿命大多正常。

二、免疫表型和遗传学

免疫表型、分子生物学和细胞遗传学无特异性,少数患者有+8 和 9q 异常。约 45%的患者 JAK2 V617F、CALR 或 MPL 突变或功能类似突变，但这些突变也可见于 PV 和 ET 等 MPN 疾病,需要鉴别诊断。

三、细胞形态结构

外周血小板增多，粒细胞和红细胞形态大致正常，无泪滴样红细胞，嗜酸性粒细胞较多。骨髓巨核细胞多，体积大，核分叶多，可见胞质碎片和裸核。电镜下血小板大小不等，形态不规则，可见畸形、颗粒减少、空泡化，少数血小板体积大，颗粒多；巨核细胞颗粒和分界膜分布不均，胞内形成血小板少。粒细胞激活，体积大，胞质多，巨幼变和凋亡；巨噬细胞吞噬血小板。骨髓纤维细胞增生，肌成纤维细胞转化，胶原积聚，可能与血小板异常诱发的炎性损伤有关（图6-7和图6-8）。

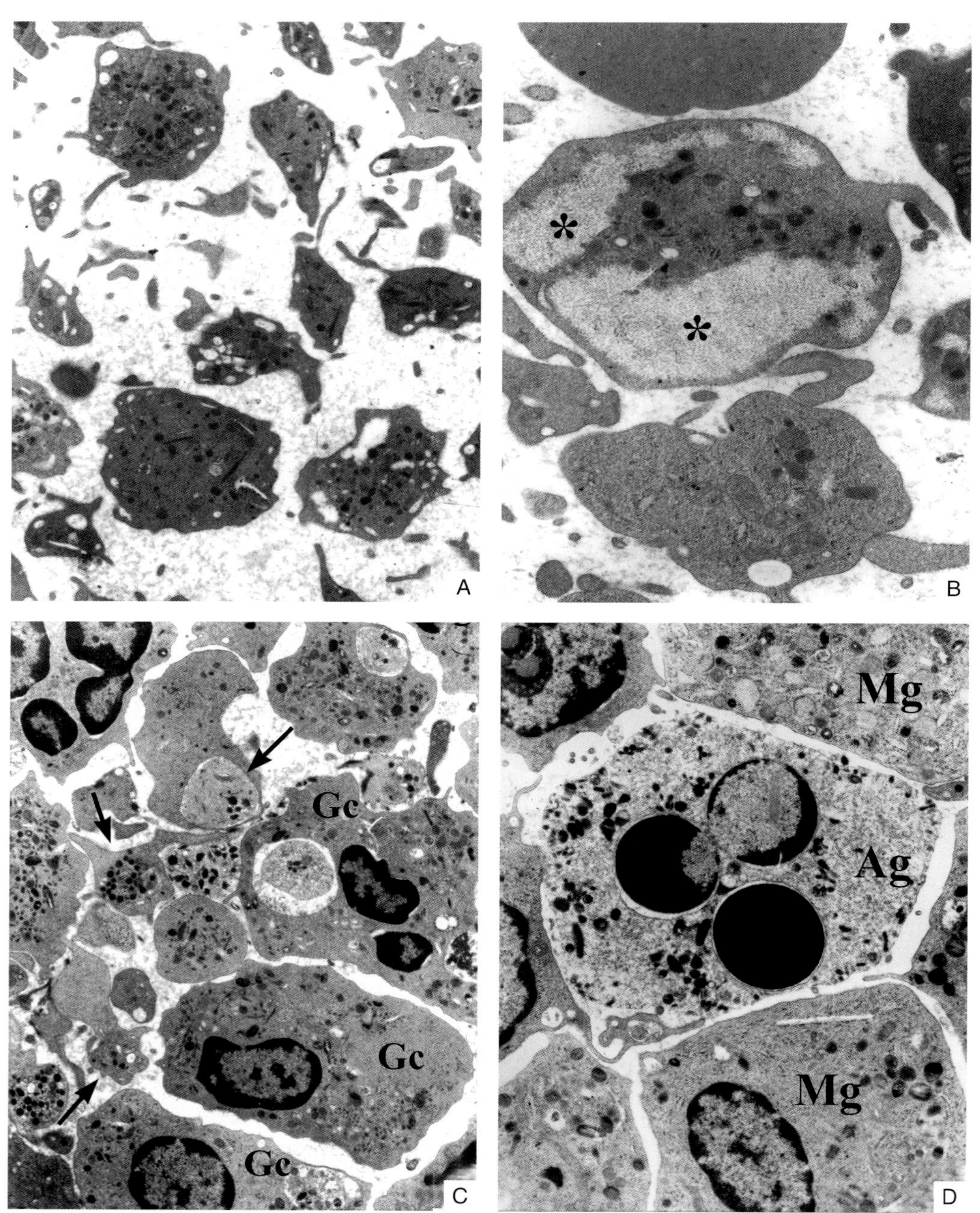

图 6-7 原发性血小板增多症。(A)骨髓血小板大小不一，×10K；(B)上方血小板含大量糖原(*)，下方血小板颗粒少，×8K；(C)血小板形态异常（箭头所示），粒细胞损伤(Gc)、吞噬血小板，×8K；(D)粒细胞巨幼变(Mg)，凋亡(Ag)，×10K。

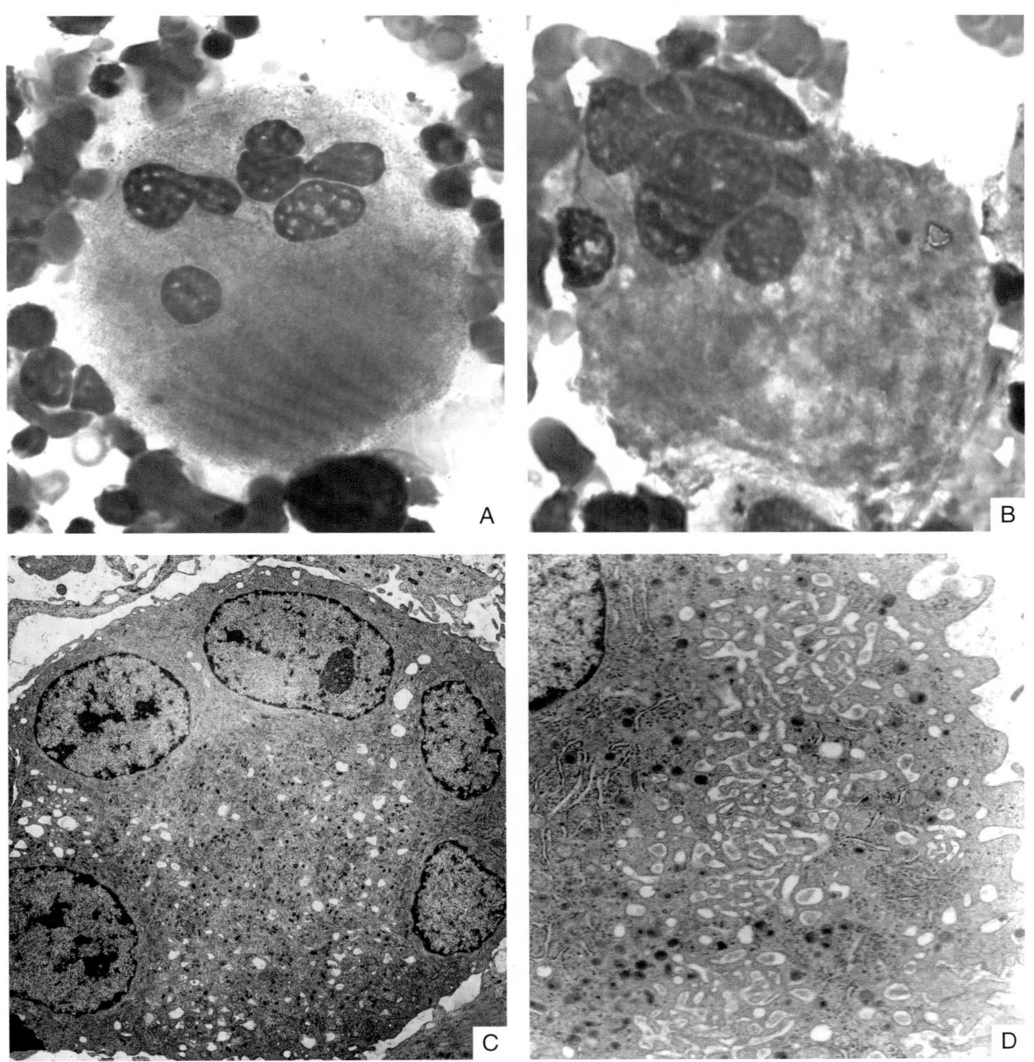

图6-8 原发性血小板增多症。(A)巨核细胞体积大,核分叶多,胞质呈云雾状,×1K;(B)巨核细胞核分叶多,胞质结构异常,×1K;(C)巨核细胞核分叶多,无胞内血小板,×3K;(D)成熟细胞颗粒分布不均,管道结构异常,分界膜少,×12K。

四、形态结构鉴别

巨核细胞增多相关血液病有很多,鉴别要点如下:①ET成熟巨核细胞多,体积大,多分叶,颗粒少或无颗粒,血小板畸形。②AML-M7患者多为原始或幼稚巨核细胞,体积小,核圆,胞质少,各种细胞器少。③MDS巨核细胞增多,巨核细胞凋亡明显,小巨核细胞多。④PV患者以粒细胞和红细胞增生为主,巨核细胞结构损伤明显。⑤PMF患者早期以粒细胞增生为主,巨核细胞结构大致正常。

第6节 慢性嗜酸性粒细胞白血病和高嗜酸性粒细胞综合征

慢性嗜酸性粒细胞白血病未分类型(chronic eosinophilic leukemia, no otherwisespecified, CEL-NOS)是一种血液、骨髓和组织嗜酸性粒细胞数量持续增多的一种MPN。嗜酸性粒细胞通过直接浸润和释放细胞因子、酶类和其他蛋白引起多脏器损伤。

该病诊断标准包括以下6条：①外周嗜酸性粒细胞数量高于$1.5 \times 10^9/L$，占白细胞总数的10%以上。②原始或幼稚细胞总数<20%，且不符合其他AML诊断标准。③不包括Ph染色体或BCR::ABL1融合基因阳性，及PDGFRA、PDGFRB和FGFR1基因重排等疾病伴随性嗜酸性粒细胞升高。④不符合其他MPN和慢性粒单核细胞白血病。⑤骨髓造血旺盛，巨核细胞和其他系列细胞增生异常，骨髓幼稚细胞>5%，外周血>2%。⑥有明确克隆细胞遗传学异常或体细胞突变。

高嗜酸性粒细胞综合征(hypereosinophilic syndrome, HES)是无基础疾病、除外其他因素引起的嗜酸性粒细胞增高半年以上，外周血幼稚细胞<5%。部分患者与CEL-NOS及其他伴嗜酸性粒细胞增多疾病的鉴别一直存在困难，因此，发病率统计不详。

一、临床表现

CEL-NOS和HES嗜酸性粒细胞都占30%~70%，绝对值$>1.5 \times 10^9/L$，可以引起心血管系统、呼吸系统、神经系统、消化系统、肾脏和皮肤等多脏器损害。慢性期症状不明显，体格检查发现嗜酸性粒细胞增高，部分患者有发热、乏力、咳嗽、血管性水肿、肌肉痛、瘙痒、腹泻、出汗和体重减轻等表现；其他症状包括贫血、出血、肝大、脾大和淋巴结肿大。急性期或病情严重患者出现心肌损伤和心功能障碍，引发脑、肾等重要器官栓塞。嗜酸性粒细胞浸润可引起周围和中枢神经系统功能异常和多种呼吸系统疾病。预后差异大，5年生存率约为80%；脾大、幼稚细胞高、染色体异常为不良预后因素。

二、免疫表型和遗传学

免疫表型、分子生物学和细胞遗传学无特异，染色体异常提示伴嗜酸性粒细胞增多AML，而非CEL-NOS、HEL或其他疾病的反应性增高。

三、细胞形态结构

大部分嗜酸粒性细胞发育成熟，少数处于早幼或中幼粒细胞阶段。幼稚嗜酸性粒细胞占5%~19%时，支持CEL-NOS诊断；HES患者表现为嗜酸性粒细胞增生和核左移，幼稚细胞低于5%。原始嗜酸性粒细胞形态与原粒相似，外形规则，核圆，核仁明显，无颗粒或含1~3个嗜酸颗粒。早幼阶段胞质丰富，嗜酸颗粒增多，无核芯结晶(Charcot-Leyden结晶)；成熟阶段细胞核分叶少，核轮廓呈哑铃形、球形或分叶状，异染色质多，内质网扩张，嗜酸颗粒含晶芯。幼稚细胞(原始+早幼)和成熟细胞的区别一方面看染色质凝集程度，另一方面看颗粒数量和有无晶芯；成熟细胞核小，内质网丰富，细胞易破，有的异常发育，体积大，胞质空泡化，核分叶过多或过少(图6-9和图6-10)。

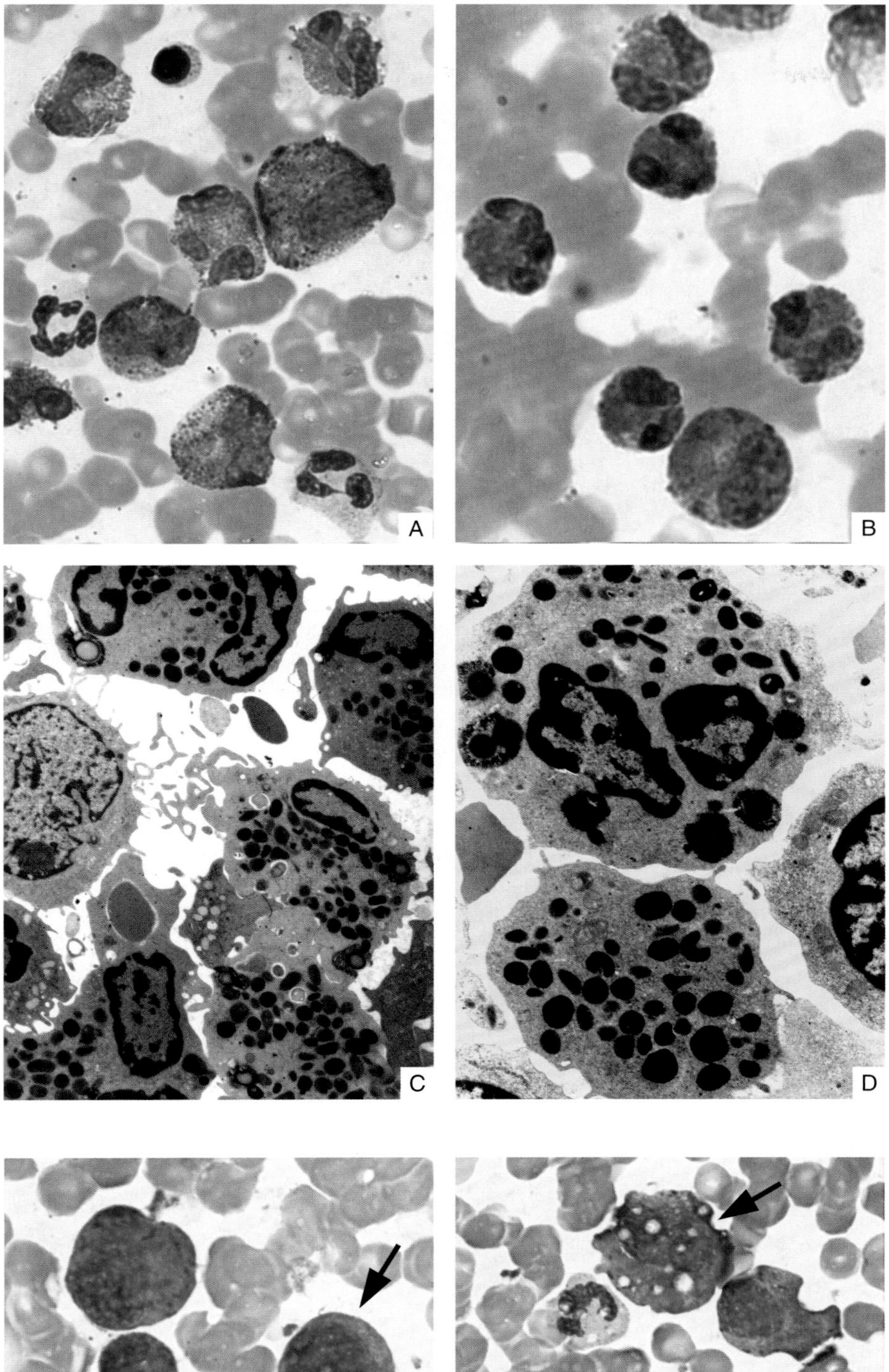

图 6-9 高嗜酸性粒细胞综合征。(A,B)成熟嗜酸性粒细胞含黄色或紫红色颗粒,×1K;(C)嗜酸性粒细胞核小,胞质充满嗜酸性颗粒,×3K;(D)嗜酸性粒细胞发育异常,嗜酸性颗粒形态异常,×4K。

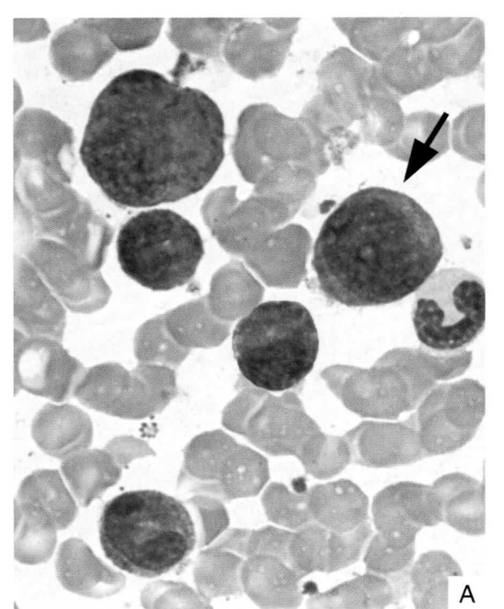

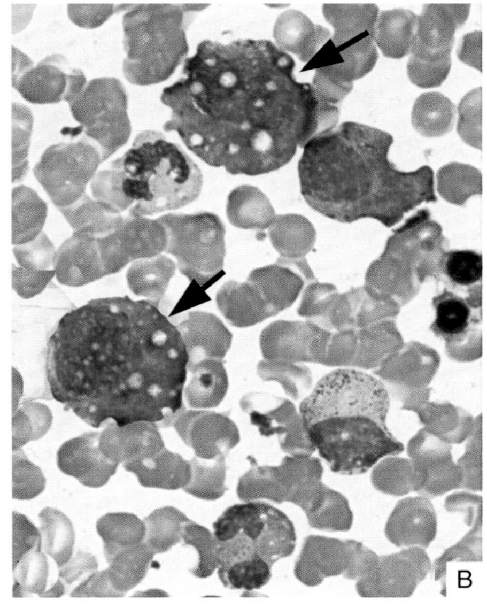

图 6-10 嗜酸性粒细胞白血病。(A)不同发育阶段嗜酸性粒细胞,原始细胞核质比大(箭头所示),无颗粒,×1K;(B)嗜酸性粒细胞发育异常,含空泡(箭头所示),×1K;(C)早幼嗜酸性粒细胞核仁显著,颗粒少,×5K;(D)早幼嗜酸性粒细胞胞质少,颗粒和内质网 MPO 阳性反应,×2.5K。(待续)

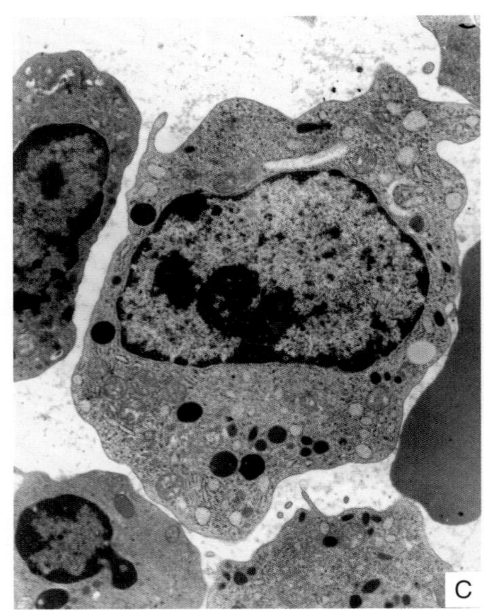

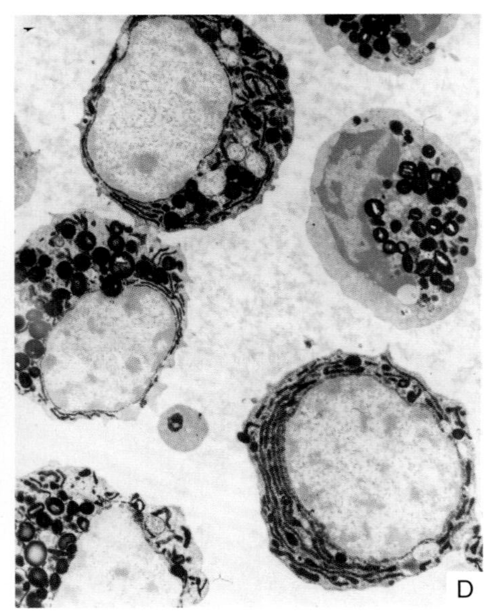

图 6–10(续)

第 7 节 肥大细胞增多症

肥大细胞增多症(mastocytosis)是肥大细胞克隆性增生,在各种器官组织聚集和增多的一组异质性肿瘤,根据临床特点分为 3 型。①肥大细胞仅浸润皮肤,表现为多发丘疹、荨麻疹和水泡或大泡,称皮下肥大细胞增多症(CM)。②肥大细胞同时浸润皮肤、淋巴结、肝、脾、胃肠道及骨髓等其他组织,称全身性肥大细胞增多症(SM)。③肥大细胞肉瘤(MSC)和肥大细胞白血病(MSL)。诊断肥大细胞增生症需除外肥大细胞血症和其他白血病引起的肥大细胞反应性增多。

肥大细胞增多症可发生于任何年龄,CM 多见于儿童,50%为 6 个月以内的新生儿, 成人发病少,男性略多于女性,主要表现为皮肤损伤。SM 以 20 岁以上成人发病为主,男女比例 1:1~1:3。80%以上肥大细胞增多症患者有皮肤损伤,所有 SM 患者有骨髓浸润,少数患者外周肥大细胞显著增多,呈白血病表现。

一、临床表现

CM 以皮肤损伤为主, 表现为荨麻疹样或风团、皮下黑色素斑点沉积、瘙痒、荨麻疹和皮肤划痕症,3 岁以下患儿有时出现水泡。局部检测组胺含量可评价嗜酸性粒细胞聚集程度。SM 浸润部位包括肝、脾、淋巴结和消化道黏膜,也可累及其他器官。骨髓浸润严重,症状主要包括 5 个方面:①全身症状有疲乏、消瘦、发热和出汗。②50%患者皮肤损伤表现与 CM 相同。③心血管和呼吸症状包括阵发性脸红、晕厥、头痛、低血压、阵发性心脏病、哮喘、呼吸困难等。④运动系统症状包括骨痛、骨质疏松、骨折、关节痛和肌痛。⑤血液系统症状包括肝、脾、淋巴结肿大,贫血、白细胞减少或升高,嗜酸性粒细胞升高和血小板减少。部分患者 H_2 组胺受体过度活化,胃酸和黏液分泌增多,导致消化道溃疡和慢性腹泻。

该病预后与年龄和类型相关, 儿童单纯皮肤损伤通常数年内自愈,少数持续到成年,或发生广泛皮疹; 幼儿色素性荨麻疹预后最好, 多于青春期前消退。成人多数呈良性过程,少数患者多器官浸润,进行性发展或死亡,有的发展为变异型白血病。

二、免疫表型和遗传学

肥大细胞共同抗原为 CD9、CD33、CD45、CD68 和 CD117,不表达 CD14、CD15 和 CD16 等粒、单细胞标志性抗原和 B、T 淋巴细胞相关抗原。根据肥大细胞类胰蛋白酶,可用于和其他细胞进行鉴别,成熟肥大细胞特异性表达糜蛋白酶，而幼稚阶段不表达。幼稚阶段表达 CD2 或 CD25，而成熟阶段很少表达。这两个特点有助于鉴别肥大细胞增多症和肥大细胞白血病。90%肥大细胞增多症与体细胞 KIT 基因点突变相关，进展期 SM 患者常伴其他体细胞突变，包括 TET2、SRSF2、ASXL1、RUNX1 和 JAK2。

三、细胞形态结构

吉姆萨-瑞士染色的肥大细胞胞质呈粉红色，核圆，染色质粗，含粗大鲜红颗粒。电镜下成熟肥大细胞直径 12μm，胞质多，含直径 2μm 的圆形颗粒，表面有细长突起或绒毛，核轻度不规则，异染色质多。SM 患者骨髓肥大细胞大部分为中幼阶段，核圆，核仁明显，胞质丰富，含少量颗粒；少数细胞对应早幼阶段，颗粒少，核质比大，异染色质少，核仁显著。成熟细胞胞质丰富，嗜酸性颗粒密度均匀，表面绒毛细长，平行盘绕。肥大细胞增生症患者常伴嗜碱性粒细胞增多，有的肥大细胞同时含嗜酸性和嗜碱性颗粒(图 6–11 和图 6–12)。

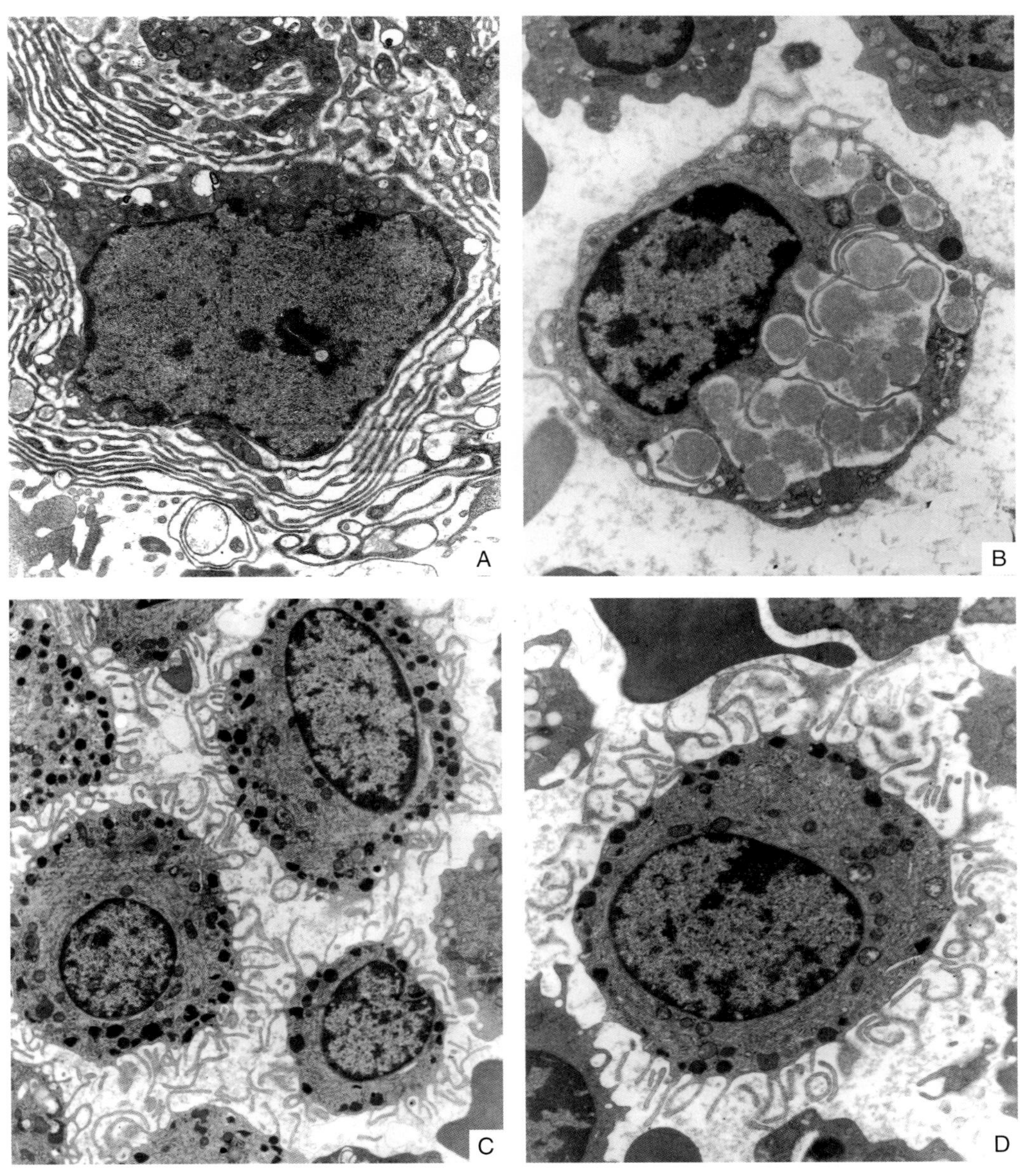

图 6–11　肥大细胞增多症。(A)原始阶段肥大细胞，核大，表面有细长绒毛，×6K；(B)早幼阶段细胞含未成熟颗粒，×6K；(C)中、晚幼阶段细胞外形规则，表面突起短，×4K；(D)成熟肥大细胞，×4K。

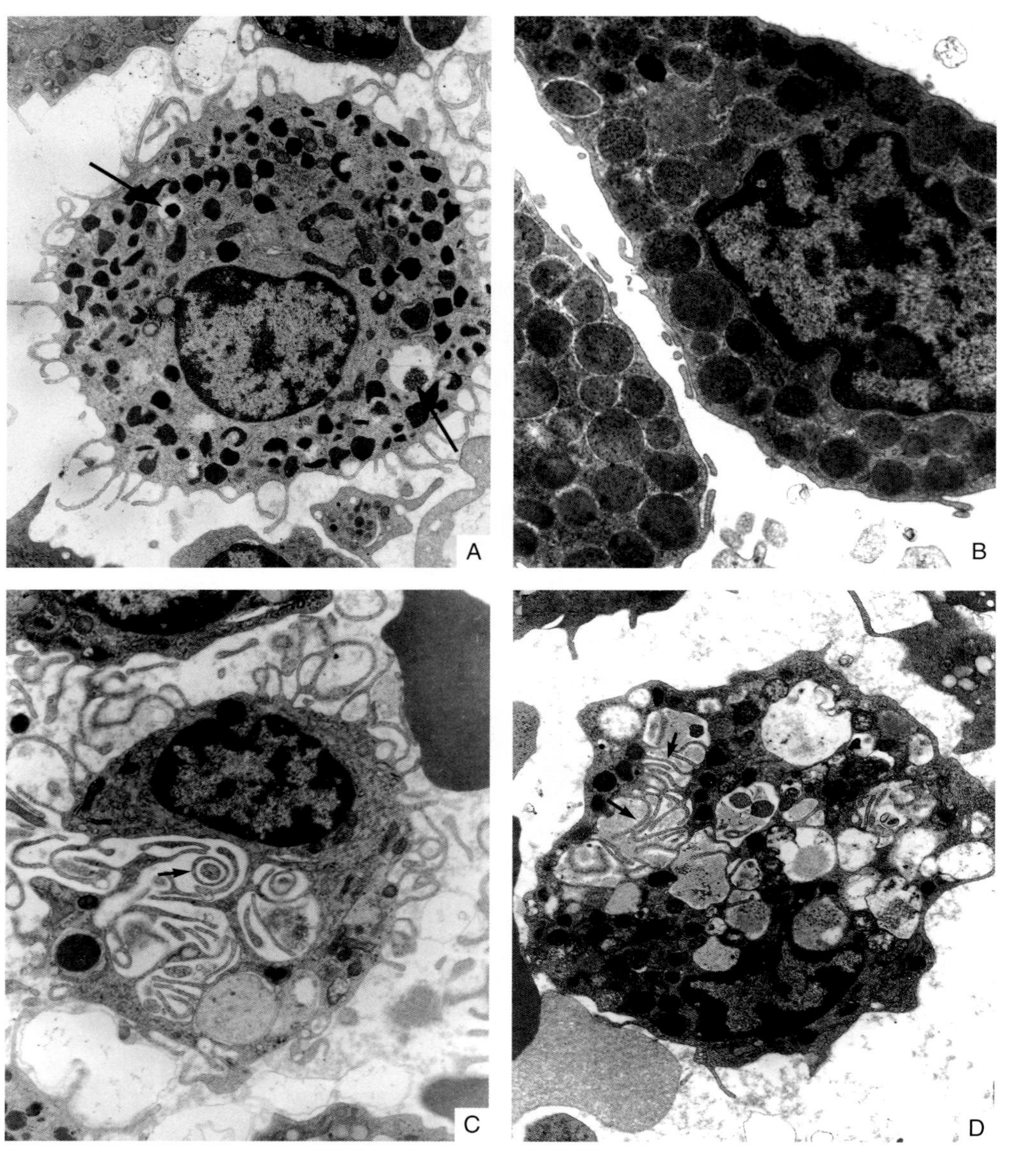

图 6-12 肥大细胞增多症。(A)成熟细胞含嗜酸性和嗜碱性颗粒(箭头所示),×6K;(B)组织中成熟肥大细胞,无绒毛,颗粒粗大,×6K;(C)外周血成熟肥大细胞绒毛内陷(箭头所示),×4K;(D)成熟肥大细胞同时含致密颗粒、嗜碱性颗粒和绒毛(箭头所示),×4K。

第 8 节 骨髓异常增生/骨髓增殖性肿瘤

骨髓异常增生/骨髓增殖性肿瘤(myelodysplastic/myeloproliferative neoplasms,MDS/MPN)是一组兼MDS 和 MPN 病理学和分子特征的一组异质性髓系肿瘤。MDS/MPN 临床表现差异大,骨髓和外周幼稚细胞数<20%,多数患者肝、脾轻度肿大,一方面,髓系细胞高度增生;另一方面,表现为血细胞病态发育和凋亡,相关血细胞减少。血细胞减少的定义与 MDS 相同。2022 年 WHO 将 MDS/MPN 分为 4 个亚型,包括慢性粒细胞白血病(CMML)、伴中性粒细胞增多型、基于 SF3B1 突变环状铁粒幼细胞和血小板增多型。凡有特异相关基因和染色体异常的血液系统疾病,以及在自然病程或化疗过程中出现细胞异常和无效造血不属于这一类型。本节主要介绍慢性粒单核细胞白血病。

慢性粒单核细胞白血病(chronic myelomonocytic leukaemia,CMML)是以血细胞恶性增生和异常发育为特点的克隆性造血干细胞疾病。该病发病率约 2/105,中位年龄 65~75 岁,男女比例 1.5:1~3:1。

诊断要点包括:①血细胞减少(与 MDS 等阈值相同)。②外周血单核细胞数>0.5×10^9/L,大于白细胞总数 10%。③外周血或骨髓幼稚细胞<20%。④至少一种 1 系细胞遗传学异常和髓系肿瘤相关基因突变。⑤在没有克隆证据的情况下，要求单核细胞数 $>1\times10^9/L$，大于白细胞总数 10%，同时有细胞发育不良形态和与 CMML 一致的免疫表型。⑥无 Ph 染色体，无 BCR::ABL1 以及其他髓系或淋系肿瘤相关融合基因。⑦形态学特点为以单核细胞增生为主的骨髓增生，不符合 AML、MPN 或其他单核细胞增多相关疾病。CMML 分两个亚型：CMML-1 型幼稚细胞比例，外周<5%或骨髓<10%；CMML-2 型外周 5%~19%或骨髓 10%~19%。外周嗜酸性粒细胞 $>1.5\times10^9/L$ 时，诊断为伴嗜酸性粒细胞增多 CMML；幼稚细胞>20%时，诊断为 AML。

一、临床表现

临床表现包括发热、感染、出血、疲乏、体重减轻、盗汗、肝大、脾大，淋巴结肿大提示病情急性进展。部分患者前期发生不典型髓系增生，外周白细胞增多；部分患者呈 MDS 表现，全血细胞正常或轻度减少。生存期长短不等，多数生存期为 1~100 个月，中位生存期为 20~40 个月，15%~30%发展为急性白血病。

二、免疫表型和遗传学

血细胞主要表达 CD33、CD13，不同程度表达 CD14、CD68 和 CD64 单核标志。单核细胞包括 2 个或 2 个以上异常亚群，如 CD14 减低提示幼稚单核细胞；有的过度表达 CD56；有的异常表达 CD2；有的低表达 HLA-DR、CD13、CD15、CD64 或 CD36。部分患者中性粒细胞表型异常，CD34 阳性细胞增高提示 AML 转化。树突状细胞相关 CMML 免疫表型特点为细胞 CD123、CD4、CD3、CD68R、CD45RA 和 CD33（弱）阳性，通常表达颗粒酶 B，不表达 TIA1 和穿孔素；大部分患者 CD56 阳性，部分患者 CD2 和 CD5 阳性。

约 30%的患者存在非特异细胞遗传学异常，染色体异常包括+8、-7/del(7q)及 12p 末端结构异常；40%的患者 RAS 基因点突变。

三、细胞形态结构

粒细胞、单核细胞发育异常，80%巨核细胞发育异常，半数患者红系病态发育(图 6-13 和图 6-14)。形态结构主要有以下特点：①成熟单核细胞巨幼变，体积大，可达正常两倍，胞质多，颗粒大；异染色质少，折叠和扭曲不显著。②中性粒细胞不典型增生，表现为体积大，核圆，颗粒粗大，数量少。有的单核和中性粒细胞同时颗粒减少，形态不易区别。③嗜酸性粒细胞增多，可见早幼和中幼阶段嗜酸性粒细胞。④浆细胞样单核细胞，核轻度不规则，核仁明显，异染色质少，胞质边缘嗜酸。

CMML 患者粒细胞和单核细胞同时存在形态异常发育，光镜分类有一定困难，电镜可有效鉴别病态单核细胞，真实反映粒细胞和单核细胞比例。

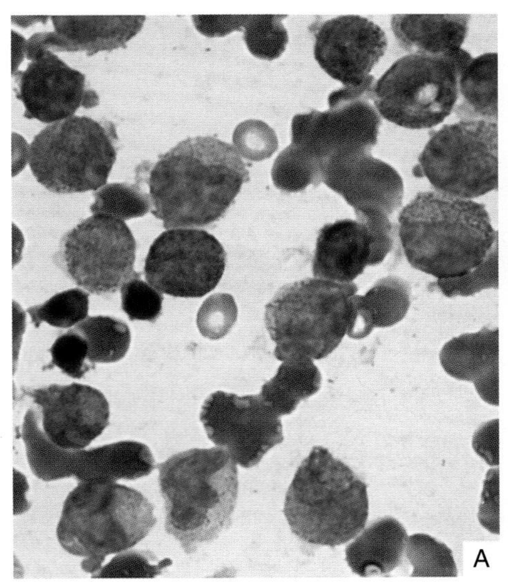

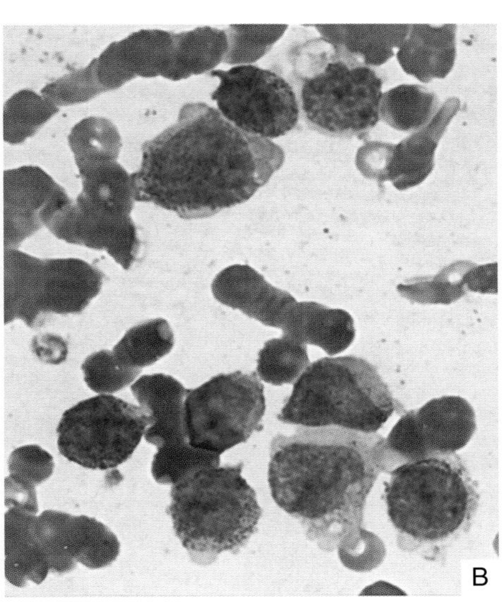

图 6-13 慢性粒单核细胞白血病。(A)骨髓含不同分化程度的单核细胞和中性粒细胞，×1K；(B)单核细胞体积大，颗粒少，×1K；(C)单核细胞(左下)颗粒粗大，粒细胞反应性增生，×3K；(D)异常单核细胞体积是正常单核细胞的 2 倍；右上嗜酸性粒细胞颗粒粗大，×3K。(待续)

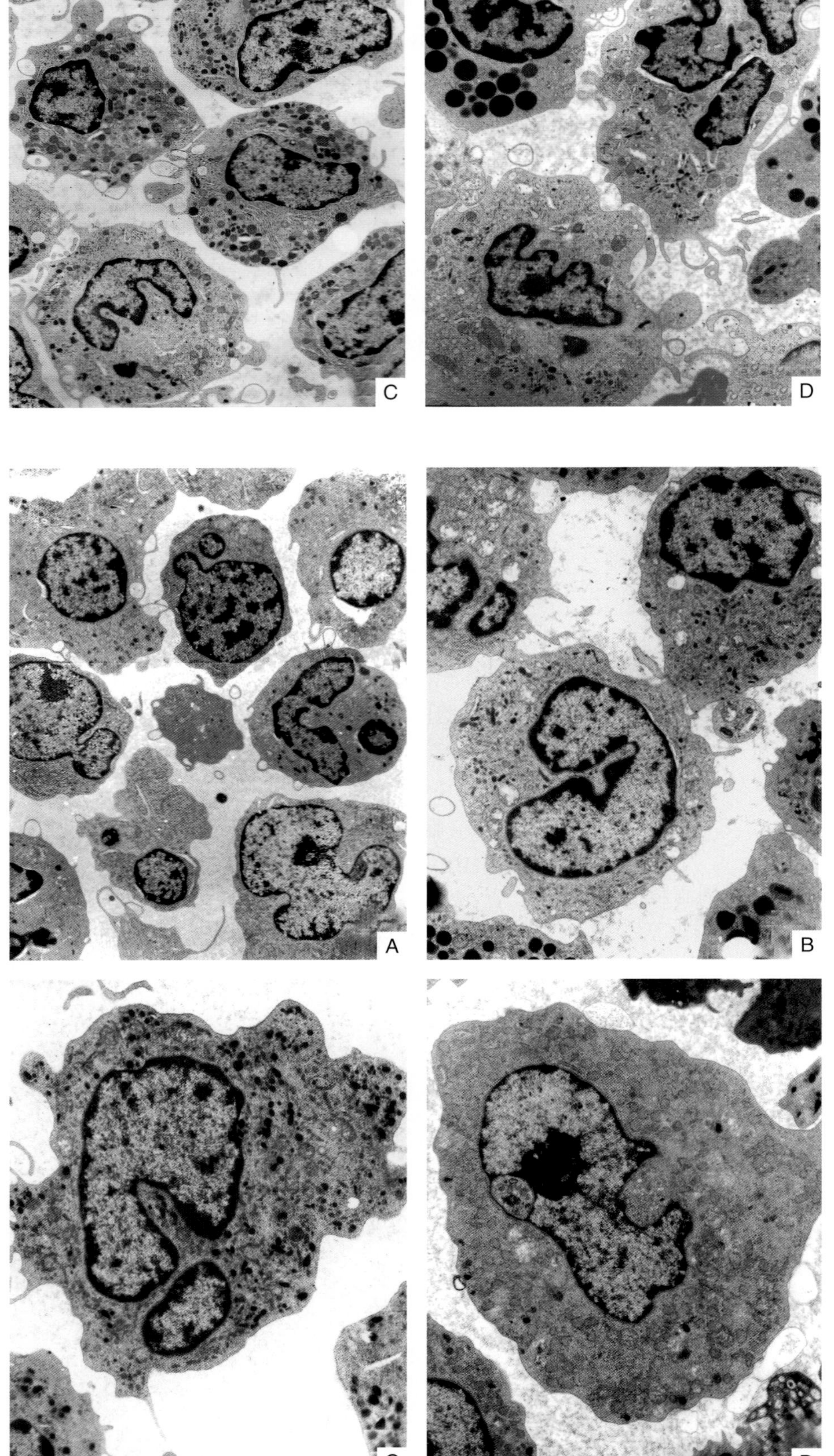

图 6–13(续)

图 6–14 慢性粒单核细胞白血病。(A)单核细胞发育异常,如左、右下和正中三个幼稚单核细胞,×3K;(B)成熟单核细胞结构正常,颗粒细小,×4K;(C)单核细胞核发育异常, 含大量颗粒,×5K;(D)单核细胞体积大,胞质多,颗粒少,×5K。

第 7 章

骨髓增生异常肿瘤

骨髓增生异常肿瘤（myelodysplastic neoplasms，MDS），又称骨髓增生异常综合征（MDS），是一组克隆性造血干细胞疾病，表现为造血细胞异常增生和无效造血，容易转化为急性白血病。2022 年 WHO 对 MDS 命名和分类进行修改，保留了血细胞减少和形态发育异常的临床特点，将 MDS 定义为具有特定遗传学异常和形态学异常的克隆性疾病，强调 MDS 与 MPN 具有相同肿瘤属性。

MDS 病因尚不明确，部分原发性 MDS 可能与化工有机物、农药、有机溶剂、吸烟及家族性造血干细胞异常相关；部分患者无明确化疗和放射线接触史；少数患者因放化疗损伤导致骨髓造血干细胞克隆异常发育生长和无效造血，出现 MDS 表现。Fanconi 贫血、先天性角化不良、Shwachman-Diamond 综合征和先天性纯红细胞再生障碍性贫血也容易并发 MDS。目前认为 MDS 的病理机制首先是患者遗传性不稳定造成某一多能干细胞克隆性增生，然后子代细胞染色体变异，形成恶性克隆。

第 1 节 骨髓增生异常肿瘤分型

一、骨髓增生异常肿瘤临床表现

MDS 患者以中老年居多，男性多于女性，欧美国家发病率为(3~5)/106，中位年龄 70 岁，70 岁以上人群发病率为 20/109。我国近年有增多趋势，年龄范围呈扩大趋势。MDS 预后与分型相关，多数预后不良，部分死于血细胞减少性并发症，30%发展为急性白血病。

临床主要表现为血细胞减少及其相关症状，贫血最常见，其次为中性粒细胞和血小板减少。大部分患者骨髓增生活跃，少数增生减退，原始或早幼粒细胞占 5%~20%；多数患者 2 系或 3 系病态造血，少数为单系发育异常；肝大、脾大较少。血细胞减少标准为血红蛋白<100g/L，中性粒细胞<1.8×10^9/L，血小板<100×10^9/L。大部分 MDS 患者幼稚粒细胞占 5%~20%，超过 20%的患者诊断为 AML。

二、骨髓增生异常肿瘤分型

2022 年新版 WHO 血液肿瘤分类强调 MDS 遗传分型，修改了既往以原始细胞百分比、环形铁粒幼细胞数量和发育不良谱系为主的分型方式。在保留原始细胞界值基础上区分低原始细胞型（MDS-LB）和原始细胞增多型（MDS-IB），主要分以下几个类型：①MDS 伴特定遗传学和分子生物学异常，包括 MDS-5q、MDS-SF3B1 和 MDS-biTP53。②以形态学定义的 MDS 包括 MDS-LB，标准为骨髓<5%，外周血<2% PB。③骨髓低增生性（MDS-h），参考标准为根据年龄骨髓造血面积≤25%。④伴 MDS-IB，原始细胞 5%~9%为 MDS-IB1，10%~19%为 MDS-IB2。⑤伴骨髓纤维化（MDS-f）。

新版保留了 2017 年版中具有形态学特点但无特殊生物学意义的类型，包括单系发育异常型(MDS-SLD)、多系发育异常型(MDS-MLD)、环形铁粒幼红细胞型(MDS-RS，≤25%)、儿童型(Childhood MDS)，以及其他未分类型(MDS-U)。因此，MDS 诊断仍然要综合细胞形态、遗传学和分子生物学检查，无细胞遗传异常的患者至少要观察 6 个月以上才考虑诊断。

(一)单系发育异常型(MDS-SLD)

单系发育异常指 1 系血细胞形态结构异常数超过该系总数 10%，发育异常细胞与减少细胞系列一致，包括难治性贫血单纯红系细胞减少(RA)、单纯粒细胞减少(RN)、单纯血小板减少(RT)。此外，少数患者发育异常和减少系列不一致、单系发育异常、2 系血细胞减少也归 MDS-SLD。若单系发育异常，3 系减少划为未分类型(MDS-U)。除极个别患者外周偶见幼稚细胞仍诊断 MDS-SLD 外，其他外周幼稚细胞增多患者不考虑诊断为 MDS-SLD。

1.单纯红系细胞减少(RA)

RA 为正色素正细胞或正色素大细胞性贫血，极少数患者出现杂色双形红细胞，不同患者红细胞大小、异形性、幼红细胞比例差异很大。大部分患者幼红细胞核质发育不平衡，核形态异常包括出芽、核间桥、核碎裂、多核和巨幼样变；胞质异常包括空泡形成、糖原堆积、内质网蜕化和扩张；铁粒幼红细胞比例增高，但不超过 15%。骨髓幼稚细胞比例低于非有核红细胞的 5%，中性粒细胞、巨核细胞和血小板数基本正常，形态异常比例不超过 10%。多数患者因幼红细胞过度增生呈多细胞性骨髓，偶见正常或少细胞性骨髓。

约 50%的 RA 患者存在细胞遗传学异常，但特异相关性不高，染色体异常包括 del(20)、+8，以及 5 号和 7 号染色体异常；而 RN 和 RT 因发病率低而统计不详。RA 患者存活期约为 6 年，其中 2%在 5 年后转为 AML，其他类型 MDS 基本相同。

2.单纯粒细胞减少(RN)

RN 是在除外药物、中毒、感染、免疫损伤及其他可疑因素影响的基础上，患者中性粒细胞持续减少，外周或骨髓粒细胞形态异常>10%，其他系列细胞形态异常<10%。中性粒细胞形态异常包括少分叶、颗粒减少、巨幼样变和凋亡。

3.单纯血小板减少(RT)

RT 为血小板持续减少，30 个以上巨核细胞中至少 10%形态异常，其他系列形态异常<10%。巨核细胞形态结构异常包括核分叶少、双核或多核及小巨核细胞。巨核细胞比例可多可少，须与自身免疫性血小板减少鉴别，细胞遗传学异常有助于诊断。

(二)环形铁粒幼红细胞型(MDS-RS)

MDS-RS 是除外其他诱因出现红系发育异常性贫血，骨髓铁粒幼红细胞超过幼红细胞总数的 15%，其他血细胞异常不明显；外周无幼稚细胞，骨髓<5%。该型占 MDS 的 3%~11%，老年患者多，无性别差异。大部分患者中度贫血，少数兼有粒细胞或血小板减少。外周红细胞呈二形性，大部分为正色素细胞，少数为低色素细胞；骨髓幼红细胞明显异常，包括巨幼变、核畸形、浆细胞变及铁粒幼红细胞升高。

(三)多系发育异常型(MDS-MLD)

MDS-MLD 为 1 系或 1 系以上骨髓造血细胞减少，同时至少 2 系发育异常；外周幼稚粒细胞<1%，骨髓<5%，无 Auer 小体，外周单核细胞<1×10^9/L。细胞形态和细胞遗传学特点符合诊断时，这些诊断标准并不绝对。该型占 MDS 患者总数的 20%，发病年龄约为 75 岁，男性多于女性。细胞形态、遗传学特点及预后和其他 MDS 相似。

(四)伴原始细胞增多型(MDS-IB)

MDS-IB 为原始细胞增多，占非有核红细胞的 5%~19%。根据病程和预后不同，MDS-IB 又分 2 型，原始细胞占 5%~9%为 MDS-IB1，原始细胞占 10%~19%为 MDS-IB2，后者占 MDS 患者的 40%左右，发病年龄约为 50 岁。MDS-IB2 免疫表型特点为原始细胞表达 CD34 和 CD117 未成熟髓系抗原、CD38、HLA-DR 非系列抗原及 CD13 和 CD33 髓系抗原；不同步表达 CD15、CD11b 和 CD65 成熟粒系抗原；20%患者表达 CD7，10%患者表达 CD56。形态学和遗传学特点与其他 MDS 亚型相似。该型预后不良，大部分骨髓发生进行性造血衰竭，28%患者发展为 AML，存活期为 9~16 个月。

(五)MDS 单体 5q 减型(MDS-5q)

MDS-5q 为除 RAEB 外，包括各种伴单纯 del(5q)染色体异常的 MDS，患者平均年龄为 67 岁，女性比男性多，平均存活期为 145 个月，约 10%的患者转化为 AML。

(六)儿童型 MDS(ChMDS)

ChMDS 多在 4 岁以下发病，是以血细胞减少为主要特点的儿童 MDS，通常 2 系造血细胞发育异常，数量均>10%；外周幼稚细胞<2%，骨髓<5%；大部分患儿骨髓增生减低到正常儿童的 5%~10%，少数增生活跃，表现为红系无效造血增生和粒系增生低下。由于 70%以上患儿骨髓增生重度低下，需要结合骨髓活检与获得性再生障碍性贫血、唐氏综合征相关髓系造血异常及其他遗传性造血功能低下疾病鉴别。该型细胞形态、免疫表型、遗传学无相关特异性，7 号染色体异常和复杂核型较多，大部分 7 号染色体异常患儿进展迅速，预后差。

(七)MDS 未分类型(MDS-U)

MDS-U 包括了所有不能分类的 MDS 患者，细胞形态、遗传学和预后无特异性。

三、与形态相关的细胞遗传学异常

MDS-5q 常见于女性，为难治性大红细胞性贫血，呈良性过程，是一种特殊类型的 MDS。伴 del(17p)的 MDS 或 AML 特点为假性 P-H 形态细胞增多，与 P53 突变和预后不良相关，多为治疗相关性 MDS。3 种以上复杂核型主要包括 5 号和 7 号染色体异常，如-5/del(5q)，-7/del(7q)，这类患者预后不良。伴 del(20q) 的 MDS 主要与红系和巨核细胞发育异常相关。3 号染色体异常 MDS 和 AML 主要与异常巨核细胞增多有关。其他遗传学或分子生物学异常在 MDS 中规律性不显著。MDS 免疫表型无特异性，流式细胞仪和免疫组化检查对诊断帮助不大。

第 2 节　骨髓增生异常肿瘤形态结构

骨髓增生异常肿瘤(MDS)各系列血细胞形态结构不同，发育异常主要表现为细胞畸形、细胞损伤和细胞凋亡[1]。

一、红系细胞形态结构

成熟红细胞大小不等，以增大为主，有核红细胞可见巨幼变、碳核、多核、微核和核碎裂，胞质有空泡，部分有核红细胞呈“浆细胞样”(图 7-1)。电镜下有核红细胞线粒体肿大、空泡化和铁沉积，线粒体铁沉积是 MDS 的重要特点，部分细胞含脂滴和空泡(图 7-2)；细胞表面体积增大，巨幼样变，胞质空泡化，内质网或高尔基体扩张或蜕化，呈“浆细胞样”，晚幼红细胞呈菊花样或手指样 (图 7-3)。各阶段有核红细胞不同程度凋亡，包括核染色质异常边集、核固缩、核畸形，少数呈海绵状或奶酪样核，晚幼红细胞损伤形态最为显著(图 7-4 和图 7-5)。

二、粒系细胞形态结构

早幼和中幼粒细胞巨幼变，成熟粒细胞外形不规则，体积增大，初级和次级颗粒少，少数含嗜酸性或嗜碱性颗粒，细胞核形态异常包括核固缩、核间丝和 Pelger-Hüet 畸形(图 7-6)。电镜下细胞核和胞质发育不相称，呈现不同阶段凋亡形态特点，包括染色质异常凝集、边集、核碎裂和凋亡小体形成；有的出现核畸形，表现为核分叶不良，只有两叶或不能完全分离，形成 Pelger-Hüet 细胞。部分细胞的胞质出现空泡，初级颗粒和次级颗粒比例异常，成熟细胞难以形成次级颗粒，有的颗粒形态异常。部分患者粒细胞不典型增生，一方面，未成熟细胞增多；另一方面，巨幼变，光镜下难以分辨幼稚细胞和成熟细胞(图 7-7 至图 7-9)。

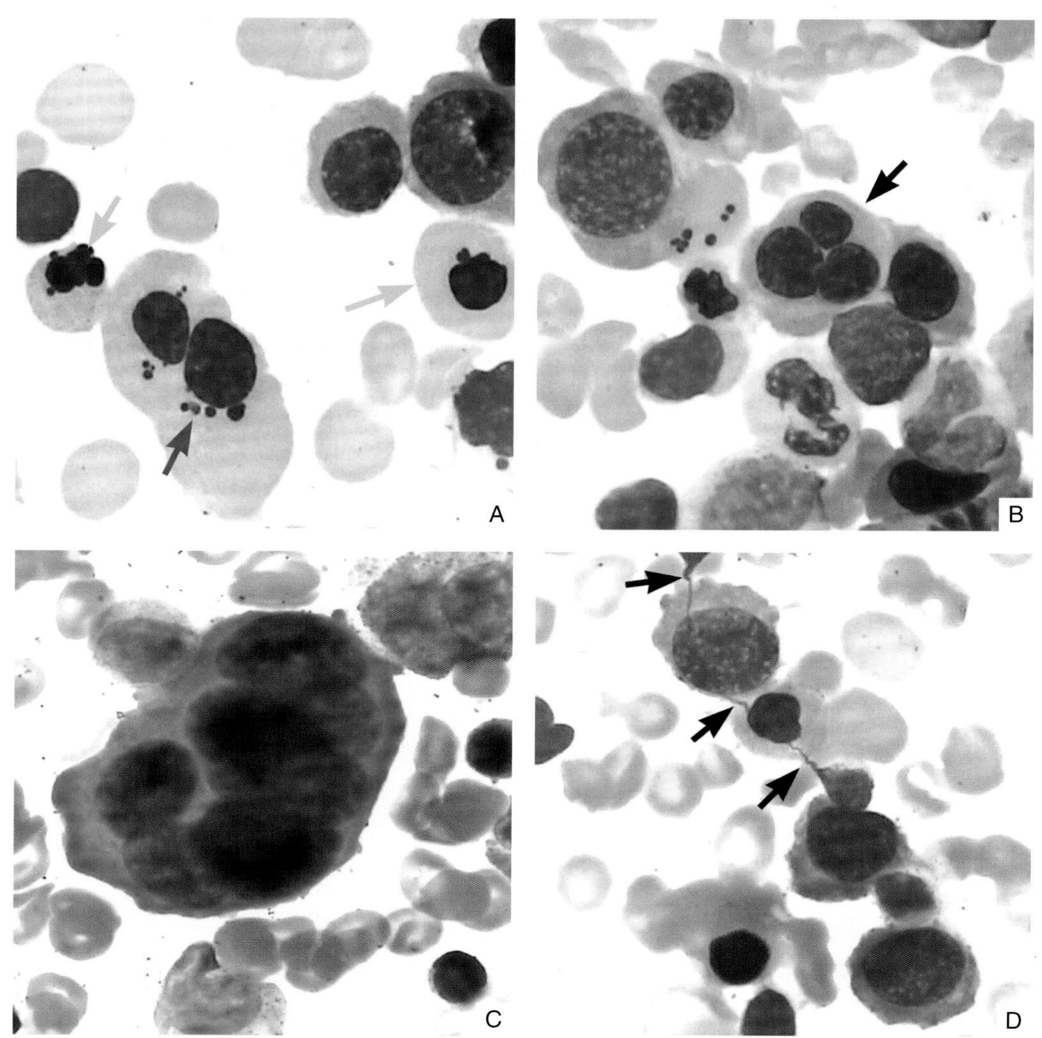

图 7-1 红系细胞发育异常。(A)有核红细胞染色质异常凝固,含双核、核固缩(黄色箭头所示)和微核(蓝色箭头所示),×1K;(B)有核红细胞含 3 个核(箭头所示)和微核,左侧幼红细胞的核呈海绵状,×1K;(C)多核幼红细胞,×1K;(D)有核红细胞间核间桥(箭头所示),×1K。

三、巨核系细胞形态结构

光镜下可见幼稚巨核细胞、小巨核细胞和非产板细胞(图 7-10)。电镜下巨核细胞发育异常,有的含脂滴,有的胞内血小板少、形态异常,有的含空泡和异常包涵体(图 7-11);有的成熟巨核细胞颗粒少,分界膜系统和管道结构异常分布,胞内血小板异常(图 7-12A,B);小巨核细胞体积小,胞内血小板少(图 7-12C,D);多数患者外周血小板体积大,含大量分界膜结构,α-颗粒和致密核心颗粒数量不等,比例异常[2]。

部分患者的骨髓嗜酸性粒细胞、嗜碱性粒细胞和肥大细胞增多,单核巨噬细胞增生,吞噬活跃,胞质溶解,需要和其他血细胞减少性疾病进行鉴别[3]。

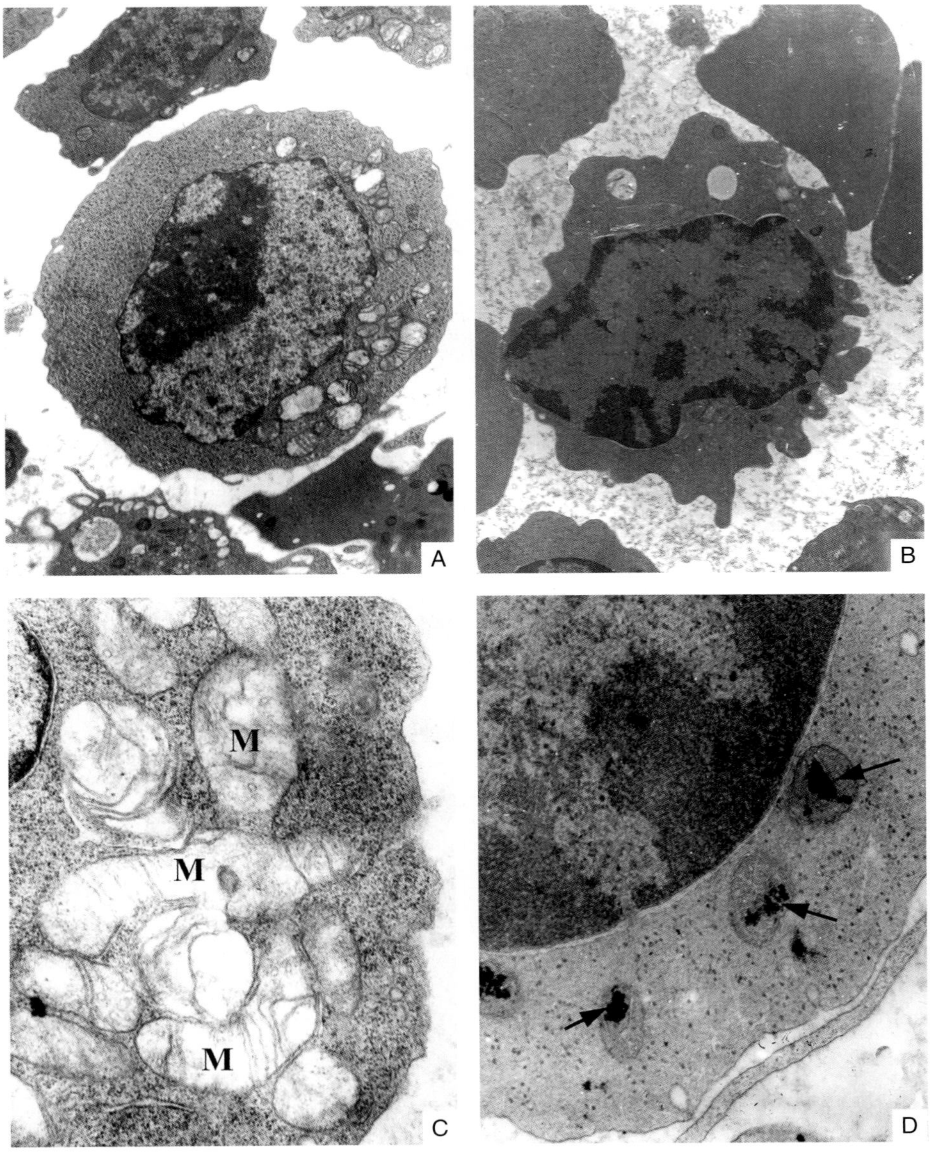

图 7-2　红系细胞发育异常。(A)原红细胞巨幼变，直径 25μm，核仁显著，×4K；(B)早幼红细胞巨幼变，核染色质边集，线粒体空泡化，×4K；(C)原红细胞线粒体肿大(M)，×15K；(D)有核红细胞线粒体铁沉积(箭头所示)，×4K。

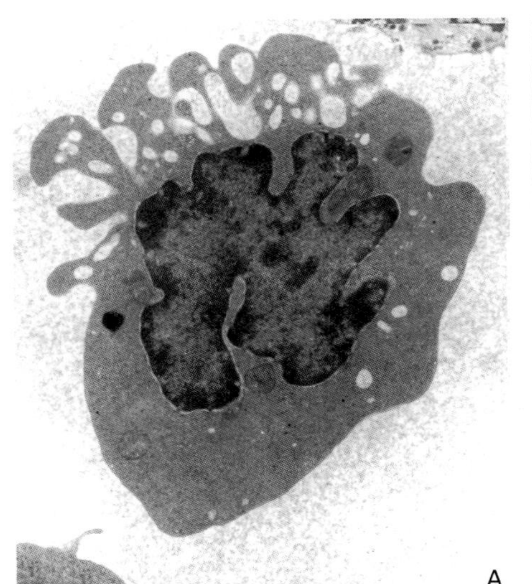

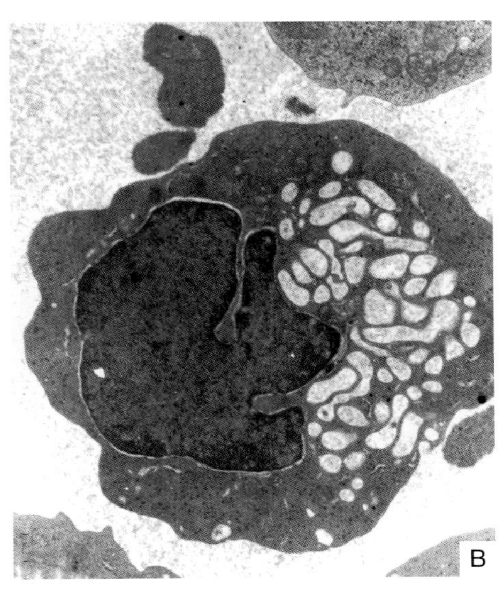

图 7-3　红系细胞发育异常。(A)晚幼红细胞表面突起，核不规则，切迹多，×6K；(B)浆细胞样幼红细胞，×6K；(C)中、晚幼红细胞核染色质边集和凋亡，线粒体铁沉积，×6K；(D)有核红细胞核固缩，含大空泡，×5K。(待续)

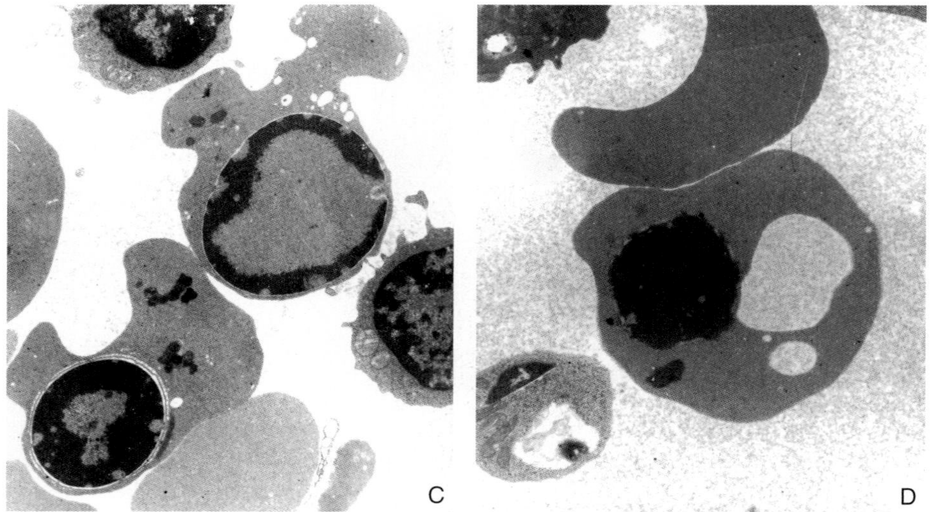

图 7–3(续)

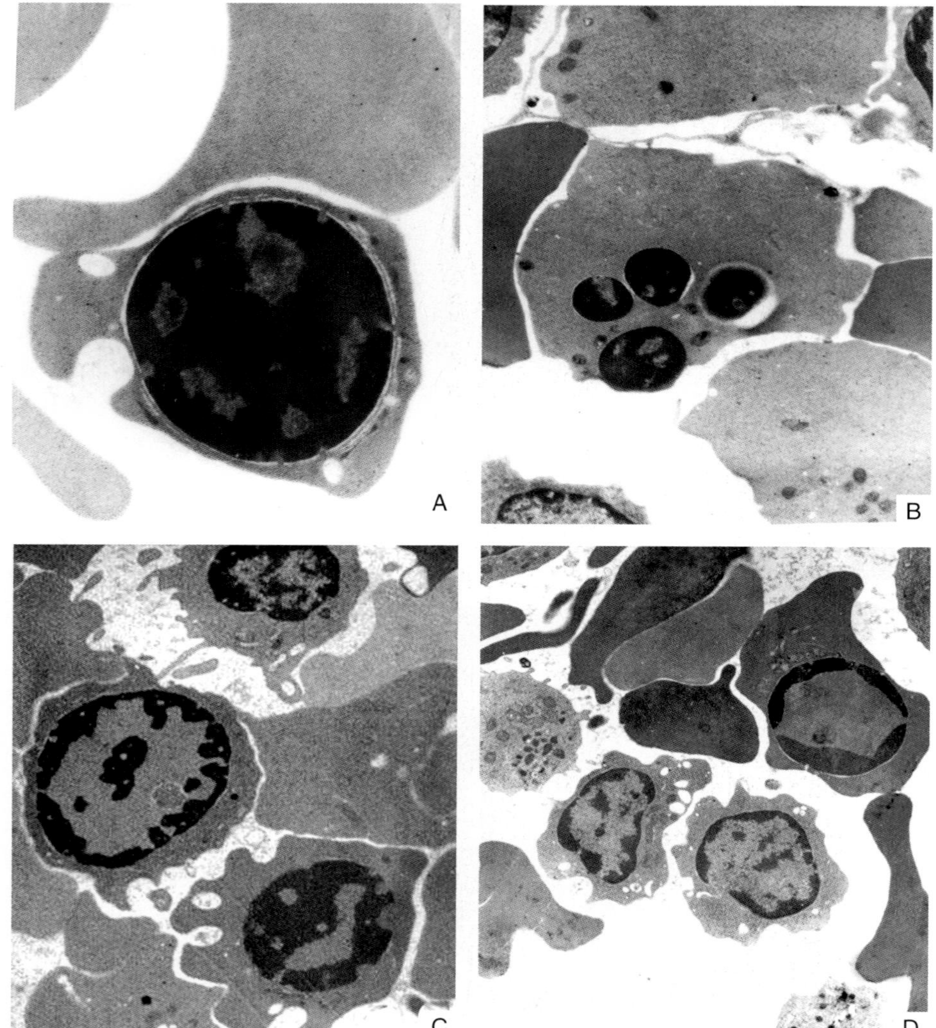

图 7–4　红系细胞发育异常。(A)有核红细胞裸核残留胞质，线粒体铁沉积，×10K；(B)有核红细胞凋亡，线粒体铁沉积，×8K；(C)有核红细胞染色质边集，×5K；(D)下方早期凋亡有核红细胞空泡化，右上方细胞凋亡，×4K。

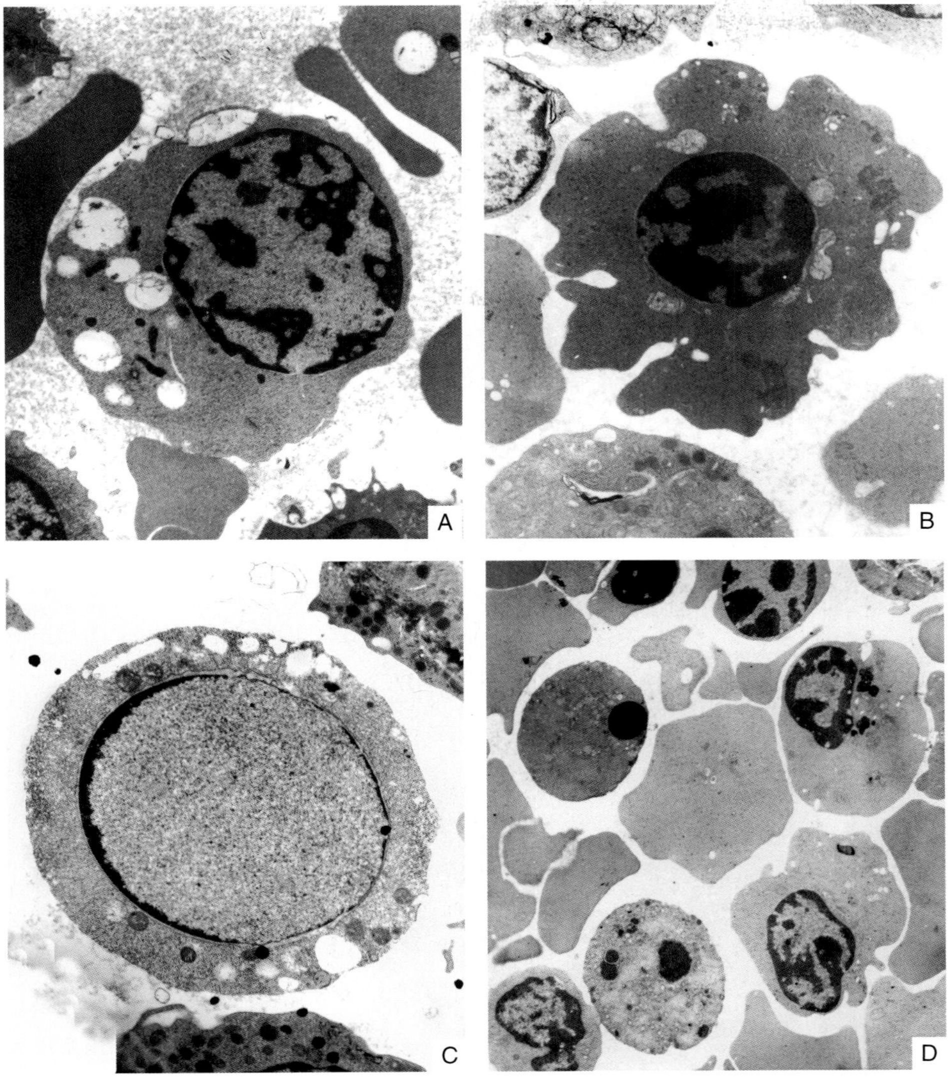

图 7-5　红系细胞发育异常。(A)有核红细胞核染色质异常,胞质含空泡,线粒体小,铁沉积,×8K;(B)晚幼红细胞边缘不整齐,呈菊花状,×8K;(C)原始红细胞凋亡,×8K;(D)成熟红细胞大小不等,中央为巨红细胞,周围有核红细胞染色质异常,×4K。

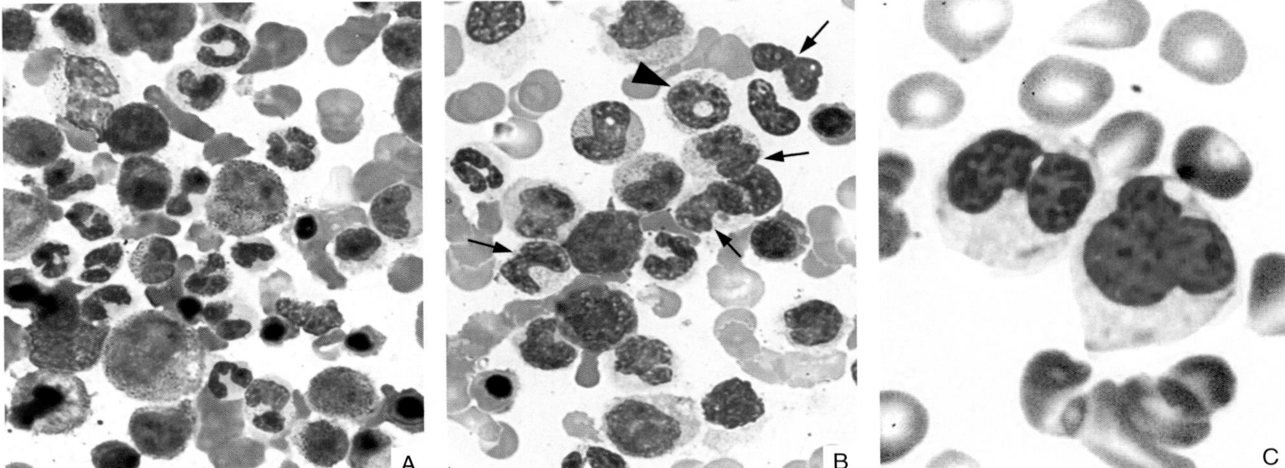

图 7-6　粒细胞发育异常。(A)部分成熟粒细胞核固缩,中晚幼粒细胞巨幼变,×1K;(B)粒细胞颗粒少,可见 Pelger-Hüet 细胞(箭头所示),环状细胞核(三角箭头所示),×1K;(C)Pelger-Hüet 细胞,胞质染色淡,颗粒少,×1K。

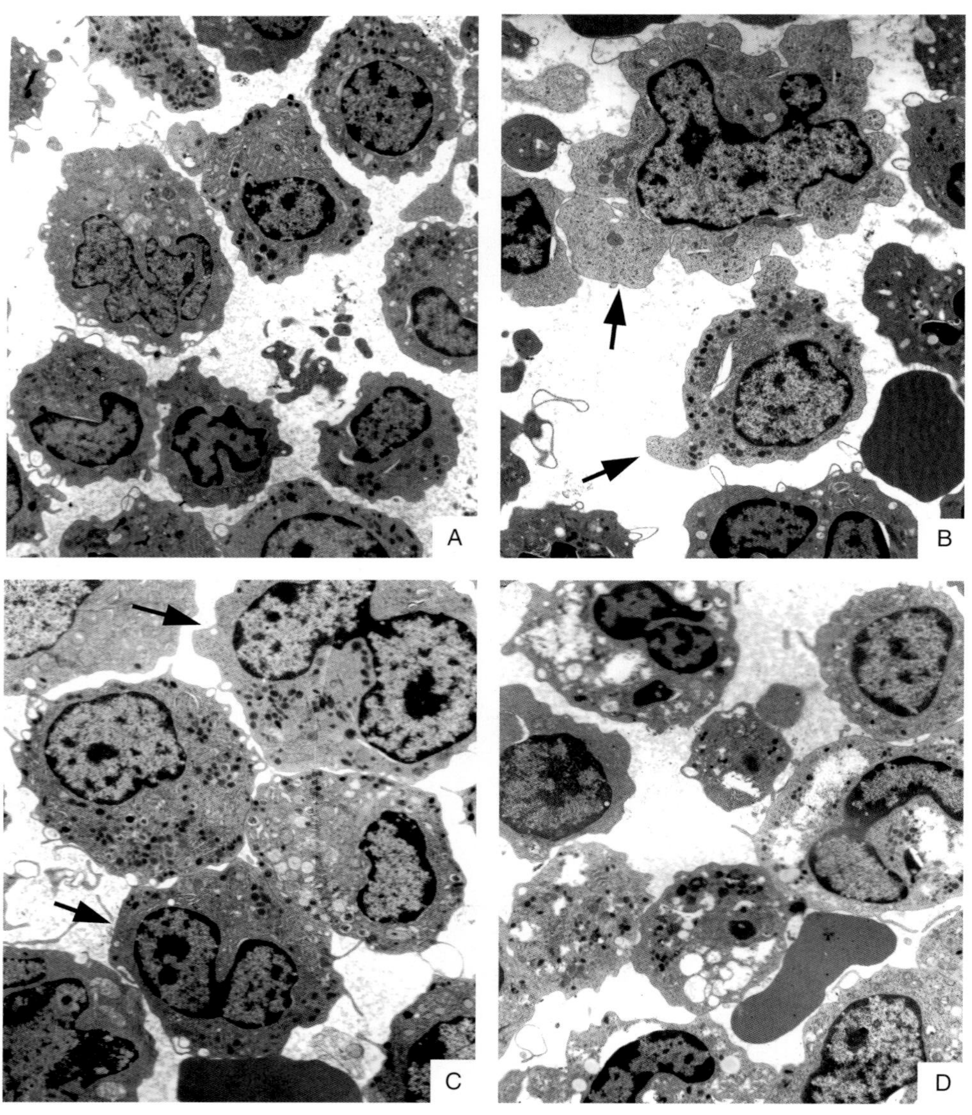

图 7–7 粒细胞发育异常。(A)粒细胞大小不等，初级颗粒粗大，次级颗粒少，核异常，×2.5K；(B)细胞巨幼变，核畸形，颗粒少，胞质脱落（箭头所示），×4K；(C)Pelger–Hüet 细胞核染色质边集（箭头所示），×4K；(D)中性粒细胞胞质溶解，×2.5K。

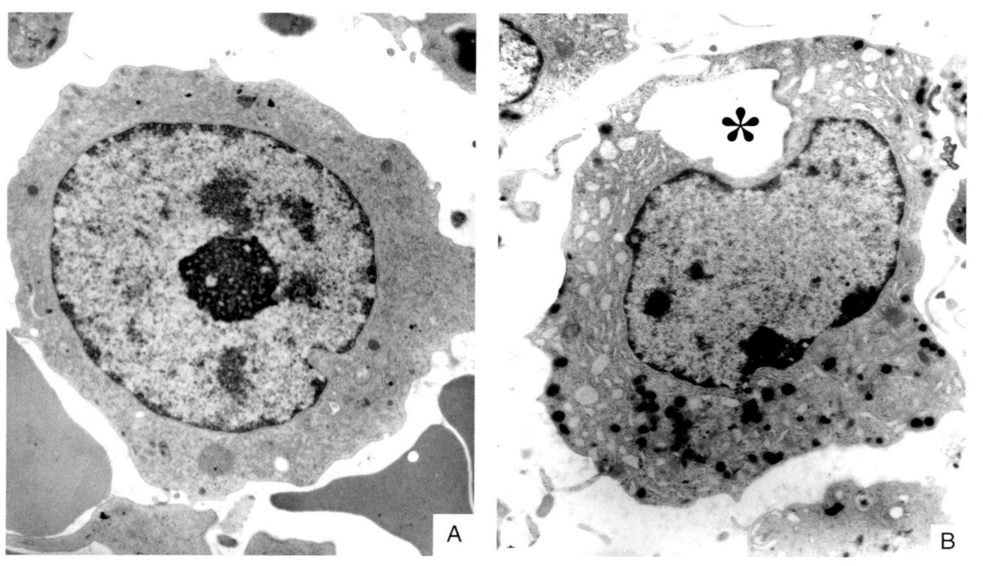

图 7–8 粒细胞发育异常。(A)巨幼粒细胞核仁显著，颗粒少，×5K；(B)巨幼粒细胞的胞质空泡化（*），×6K；(C)凋亡前期粒细胞核染色质边集（箭头所示），低分化细胞（三角箭头所示），×3K；(D)粒细胞核不规则，含异常颗粒（箭头所示），×5K。（待续）

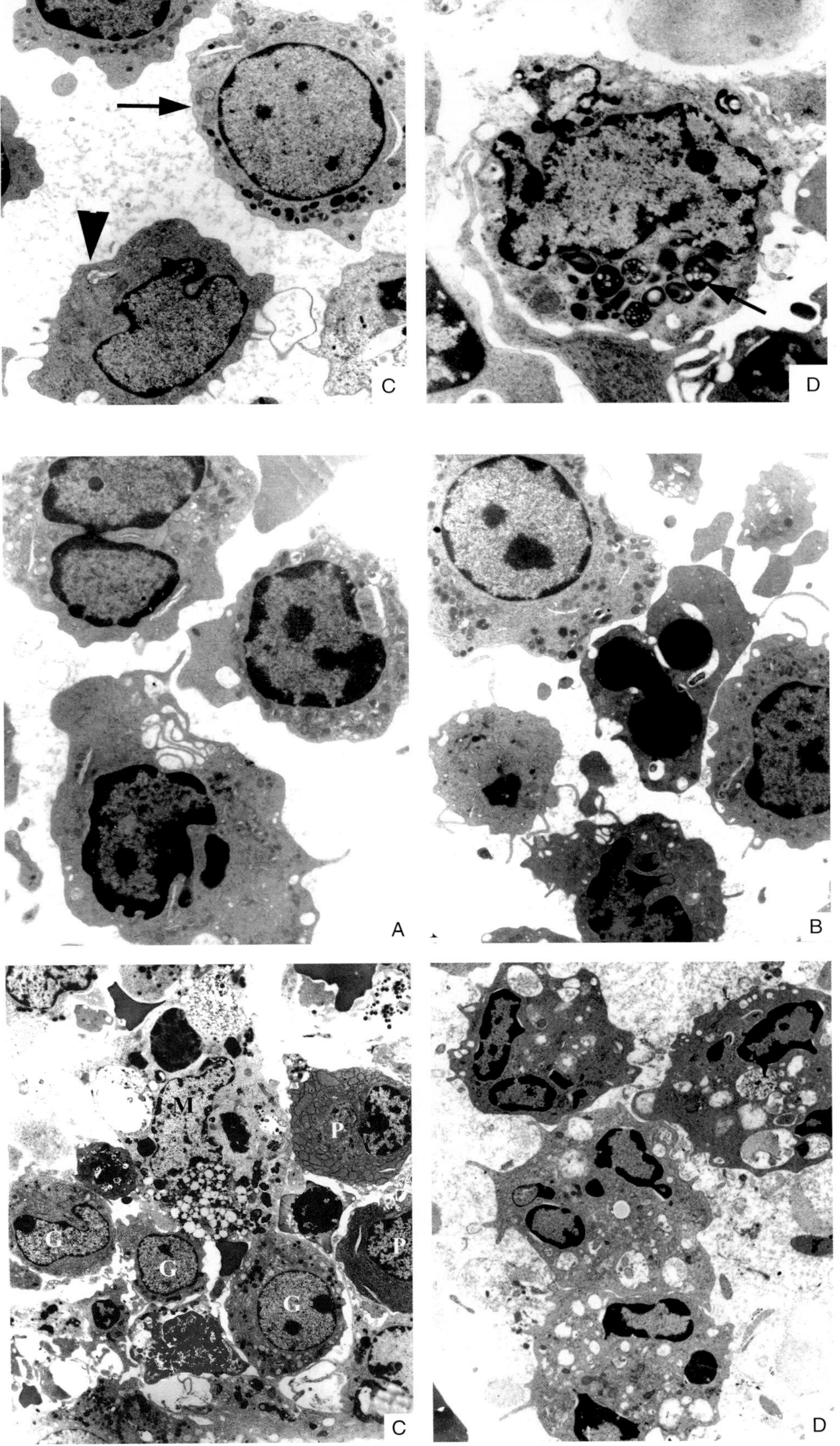

图 7-8(续)

图 7-9　粒细胞发育异常。(A)左上为 Pelger-Hüet 细胞，下方为凋亡前期粒细胞，颗粒少，×4K；(B)中央粒细胞形成 3 个凋亡小体，周围为凋亡前期粒细胞，×3K；(C)异常粒细胞(G)和浆细胞(P)围绕巨噬细胞，×3.5K；(D)成熟粒细胞核染色质凝集，胞质局灶性溶解，空泡化，×2K。

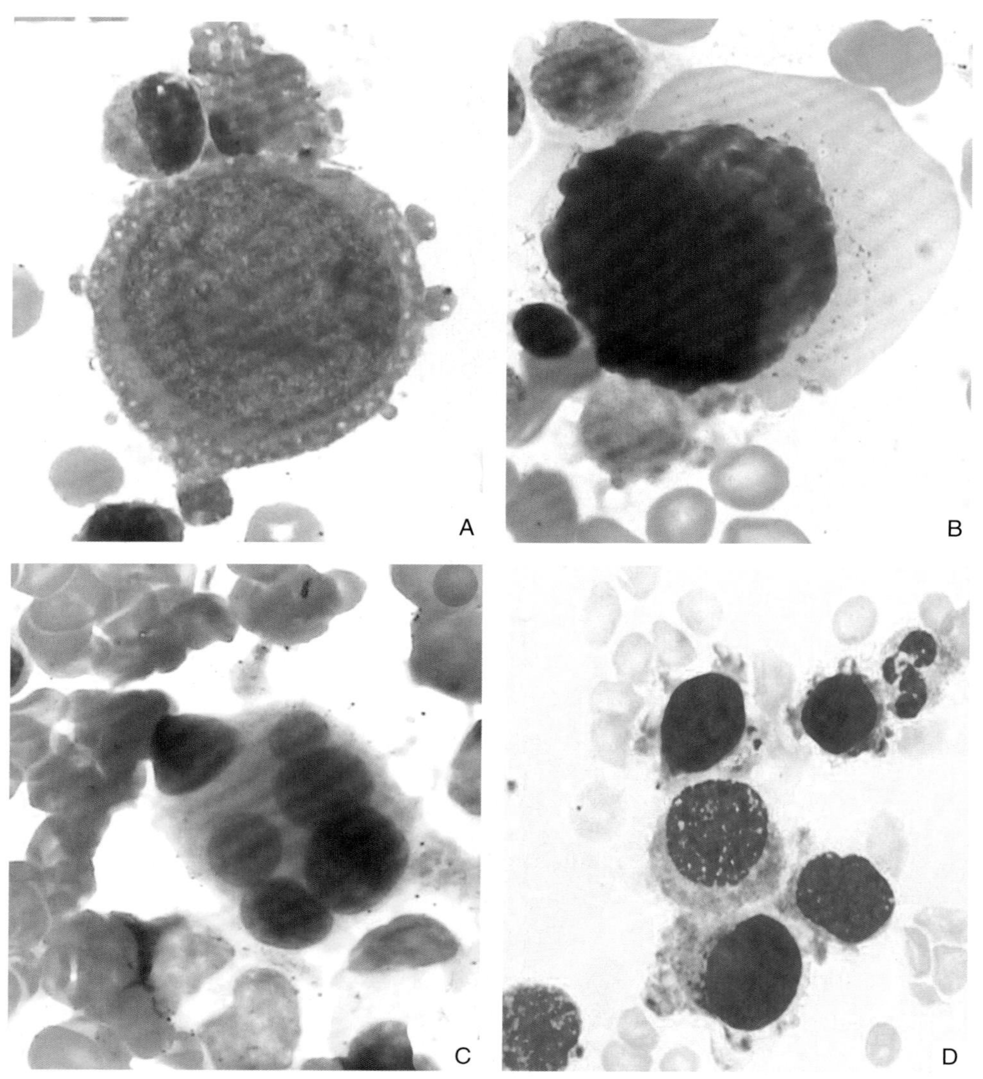

图 7-10 巨核细胞发育异常。(A)单个核巨核细胞,×1K;(B)巨核细胞核固缩,×1K;(C)高分化多核巨核细胞,周围血小板大,×1K;(D)多个小巨核细胞,×1K。

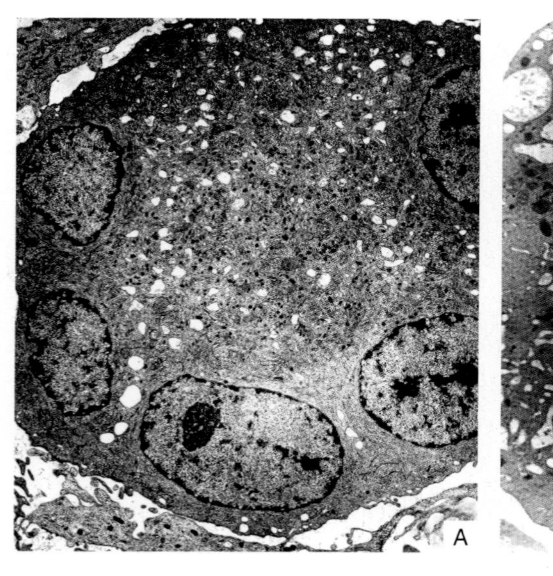

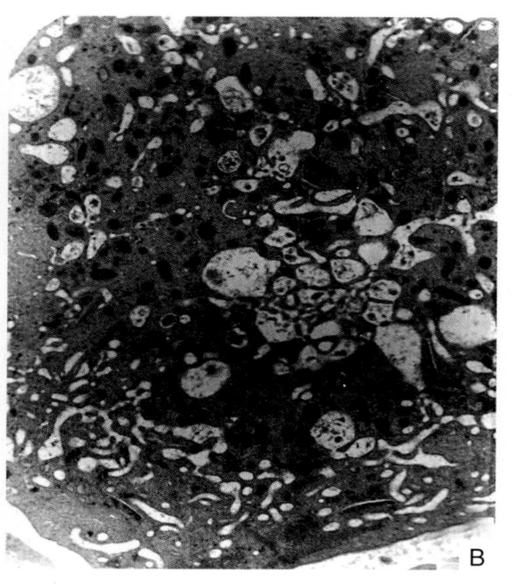

图 7-11 巨核细胞发育异常。(A)巨核细胞分界膜异常,无胞内血小板形成,×3K;(B)巨核细胞胞质空泡化,×6K;(C)巨核细胞无颗粒和分界膜,含脂肪滴(箭头所示),×3K;(D)巨核细胞含脂质内容物(*),×5K。(待续)

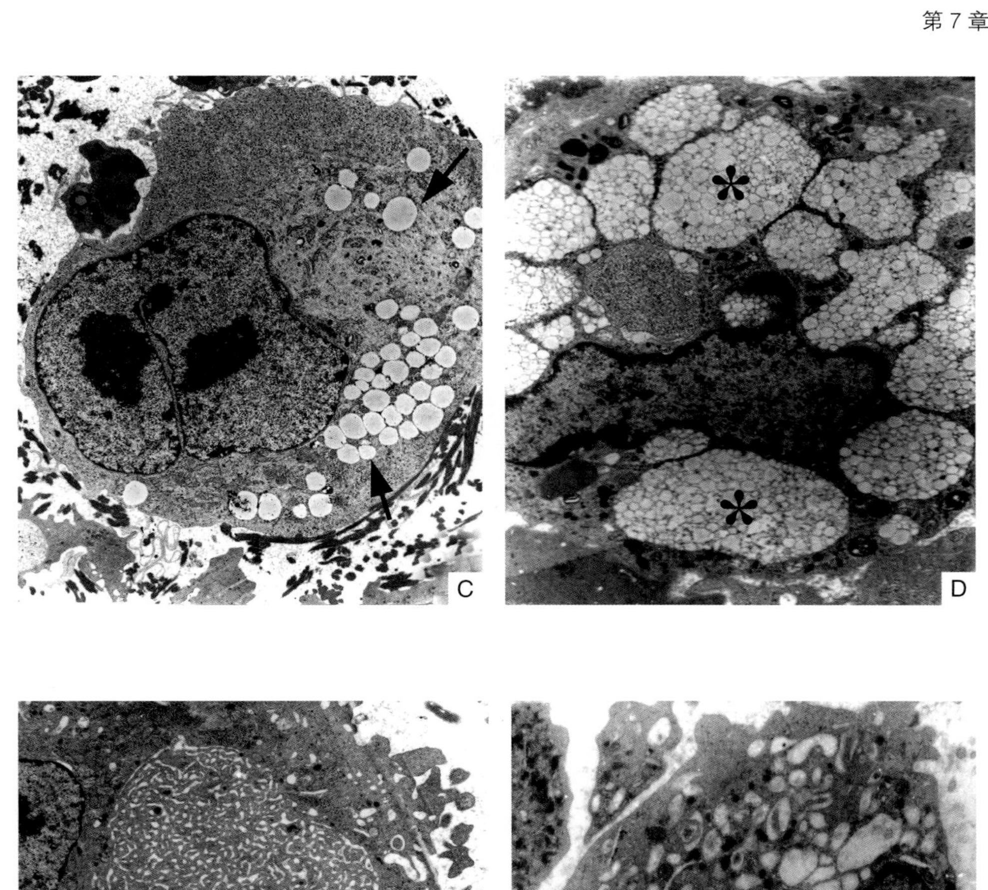

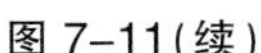
图 7–11(续)

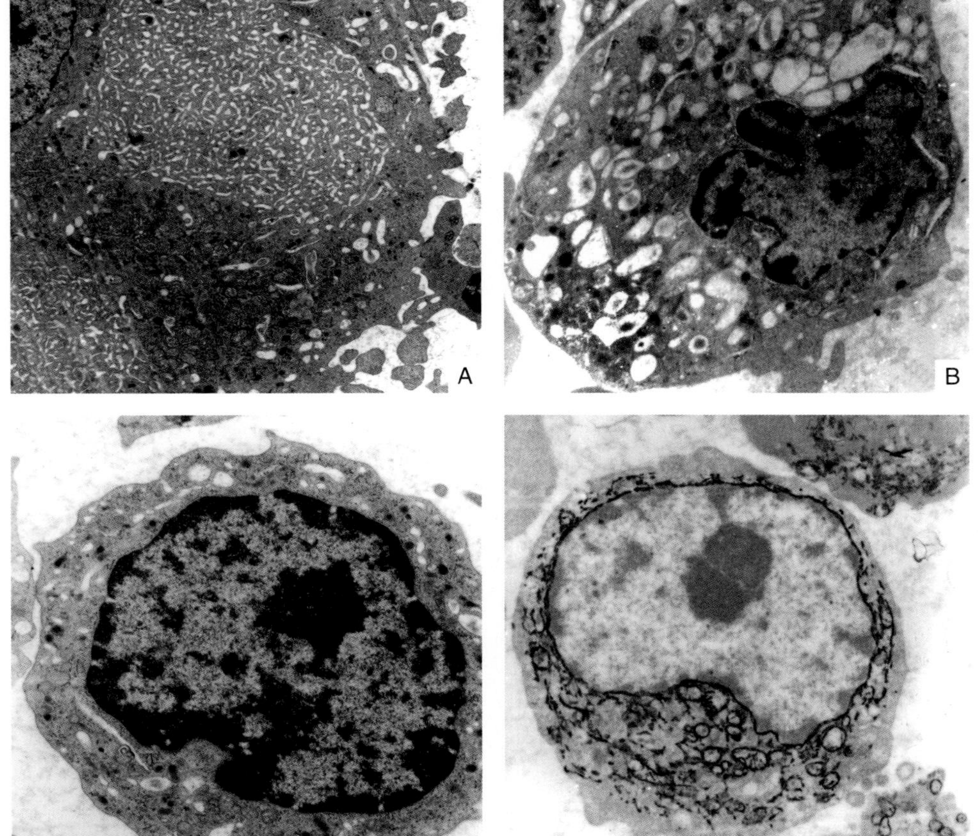

图 7–12　巨核细胞发育异常。(A)巨核细胞体积大，直径 40μm，α–颗粒和致密颗粒少，分界膜异常，胞内血小板少，×3K；(B)巨核细胞颗粒少，胞质空泡化，×3.6K；(C)小巨核细胞，直径 12μm，可见成熟 α–颗粒、致密颗粒和分界膜系统，胞内血小板少，×6K；(D)血小板过氧化物酶染色，小巨核细胞，×8K。

参考文献

1. 张华梅，刘津华，赵轼轩，等. 骨髓增生异常综合征骨髓细胞结构异常与贫血和粒细胞减少相关性研究[J]. 中国实验血液学杂志，2011，19（1）：81-84. DOI：CNKI：SUN：XYSY.0.2011-01-019.

2. Eyden B，Ru YX，Dong SX，et al. Ultrastructural alterations of megakaryocytes in thrombocytopenia：A review of 43 cases[J]. Blood Sci, 2021，3（4）：107-112. DOI：10.1097/BS9.0000000000000093.

3. Ru YX，Dong SX，Zhang HM， et al. Activation of monocyte-derived cells in the bone marrow of myelodysplastic synd rome[J].Ultrastruct Pathol, 2014；38（4）：256-260. DOI：10.3109/01913123.2014.888116.

第 8 章

急性髓系白血病

急性髓系白血病(acute myeloid leukemia,AML)是一组外周、骨髓或组织内髓系干/祖细胞异质性克隆增生性疾病,不同亚型的临床表现、细胞形态、免疫表型和细胞遗传特点不同, 可累及 1 系或多系细胞。据 2017 年世界卫生组织统计,世界范围 AML 平均发病率约为(2.5~3)/105,平均年龄 65 岁,男性多于女性,15 岁以下儿童 AML 约占白血病总数的 17%,3~5 岁为发病高峰。我国 AML 发病率近年增高,与社会生活水平上升、就诊率增加和诊断水平提高有关。以前 AML 主要依赖细胞形态、细胞组化和免疫表型进行分型,即法、美、英分型系统(French-American-British classification systems,FAB),以此评价白血病细胞类型和分化程度。近 40 年,细胞遗传学和分子生物学检测对疾病本质描述、预后判断和治疗选择具有重要意义。2017 年,WHO 第四版造血与淋巴组织肿瘤分类系统对 AML 分类进行调整,在原有基础上增加了分子生物学检测为标准细胞遗传学异常类型,MDS 或其他白血病亚型治疗过程中出现以上异常不属于这一类型, 诊断为治疗相关细胞遗传学异常 AML 或 MDS。2022 年,WHO 第五版对 AML 做了进一步修改,强调了遗传学异常的重要性。

第 1 节　急性髓系白血病伴重现性遗传学异常

AML 伴重现性细胞遗传学异常 (acute myeloid leukemia with recurrent genetic abnormalities)是一类与预后相关的细胞遗传学异常疾病, 不同细胞遗传学或染色体异常患者细胞的形态和免疫表型不同,其中以染色体平衡异位最常见,包括 t(8;21)(q22;q22.1)、inv (16)(p13.1;q22) 或 t (16;16)(p13.1;q22)、t (15;17)(q22;q11-12)、t (9;11)(p21.3;q23.3)、t(6;9)(p23;q34.1)和 t(1;22)(p13.3;q13.3)等。这些染色体的结构性重排导致融合基因、嵌合蛋白形成,成为疾病的标志性特点,但不是发病的唯一因素, 单纯嵌合蛋白不足以诱发血液肿瘤。2022 年,WHO 第五版造血与淋巴肿瘤分类对 AML 伴重现性细胞遗传学异常型的命名和内容做了以下修改。

(1)遵循最新融合基因描述方法,用双冒号取代以前融合基因连字符(-)或分隔号(/),形态学特点明显的主要包括以下几种:

AML 伴 t (8;21)(q22;q22.1);RUNX1-RUNX1T1 改为 AML 伴 RUNX1::RUNX1T1。

AML 伴 inv(16)(p13.1q22)或 t(16;16)(p13.1;q22);CBFβ-MYH11 改为 AML 伴 CBFβ::MYH11。

AML 伴 t (15;17)(q22;q11-12);(PML/RARa)改为 APL 伴 PML::RARa。

AML 伴 t(9;11)(p21.3;q23.3);MLLT3-KMT2A 改为 AML 伴 MLLT3::KMT2A。

AML 伴 t(6;9)(p23;q34.1);DEK-NUP214 改为 AML 伴 DEK::NUP214。

AML(原始巨核细胞性)伴 t(1;22)(p13.3;q13.3);RBM15-MKL1 改为 AML 伴 RBM15::MRTFA。

(2)除AML伴BCR::ABL1融合和AML伴CEBPA突变外，伴重现性细胞遗传学异常型AML亚型诊断已经不再要求原始细胞达到20%。

(3)AML伴RUNX1突变患者与其他遗传学异常患者之间有较多重叠，缺乏足够特异性，所以这一类型已被删除。

一、AML伴RUNX1::RUNX1T1

中国医学科学院血液病医院1959年发现这类患者白血病细胞具有独特的形态，1986年按FAB规则命名为M_{2b}，1973年证实这类白血病粒细胞有向中幼粒细胞分化趋势，1991年研究发现这类患者有t(8;21)(q22;q22)，(AML1/ETO)遗传学异常。本病大部分为原发性，占AML总数的5%，占FAB中M2患者总数的10%左右，儿童和青年多发。临床表现为脾大、贫血、绿色瘤和血小板减少，大部分患者骨髓和外周幼稚粒细胞升高，少数患者以髓系肉瘤发病，骨髓幼稚细胞少，容易误诊。该型对化学治疗敏感，完全缓解率高，生存期长，预后较好；高白细胞血症、CD117和CD56阳性为预后不良因素。

白血病细胞表达抗原由强到弱依次为MPO、HLA-DR、CD34、CD33、CD13、CD15、CD11b和CD65；部分病例表达CD56、CD54和CD19等非髓系抗原；少数病例胞质CD79a阳性；很少表达TdT。细胞组化POX强阳性，CE阳性，α-NSE阴性。

(一)细胞形态结构

患者骨髓和外周血含各阶段幼稚粒细胞，有向下分化潜力，不同患者各阶段细胞比例不同，有的患者早幼粒细胞占有核细胞的80%，有的中、晚幼粒细胞比例高。光镜下异型细胞外形规则，胞质丰富，核圆，位于细胞中央，染色质细致，核仁显著；胞质呈灰蓝色，含鱼肉样红色颗粒或嗜天青颗粒，可见紫红色棒状Auer小体，核周可见淡染区；少数细胞含橙红色嗜酸性颗粒，嗜酸性粒细胞增多。典型特点为细胞核/质发育不同步，胞质成熟，含初级颗粒，细胞核形态原始，以前国内临床医师称之为“核幼质老”细胞，容易误认为幼稚单核细胞[1]。部分患者50%以上粒细胞高度分化，核不规则，分叶，核染色质深染，核仁不明显，胞质含大量初级颗粒，次级颗粒少。少量为“核幼质老”细胞，光镜下容易误诊为CML或粒细胞反应性增生(图8-1)。

电镜下显著特点是骨髓含原始、早幼、中幼和晚幼等各阶段异型粒细胞，不同患者粒细胞分化程度不同和比例不等，需要和其他血液病进行鉴别。“核幼质老”细胞直径为12~18μm，表面光滑，无伪足或突起；核膜清晰，异染色质少，核质密度低，核仁显著，这种特征被称为“苍白核”；胞质丰富，内质网、高尔基体和分泌泡少；初级颗粒数量不等，中等大小，直径0.5~2μm，质地均匀，可见柴捆样或棒状Auer小体，这类细胞特征性高，具有诊断价值(图8-2和图8-3)。

(二)形态结构鉴别

1. AML伴RUNX1::RUNX1T1与APL伴PML::RARa

两者细胞大小相近，都含初级颗粒和Auer小体。不同之处为后者细胞分化程度一致，大小相同，初级颗粒更多，甚至覆盖细胞核，Auer小体多见，瑞氏染色胞质呈灰黑色或灰黄色，核质比小，核扭曲折叠明显，核仁小，异染色质多，内质网高度扩张，含微丝。两者免疫表型也明显不同(表8-1)。

2. AML伴RUNX1::RUNX1T1与AML-M_{2a}比较

两者均含原始和早幼粒细胞，大部分AML-M_{2a}患者原始和早幼粒细胞多，无中幼阶段细胞形态特点。大部分细胞核与胞质发育相应，早幼粒细胞胞质少，细胞器不发达，颗粒大，可见MPO阳性团块。

3. AML伴RUNX1::RUNX1T1与急性单核细胞白血病(AML-M_{5b})

两者细胞大小相似，体积大、胞质多，光镜下容易混淆，所以过去国内医师称AML-M_{2b}细胞为“脏单核”。电镜下AML-M_{5b}幼稚细胞突起和伪足多，核扭曲折叠明显，高尔基体发达，微丝多，颗粒细小而少；AML伴RUNX1::RUNX1T1细胞核较规则，颗粒较大，散在分布[2]。

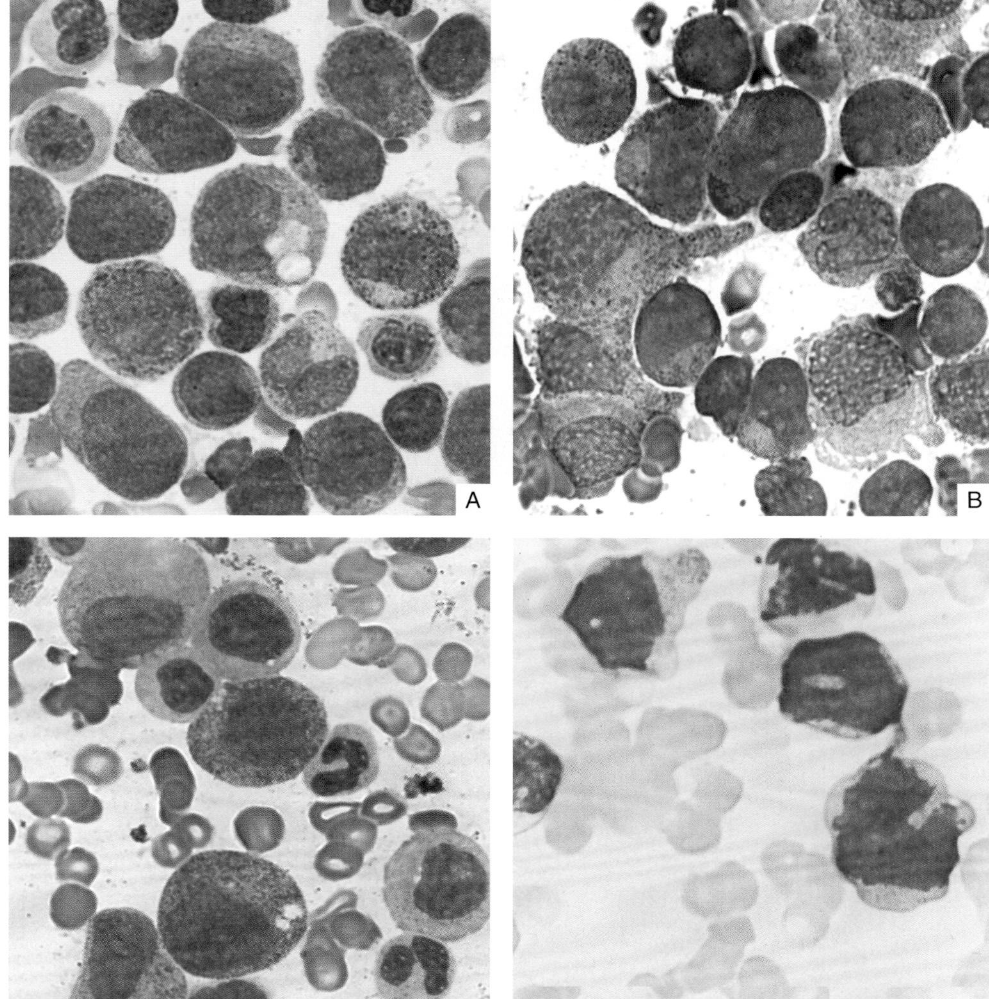

图 8–1　AML 伴RUNX1::RUNX1T1。(A)早幼阶段细胞，胞质丰富，含颗粒，×1K；(B)中幼阶段细胞核有切迹，胞质丰富，×1K；(C)中幼阶段细胞核圆，胞质丰富，初级颗粒多，×1K；(D)原始阶段细胞核不规则，胞质少，形态似幼稚单核细胞，×1K。

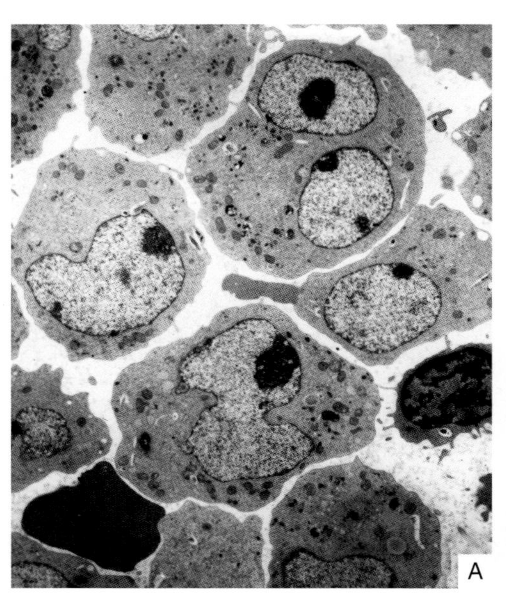

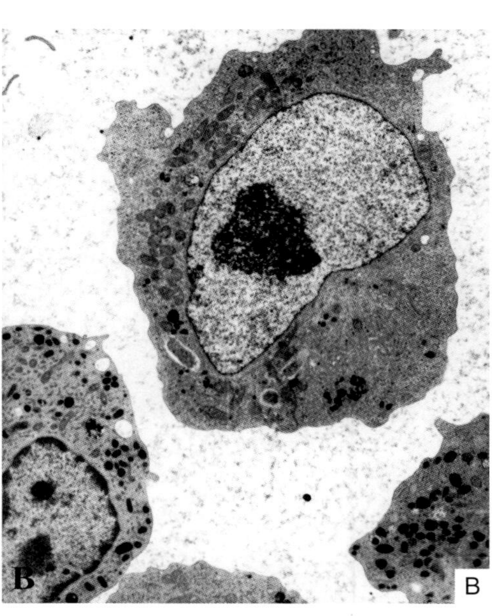

图 8–2　AML 伴RUNX1::RUNX1T1。(A)“核幼质老”细胞特点，胞质丰富，颗粒数量不等，核仁显著，×3K；(B)上方“苍白核”细胞异染色质少，核膜纤细，核仁显著，×4K；(C)异型粒细胞，×4K；(D)原始粒细胞核圆，细胞器少，×5K。(待续)

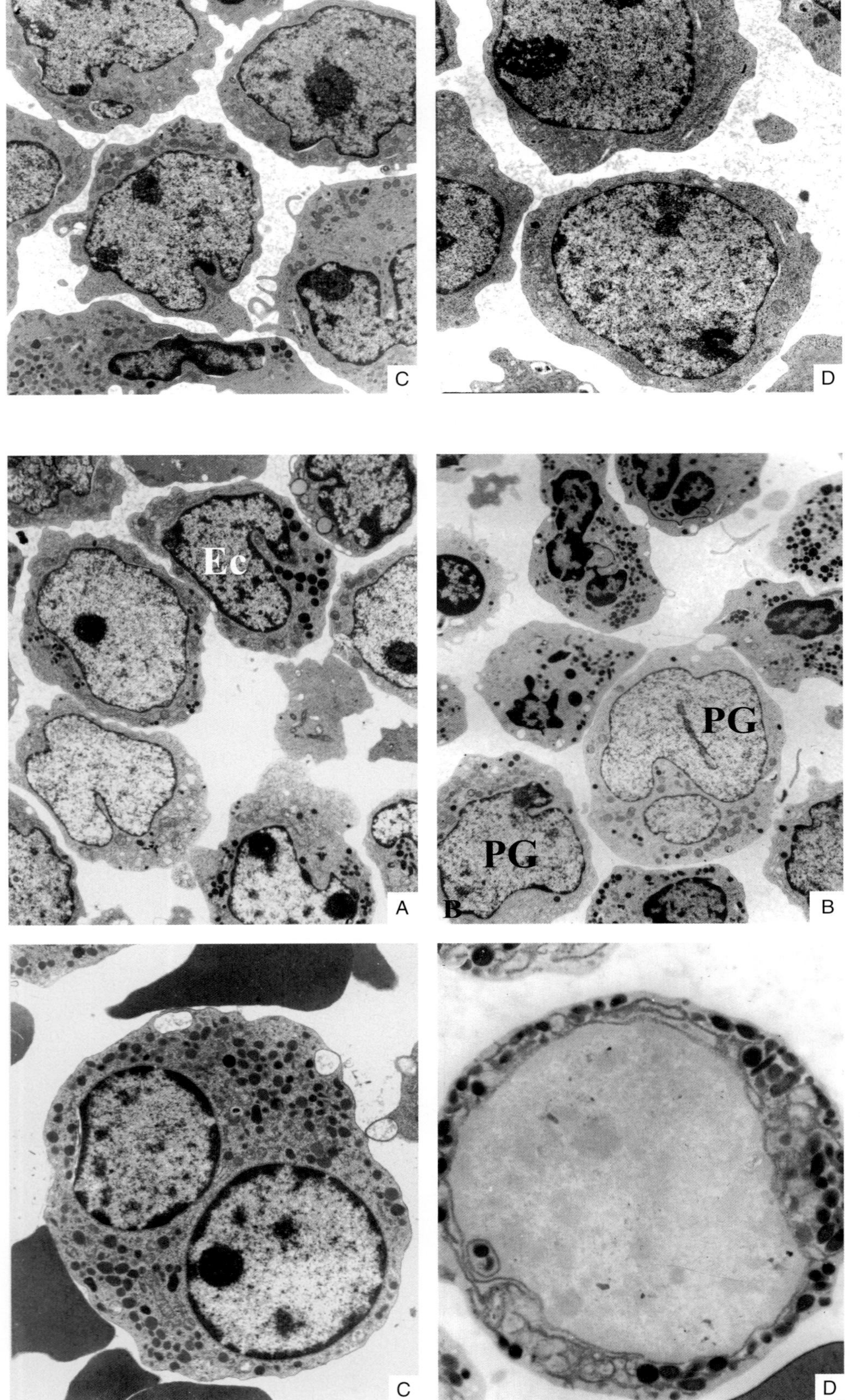

图 8-2(续)

图 8-3　AML 伴 RUNX1::RUNX1T1。(A)幼稚细胞含嗜酸性颗粒(Ec),×3K;(B)早幼粒细胞(PG)体积大,中、晚幼粒细胞核呈凋亡前形态,×3K;(C)晚幼阶段细胞缺乏次级颗粒,×6K;(D)幼稚细胞颗粒、核膜和内质网 MPO 阳性,×4K。

表 8-1 白血病细胞免疫标志表达强度

分类	DR	CD34	CD33	CD13	CD19	CD56	MPO	CD15	CD11b
AIVL-t(8,21)	+++	+++	++	+	++	++	+++	±	±
AIL-t(15,17)	-	-	+++	++	+	N	+++	-	-

二、AML 伴 CBFB::MYH11

该型患者占 AML 总数的 5%~8%，发病年龄广泛，年轻患者居多。白血病细胞向粒、单两系分化，同时伴嗜酸性粒细胞增多，形态对应 FAB 分类 M4EO。1983 年发现白血病患者 16 号染色体长臂缺失，存在 inv(16)(p13;q22)或 t(16;16)(p13;q22)染色体异常，累及 CBFβ 和 MYH11 两个基因。患者白细胞高于正常 20%~25%，肝大、脾大，常见中枢神经和皮肤损伤，与其他 AML 相比，对化学治疗敏感，无病生存期较长。

骨髓和外周血含多种髓系细胞，免疫表型复杂，大部分表达 CD117 和 CD34，粒系细胞表达 CD13、CD33、CD15、CD65 和 MPO；单核细胞表达 CD14、CD11b、CD11c、CD64、CD36 和溶菌酶；部分患者表达 CD2 及 HLA-DR。组化 SBB、PAS、NSE 阳性，酯酶双染色显示不同颜色粒细胞和单核细胞，或同一种细胞双酯酶阳性，PAS 染色显示含粉红色颗粒异常嗜酸性粒细胞。

(一)细胞形态结构

大部分嗜酸性粒细胞比例>5%，单核细胞比例高。根据细胞形态分两种情况：一种是嗜酸性粒细胞作为独立成分与幼稚中性粒和单核细胞并存；另一种是幼稚粒细胞和幼稚单核细胞同时含嗜酸性颗粒和溶酶体。第一种情况较多，骨髓嗜酸性粒细胞以成熟阶段为主；第二种情况较少(图 8-4)。

幼稚粒细胞和幼稚单核细胞形态特点分别对应 AML-M_{2a} 和 AML-M_5。嗜酸性粒细胞直径 12~15μm，核规则，异染色质多，核仁明显，嗜酸性颗粒数量不等。早幼阶段嗜酸性粒细胞一般有 1~3 个质地均匀的大颗粒，MPO 阳性，其他特点与原粒细胞相似；中、晚幼阶段嗜酸性粒细胞嗜酸颗粒缺乏核芯结晶；成熟细胞嗜酸颗粒大小均匀，颗粒中心有长方体结晶(图 8-5)。

(二)形态结构鉴别

1. 急性粒-单细胞白血病(AML-M_4)

AML-M_4 患者骨髓中含幼稚粒细胞、单核细胞和嗜酸性粒细胞，但嗜酸性粒细胞数量少，比例低，主要是成熟嗜酸性粒细胞，幼稚嗜酸性粒细胞很少。

2. 嗜酸性粒细胞增多症

嗜酸性粒细胞增多症患者外周嗜酸性粒细胞显著增高，分化程度高，胞质丰富，颗粒多；但骨髓和外周幼稚细胞少，在正常范围。

三、APL 伴 PML::RARa 及变异型

APL 伴 PML::RARa 以异常早幼粒细胞增生为主。急性早幼粒细胞白血病 (acute promyelocytic leukemia，APL)对应于 FBA 分类 AML-M_3，以形态学为主分类的绝大部分 M_3 符合 APL 伴 PML::RARa，但极少数患者存在分子生物学变异。根据细胞所含颗粒数量和大小，AML-M_3 又分为粗颗粒型(macrogranular or hypergranular)(M_{3a})和细颗粒型或变异型(microgranular or hypogranular)(M_{3v})，临床以 M_{3a} 为主，M_{3v} 仅占 20%。该类患者约占 AML 总数的 7%，以中年患者居多，年龄在 30~38 岁，<10 岁者少。患者幼稚细胞倍增时间短，主要表现为高白血症、弥散性血管内凝血和继发性出血，过去多数死于颅内出血。这类细胞对维 A 酸(反式维 A 酸)和砷制剂敏感，有效率达 90%，有效缩短或减少出血，死亡率显著下降，是 AML 类型中预后最好的亚型。

组化染色显示白血病细胞 POX、SBB、NAS-DCE 强阳性，POX 和 AS-DCE 染色显示细胞含柴束状 Auer 小体，PAS 染色呈弥漫红色；NAS-DAE 强阳性，且不受氟化钠抑制，可以除外 M_5。幼稚细胞表达

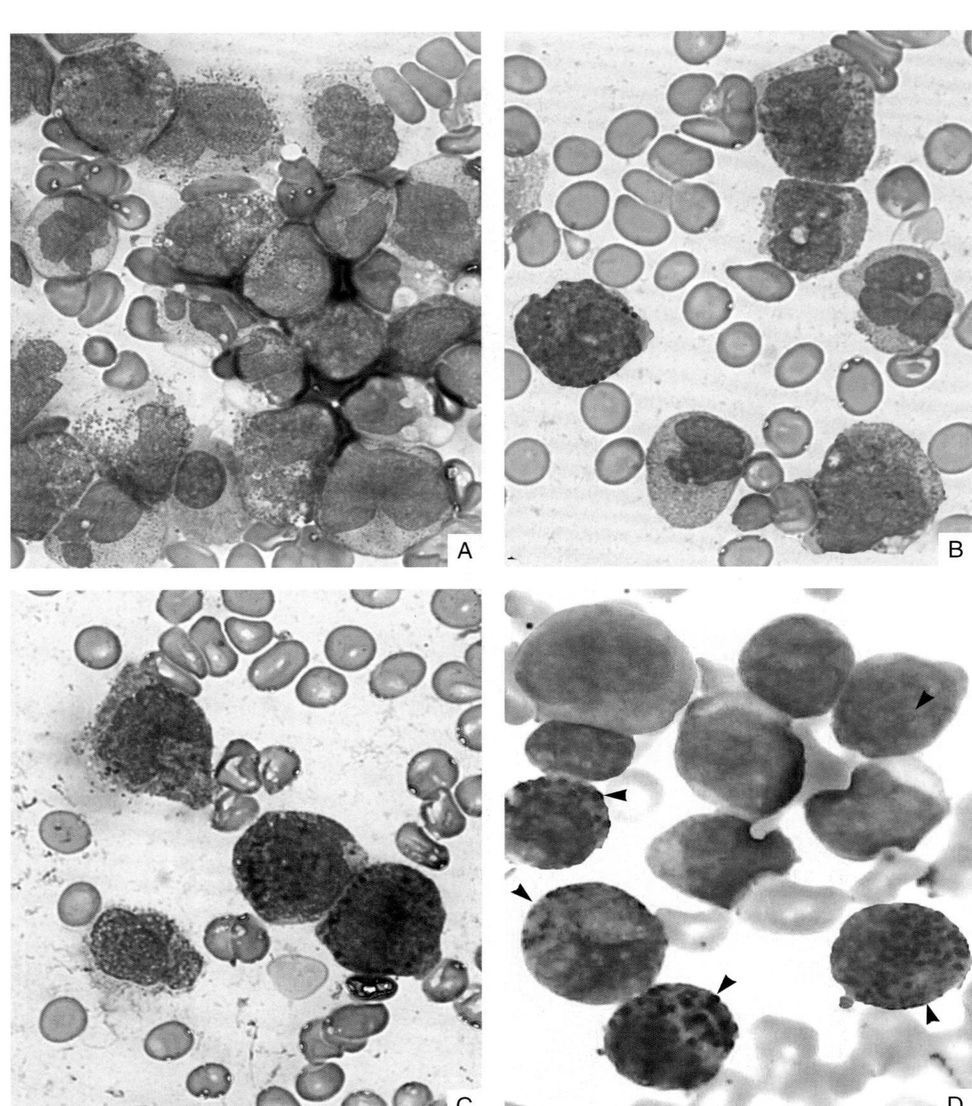

图 8–4 AML 伴 CBFβ::MYH11。(A,B) 骨髓幼稚单核细胞和嗜酸性粒细胞,×1K;(C)嗜酸性粒细胞含嗜碱性颗粒,胞质呈黑色,×1K;(D)4 个细胞含粗大的嗜碱性颗粒(三角箭头所示),其他为幼稚单核细胞,×1K。

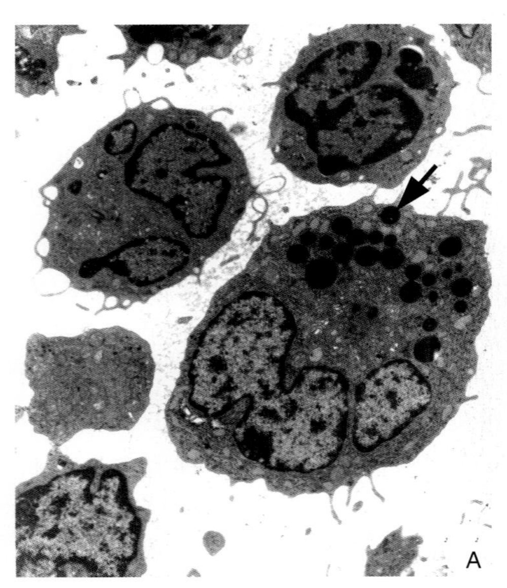

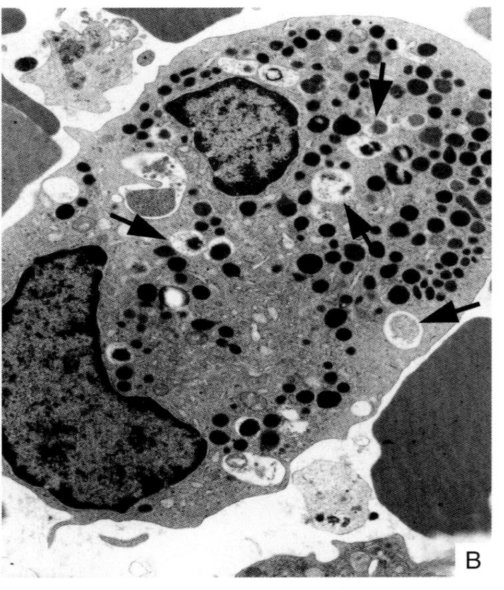

图 8–5 AML 伴 CBFβ::MYH11。(A)幼稚单核形态细胞含嗜酸性颗粒(箭头所示),×4K;(B)细胞同时含嗜酸性和嗜碱性颗粒(箭头所示),×4K;(C)细胞含大量细小颗粒和体积较大的嗜酸颗粒(箭头所示),×4K;(D) 细胞同时含细小溶酶体颗粒和粗大初级颗粒 (箭头所示),×6K。(待续)

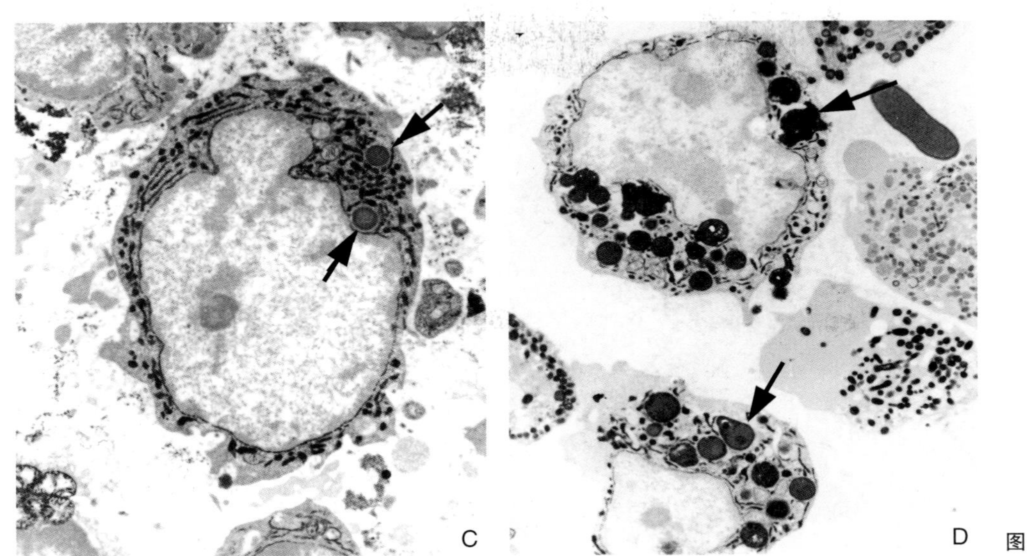

图 8–5(续)

CD33，不同程度表达 CD117 和 CD13，M_{3v} 或伴 bcr3 转录患者部分细胞表达 CD34 和 CD2；绝大部分患者细胞不表达或低表达 HLA–DR、CD34 等非特异系列抗原和粒系抗原 CD15 和 CD65，很少表达 CD11a、CD11b、CD18，这些特点有助于鉴别诊断。20%患者表达 CD56，这些患者预后差。

(一)细胞形态结构

骨髓有核细胞 80%以上为异常早幼粒细胞，大小形态相近，胞质丰富。光镜下 M_{3a} 细胞含大量灰蓝色或灰黄色颗粒，有时覆盖整个细胞和细胞核，部分细胞含粉红色棒状 Auer 小体。M_{3v} 细胞体积较小，胞质呈淡蓝色，颗粒细而少，光镜难以诊断，需与幼稚单核细胞鉴别[3]。少数 M_3 患者骨髓含少量原粒细胞，M_{3v} 患者含原粒细胞概率大于 M_{3a}(图 8–6)。

电镜下白血病细胞直径 15~18μm，核不规则，呈分叶、扭曲或条带状，异染色质多，核膜粗糙，核仁小。大部分细胞的胞质丰富，内质网扩张成囊状或管状扩张，含絮状物，线粒体结构致密，中间微丝多。M_{3a} 细胞初级颗粒粗大，弥漫分布，大小均匀，直径 0.5μm，见 Auer 小体(图 8–7 和图 8–8)，有的 Auer 小体不规则，形似包涵体[4]。M_{3v} 细胞核质比大，核轻度不规则，核仁明显，颗粒少或小，内质网扩张不如 M_{3a} 显著，直径 0.2μm(图 8–9)。

(三)形态结构鉴别

1. APL 伴 PML::RARa 与 CML

APL 伴 PML::RARa 细胞分化程度一致，早幼粒细胞比例高，颗粒大小均匀；CML 以中、晚幼、杆状和分叶核粒细胞为主，颗粒大小无规律，早幼粒细胞少。

2. APL 伴 PML::RARa 与粒细胞反应性增生

化学治疗和其他因素可以引起各阶段粒细胞反应性增多，细胞体积增大，胞质丰富，内质网扩张，初级颗粒粗大，光镜下细胞外形与 M_{3a} 细胞类似，有时临床医师称之为“类白血病”。但大部分患者细胞数量低于 M_3，电镜下细胞外形规则，核圆，颗粒粗大，内质网无扩张，以成熟粒细胞为主，常伴巨噬细胞、树突状细胞、浆细胞以及淋巴细胞增多。

四、其他 AML 伴重现性遗传学异常

(一)AML 伴 KMT2A

该型原始细胞<20% 方可诊断，与单核细胞分化异常相关，可发生于任何年龄，儿童多见，分别约占儿童和成人 AML 的 10%和 2%。这类患者除白血病共同症状外，常并发弥散性血管内凝血。幼稚单核细胞浸润性强，常累及淋巴结、皮肤和神经系统，少数

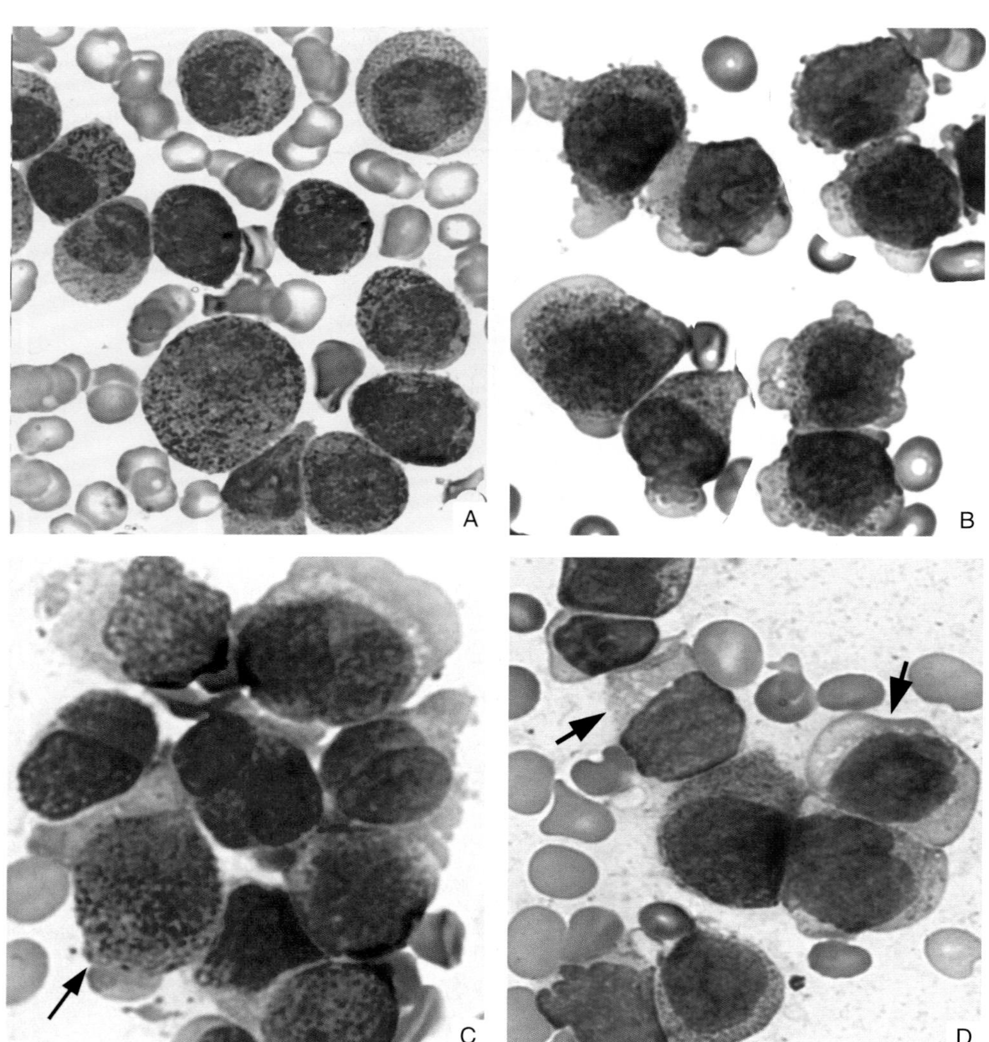

图 8–6 APL 伴 PML::RARa。(A)M_{3a} 细胞核质比小，胞质充满粗大颗粒，×1K；(B)M_{3a} 细胞颗粒围绕细胞核分布，边缘无颗粒，×1K；(C)M_{3v} 细胞核大，分化程度低，大部分胞质颗粒少，少数细胞颗粒多（箭头所示），×1K；(D)M_{3v} 细胞核有切迹，颗粒少，胞质清亮（箭头所示），×1K。

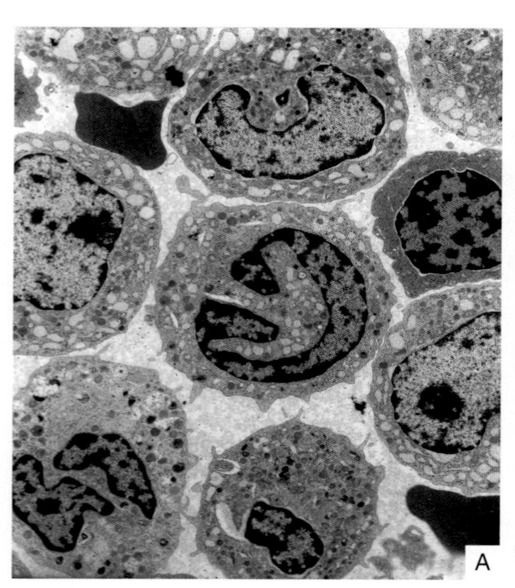

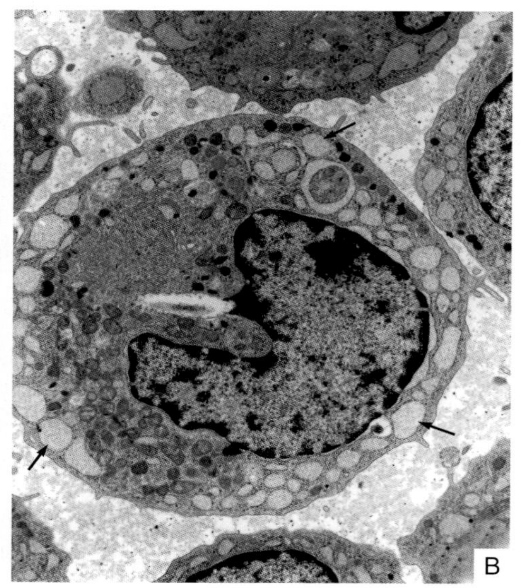

图 8–7 APL 伴 PML::RARa。(A)M_{3a} 细胞内质网扩张，颗粒散在分布，×3.5K；(B)M_{3a} 细胞内质网扩张成管状（箭头所示），×6K；(C)M_{3a} 细胞初级颗粒大小均匀，×5K；(D)MPO 染色显示 M_{3a} 细胞，初级颗粒、内质网（箭头所示）、核膜（三角箭头所示）阳性，×5K。（待续）

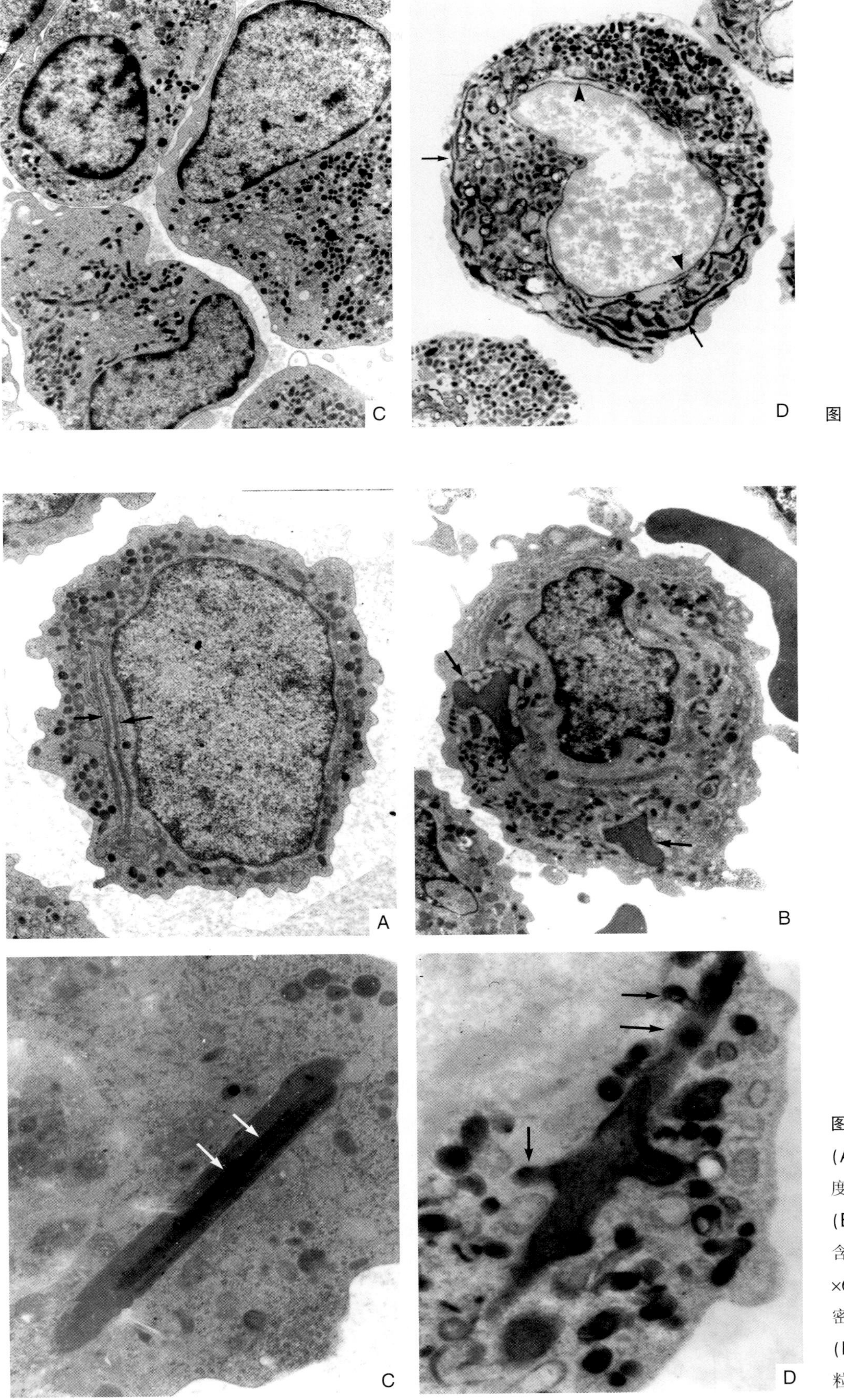

图8–7(续)

图8–8　APL伴PML::RARa。(A)M_{3a}细胞内质网含低密度物质(箭头所示)，×6K；(B)M_{3a}细胞内质网扩张，含高密度物质(箭头所示)，×6K；(C)Auer小体中央致密结晶(箭头所示)，×10K；(D)Auer小体不规则，与颗粒连续(箭头所示)，×10K。

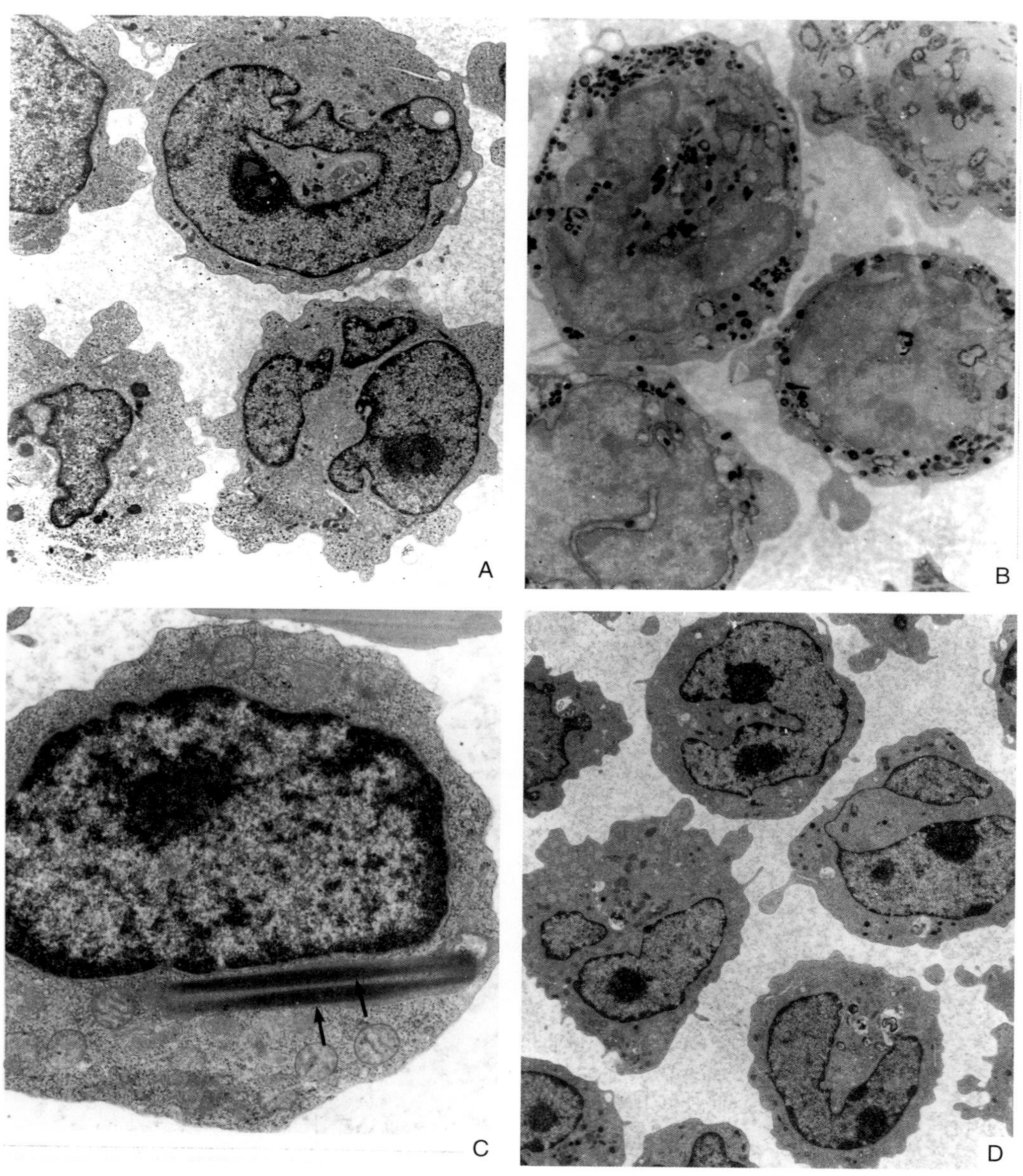

图 8–9 APL 伴 PML::RARa。(A)M_{3v} 细胞初级颗粒少，核不规则，核仁显著，×3K；(B)M_{3v} 细胞 MPO 阳性颗粒，×3K；(C)M_{3v} 细胞颗粒少，含棒状 Auer 小体(箭头所示)，×6K；(D)M_{3v} 细胞形态类似单核细胞，核不规则，颗粒少，核仁显著，×3K。

患者出现髓外肉瘤。细胞高表达 CD33、CD65、CD4 和 HLA–DR，低表达 CD13、CD14 和 CD34；成人白血病细胞表达 CD14、CD4、CD11b、CD11c、CD64、CD36 和溶菌酶等单核细胞标志，CD34、CD117 和 CD56 表达程度不同。细胞形态对应 M_5 或 M_4，偶尔表现为 M_0 和 M_1。该型预后和生存率等同 AML 总体水平。

(二)AML 伴 DEK::NUP214

该型与单核细胞分化和发育异常相关，多数伴嗜碱性粒细胞增生和多系病态发育，约占 AML 总数的 2%，儿童或成人均可发病，儿童中位年龄 13 岁，成人中位年龄 35 岁。临床表现为贫血和血小板减少，成人白细胞数常低于其他 AML 亚型，有的患者 <20%有核细胞。

形态和组化无特异性，除 M_3 和 M_7 之外可对应 FAB 各 AML 亚型，以 M_2 和 M_4 最常见。大部分患者伴粒、红两系病态发育，巨核系病态增生少。44%~62%患者骨髓嗜碱性粒细胞>2%，有别于其他 AML

亚型。白血病细胞主要表达 MPO、CD13、CD33、CD38 和 HLA-DR；大部分患者 CD117、CD34 和 CD15 阳性；部分患者表达 CD64；半数患者表达 TdT。该型患者预后差，白细胞数越高，生存期越短，主要治疗手段为干细胞移植。

(三)AML 伴 inv(3)(q21.3;q26.2)or t(3;3)(q21.3;q26.2);GATA2,MECOM

该型特点为骨髓不典型单个核或双核巨核细胞增多，其他系列病态发育，外周血小板正常或升高。除 M_3 外，该型细胞形态和组化染色不特异，可对应任何 AML 亚型，以 M_1、M_4 和 M_7 多见，少数患者幼稚细胞比例<20%。白血病细胞表达 CD13、CD33、HLA-DR、CD34 和 CD38 等抗原，少数 CD7 阳性；异常巨核细胞增高时，CD41 和 CD61 阳性。临床诊断需结合病史和细胞遗传学与 MDS 鉴别。该型占 AML 总数 1%~2%，成人多发。临床表现包括贫血，大部分血小板正常，少数升高，大部分患者进行性加重，生存期短，预后差。

部分患者光镜形态类似 CMML 表现，有多系病态造血，可见少颗粒和含 P-H 颗粒异常粒细胞；幼红细胞形态异常，成熟红细胞轻度异常；小单圆核或双叶核巨核细胞增多，巨大血小板和巨核细胞裸核多，偶见幼稚阶段巨核细胞；嗜碱、嗜酸和肥大细胞常增高。

(四)AML 伴 RBM15:MKL1

该型以巨核细胞异常增生为特点，发病率不到 AML 总数的 1%，3 岁以内女性婴幼儿多，一般出生后 6 个月内发病。临床表现包括贫血、肝大、脾大、血小板减少和白细胞中度增高。骨髓含不同分化程度幼稚巨核细胞和小巨核细胞，细胞形态与组化染色表现和 M_7 相同，伴粒、红两系病态发育，骨髓常见体积较大的反应性淋巴细胞。以前认为这类患儿预后不好，目前发现强力化学治疗能显著延长生存期。

(五)AML 伴 NPM1 突变

NPM1 基因第 12 个外显子突变，白血病细胞表达核磷蛋白(NPM)，细胞形态学对应 M_4 或 M_5，表现为幼稚细胞和原始单核细胞高度增生，而 80%~90% 的 M_5 存在 NPM_1 突变。部分伴多系异常发育；少数类似 M_0、M_1 和 M_6。所有伴 NPM_1 突变 AML 患者占成人AML 的 27%~35%，占染色体正常成人 AML 的 45%~64%，占儿童 AML 的 2%~8%，发病率随年龄增高，女性多。患者无 MDS 和其他髓系增殖病史，临床表现为贫血和血小板减少，白细胞和血小板数通常高于其他 AML，部分患者有牙龈、淋巴结和皮肤髓外浸润。

(六)AML 伴 CEBPA 突变

大部分 AML 伴 CEBPA 突变患者细胞形态对应 M_1 和 M_2，少数表现为 M_4。该型约占原发性 AML 患者 8%，占核型正常 AML 患者 16%，年龄和性别无明显差异。临床表现包括血红蛋白和乳酸脱氢酶升高，血小板降低，骨髓幼稚和原始粒细胞普遍增多，高于无突变 AML 患者；少数患者幼稚单核细胞增高，但少有淋巴浸润和肉瘤表现。

第 2 节 骨髓增生异常综合征相关急性髓系白血病

骨髓增生异常综合征相关急性髓系白血病(myelodysplasia-related acute myeloid leukemia)简称 MDS 相关 AML，指骨髓或外周血幼稚细胞>20%、同时伴 2 系或 2 系以上血细胞发育异常的 AML，或有 MDS、MDS/MPN 病史，或伴 MDS 常见细胞遗传学异常的 AML，不包括伴重现性细胞遗传学异常的 AML 类型。该类患者包括三部分：①继发于 MDS、MDS/MPN 的 AML。②另一部分为 MDS 相关细胞遗传异常的 AML。③第三部分为伴多系异常发育的 AML。这类患者至少要符合以上 3 条中的 1 条，同时要除外有细胞毒药物或放射治疗史的患者。少数患者因成熟细胞减少难以确定是否伴有多系发育异常，或幼稚细胞多而达不到发育异常标准，若有 MDS 相关细胞遗传学异常或 MDS 病史仍可诊断。

该型老年患者居多，儿童患者较少，约占 AML 总数的 30%。临床表现主要包括全血细胞减少，幼稚细胞占 20%~29%；继发于 MDS 和儿童患者病程缓慢，数周或数月内白细胞稳定，表现更似 FAB 的 MDS-RAEB 而非 AML。

一、细胞形态结构

该型主要依赖形态学诊断，要求骨髓 2 系或 2 系以上髓系细胞发育异常细胞占本系细胞≥50%，幼稚细胞以粒系为主，通常>20%。由于细胞病态发育，光镜难以准确分析成熟细胞和幼稚细胞比例，必须结合流式细胞仪检测结果。电镜下有核细胞分低分化细胞和高分化细胞，高分化细胞的形态类似光镜下各种 MDS 病态细胞，而低分化细胞同时伴病态发育结构是电镜诊断的优势，主要包括以下 3 个方面。

①粒系异常与 MDS 类似，包括染色质异常凝集、核分叶少(P-H 细胞)、畸形核和凋亡；中性粒细胞颗粒减少，含嗜碱颗粒，外周比骨髓更容易发现这类细胞。异常发育常引起粒细胞阶段特征减弱，如早幼细胞颗粒减少，原始或早幼粒细胞染色质凝聚，成熟粒细胞核不分叶或少分叶，胞质分化和发育低下，核质发育不同步等。这些特点导致细胞分化程度界限不清。②红系细胞异常包括巨幼变、多核、核破裂、核固缩、海绵样核等凋亡形态结构。部分细胞胞质空泡化，表面呈手指样或菊花样突起，线粒体铁沉积，铁粒幼红细胞增多，PAS 染色异常，成熟红细胞大小不均。少数患者幼红细胞呈“浆细胞样”变。③巨核细胞表现为小巨核、核不分叶、多核，膜系统分布不均或发育幼稚，表面膜管道结构扩张。小巨核细胞含血小板颗粒、膜系统和管道结构，但体积小、核质比大，血小板大小不等，颗粒少，含空泡。

二、形态结构鉴别

白血病放化疗常引起细胞的溶解和凋亡等损伤形态，但核分叶异常和颗粒减少等异常发育形态不明显。淋巴瘤浸润、癌症转移等因素引起骨髓损伤时，可出现全血细胞减少和病态结构，但以红系损伤为主，炎症细胞多，可见异常细胞；同时粒细胞反应性增生，表现为核左移、颗粒粗大、内质网扩张。

第 3 节　治疗相关性髓系肿瘤

治疗相关性 AML、MDS 或 MDS/MPN (therapy related AML、MDS and MDS/MPN) 是指原发肿瘤或非肿瘤患者经放射或细胞毒药物治疗后并发的髓系细胞恶性增生，形态类似 AML、MDS 或 MDS/MPN。因难以分辨自然病程或治疗相关性，所以不包括 MPN 治疗患者。该类患者占所有髓系肿瘤 10%~20%，发病率与基础疾病和治疗方案相关，以烷化剂、放射治疗相关型和拓扑异构酶-Ⅱ阻断剂相关型多见。烷化剂、放疗相关型一般在接触药物 4~7 年后发病，其中 2/3 为 MDS，1/3 为伴多系发育异常 AML。拓扑异构酶-Ⅱ阻断剂相关型常于接触药物 6 个月~5 年发病，中位时间 2~3 年，多数有 11q23 平衡异位，表现为以单核细胞增生为主的 AML。这类患者常见细胞遗传学异常包括 5 号、7 号染色体异常或复杂核型。

临床特点包括贫血、血细胞减少和多系发育异常，红系形态异常最显著，表现为红细胞大小不一、大红细胞、有核红细胞增多，部分细胞巨幼变、核畸形、破碎、双核、奶酪样核，环形铁粒幼红细胞增多。中性粒细胞和巨核细胞异常与 MDS 表现类似。

第4节 按分化定义急性髓系白血病

一、急性髓系白血病-微分化型

急性髓系白血病-微分化型 (acute myeloid leukemia minimally differentiated, M_0) 是一类髓系祖细胞突变转化而来的白血病，白血病细胞干/祖阶段特点多，向各系细胞分化程度低，缺乏足够分化细胞的形态和细胞化学特征，需依赖免疫表型和细胞超微结构观察诊断。临床表现为贫血、血小板和中性粒细胞减少，以及造血功能衰竭和血细胞减少相关症状。患者特点为老年人和婴幼儿两极分布，预后差，与核型异常因素相关。

根据1991年FAB分型体系，M_0 诊断标准包括以下几个方面：①光镜下白血病细胞MPO和SBB阳性率<3%。②白血病细胞表达CD34和TdT干细胞标志，20%以上表达CD13、CD33、CD117、MPO等髓系抗原。③不表达cCD3、cCD79a和CD22等淋系标志抗原，以及CD11b、CD15、CD14、CD64和CD65等粒、单细胞抗原。④流式细胞仪检查结果除外ALL和 M_7。细胞遗传学无特异相关性，以前发现复杂和不平衡异常核型多见，如-5/del(5q)、-7/del(7q)、+8或del(11q)等，现在部分划分为伴发育异常相关变化AML。RUNX1突变占27%，FLT3突变占16%~22%。

(一)细胞形态结构

光镜下大部分 M_0 白血病细胞似小淋巴细胞，体积小，胞质少，无颗粒和Auer小体，少数患者偶见幼稚粒、单核细胞，但不超过骨髓白血病细胞总数3%。少数患者细胞体积较大，胞质淡蓝透亮，不含颗粒。电镜下大部分患者白血病细胞大小均匀，直径6~8μm，外形圆，表面光滑，胞质少，核圆或轻度不规则，异染色质多，核膜不清晰，核仁小，线粒体致密，内质网和高尔基体少，无颗粒及分泌泡。少数患者白血病细胞较大，表面有突起，核轻度不规则，异染色质多，内质网、高尔基体、初级颗粒及分泌泡等细胞器少。电镜组化染色显示少数白血病细胞核膜、内质网MPO阳性，偶见阳性颗粒，阳性率<30%，光镜或流式细胞仪检测MPO多为阴性。所以，电镜MPO阳性率不受3%限制，有助于与急性淋巴细胞白血病鉴别(图8-10)。

(二)形态结构鉴别

由于白血病细胞分化程度低，各种细胞器少，系列特征性不强，常需要用多种方法和抗体进行鉴别。电镜观察需与以下几种细胞鉴别：①原始粒细胞虽然无颗粒，但胞质稍多，异染色质少，核仁明显，Ⅱ型原始粒细胞含散在粗大MPO阳性颗粒。②ALL-L1与 M_0 细胞光镜下形态相近，ALL-L1细胞核不规则，线粒体肿胀，可见较大淋巴细胞。③部分 M_5 患者原始单核细胞体积小，胞质少，通常含少量分化程度较高的幼稚细胞可资鉴别。④少数 M_0 细胞呈多系列分化趋势，具有巨核、粒和单核细胞，甚至淋巴细胞结构特点。⑤急性混合细胞白血病、急性淋巴细胞白血病伴髓系分化和急性髓系白血病伴淋系分化白血病与 M_0 同属低分化的白血病，具有相似特性，但各有明确定义和表型要求，而 M_0 表达抗原很少，未达到任何以上类型标准。

尽管WHO在血液肿瘤分类系统中明确标准，但 M_0 临床诊断仍存在问题，每位医师的判断存在一定差别。主要存在3个问题：首先，细胞分化程度低，系列特点弱；其次，低分化细胞发生多向弱分化；第三，不表达特异性抗原也是肿瘤细胞特点之一，与细胞分化程度关系不大，所以 M_0 诊断要结合形态分析和多种抗原表达分析。

二、急性髓系白血病-未成熟型

急性髓系白血病-未成熟型 (acute myeloid leukemia without maturation, M_1)，2022年新版WHO分类指南称之为“未分化型”，特指骨髓原始粒细胞占非有核红细胞90%以上，3%以上细胞MPO或SBB阳性，可见Auer小体。该型占AML总数10%~20%，成人多于儿童，中位年龄45~50岁。大部分患者贫血、血小板减少；1/3患者有肝、脾、淋巴结肿大，

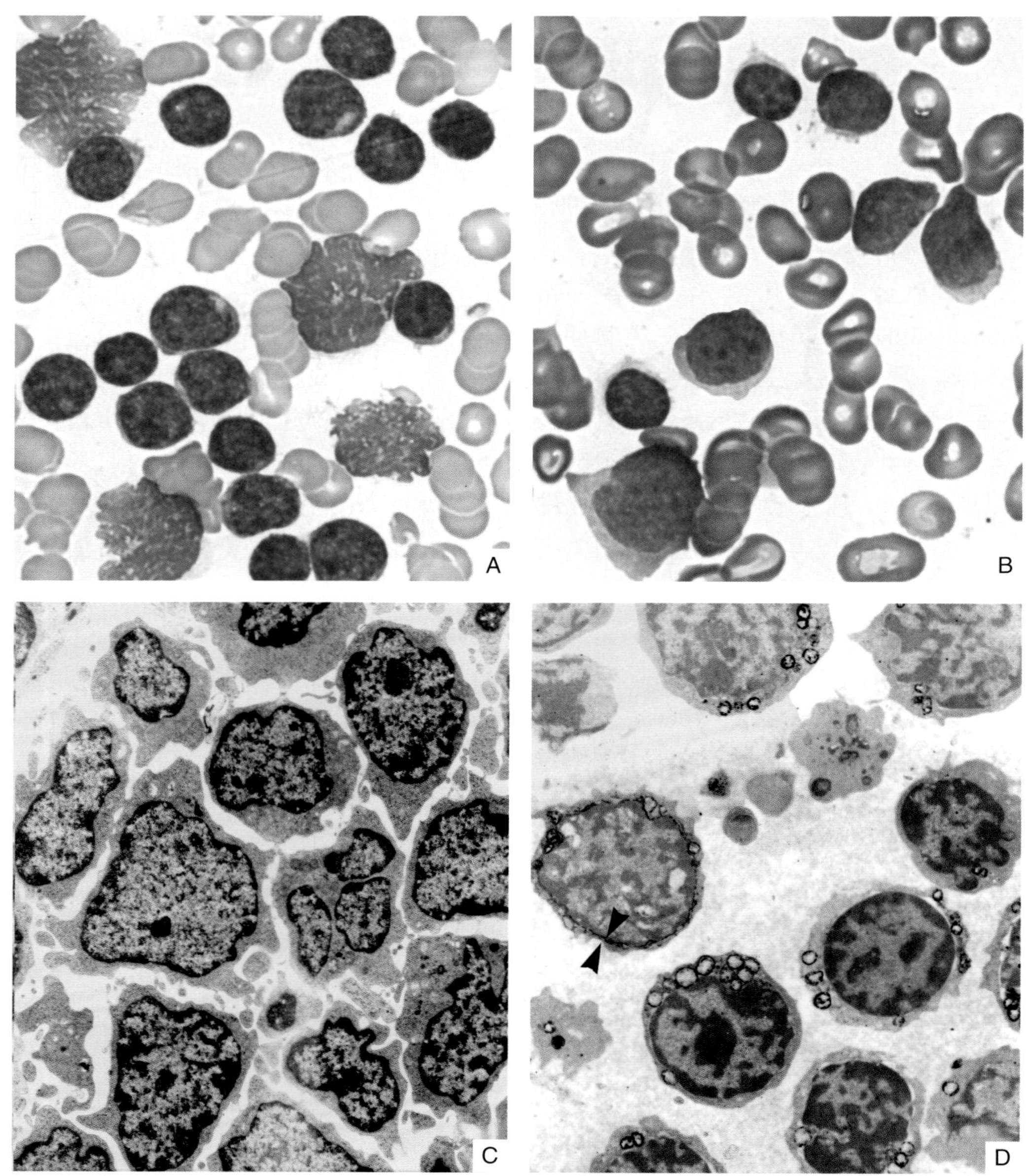

图 8-10 AML-M_0。(A)白血病细胞类似小淋巴细胞,×1K;(B)细胞核圆,细胞器少,×1K;(C)细胞外形和核不规则,细胞器少,×4K;(D)部分核膜 MPO 阳性(三角箭头所示),胞质无阳性颗粒,×3K。

1/2 患者外周血白细胞升高,1/4 患者为减少。患者对化学治疗敏感,预后较好,高白血症为危险因素。

白血病细胞表达 MPO 和髓系抗原 CD13、CD33、CD117 中 1 个或 1 个以上,70%表达 CD34 和 HLA-DR;不表达粒系成熟抗原 CD15、CD65 和单核抗原 CD14 及 CD64,少数患者表达 CD11b;不表达淋系标志抗原 cCD3、cCD79、cCD22,约 30%表达 CD7,10%~20%表达淋巴细胞膜相关抗原 CD2、CD4 和 CD19。该型无特异相关核型。

(一)细胞形态结构

原始粒细胞占非有核红细胞 90%以上,外形规则,核圆,染色质细致,核仁明显,胞质少,不含或仅含 1~4 个 MPO 颗粒,偶见 Auer 小体,早幼粒细胞 <10%,幼稚单核细胞少。电镜下原粒细胞直径 8~10μm,表面光滑,核膜不清,核仁明显,异染色质沿核膜分布,线粒体致密,内质网少,无分泌泡(图 8-11)。原始粒细胞分Ⅰ型和Ⅱ型两种,Ⅰ型原始粒细胞不

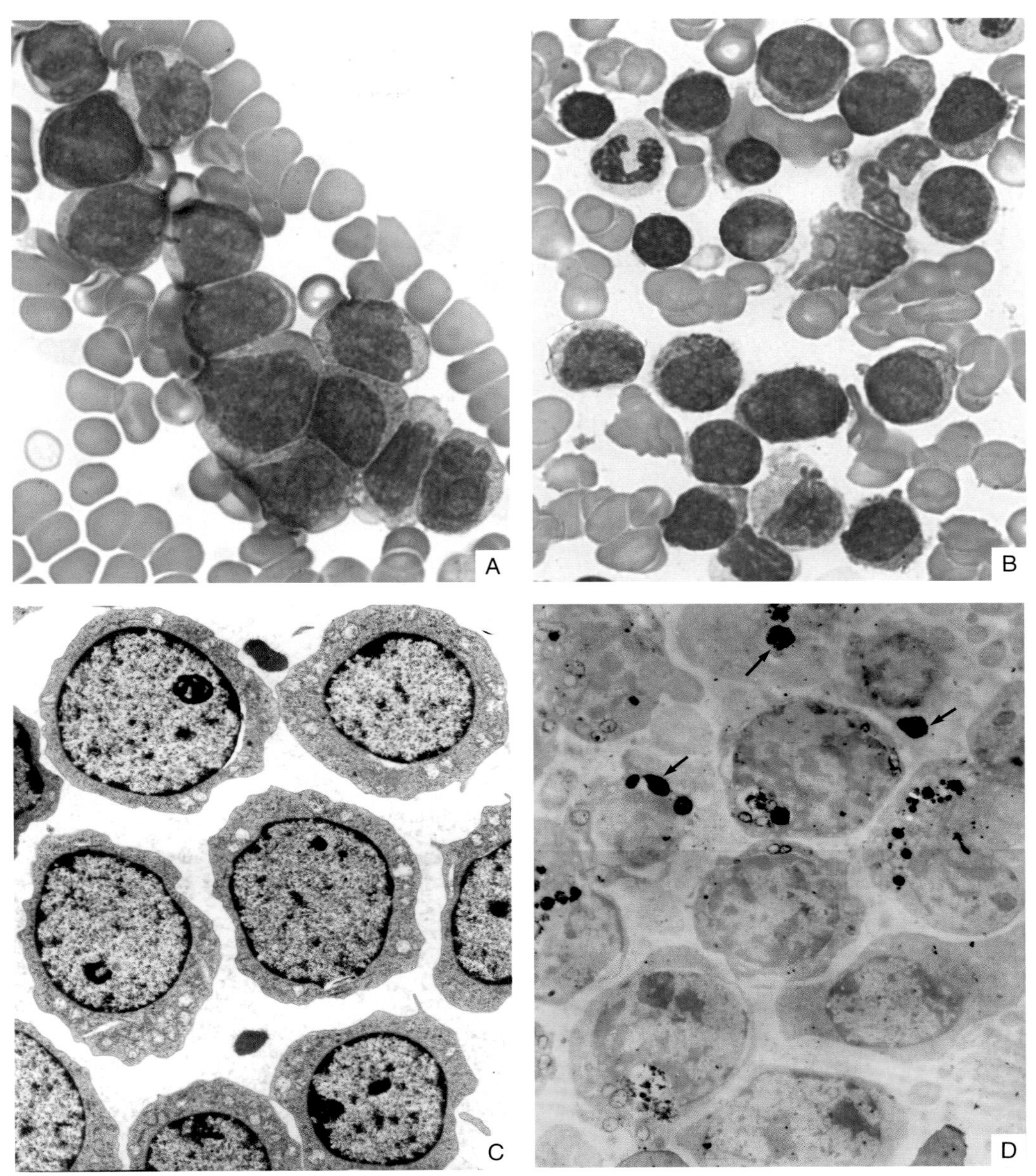

图 8-11　AML-M_1。(A,B)原始粒细胞体积小,核质比大,少数早幼粒细胞含紫红色颗粒,×1K;(C)原始粒细胞无颗粒,×3K;(D)电镜组化染色显示原始粒细胞含 1~3 个 MPO 阳性团块(箭头所示),×3K。

含颗粒;Ⅱ型原始粒细胞含 1~4 个粗大 MPO 阳性球状团块(图 8-12)。少数患者骨髓含不典型原始粒细胞,体积大,直径 15μm,外形不规则,胞质丰富,有伪足,不含初级颗粒,细胞器少。所以,电镜将 M_1 分两种情况:一种是 90%以上有核细胞为Ⅰ型原始粒细胞;另一种是大部分白血病细胞为Ⅱ型原始粒细胞或处于原始和早幼阶段之间,可能是由于白血病细胞分化程度处于 M_1 和 M_2 之间。

少数幼稚粒细胞含粉红色圆形颗粒,直径为 3~5μm,密度均匀,中心无结晶,称 Pseudo-Chediak-Higashi(P-CH)颗粒。P-CH 颗粒 MPO 和 ALP 阳性,与细胞 CD2 阳性、C-MYC 基因和 t (10;11)(p13;q14)突变相关。该颗粒见于原始粒细胞早期阶段,与 Auer 小体或少量初级颗粒同时出现,这种细胞提示患者预后不好,复发率高,生存期短(图 8-13)。

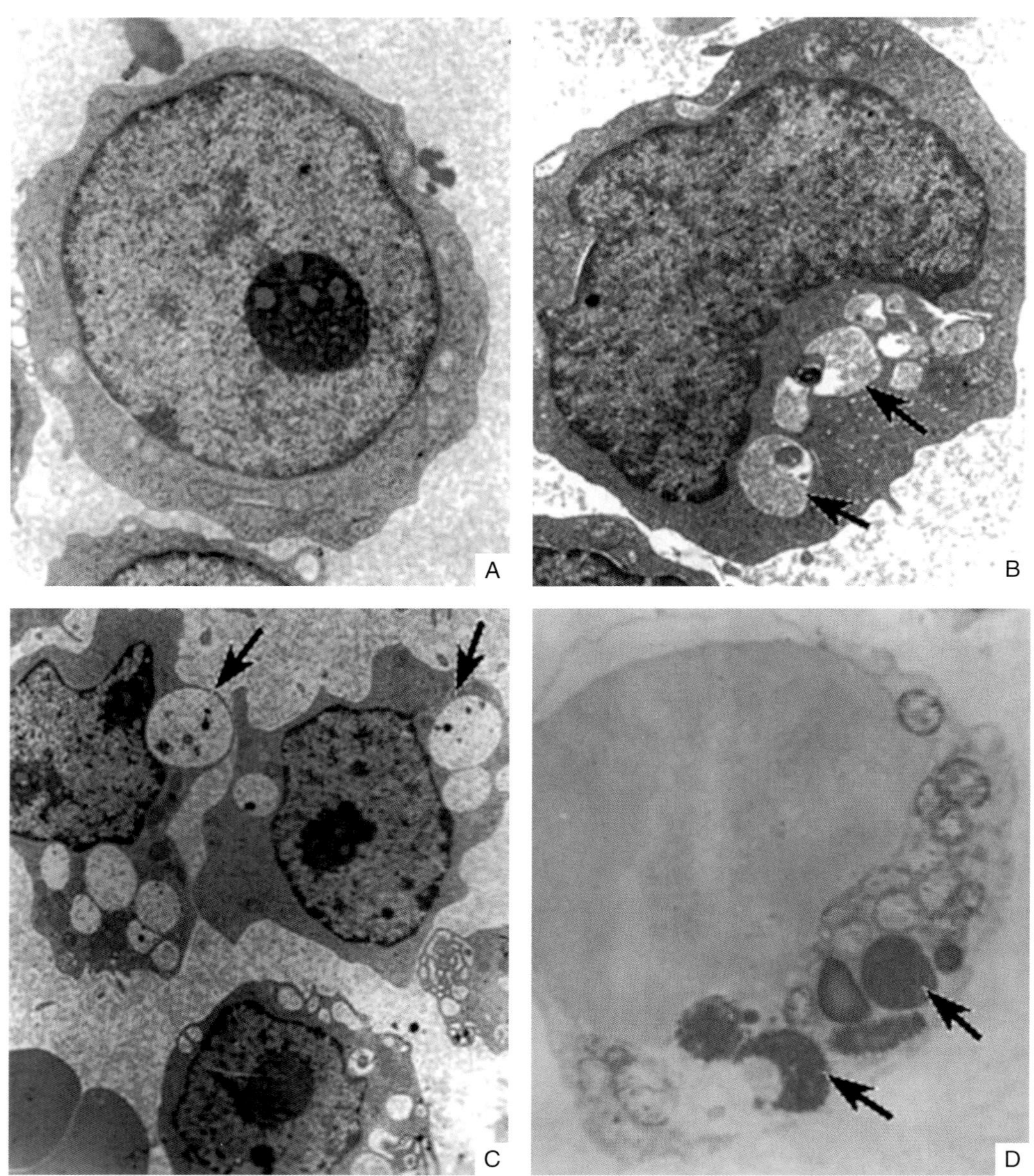

图 8–12 AML–M_1。(A) Ⅰ型原始粒细胞核仁显著,细胞器少,无颗粒,×5K;(B) Ⅱ型原始粒细胞含疏松颗粒(箭头所示),×5K;(C)间变原始粒细胞,细胞器少,胞质多,含空泡(箭头所示),×5K;(D) Ⅱ型原始粒细胞 MPO 阳性团块(箭头所示),×8K。

(二)形态结构鉴别

急性髓系白血病–未成熟型可以理解为白血病细胞属于限制性粒系祖细胞初始分化阶段,发育程度低。观察时要注意以下几点。首先,正常原始粒细胞很少见到,所以两者形态不能等同。其次,光镜下原始粒细胞与淋巴母细胞形态相似,但后者胞质多,密度低,胞质清亮。第三,光镜下通常将含大颗粒或 MPO 阳性团块细胞划分为含初级颗粒的早幼粒细胞,电镜下这些颗粒密度很低,结构疏散,不是真正的初级颗粒,应该属于原始和早幼粒细胞过渡阶段,为Ⅱ型原始粒细胞。

三、急性髓系白血病–粒细胞成熟型

急性髓系白血病–粒细胞成熟型 (acute myeloid leukemia with maturation, M_2)为骨髓或外周白血病细胞占有核细胞>20%,白血病粒细胞占有核细胞>10%,

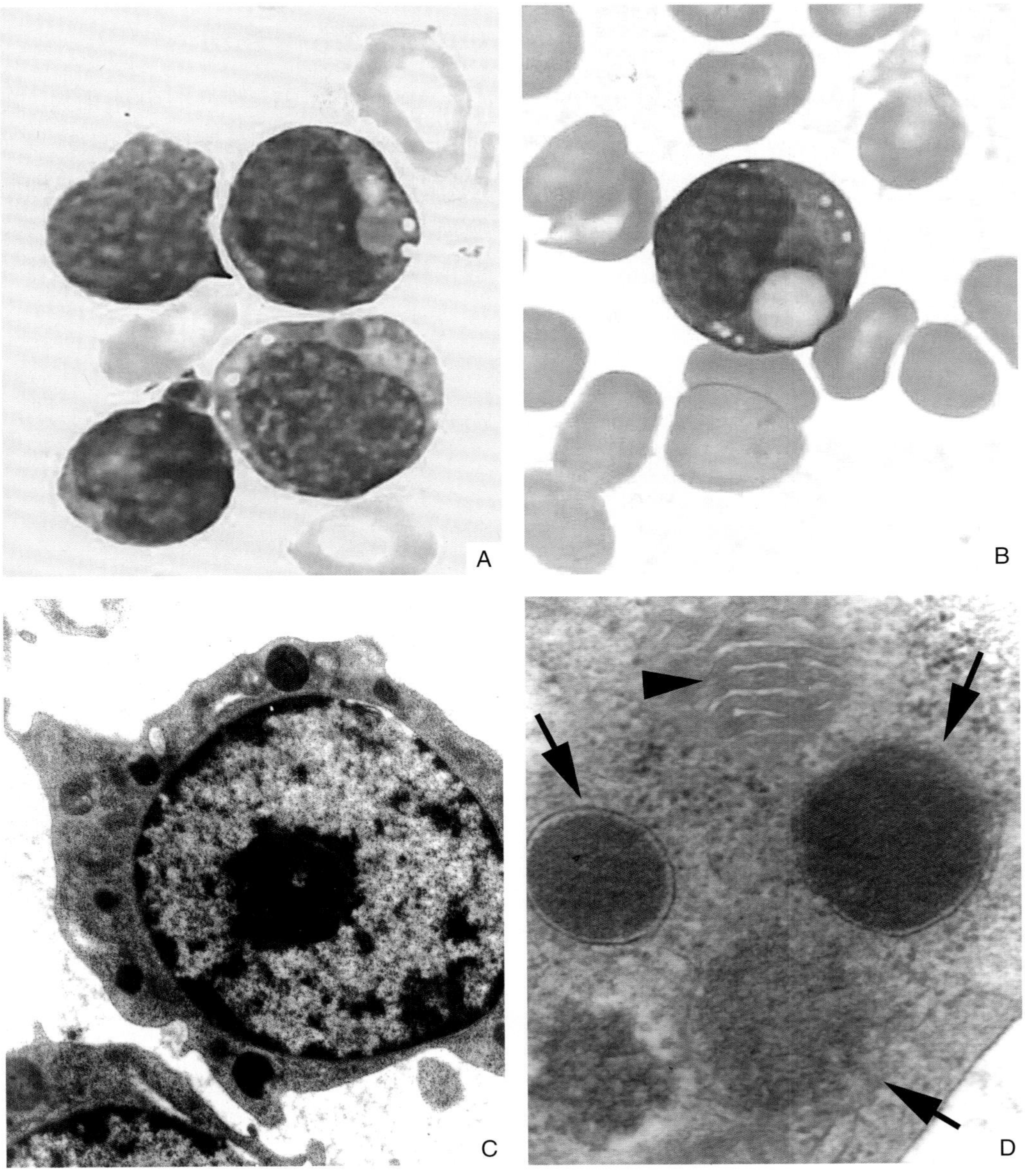

图 8-13　Pseudo-Chediak-Higashi(P-CH)颗粒。(A)原始粒细胞含粉红色 P-CH 颗粒，×1K；(B)早幼粒细胞含 P-CH 颗粒，×1K；(C)早幼粒细胞中含多个 P-CH 颗粒，×8K；(D)P-CH 颗粒密度均匀，被单层膜包裹(箭头所示)，不同于线粒体(三角箭头所示)，×20K。

幼稚单核细胞<20%。1991 年 FAB 分类 M_2 包括 t(8;21)易位，即国内 1986 年根据形态特点命名的 M_{2b}，2004 年后伴 t(8;21)(q22;q22)异位的 M_{2b} 从 M_2 中列入伴基因重现性遗传学异常 AML，所以除非特别说明，目前国内部分临床医师提及的 M_2 主要指 M_{2a}，M_{2b} 指伴 t(8;21)(q22;q22)的 AML。该型占 AML 总数 10%，发生于任何年龄，40%的患者>60 岁，20%的患者<25 岁。临床表现包括贫血、血小板减少和白细胞减少相关症状。

白血病细胞 MPO、SBB、CE 阳性。部分细胞表达 CD13、CD33、CD65、MPO、CD15 和 CD11b 等髓系相关抗原，原始阶段细胞表达 CD34、HLA-DR 和 CD117，很少表达 CD14、CD64 单核细胞标志。20%~30%患者 CD7 阳性，极少数患者 CD56、CD2、CD19 及 CD4 阳性。该类患者无特异细胞遗传学异常。

(一)细胞形态结构

白血病细胞包括限制性粒系祖细胞、原始和早幼阶段粒细胞形态、大小、胞质量、颗粒形状和数量不等(图 8-14)。电镜下未成熟粒细胞呈连续分化过程,包括Ⅰ型和Ⅱ型原始粒细胞,以及早幼粒细胞,部分细胞核圆,胞质多,颗粒数量不等,含 Auer 小体。少数患者白血病细胞分化程度一致,处于原始和早幼阶段细胞之间,直径 10μm,胞质少,异染色质多,核圆,含数个颗粒,其他细胞器少,这些患者有时被诊断为 AML-M_1(图 8-15)。

(二)形态结构鉴别

M_{2b} 或 t(8;21)易位细胞体积大,核圆,核仁显著,核膜清晰,异染色质少,密度低,呈"苍白核"外观;胞质丰富,MPO 阳性颗粒小。M_2 细胞体积较小,胞质少,核规则或不规则,核仁小。此外,M_{2b} 常伴嗜酸性粒细胞增多。

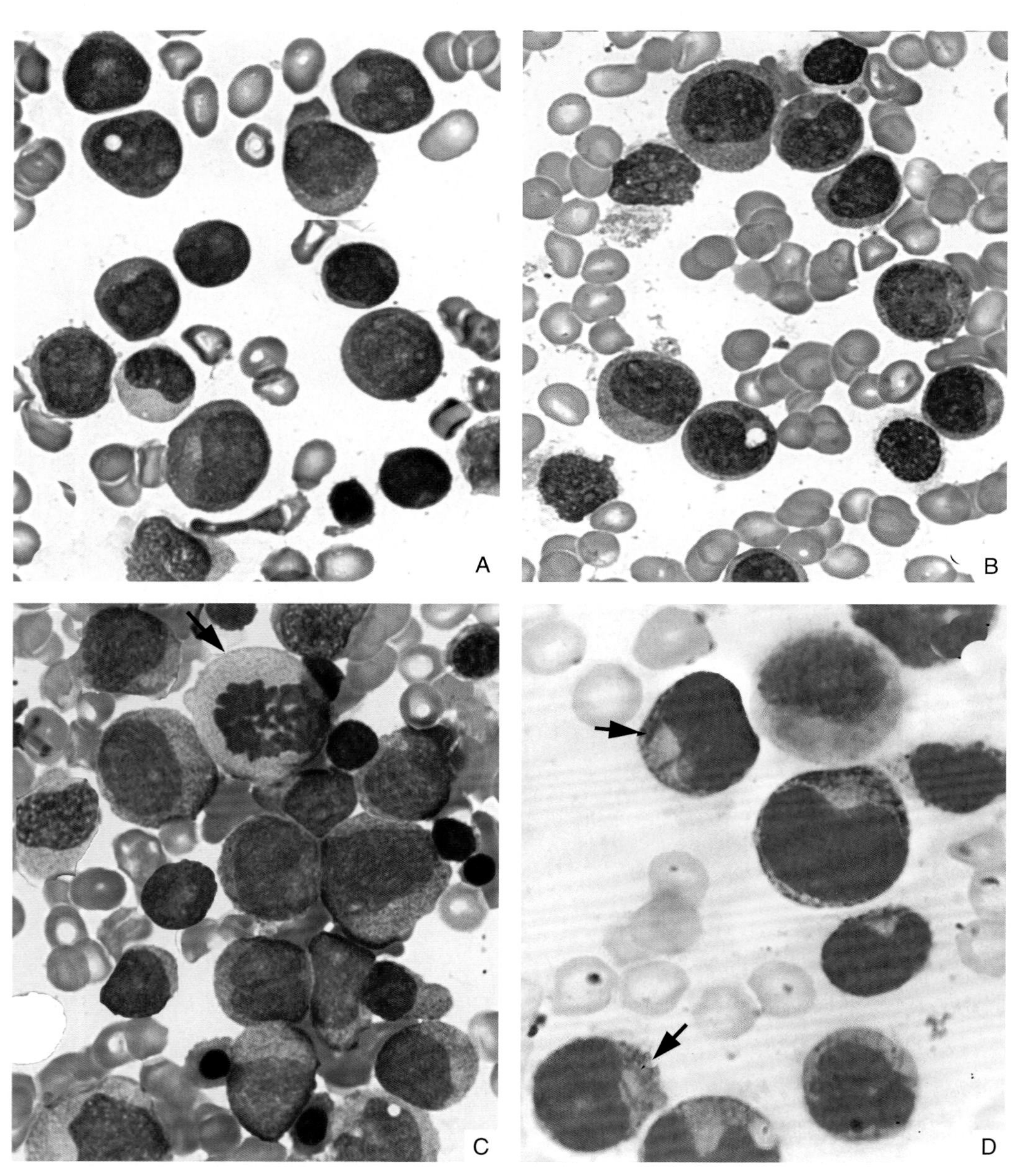

图 8-14 AML-M_2。(A)白血病细胞大小不等,分化程度介于原始和早幼粒细胞之间,×1K;(B)大部分为早幼粒细胞,体积大,×1K;(C)早幼粒细胞含初级颗粒,可见分裂期细胞(箭头所示),×1K;(D)早幼粒细胞含多个 Auer 小体(箭头所示),×1K。

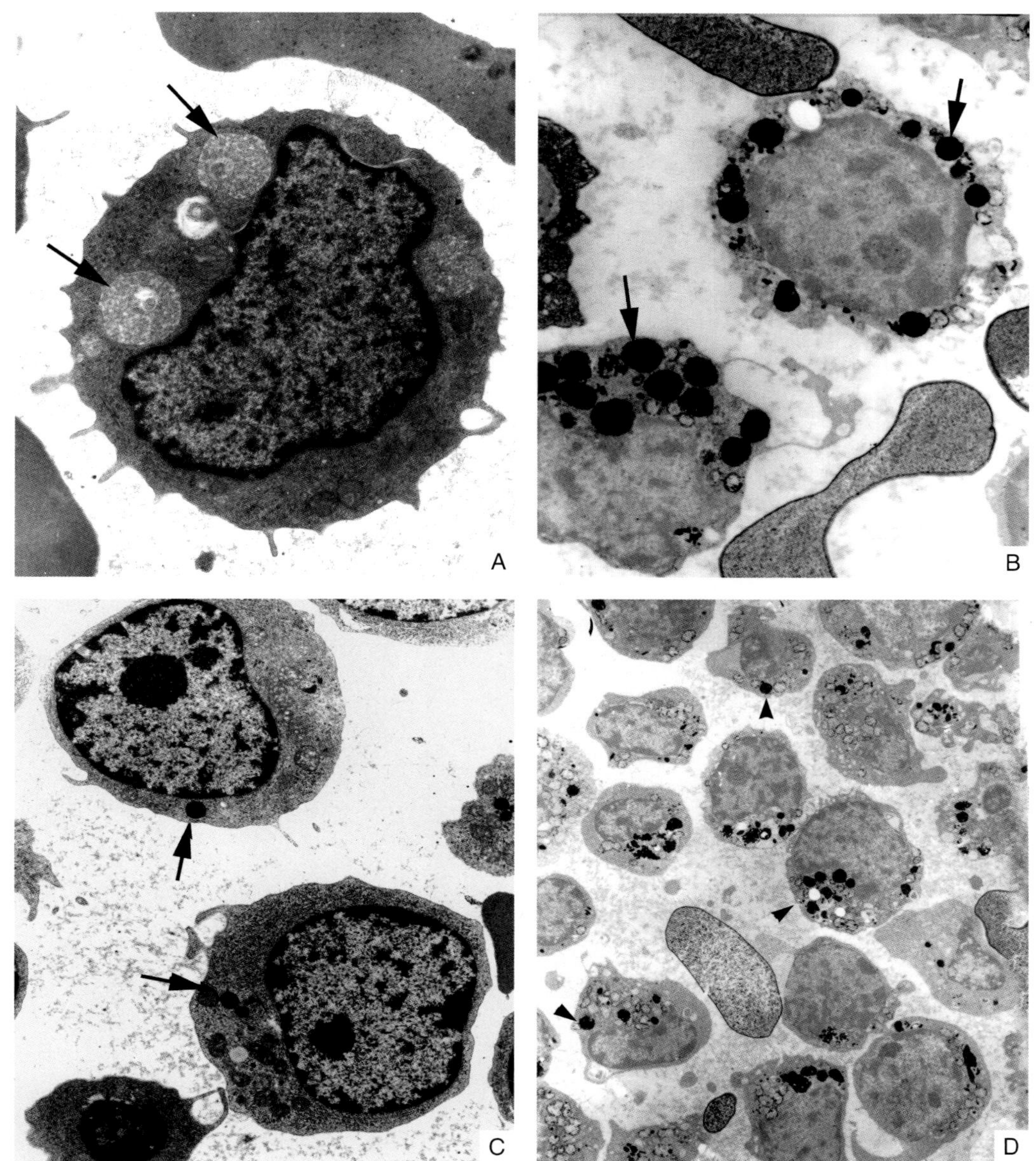

图 8–15　AML–M_2。(A)早幼粒细胞含 2 个质地疏松颗粒(箭头所示),×8K;(B)早幼粒细胞疏松颗粒 MPO 阳性(箭头所示),×4K;(C)早幼粒细胞含少量初级颗粒(箭头所示),×6K;(D)细胞分化间于原始和早幼阶段,含少量 MPO 阳性颗粒(三角箭头所示),×2.5K。

四、急性粒单细胞白血病

急性粒单细胞白血病(acute myelomonocytic leukemia,AML–M_4)限制性起源于粒–单祖细胞,包括粒和单两系细胞增生,或白血病细胞兼有粒、单细胞结构。骨髓中原始细胞≥20%,且粒细胞及其前体细胞(指各阶段粒细胞,即原始粒+早幼粒+中幼粒+晚幼粒+杆状核+分叶核)和单核细胞及其前体细胞(指单核细胞各阶段,即原始单核+幼单核+成熟单核)各占骨髓细胞≥20%。根据形态特点,传统上将 M_4 分 3 种情况:幼稚粒细胞高于单核细胞为 M_{4a};幼稚单核细胞高于粒细胞为 M_{4b};幼稚细胞同时兼粒、单两类细胞结构特点,称 M_{4c}。M_{4a}、M_{4b} 主要根据幼稚单核和粒细胞比例分类,而 M_{4c} 依据细胞超微结构判定。临床 M_{4c} 很少被诊断,尚未形成统一认识,仅限于电镜观察诊断。临床症状包括贫血、血小板减少、发热、疲乏及幼稚细胞升高。

细胞组化 SBB、PAS、NAS-DCE 可帮助区别 3 类幼稚细胞。部分细胞表达 CD13、CD33、CD65 和 CD15 粒系抗原；部分细胞表达 CD14、CD4、CD11b、CD11c、CD64 和 CD36 等单核细胞抗原，少数患者非特异表达 CD68、CD163 和溶菌酶等巨噬细胞抗原。各类细胞不同程度表达髓系共同抗原 CD34、CD117、CD7 及 HLA-DR。遗传学异常无相关特异，大部分患者有+8 染色体。

(一)细胞形态结构

骨髓和外周血出现粒、单两类幼稚细胞，M_{4a} 以幼稚粒细胞为主，M_{4b} 以幼稚单核细胞为主，原始阶段细胞比例较低。M_{4c} 细胞源于粒/单共同祖细胞，跨系分化使细胞兼两类细胞特点，光镜下似幼稚单核，胞质灰暗，有散在红色嗜天青颗粒(图 8-16)。电镜下 M_{4c} 细胞外形似单核细胞，直径 12~18μm，胞质多，有突起或伪足，核扭曲折叠，但含有大量初级颗粒，似早幼粒细胞(图 8-17)。

(二)形态结构鉴别

M_{4a}、M_{4b} 与 M_5 的鉴别一方面依赖形态观察和细胞组化染色，另一方面依赖流式细胞术分析。骨髓涂

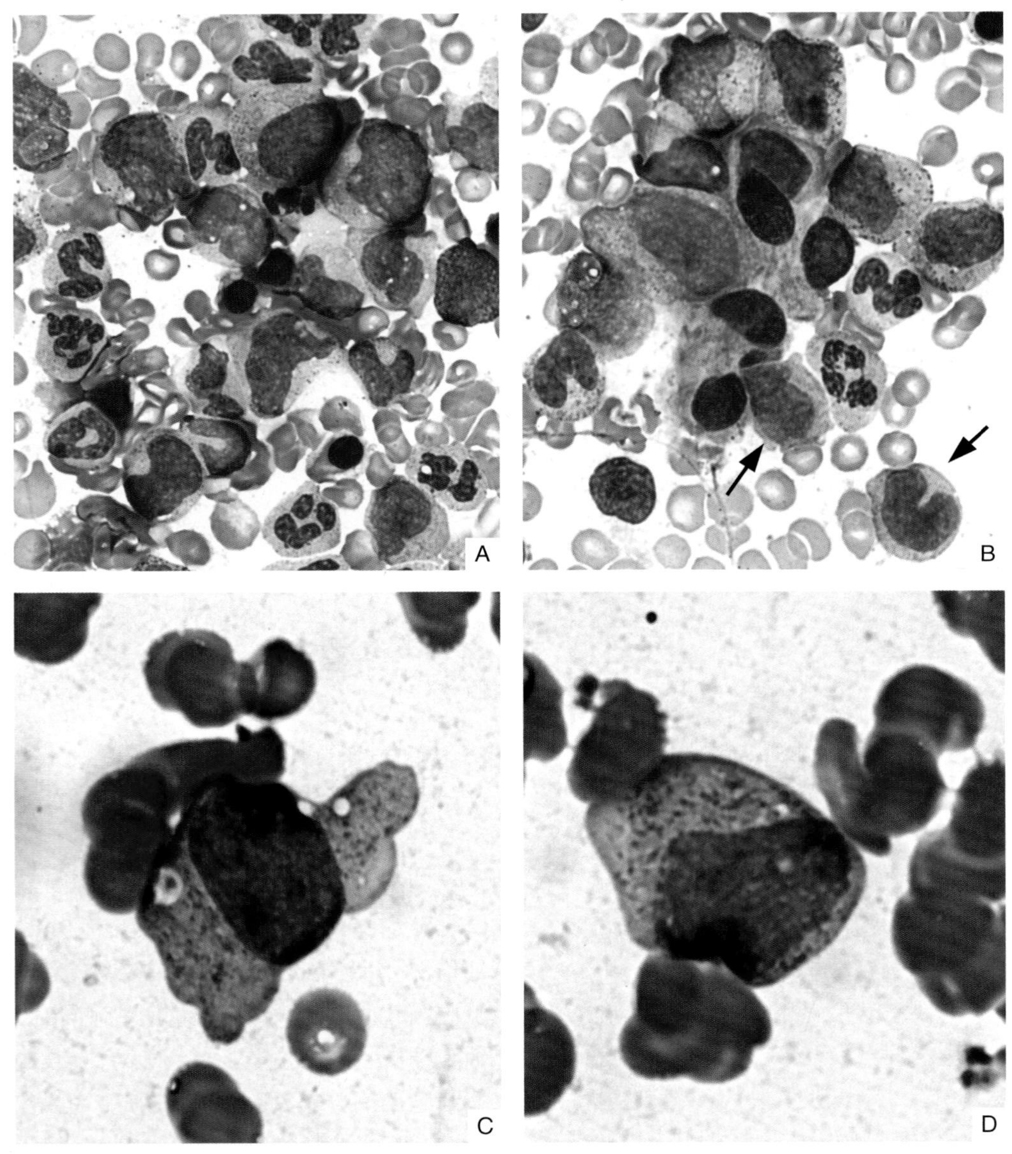

图 8-16 AML-M_4。(A)以幼稚单核细胞为主，×1K；(B)早幼粒细胞颗粒粗大，幼稚单核细胞的胞质丰富，核扭曲、染色质细致(箭头所示)，×1K；(C)M_{4c} 细胞兼有单核细胞和粒细胞特点，胞质丰富，散在大颗粒，×1K；(D)M_{4c} 细胞外形规则，胞质丰富，散在颗粒，×1K。

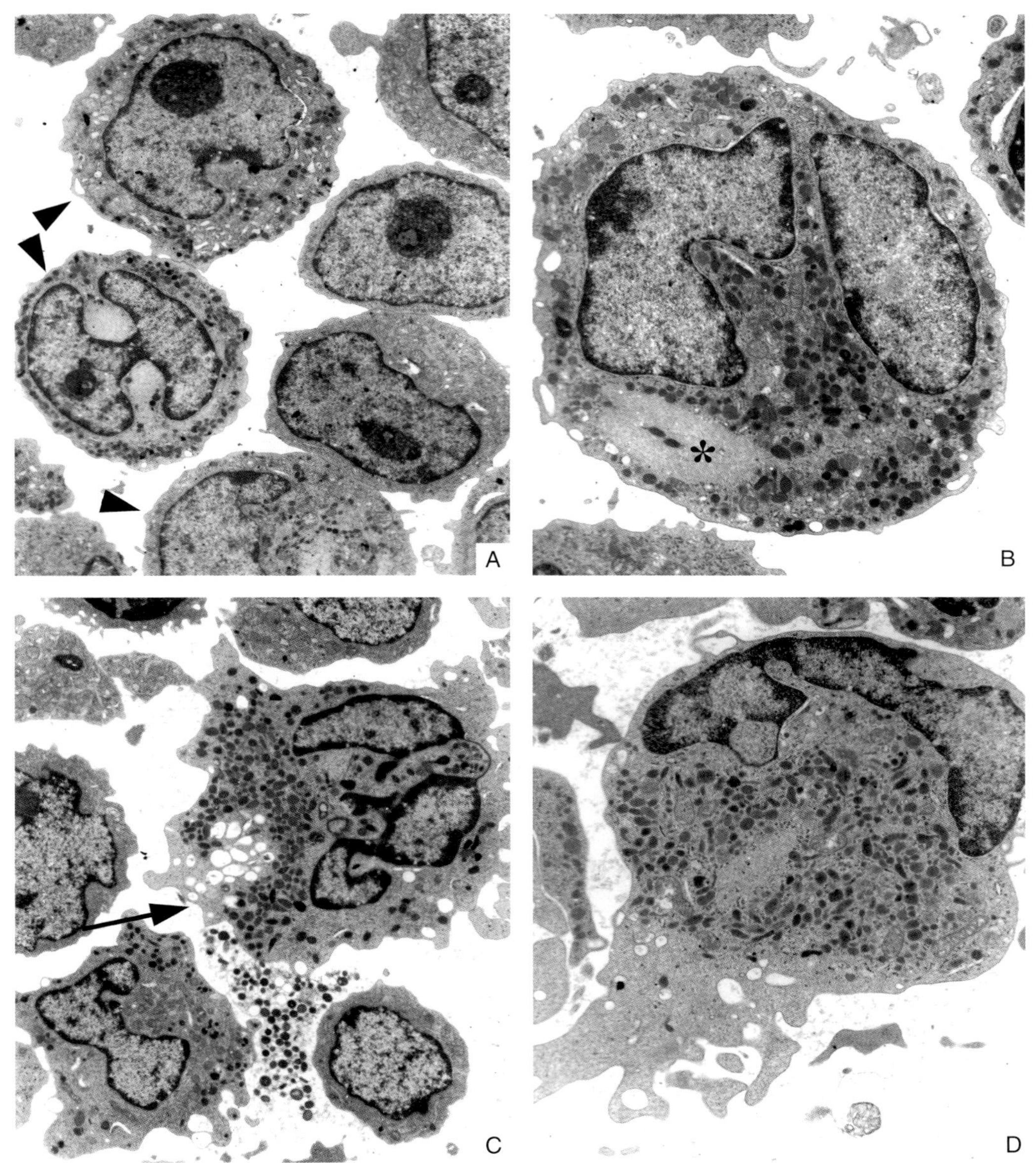

图 8–17　AML–M_{4c}。(A)细胞颗粒多，内质网扩张(三角箭头所示)，其他为原始单核细胞，×4K；(B)M_{4c} 细胞含大量颗粒和束状微丝(*)，×3K；(C)细胞核扭曲，向胞外释放大量细小颗粒(箭头所示)，×5K；(D)细胞突起粗大，含细小颗粒，×5K。

片能相对客观地显示单核细胞与粒细胞的比例，但部分粒单细胞形态不典型，影响分类计数准确性。电镜虽然可以鉴别单核细胞和粒细胞，分析细胞分化程度，但不同类型细胞有时不在一个切面，与骨髓实际比例有出入，影响细胞计数准确性。所以，应该综合光镜和电镜结果判断。M_4、M_5 与 M_4EO 的鉴别诊断存在同样问题，光镜观察的优点在于计数嗜酸性粒细胞比例，电镜可以分析嗜酸性粒细胞分化程度，未成熟嗜酸性粒细胞更具有诊断价值。

五、急性单核细胞白血病

急性单核细胞白血病 (acute monoblastic and monocytic leukemia，M_5) 指骨髓>80%有核细胞为原始或幼稚单核细胞(除外有核红细胞)。根据形态，M_5 又分急性原始单核细胞白血病(M_{5a})和急性幼稚单核细胞白血病(M_{5b})两型，M_{5a} 患者>80%为原始单核细胞，M_{5b} 大部分为幼稚或成熟单核细胞，M_{5a} 患者平均

年龄比 M_{5b} 患者小[5]。

免疫表型为 CD13、CD33、CD65、MPO、CD14、HLA-DR 阳性，部分 CD117、CD34、TdT 阳性。幼稚单核细胞非特异性酯酶氟化钠阻断实验阳性，可根据 CD14+、CD4+(弱)和 CD2-识别；原始单核细胞可用溶菌酶和 CD68 单抗阳性识别。大部分患者无特异相关染色体异常，11、9、19 号染色体易位多见；t(8;16)(p11.2;p13.3)可能与 M_{5a} 或 M_4 相关，容易并发噬红细胞现象。

临床表现包括发热、出血、贫血和髓外浸润。大部分患者血小板减少，35%的患者白细胞增多，部分患者外周血白细胞减少；2/3 的患者血液和尿液溶菌酶浓度升高，与肾功能降低及蛋白尿相关。M_5 患者髓外浸润高于其他 AML，常累及皮肤、牙龈、消化系统、呼吸系统和中枢神经系统，后者占 3%~22%；弥散性血管内凝血发生率高，仅次于 APL，初治反应容易促进 DIC 发生。

(一)细胞形态结构

AML-M_5 患者细胞形态差异很大，容易与幼稚淋巴细胞、原始粒细胞，甚至早幼粒细胞混淆。典型原始单核细胞外形规则，核圆，核仁明显，胞质少；典型幼稚单核细胞体积大，胞质多，细胞核圆或不规则，可见折叠或切迹，有的胞质呈双层结构，外层清亮，核周围颗粒多，表面有空泡、伪足或细长突起(图 8-18)。根据电镜下原始和幼稚单核细胞不同形态结构各

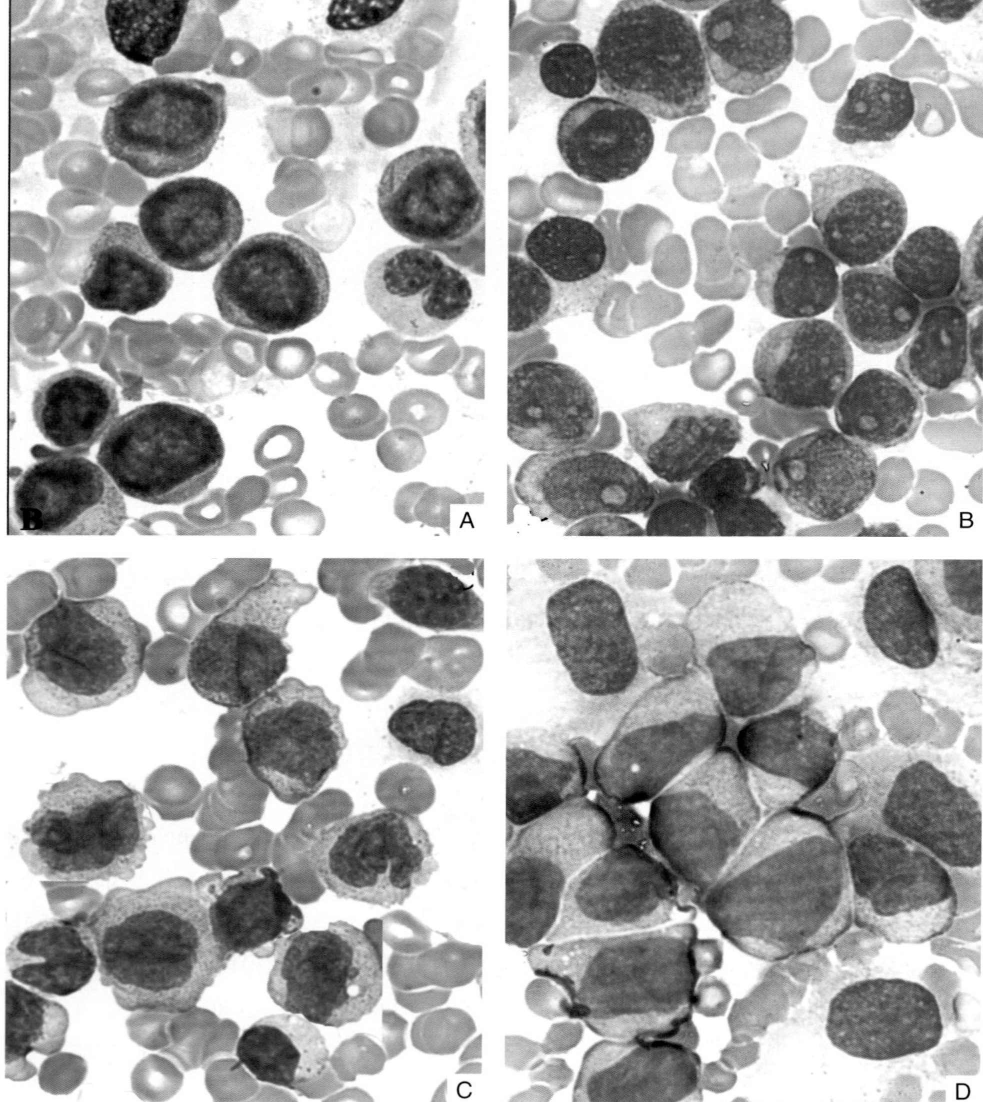

图 8-18 AML-M_5。(A)M_{5a} 含大量原始单核细胞，×1K；(B)M_{5b} 含大量幼稚单核细胞，×1K；(C)M_{5b} 单核细胞核不规则，含细小紫色颗粒，×1K；(D)M_{5b} 单核细胞体积大，胞质清亮，颗粒少，×1K。

表 8-2　白血病单核细胞形态结构特点

分型	Ⅰ型原单	Ⅱ型原单	Ⅰ型幼单	Ⅱ型幼单	Ⅲ型幼单	Ⅳ型幼单
直径(μm)	10~12	12~18	12~18	12~15	15~18	15~18
突起/伪足	–	±	+	++	+++	+
核质比	>1.2	1:(1.5~2)	1:(1.5~2)	<1:2	1:2.5	>1.2
核不规则	±	±	±	++	+++	+++
异染色质	+++	±	±	++	+++	+++
核仁	±	+++	+++	++	+	+++
内质网	±	±	+++	++	+++	±
高尔基体	±	–	++	+++	+	+
初级颗粒	±	±	+++	+++	+++	±
分泌泡	–	±	+	++	+++	+
吞噬现象	–	–	–	–	+	–

异，可以将白血病单核细胞分为几个阶段（表 8–2）[6]。

1. 原始单核细胞

原始单核细胞分 2 个阶段。Ⅰ型原始单核细胞：为早期发育阶段，体积小，直径 8μm，圆形，表面光滑，胞质稀少，核圆，核仁不明显，胞质游离核糖体多，线粒体小，无高尔基体和分泌泡，部分核膜 MPO 阳性，无颗粒或偶见 MPO 阳性颗粒。这类细胞形似髓系祖细胞，需要小心区别。Ⅱ型原始单核细胞：直径 12~18μm，细胞核高度活跃，异染色质少，核膜清晰，核仁显著，胞质丰富，但内质网、高尔基体、颗粒和分泌泡少（图 8–19）。

2. 幼稚单核细胞

幼稚单核细胞也分 2 个阶段：Ⅰ型细胞外形不规则，核质发育不对称，直径 12~15μm，核圆，异染色质少，核仁明显；胞质丰富，含内质网、高尔基体、分泌泡和中间微丝；MPO 阳性颗粒细小，数量少（图 8–20）。Ⅱ型幼稚单核细胞细胞器丰富，表现为不同程度分化趋向，形态各异，共同特点是胞体大，核不规则，胞质多。根据细胞器特点又分以下类型。①典型幼稚单核细胞：形态与成熟单核细胞相近，直径 12μm，核扭曲，核仁有 1~3 个；细胞表面有短绒毛，胞质含分泌泡，高尔基体发达，颗粒 MPO 阳性或阴性（图 8–21A，B）。②巨噬细胞型：胞质丰富，含不规则空泡和大溶酶体，表面有粗大突起和伪足，包围或吞噬成熟红细胞（图 8–21C，D）。③组织细胞型：形态类似分化程度较低的组织细胞，直径 18~20μm，核大，核仁显著，异染色质多，胞质含中等大小溶酶体，其他细胞器少。有嗜红细胞现象，细胞破坏和损伤明显，患者全血细胞减少严重（图 8–22）。④间变单核细胞：幼稚单核细胞胞体大，胞质丰富，但细胞器发育差，不易分类（图 8–23A，B）。⑤树突细胞型：细胞表面有长突起，胞质多，核规则，核仁显著，细胞器少，颗粒细小而少。这类患者白血病细胞侵袭性强（图 8–23C，D）[7]。

（二）形态结构鉴别

M_{5b} 患者白血病单核细胞形态变化多样，单纯形态观察难以确定，所以又称“百变单核”。部分患者光镜下与 M_{2b} 细胞形态相近，都有体积大、胞质多和核仁显著特点；电镜下 M_5 单核细胞表面有突起、分泌泡，颗粒细小，而 M_{2b} 细胞颗粒粗大，部分中幼粒细胞特点。

部分 M_{5b} 和 M_7 细胞都表现为体积大，核大，胞质少，但幼稚单核细胞外形较规则，细胞核小，异染色质少，表面有绒毛，颗粒或大溶酶体较大；幼稚巨核细胞表面为鼓状突起，胞质密度低。

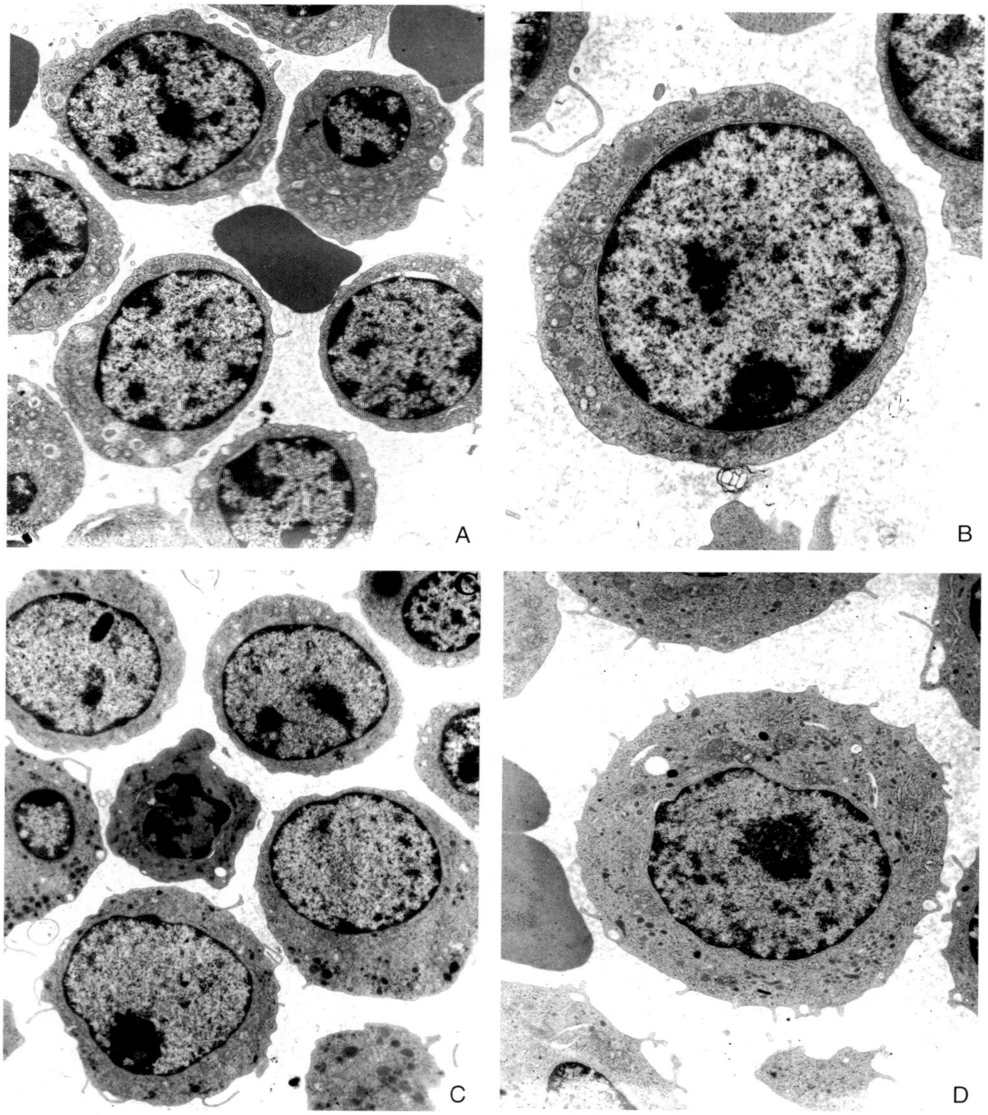

图 8-19 AML-M_5。(A) Ⅰ型原始单核细胞，×4K；(B) Ⅰ型原始单核细胞体积小，细胞器少，×10K；(C) Ⅱ型原始单核细胞外形圆，核圆，核仁显著，胞质含少量颗粒，×3.5K；(D) Ⅰ型幼稚单核细体积大，胞质丰富，颗粒细小，×8K。

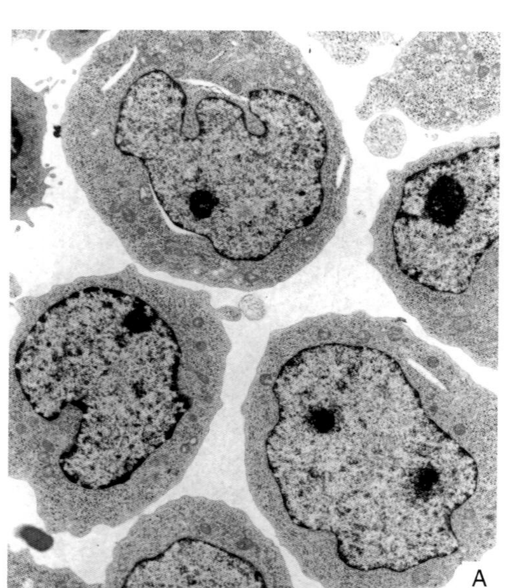

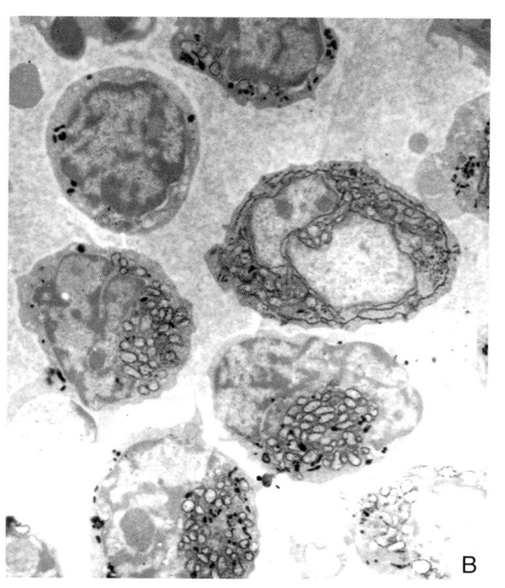

图 8-20 AML-M_5。(A) Ⅰ型幼稚单核细胞，核不规则，胞质多，细胞器少，×4.5K；(B) Ⅰ型幼稚单核细胞 MPO 阳性颗粒少且小，×3K；(C) Ⅰ型幼稚单核细胞核仁显著，胞质含束状微丝(箭头所示)，×8K；(D)高倍镜显示 C 图中间微丝，×20K。(待续)

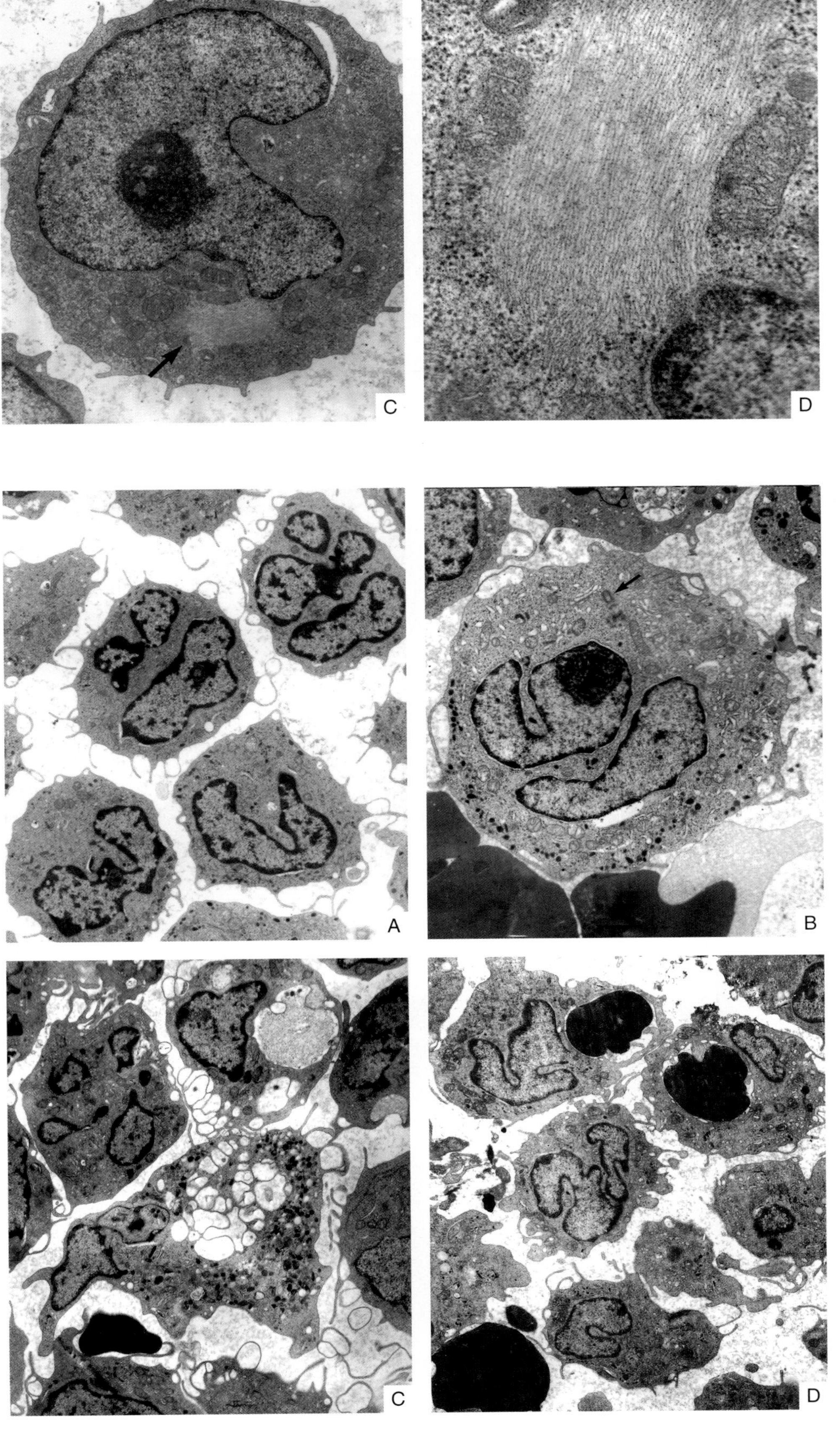

图 8-20(续)

图 8-21　AML-M_{5b}。(A)典型幼稚单核细胞核扭曲，核仁显著，含细小颗粒，有囊泡绒毛，×4K；(B)树突状幼稚单核细胞，颗粒少，表面有囊泡，×6K；(C)巨噬细胞型胞质丰富，空泡、突起多，颗粒粗大，吞噬活跃，×3.5K；(D)巨噬细胞型吞噬红细胞，×3K。

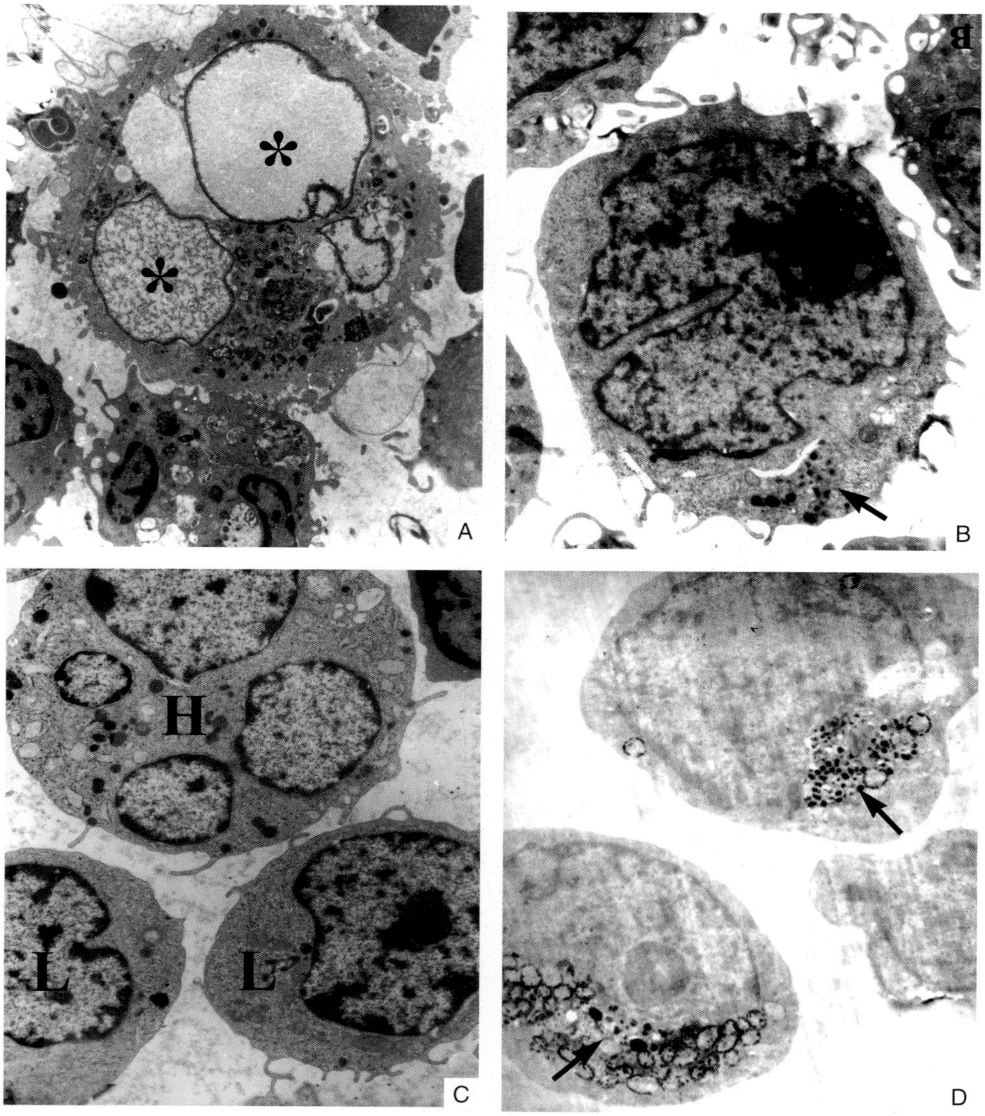

图 8-22 AML-M_5。(A)组织细胞型单核-巨噬细胞胞质溶解(*)，×4K；(B)组织细胞型细胞核大，核仁显著，颗粒少（箭头所示），×3.5K；(C)组织细胞型细胞(H)突起与淋巴细胞(L)接触，×3.5K；(D)组织细胞型细胞 MPO 阳性颗粒细小（箭头所示），×5K。

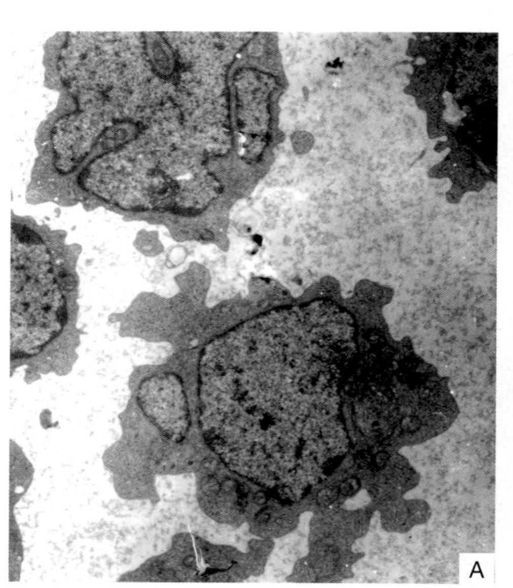

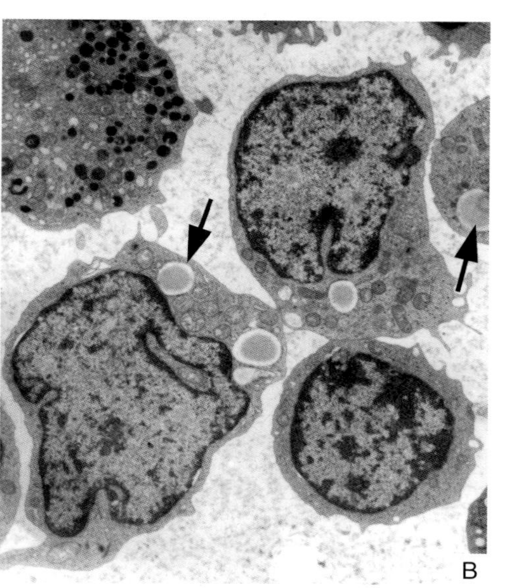

图 8-23 AML-M_5。(A)间变单核细胞细胞器少，胞质脱落，×4K；(B)间变单核细胞含脂滴（箭头所示），细胞器少，×3.5K；(C)树突细胞型细胞表面有绒毛，×3.5K；(D)树突细胞型体积大，核不规则，有环状核带，表面突起长，×4K。（待续）

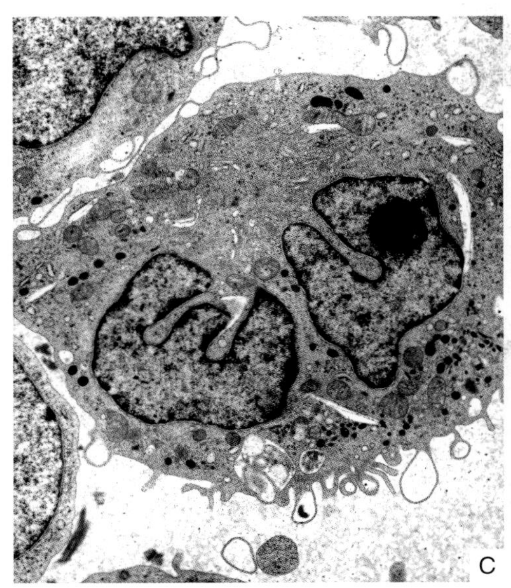

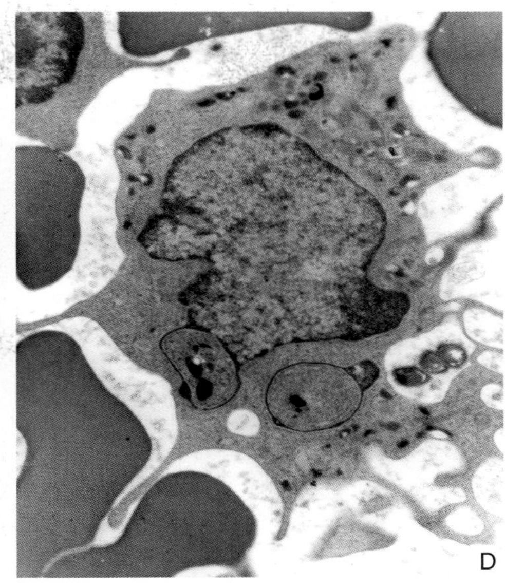

图 8-23(续)

六、纯红白血病

纯红白血病(pure erythroid leukemia,PEL)或急性红白血病(acute erythroid leukemia,AEL),是以幼红细胞增生为主的 AML,也称 AML-M_6。2017 年世界卫生组织将 PEL 定义为幼红细胞占骨髓有核细胞 80%以上,原始和早幼红细胞≥30%,无其他系列幼稚细胞增生。PEL 可发生于任何年龄,成年男性多发。症状包括重度贫血、外周幼红细胞增多和血小板减少;1/3 患者有骨痛,部分骨痛患者出现类风湿因子(RF)、DNA 抗体、Coombs 试验阳性和高丙种球蛋白血症。PEL 预后与其他同龄 AML 患者相同。

幼红细胞 PAS 染色弥漫或颗粒阳性,NSE 阳性,MPO 阴性。大部分幼红细胞 CD36、Hb 抗原和 GP 蛋白阳性,原红细胞可阴性;髓系表型类似 M0 或 M1,部分表达 CD13、CD33、CD117、CD34、TdT。患者无特异相关染色体异常,大部分为多结构复杂核型。

(一)细胞形态结构

光镜下原红细胞>30%,外形规则,体积大,细胞器少,核圆,核仁显著,胞质丰富,强嗜碱性,边缘不规则,可见空泡(图 8-24)。电镜下大部分幼红细胞外形规则,胞质丰富,线粒体肿大;部分患者原红或早幼红细胞巨幼变,核仁显著,层次不清,线粒体扩张,胞质含溶酶体;部分患者细胞病态发育,可见内质网扩张,胞质空泡化,外形不规则,核损伤,有的光镜下似浆细胞,称为“浆细胞样幼红细胞”(图 8-25 和图 8-26)。

(二)形态结构鉴别

PEL 原红和早幼红细胞比例高,而非红白血病无效造血患者以中、晚幼红细胞增生为主。部分 MDS 患者红系增生和发育异常,常常同时伴粒细胞和巨核细胞增生和病态发育。神经母细胞瘤恶性细胞外形与原红细胞类似,但部分细胞含神经颗粒和微丝。

七、急性巨核细胞白血病

急性巨核细胞白血病(acute megakaryocytic leukemia,AML-M_7)以巨核细胞克隆性增生为主,骨髓异型巨核细胞超过有核细胞总数 20%,原始异型巨核细胞大于原始细胞总数 50%以上,不包括 AML 伴 MDS、治疗相关 AML,以及 t(1;22)(p13.3;q13.1)、inv(3)(q21.3q26.2)和 t(3;3)(q21.3;q26.2)等基因重现性白血病,以及唐氏综合征相关患者。该型约占 AML 总数的 5%,发生于不同年龄,小儿多见,部分为原发性,部分继发于其他白血病亚型治疗后,少数由 MPD 或 MDS 转化而来。临床表现与其他 AML 亚型相似,包括发热和全血细胞减少,肝大、脾大少见,少数患者有血小板增高和功能减弱;多数患者并发骨髓纤维化,血清 LDH 升高,骨坏死或溶解。大部分

图 8-24 AML-M_6。(A)原红细胞含空胞,可见双核细胞（三角箭头所示）,×1K;(B)原红细胞外形规则,核仁显著（箭头所示）,×1K;(C)多核红细胞(三角箭头所示),×1K;(D)原始、早幼(黑色箭头所示)和晚幼红细胞(红色箭头所示),还显示原始髓系细胞(三角箭头所示),×1K。

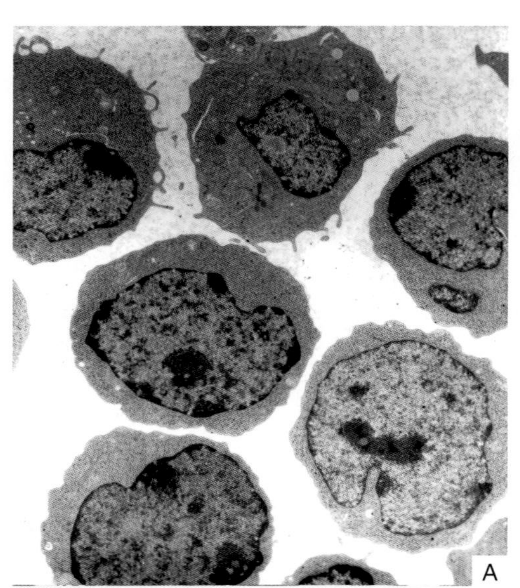

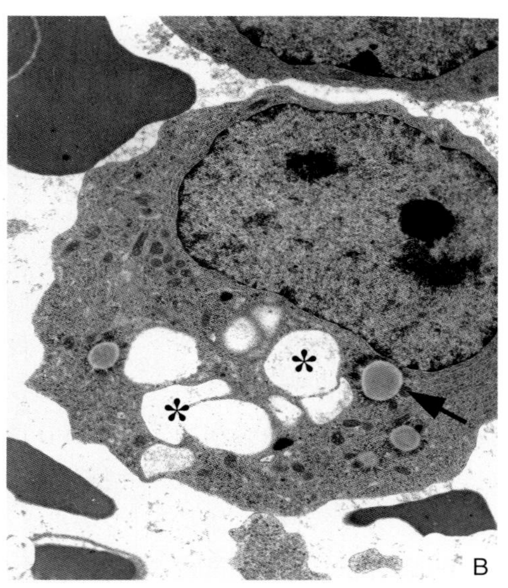

图 8-25 AML-M_6。(A)大部分原红细胞外形规则,细胞器少,×5K;(B)原红细胞含脂滴(箭头所示)和空泡(*),×5K;(C)退化原红细胞,核仁均质化,密度增高(箭头所示),×10K;(D)幼红细胞有多个核仁(箭头所示),含空泡,×25K。(待续)

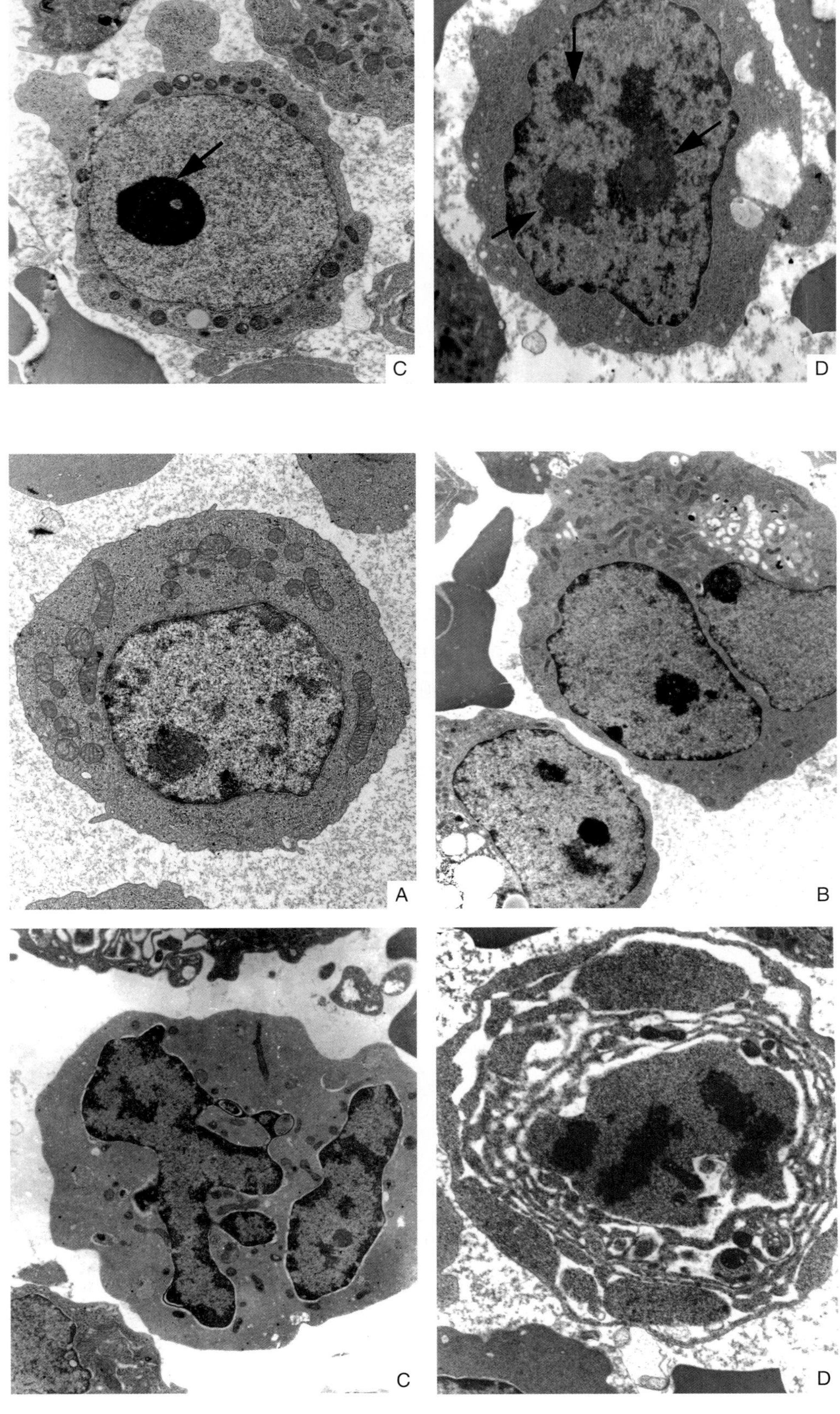

图 8–25(续)

图 8–26　AML–M_6。(A)原红细胞外形规则，线粒体嵴清晰，×4K；(B)原红细胞含空泡，核不规则，×5K；(C)有核红细胞核畸形，线粒体小，×4K；(D)异常分裂期有核红细胞，×4K。

M_7患者对化学治疗不敏感，预后较差。

巨核细胞特异性表达血小板相关抗原 CD41（Ⅱb/Ⅲa）和 CD61（或其中之一），以及 CD36，高分化或成熟阶段细胞表达 CD42b；部分表达 CD13 和 CD33；少数患者非特异性表达 CD7；大部分巨核细胞不表达 CD34、CD45 和 HLA-DR 等非系列抗原；所有患者巨核细胞不表达淋系抗原和 TdT。M_7无特异相关染色体异常，MDS 相关染色体异常和 3 号染色体异常均与巨核细胞异常分化相关，这些患者已经被划入其他 AML 亚型。

（一）细胞形态结构

巨核细胞形态差异大，直径 10~50μm，根据分化程度和细胞器发育情况，白血病巨核细胞分原始巨核细胞、幼稚巨核细胞和小巨核细胞 3 种类型[8]。

1. 原始巨核细胞

分化程度对应Ⅰ期巨核细胞，直径 10~12μm，大部分为圆形，表面光滑，核圆，染色质凝集，胞质少，呈深蓝色，光镜难以与淋巴细胞、原红细胞及原始单核细胞混淆，所以描述为“淋巴样巨核细胞”和“单核样巨核细胞”（图 8-27A，B）。电镜下巨核细胞核膜清晰，核仁显著；线粒体小，密度高，内质网和高尔基体少，无分界膜和致密颗粒等标志性结构。这类细胞部分表达 CD13、CD33、CD34、CD41、CD61、CD42b、CD62，阳性率低；组化染色无特异性。这类患者由于细胞数少，流式细胞仪难以诊断，常需结合电镜 PPO 染色和超微结构进行诊断（图 8-28A，B）。

2. 幼稚巨核细胞

分化程度对应Ⅱ期巨核细胞，大小不等，直径 15~30μm，外形圆，胞质多，表面有鼓状突起，核仁显著，细胞器少。有的细胞核呈马蹄形或肾形，似单核细胞，光镜下被称为“大单圆细胞”；有的细胞含双核或大核，核仁显著，胞质多，被称为“双圆核或多圆核细胞”（图 8-27C）。电镜下幼稚细胞线粒体结构致密，致密颗粒、膜管道结构和分界膜等巨核细胞标志性结构发育不成熟（图 8-28C，D）。部分细胞体积大，标志性结构发育不成熟，分布不均，如分界膜网眼大而不均匀，面积不超过胞质 1/3。这类细胞 PPO、CD42b、CD62 阳性率高（图 8-29A，B，C）。

3. 小巨核细胞

这是一类分化成熟但发育异常的巨核细胞，DNA 复制少，胞质发育成熟，直径 10~15μm，核质比大，异染色质多，核仁不明显（图 8-27 D）。电镜下胞质含致密颗粒和 α-颗粒，膜管道系统和少量分界膜结构少，胞内血小板少，核膜 PPO 阳性（图 8-29 D）。这类细胞血小板相关抗原 CD41、CD42b、CD61 和Ⅷ因子阳性。

（二）形态结构鉴别

不同发育程度巨核细胞 PPO 阳性反应不同，白血病巨核细胞总阳性率为 10%~50%，原始巨核细胞

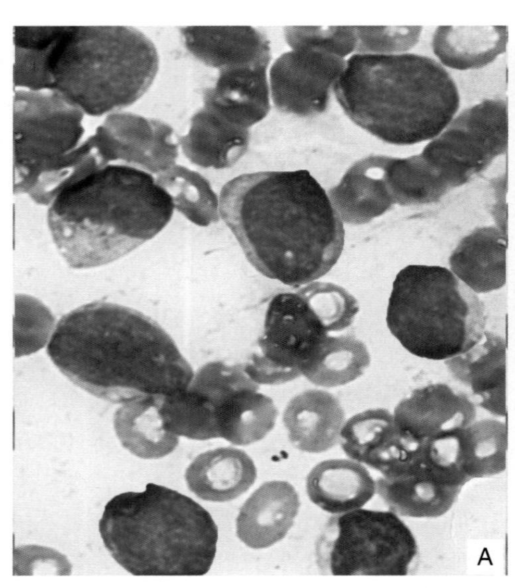

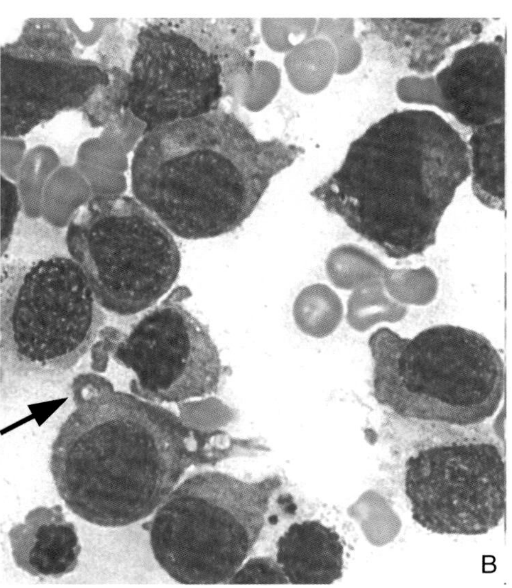

图 8-27 AML-M_7。（A）原始巨核细胞体积小，×1K；（B）幼稚巨核细胞表面有突起（箭头所示），×1K；（C）幼稚巨核细胞表面有鼓状突起（箭头所示），×1K；（D）小巨核细胞细含小颗粒，×1K。（待续）

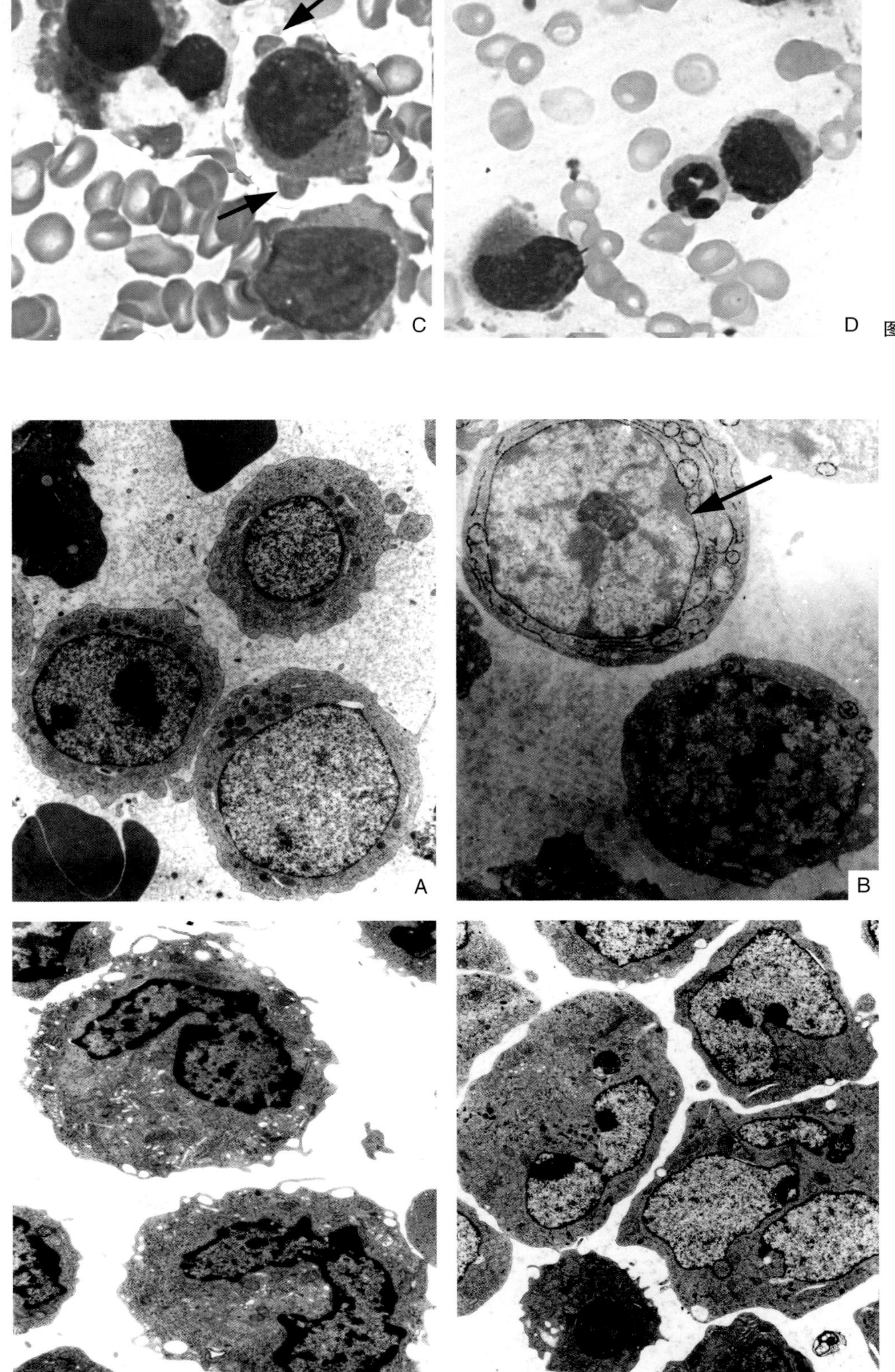

图 8-27(续)

图 8-28 AML-M_7。(A)原始巨核细胞直径 8μm，胞质少，核仁明显，×4K；(B)原始巨核细胞核膜 PPO 阳性(箭头所示)，×4K；(C)幼稚巨核细胞核扭曲似幼稚单核细胞，×5K；(D)幼稚巨核细胞核不规则，胞质多，细胞器少，×3K。

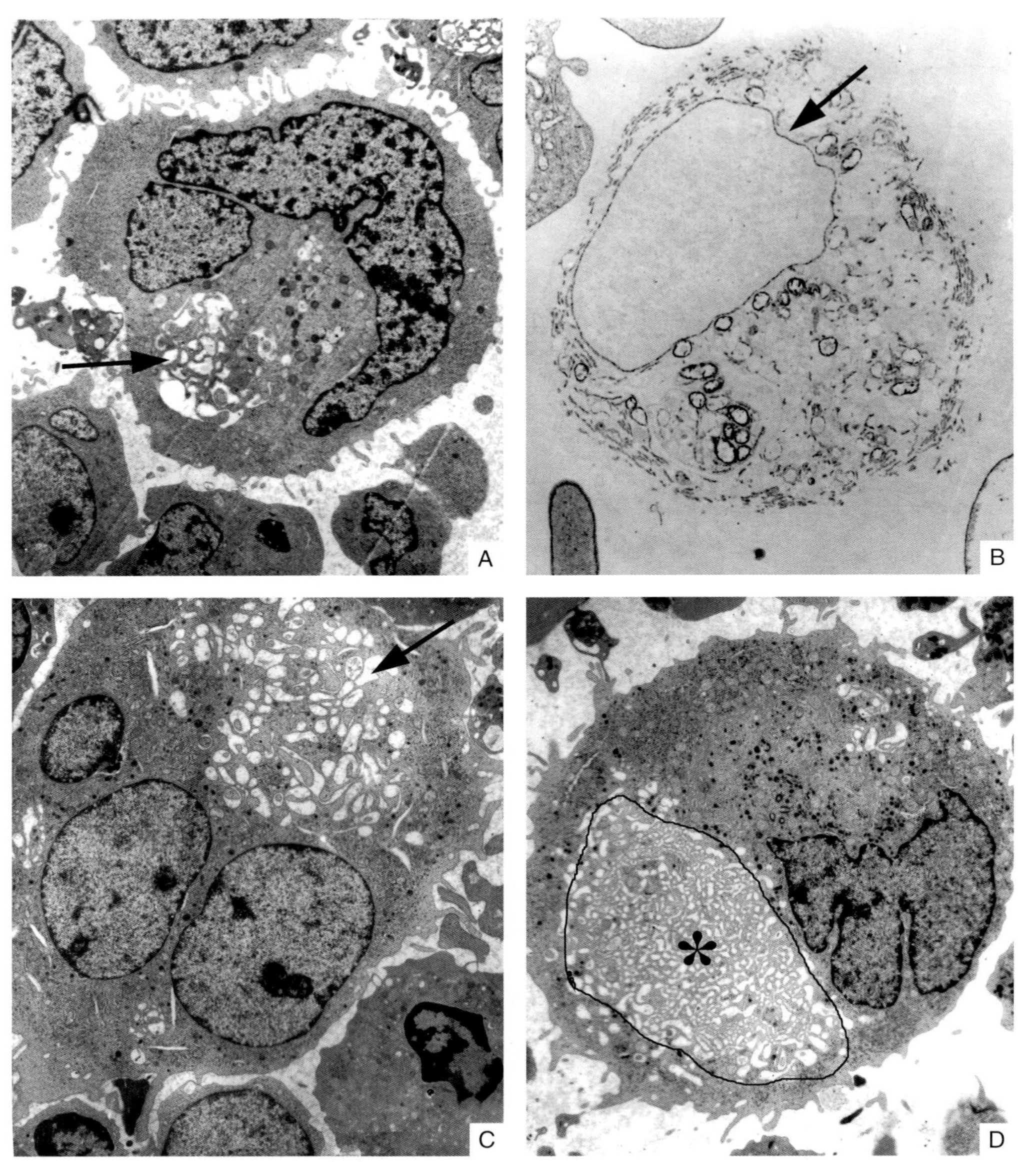

图 8-29 AML-M_7。(A)幼稚巨核细胞核不规则，含小颗粒，分界膜不发达（箭头所示），×3K；(B)幼稚巨核细胞内质网和核膜PPO阳性（箭头所示），×3.5K；(C)幼稚巨核细胞含未成熟分界膜（箭头所示），×4K；(D)巨核细胞含颗粒，高尔基体高度复制（*），无胞内血小板形成，×3K。

阳性率<20%，小巨核细胞阳性率>50%[9]。不同患者巨核细胞类型和比例不同，儿童患者以原始巨核细胞为主，被称为 M_{7a}；中老年患者以幼稚巨核细胞为主，被称为 M_{7b}。

八、急性嗜碱性粒细胞白血病

急性嗜碱性粒细胞白血病（acute basophilic leukemia，ABL）为原发性伴嗜碱性粒细胞分化的AML，原始和早幼阶段细胞>20%。该病非常罕见，不超过 AML 总数的 1%，性别和年龄无统计数据。临床表现为骨髓衰竭、皮肤损伤、器官肿大、骨溶解、组胺增高综合征；骨髓含原始粒细胞和大量幼稚嗜碱性粒细胞，外周高低不等。肥大细胞和嗜碱性粒细胞来源相同，部分 ABL 患者伴有肥大细胞增多。

嗜碱性粒细胞 MPO、SBB、CE、NAE 染色阴性和 PAS 染色阳性，幼稚细胞表达 CD13、CD33、CD34 和 HLA-DR，不表达 CD117；大部分表达 CD123、

CD203c 和 CD11b，少数表达 CD19，不表达单核系列抗原。ABL 无特异相关染色体异常，部分患者与 C-kit 基因突变有关。

(一)细胞形态结构

骨髓或外周嗜碱性粒细胞增高，原始阶段细胞外形规则，核圆，偶见双叶，细胞器少，无颗粒或少颗粒；早幼阶段细胞颗粒未成熟，瑞氏染色不明显，甲苯胺蓝染色明显；中、晚幼和成熟细胞的颗粒粗大，呈紫黑色(图 8-30A)。电镜下嗜碱性粒细胞表面光滑，原始阶段细胞直径约为 10μm，含 1~2 个颗粒或无颗粒，内质网、高尔基体和分泌泡少；早幼细胞直径 12μm，胞质较多，核轻度不规则，核仁明显，异染色质多，颗粒多；成熟阶段细胞的嗜碱颗粒部分内容物脱失，密度降低。部分嗜碱性粒细胞兼有肥大细胞特点，表面有突起，核圆，异染色质多，颗粒密度均匀。嗜碱性粒细胞颗粒直径 2μm，MPO 阴性，嗜酸性粒细胞和原粒细胞颗粒 MPO 阳性，可资鉴别(图 8-30 和图 8-31)。

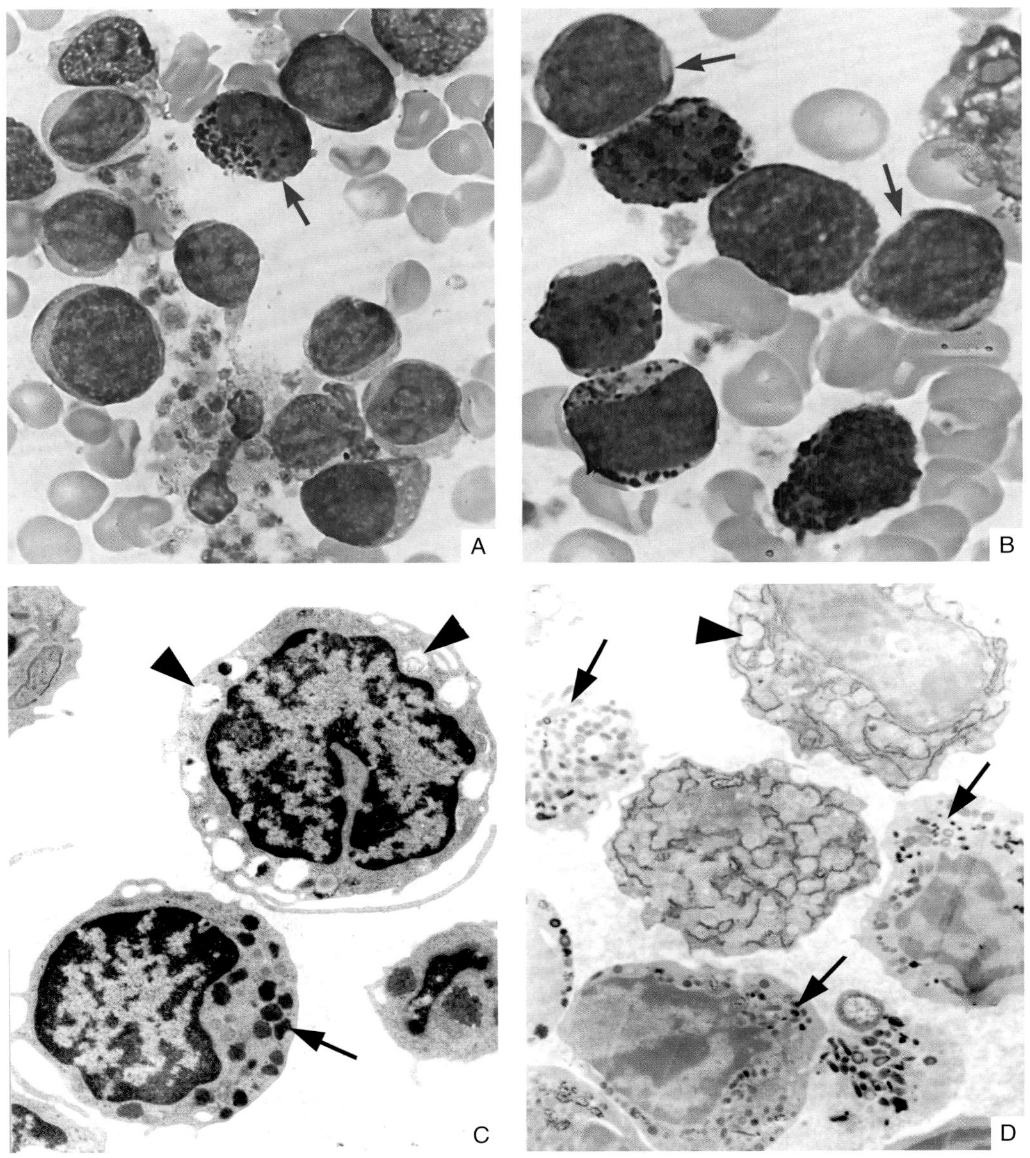

图 8-30　急性嗜碱性粒细胞白血病。(A)骨髓含原始粒细胞和少量嗜碱性粒细胞(箭头所示)，×1K；(B)2 个原始粒细胞(箭头所示)，其他嗜碱性粒细胞嗜碱性颗粒深染，×1K；(C)幼稚嗜碱性粒细胞颗粒密度高(箭头所示)，成熟细胞颗粒内容物丢失(三角箭头所示)，×4K；(D)嗜碱性粒细胞颗粒 MPO 阴性(三角箭头所示)，中性粒细胞 MPO 阳性(箭头所示)，×2.5K。

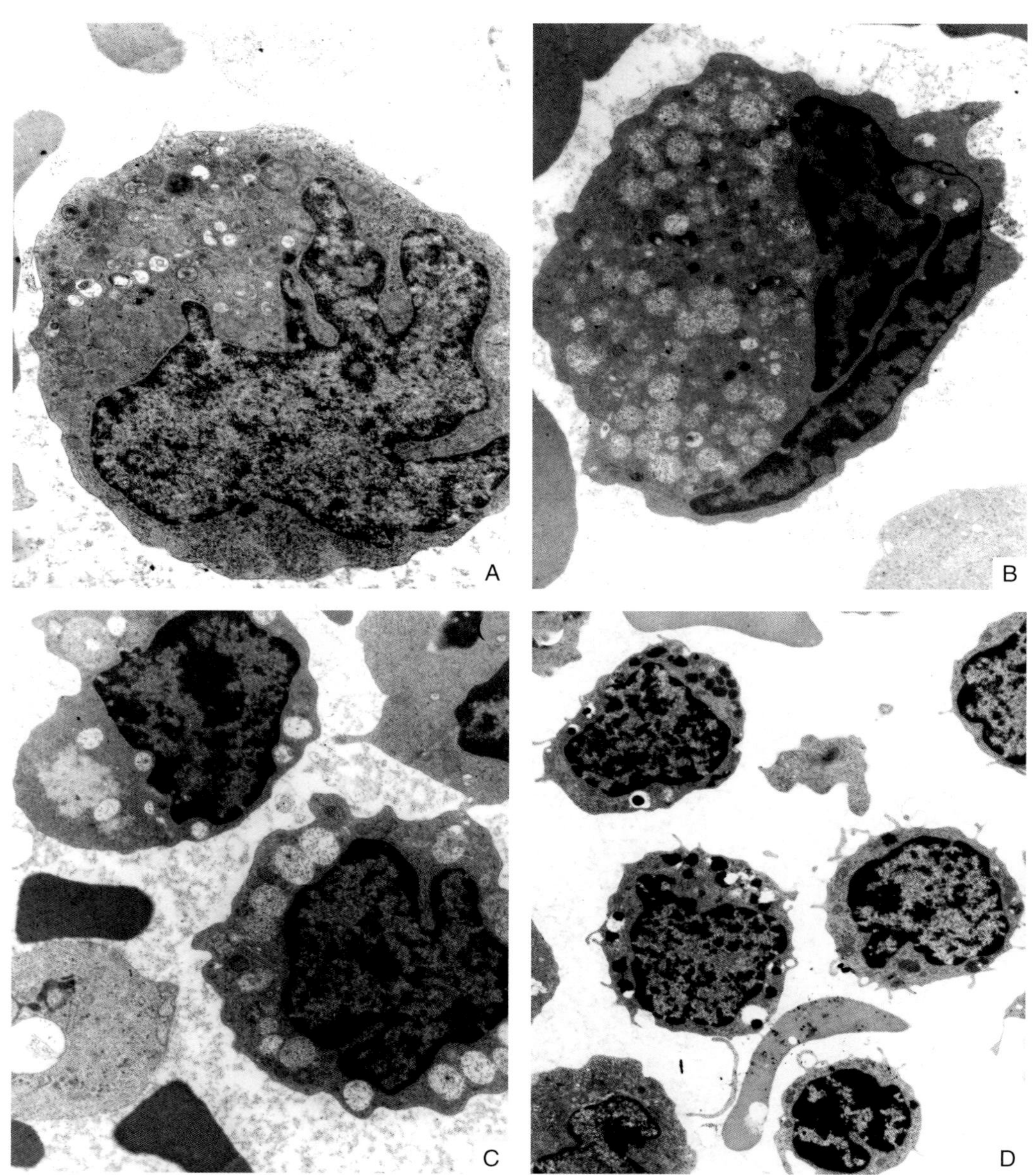

图 8-31 急性嗜碱性粒细胞白血病。(A)原始嗜碱性粒细胞颗粒少,核不规则,×5K;(B)原始嗜碱性粒细胞核不规则,颗粒少,线粒体肿大,×5K;(C)高分化细胞嗜碱性颗粒密度疏松,×5K;(D)低分化细胞嗜碱性颗粒密度高,×3K。

(二)形态结构鉴别

生理状态下人体外周或骨髓中嗜碱性粒细胞数量很少,仅占白细胞总数的0.01%。嗜碱性粒细胞升高常见于急慢性感染、严重组织损伤、出血、中毒、恶性肿瘤,以及哮喘等过敏性疾病和免疫性损伤;伴嗜碱性粒细胞增多的血液系统疾病主要包括部分急性白血病、慢性粒细胞白血病、骨髓纤维化症、慢性溶血、脾切除术后,以及其他系统肿瘤骨髓转移。诊断急性嗜碱性粒细胞白血病时,首先要除外这些疾病,尤其注意与伴AML伴(6;9)(p23;q34)的鉴别诊断。该病患者常表现为高白血症、嗜碱性粒细胞升高和血细胞病态发育,与急性嗜碱性粒细胞白血病的细胞形态相似,这类患者大部分白血病细胞表达CD9、CD13、CD33和HLA-DR,部分表达CD45和CD38,少数患者细胞表达CD15、CD34和TDT,说明这类患者白血病细胞的分化程度更低。

九、急性全髓增殖伴骨髓纤维化

急性全髓增殖伴骨髓纤维化 (acute panmyelosis with myelofibrosis, APMF)是骨髓三系造血细胞增生，同时伴进行性骨髓纤维化的一类白血病。诊断标准为粒细胞、红细胞、巨核细胞同时增生，骨髓或外周幼稚细胞>20%，不符合其他类型 AML 标准。因大部分患者表现为进展性骨髓纤维化，又名恶性骨髓纤维化或急性全髓坏死(硬化)。本病发生率低，主要见于成人。临床表现包括进行性贫血、反复感染、明显出血和其他器官浸润症状，症状包括衰弱、倦怠、发热、骨痛、肝脾轻度肿大。该病进行性发展，预后差，生存期只有数月。

骨髓病理表现为红、粒、单、巨核细胞增生，细胞外基质和成纤维细胞积聚导致造血面积减少，幼稚细胞局灶性分布。免疫学特点为全髓标志抗原阳性，系列特异性不强，少数细胞表达巨核或血小板相关抗原。该病无特异相关性细胞遗传学异常。

(一)细胞形态结构

外周有核红细胞，骨髓原始和幼稚粒、单核细胞，以及幼稚巨核细胞增多，白血病细胞为 20%~25%。早期患者骨髓有核细胞增生活跃，部分患者红、粒及巨核三系造血细胞病态发育，表现为成熟红细胞形态异常，幼红细胞核分叶、核碎裂、核出芽，以及线粒体铁沉积；粒细胞异常包括巨幼变、颗粒少；巨核细胞异常包括小巨核细胞、核质发育不平衡。电镜下观察，部分白血病细胞形态结构似造血干/祖细胞，圆外，直径 6~8μm，核质比大，胞质和细胞器少。

(二)形态结构鉴别

急性全髓增殖伴骨髓纤维化和 M_7 骨髓病理和细胞形态相似，均有严重骨髓纤维化、巨核细胞增多和不同程度病态造血，部分患者两者的幼稚巨核细胞数量和比例接近。鉴别要点在于前者红系病态造血显著，同时有原红细胞、幼稚粒细胞和单核细胞增多，以及体积较小的干/祖细胞形态，而 M_7 患者以不同分化程度巨核细胞为主，其他系列细胞和干/祖细胞很少。

第 5 节 母细胞性浆细胞样树突状细胞肿瘤

母细胞性浆细胞样树突状细胞肿瘤(blastic plasmacytoid dendritic cell neoplasm, BPDCN)是一种来源于浆细胞样树突状细胞(plasmacytoid dendritic cell, pDC)前体细胞肿瘤。该病发病率低，男女比例约3:1。肿瘤细胞不表达髓系、T 细胞及 B 细胞特异性标志，曾被认为来源于 NK 细胞前体细胞。该病常累及皮肤，表达 CD4 和 CD56，又被称为 NKBL/CD4+/CD56+皮肤造血组织肿瘤。2008 年 WHO 血液肿瘤分类将 BPDCN 单立为髓系肿瘤。

一、临床表现

60%以上患者表现多发性皮肤损害，出现结节、斑片或青紫，约 20%伴局部淋巴结肿大，患者早期骨髓累及不显著，后期随着病情发展而累及。少数患者因全血细胞减少发病，其中血小板减少多见，提示骨髓造血功能衰竭。化学治疗对该病有效，容易合并软组织与神经系统浸润，大部分最终发展为白血病，其中 10%~20%发展为 AML。病理表现为表皮和真皮浸润带，瘤细胞弥漫分布，部分侵犯皮下脂肪组织，病灶区其他炎症细胞较少。有的患者病理表现不典型，肿瘤细胞单纯浸润血管周围或附属器。

二、免疫表型和遗传学

BPDCN 靠免疫表型诊断，要点包括：①CD4、CD56 和 CD43 阳性，TCF4(E2-2)、CD7、CD2、TdT 和 CD68 部分阳性。②肿瘤细胞表达浆细胞样树突状细胞表面标志 CD123、TCL1 和 BDCA-2E。③不表达 CD3、CD8、MPO 以及其他髓系细胞和淋巴细胞特异抗原。2/3 患者出现染色体缺失和复杂核型;T、B 淋巴细胞受体基因基本正常,极少数出现 TCR 重排。

三、细胞形态结构

瘤细胞中等大小,染色质较粗,胞质中等量,吉姆萨染色胞质呈灰蓝色,无颗粒,核周有淡染区。光镜下形态与淋巴样浆细胞和原始单核细胞类似(图 8-32A)。电镜下细胞直径 8~10μm,表面有绒毛和囊泡;核不规则,有切迹,少数细胞核圆,异染色质沿核膜分布,核仁明显;线粒体肿大,内质网长,2~3 条平行排列,结构似浆细胞样淋巴细胞(图 8-32 B)。

四、形态结构鉴别

(一)浆细胞瘤和骨髓瘤

首先,浆细胞体积大,胞质多,内质网层层排列,扩张明显;BPDCN 细胞体积较小,胞质少,内质网平行排列,扩张不明显。其次,浆细胞核圆,核膜下染色质凝集明显,而 BPDCN 细胞异染色质随机分布。第三,浆细胞表面无绒毛,而 BPDCN 细胞多有绒毛(图 8-33 A,B)。

(二)急性单核细胞白血病

急性单核细胞白血病也容易累积皮肤,光镜下部分患者幼稚单核细胞与 BPDCN 细胞相似,区别在于幼稚单核细胞大部分含颗粒和空泡,核不规则(图 8-33 C)。

(三)慢性淋巴细胞白血病

光镜下 BPDCN 和 CLL 细胞形态相似;电镜下 CLL 细胞核圆,含 1 个核仁,BPDCN 细胞核不规则,核仁多,内质网长[10](图 8-33 D)。

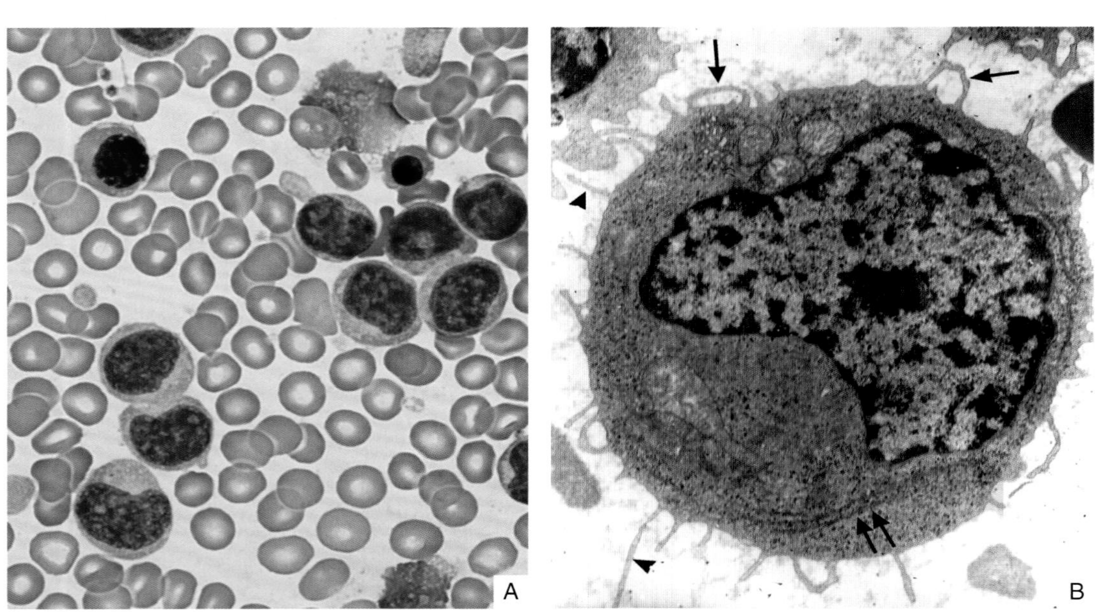

图 8-32 BPDCN 细胞。(A)光镜下细胞核轻度不规则,核仁明显,×1K;(B)电镜下细胞表面有细长绒毛(三角箭头所示)和突起(箭头所示),细胞核不规则,核仁明显,内质网平行分布细胞周边(双箭头所示),×3K。

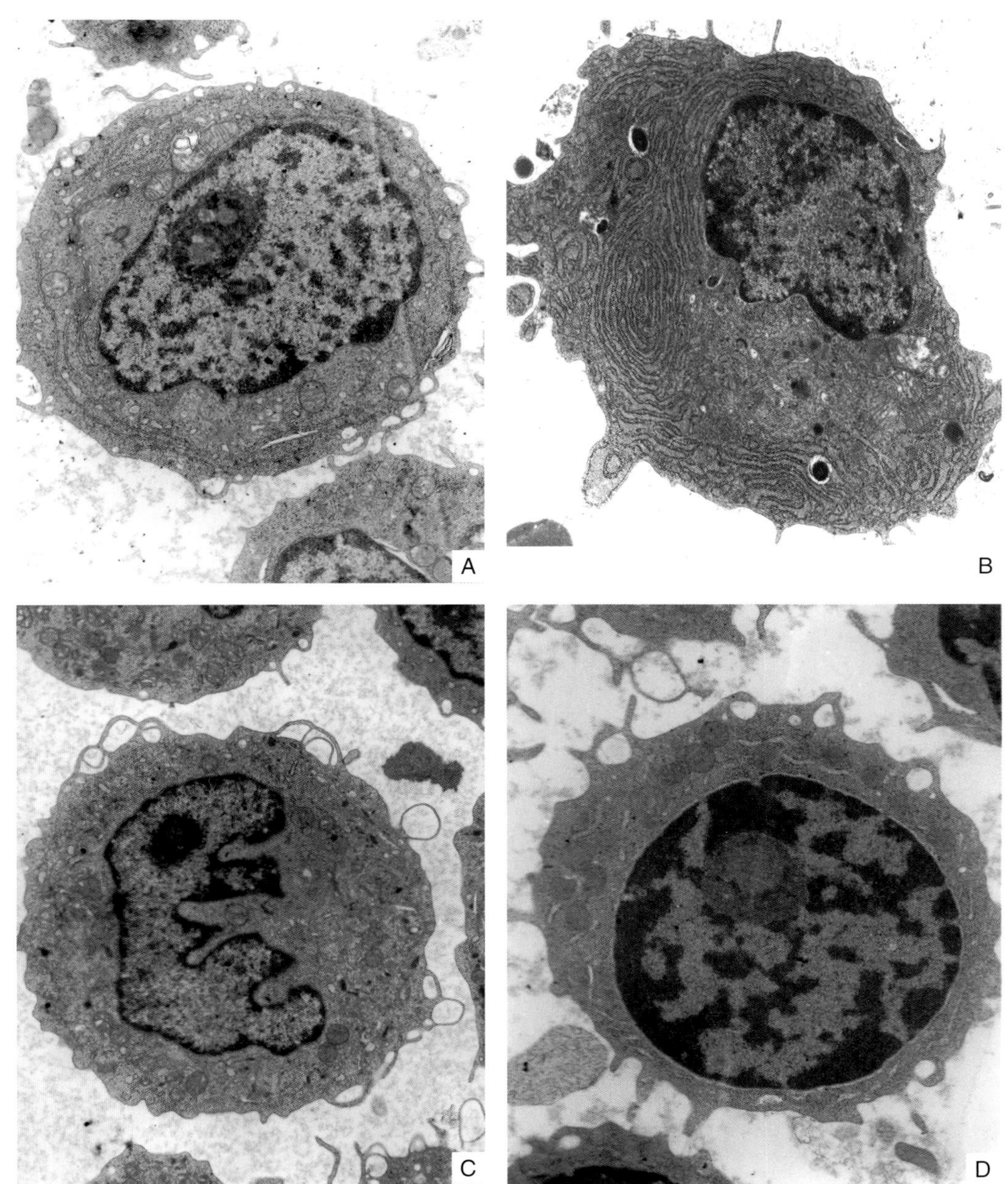

图 8–33 BPDCN 细胞形态结构比较。(A)BPDCN 细胞表面有空泡,核仁显著,细长内质网在胞膜下平行排列,×6K;(B)浆细胞内质网层层排列,扩张,×6K;(C)幼稚单核细胞核折叠扭曲明显,表面有大量空泡,胞质含细小颗粒,×6K;(D)CLL 细胞核圆,异染色质在核膜下呈钟表状凝集,内质网短小,×6K。

参考文献

1. 张华梅, 茹永新. M2b 的细胞形态与免疫表型特点[J]. 中国冶金工业医学杂志,2006,23(3):284–285.

2. 董树旭,赵轼轩,刘津华,等. 透射电镜在急性髓系白血病诊断中的作用[J]. 中华血液学杂志,2013,34(03):205–207. DOI:10.3760/cma.j.issn.02 53–2727.2013.03.005.

3. 茹永新,赵轼轩,刘津华,等. 347 例急性白血病患者骨髓细胞电子显微镜观察结果分析[J]. 中华血液学杂志,2007,28(5):357–358. DOI:10.3760/cma.j.issn.0253–2727.2007.05.029.

4. Ru YX,Dong SX,Liu J, et al. Development of Auer bodies from giant inclusions associated with rough endoplasmic reticulum in acute promyelocytic leukemia[J]. Blood Sci, 2022,5(2):111–117. DOI:10.1097/BS9.0000000000000145.

5. 茹永新，刘津华，赵轼轩，等. 81 例急性单核细胞白血病电镜诊断分析[J]. 白血病·淋巴瘤，2005：14(4).212–214.

6. Ru YX，Mi YC，Liu JH，et al. Significance of transmission electron microscopy in subtyping of monocytic leukemia[J]. Ultrastruct Pathol, 2009，33(2)：67–75. DOI：10.1080/01913120902751346.

7. Ru YX，Dong SX，Zhao SX，et al. Histiocytic differentiation in acute monocytic leukemia[J]. Ultrastruct Pathol, 2016，40(1)：18–23. DOI：10.3109/01913123.2015.1120838.

8. 茹永新，赵轼轩，刘津华，等. 11 例急性巨核系白血病患者巨核细胞的超微结构分析[J]. 中国实验血液学杂志，2007，15(4)：720–723.

9. 董树旭，赵轼轩，王颖，等. 22 例急性巨核细胞白血病的实验室检查特点分析[J]. 中华血液学杂志，2016，37(4)：297–301. DOI：10.3760/cma.j.issn. 0253–2727.2016.04.010.

10. Ru YX，Zhang PH，Dong SX，et al. Morphologic characteristics of blastic plasmacytoid dendritic cell neoplasm：a case report[J]. Ultrastruct Pathol, 2014，38(1)：66–68. DOI：10.3109/01913123.2013.813998.

第 9 章

系列不确定急性白血病

系列不确定急性白血病(acute leukaemias of ambiguous lineage) 是不能以单一系列成分细胞划分的急性白血病,包括两种情况,一种是不表达系列特异抗原的未分化急性白血病(acute undifferentiated leukemia,AUL);另一种白血病细胞具有 2 个或 2 个以上系列特异抗原, 以至于难以归类的混合型白血病(mixed phenotype acute leukemia,MPAL)。系列不确定急性白血病占急性白血病总数的 4%,AUL 很少,以 MPAL 为主。MPAL 分两种情况,一种是患者体内同时有 2 类或 2 类以上白血病细胞; 另一种是白血病细胞同时表达多系列抗原, 主要为髓系抗原合并表达 B 细胞或 T 细胞一个系列的抗原, 很少同时表达 B 细胞或 T 细胞抗原。

系列不确定急性白血病细胞大部分来源于突变造血干/祖细胞,分化程度低,耐药性强,病情发展快,死亡率高。

第 1 节　急性混合型白血病

MPAL 又称急性杂合白血病 (hybrid acute leukemia,HAL),白血病细胞兼有髓系和淋系细胞特征, 表达两系相关特异抗原, 以 T/Myeloid 和 B/Myeloid(B/M and T/M)多见。按照细胞系列抗原权重,只有当髓系积分≥2 分,淋系积分≥1 分时才考虑 MPAL 诊断(表 9-1)。患者体内同时出现两类明确特性细胞,分别表达各自系列抗原,称双系列白血病(bilineage or bilineal acute leukemia,BAL);若体内一类白血病细胞同时表达两个系列抗原, 称双表型白血病(biphenotypic acute leukemia,BAL)。除考虑积分标准, 诊断 MPAL 还要结合细胞遗传学和分子生物学变化,2022 年版 WHO 造血与淋巴组织肿瘤分类标准将 MPAL 细分为伴 BCR::ABL1 型和伴 KMT2A 重排型。未根据遗传学异常分类的 MPAL 称不能分类 MPAL,包括 B-髓混合型(B/myeloid,NOS)和 T-髓混合型(T/myeloid,NOS)。

部分 t(8,21)、t(15,17)和 inv(16)等基因重现型 AML 也表达 B 系抗原,部分伴 FGFR1 突变白血病表达 T 系抗原, 这些患者均不能诊断为 MPAL。CML、MDS 和治疗相关白血病患者具有 1 系以上免疫表型特征时,仍维持最初诊断。MPAL 发病率很低,预后不良。

表 9-1　急性混合型白血病诊断积分系统

积分	B 淋巴细胞系	T 淋巴细胞系	髓细胞系
2	CD79a,cIgM,cCD22	cCD3,sCD3,TCRα/β,γ/δ	MPO
1	CD19,CD10,CD20	CD2,CD5,CD8,CD10	CD13,CD33,CDw65
0.5	TdT,CD24	TdT,CD24	CD14,CD15,CD64,CD117

一、临床表现

临床表现与其他白血病亚型相同，预后和治疗方案相关，综合分析流式细胞术、细胞组化和电镜观察等多种检查结果进行分型有助于优化化学治疗方案。光镜形态和细胞组化染色对 MPAL 特异性不高，流式细胞术和分子生物学检查能显著提高诊断准确率。部分患者白血病细胞数量少或抗原表达弱时容易漏诊，电镜 MPO 细胞组化检测比光镜和流式检测都敏感，结合亚细胞结构分析能提高检出率。

MPAL 细胞形态与遗传学和分子生物学异常相关。①MPAL 伴 BCR::ABL1 患者占急性白血病患者总数<1%，在 MPAL 中比例高，大部分患者含两类不同表型细胞，粒细胞分化程度低，预后差。②MPAL 伴 MLL 重排多见于儿童，大部分为双系列型，一类细胞形态似原始单核细胞，另一类似幼稚淋巴细胞；少数细胞形态呈原始细胞形态。③其他表达 B/M 和 T/M 双系列抗原的 MPAL，含双系列细胞或只有一种淋巴样细胞。

二、细胞形态结构

双表型白血病细胞形态结构差异大，光镜形态类似小淋巴细胞和淋巴母细胞 ALL，或 M_5 幼稚单核细胞（图 9-1）。电镜下分 3 种情况[1]：①大部分细胞形态结构似幼稚淋巴细胞，大小不等，直径 8~15μm，核质比高，核不规则，核仁明显，异染色质多，可含脂滴，MPO 阴性。②流式细胞仪和细胞组化 MPO 检测结果呈阴性，电镜下颗粒、内质网和核膜 MPO 阳性或弱阳性。③细胞大，胞质丰富，核规则，异染色质少，核仁显著，线粒体结构致密，结构似幼稚单核细胞，多为 T/M（图 9-2）。

大部分双系列型同时含幼稚单核细胞与幼稚淋巴细胞，少数同时含幼稚粒细胞和淋巴细胞，光镜难以分辨。电镜 MPO 组化结合超微结构，可以看到白血病细胞具有粒细胞、单核细胞或淋巴细胞不同细胞结构特点，部分细胞形态类似 ALL 细胞，部分类似单核细胞与粒细胞结构，所有这些细胞器发育不完全，分化程度低[2]。

不管是双表型还是双系列型，所有 MPAL 患者电镜 MPO 组化阳性率为 10%~40%；阳性强度弱，颗粒少或单纯核膜阳性，阳性细胞结构类似幼稚单核细胞时容易误诊为 AML-M_5（图 9-3）。

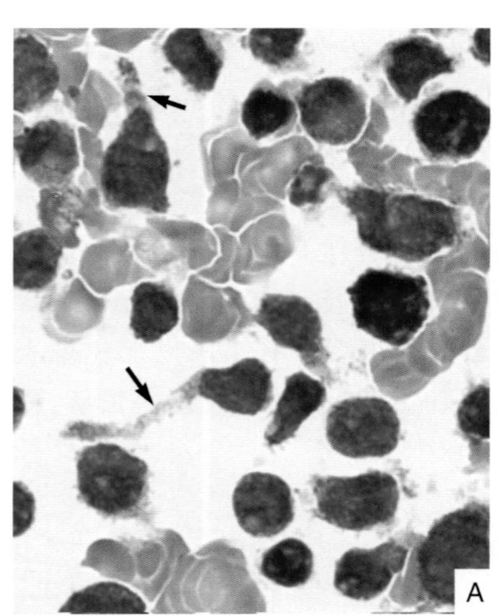

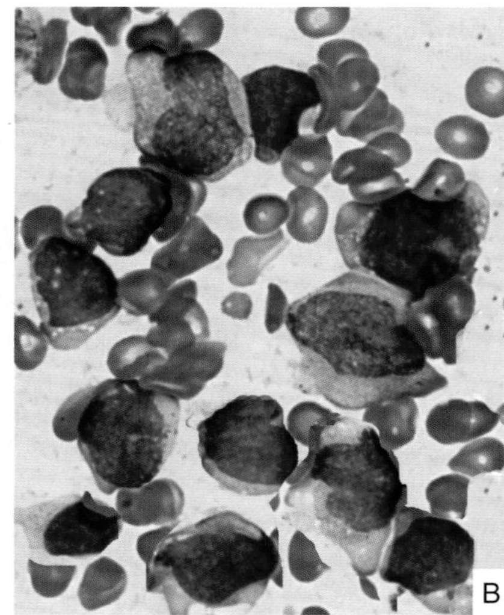

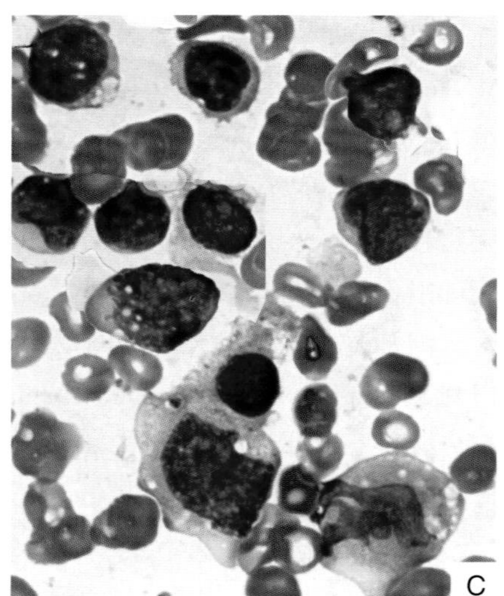

图 9-1 急性杂合白血病。(A)大部分细胞体积小，核质比大，细胞形态类似分化淋巴细胞（箭头所示），×1K；(B)双表型细胞体积大，胞质较多似幼稚单核细胞，×1K；(C)双系列型，部分细胞体积小，似淋巴细胞（上），部分细胞核周围有粉色细颗粒，似单核细胞（下），×1K。

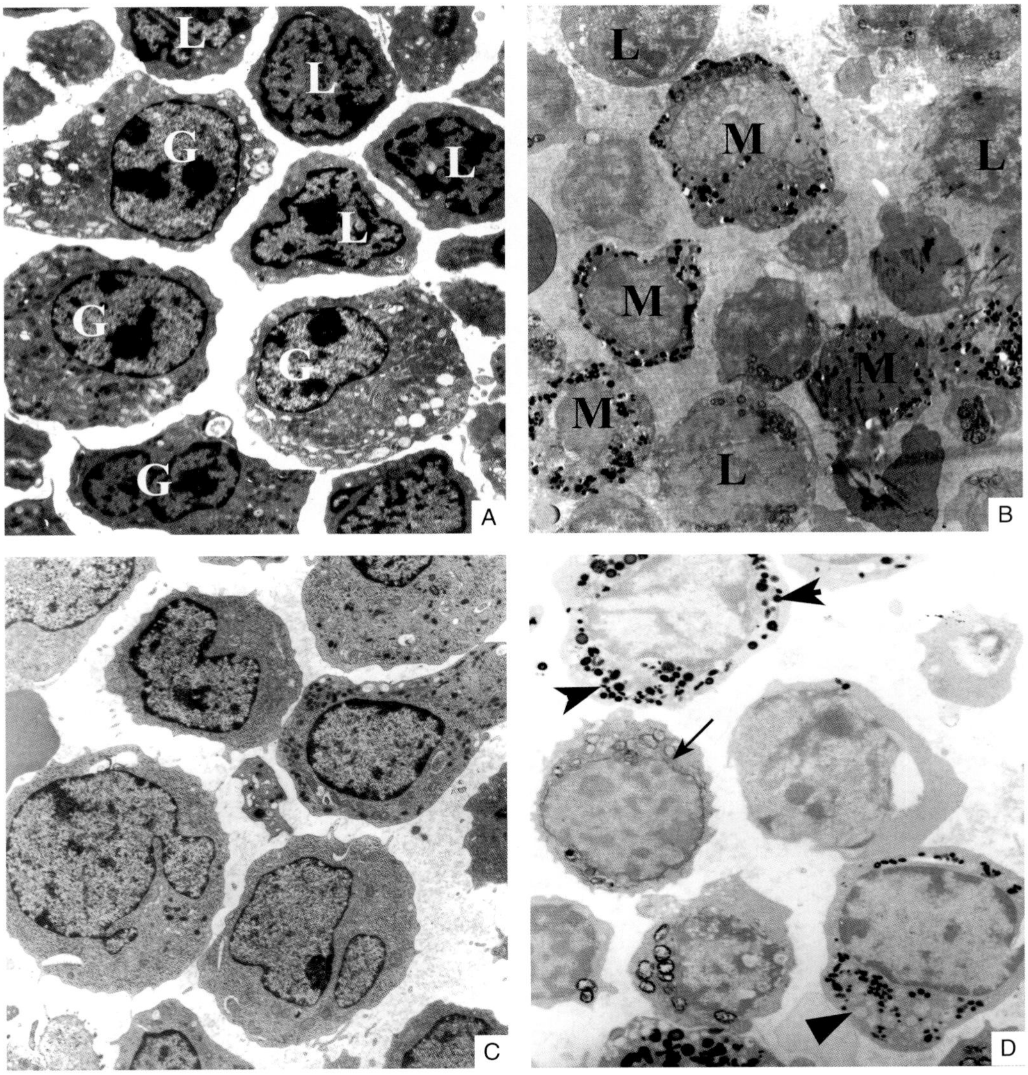

图 9-2　急性杂合白血病。(A)双系列型患者骨髓含早幼粒细胞(G)和异型淋巴细胞(L),×2.5K;(B)双系列型患者骨髓部分细胞 MPO 阳性(M),部分细胞阴性(L),×2.5K;(C)双表型细胞结构似异型单核细胞,胞质丰富,含少量致密颗粒,×4K;(D)双表型细胞核膜(箭头所示)和颗粒 MPO 阳性(三角箭头所示),×4K。

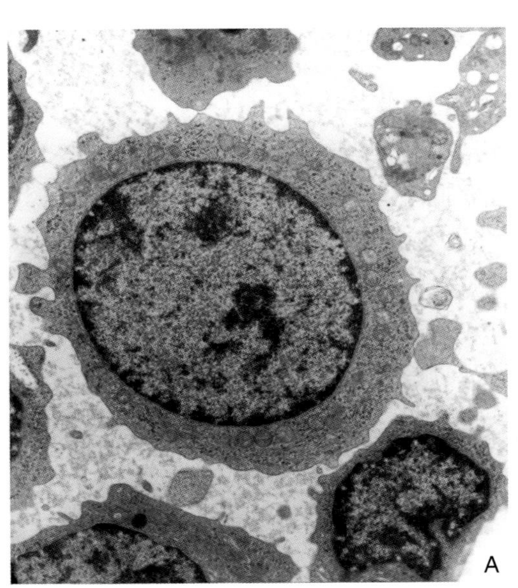

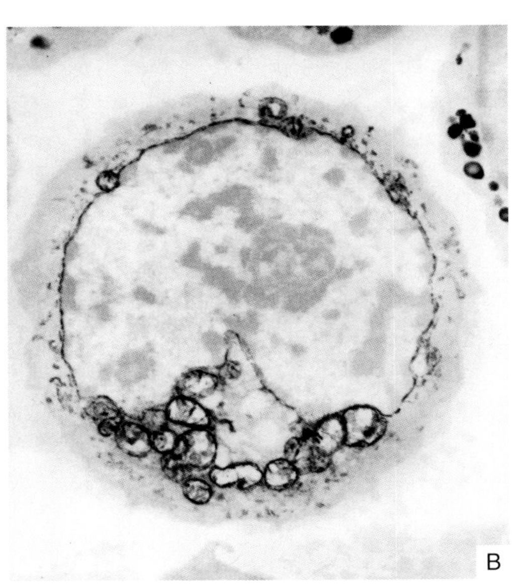

图 9-3　急性杂合白血病。(A)M/T 双表型细胞外形规则,核圆,无颗粒,×6K;(B)M/T 双表型细胞核膜内质网 MPO 阳性,×8K;(C)双表型细胞形态似幼稚淋巴细胞,×3.5K;(D)双表型细胞,核仁明显,胞质少,×3K。(待续)

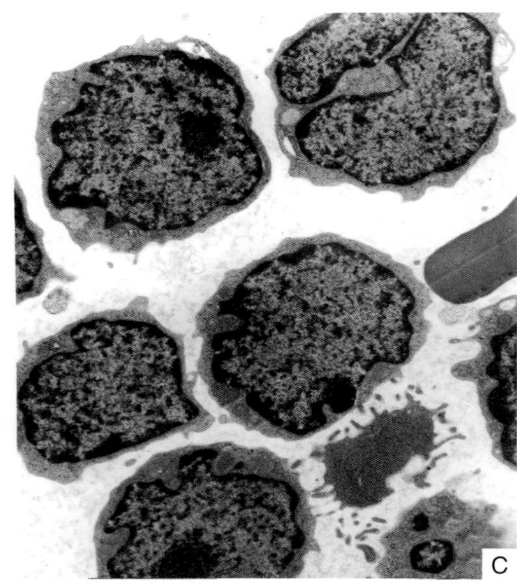

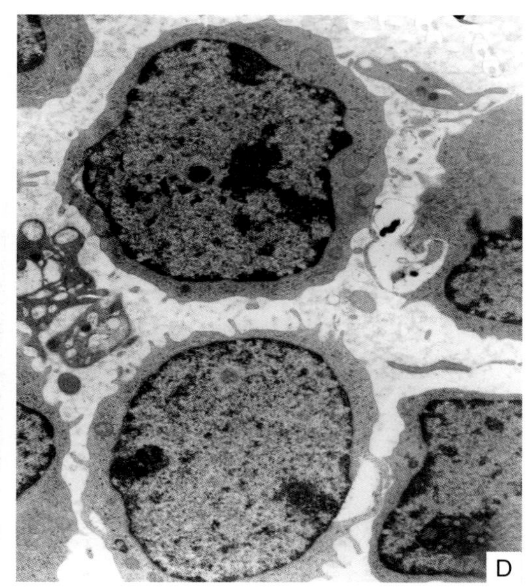

图 9-3(续)

第2节　未分化急性白血病

未分化急性白血病(acute undifferentiated leukemia,AUL)又称未分类急性白血病(acute unclassified leukemia,AUL)或干细胞急性白血病,这类白血病细胞不表达系列特异抗原，难以按照免疫表型分类，需用检测各系列血细胞特异抗原排除其他类型白血病,尤其是浆细胞样树突状细胞、NK细胞、嗜碱性粒细胞源性等少见类型白血病，以及非血液系统肿瘤。AUL发病率很低,明确诊断的病例很少,病程进展快,预后不良。

AUL白血病细胞不表达cCD3、MPO、cCD22、cCD79等淋系、髓系、巨核系细胞,以及树突状细胞标志抗原，仅表达HLA-DR、CD34、CD38和TdT等干/祖阶段造血细胞抗原；细胞组化染色显示大部分细胞酯酶阴性,部分患者有细胞遗传学异常和突变,无特异相关性。

一、细胞形态结构

根据临床经验AUL可分为两种类型。第一种类型,白血病细胞分化程度很低或未分化,形态结构类似造血干/祖细胞,体积小,直径6~8μm,胞质稀少,内质网、高尔基体、线粒体和分泌泡等细胞器少,无特异性颗粒或其他标志性结构，部分患者核膜MPO阳性。这类患者与AML-M_0、M_{5a}及ALL-L1形态相似,主要依赖流式细胞分析进行排除性诊断(图9-4 A;图9-5A,B)。第二种类型,白血病细胞体积大,胞质多,可见空泡,无颗粒,电镜下细胞含线粒体、内质网或分泌泡,但无颗粒,类似肿瘤病理学中的“间变细胞”,不表达造血细胞特异相关抗原,难以用免疫表型分类(图9-4 B,C;图9-5C,D)。

二、形态结构鉴别

AML-M_0细胞为低分化细胞，缺乏明显的原始单核细胞、粒细胞和巨核细胞特点，部分细胞核膜MPO阳性,但提示白血病细胞髓系分化趋势。ALL-L1细胞大部分表面光滑,无空泡或分泌泡,异染色质多,有的含有脂滴;部分AUL细胞外形不规则,表面有突起或空泡,但缺乏细胞器。

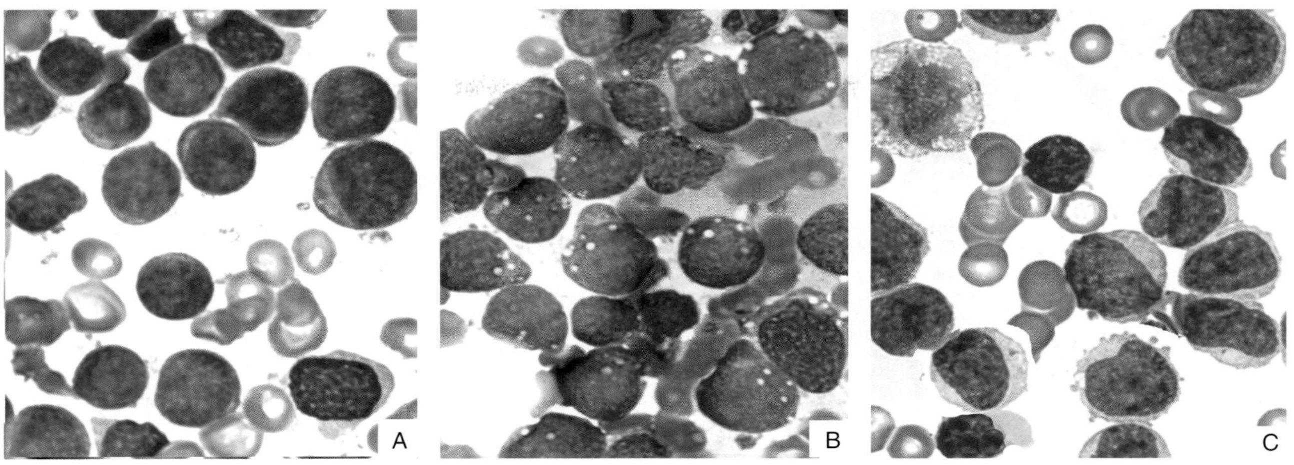

图 9-4　未分化急性白血病。(A)白血病细胞分化程度低，胞质少，核质比大，大小一致，核仁不明显，×1K；(B)白血病细胞含脂滴，×1K；(C)白血病细胞大小不等，×1K。

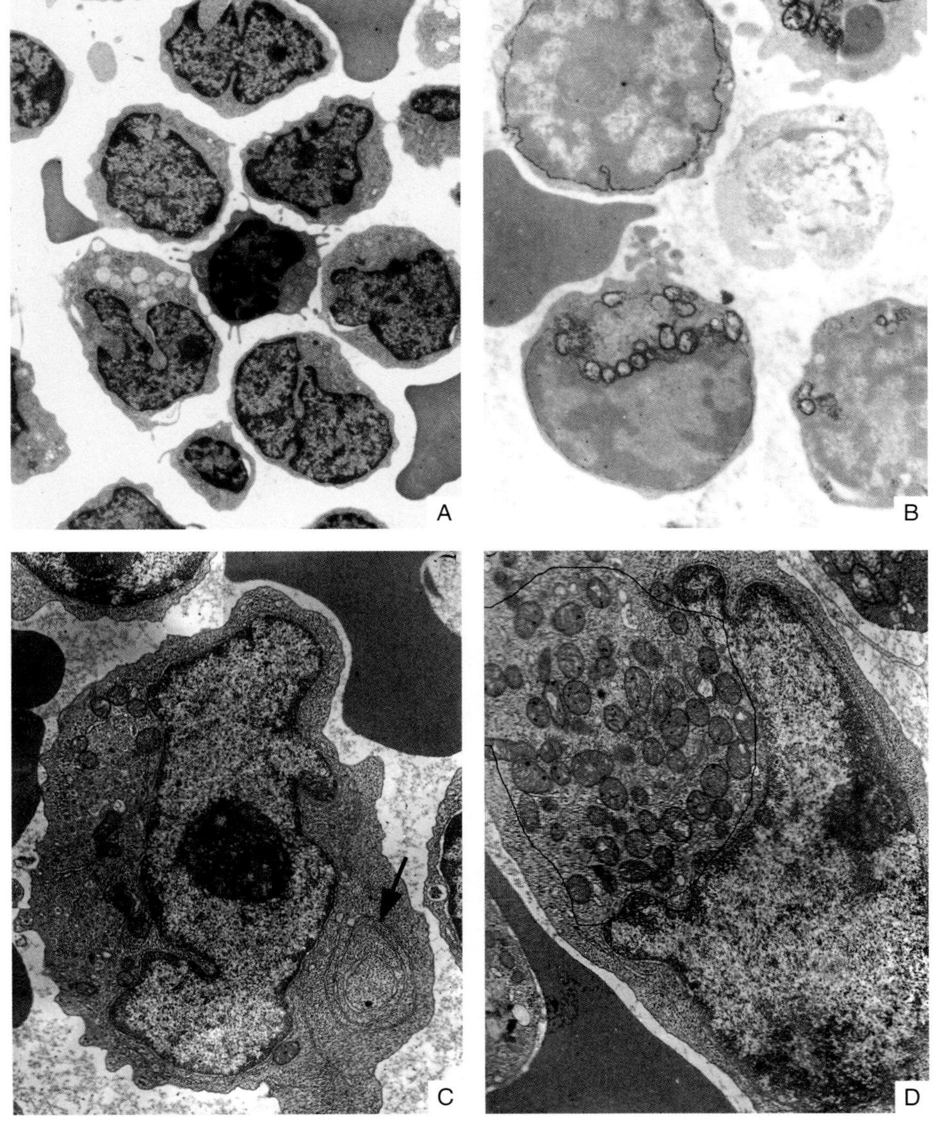

图 9-5　未分化急性白血病。(A)细胞核质比大，细胞器少，分化程度低，×2.5K；(B)部分细胞核膜 MPO 阳性，×2.5K；(C)细胞胞质丰富，核仁显著，内质网不规则(箭头所示)，×5K；(D)细胞线粒体成堆，结构致密(画线范围所示)，×6K。

参考文献

1. Ru YX, Wang HJ, Yang BX, et al. The ultrastructure of hybrid acute leukemia: a study of 15 cases[J]. Ultrastruct Pathol, 2005 29(5): 341-347. DOI: 10.1080/019131290968722.

2. 王慧君，茹永新，刘津华，等. 急性杂合型白血病的超微结构和电镜诊断[J]. 白血病·淋巴瘤，2007；16(1)：37-39.

第 10 章

前驱淋巴细胞肿瘤

前驱淋巴细胞肿瘤(precursor lymphoid neoplasm)是以骨髓和外周前驱淋巴细胞侵犯为主,称为急性淋巴白血病(acute lymphoblastic leukemia, ALL);在结外或结性发生,未累及或轻度累及骨髓,称淋巴母细胞性淋巴瘤(lymphoblastic lymphoma, LBL)。骨髓、外周淋巴组织同时浸润,骨髓或外周前驱淋巴细胞超过非有核红细胞总数25%为ALL, <25%为LBL。前驱B-细胞(precursor B-cell)主要存在于骨髓,前驱T-细胞(precursor T-cell)同时存在于骨髓和胸腺,所以B-ALL发病率占ALL总数80%,而T-ALL发病率占ALL总数不到20%。成熟淋巴细胞主要在髓外发育,很少原发于骨髓,所以成熟淋巴细胞肿瘤属于淋巴瘤。

ALL诊断标准与AML不同,不要求幼稚细胞数比例>20%。临床首先根据血细胞形态特点诊断,然后结合免疫表型和细胞组织化学染色确定类型和分化程度,根据分子生物学和细胞遗传学检查判断预后和选择治疗方案。诊断ALL需根据淋巴细胞形态和比例除外淋巴瘤、病毒感染性肝脾和淋巴结肿大;少数患者早期表现为全血细胞减少,需与AA鉴别。

一、临床表现

大部分患者发病急,症状重,少数隐袭起病,症状不明显。全身症状包括乏力、倦怠、头晕、气短等贫血表现,半数患者有感染性发热,1/3有出血症状;骨质破坏出现骨痛和关节痛;累及中枢神经系统出现头痛、呕吐、颈项强直等症状;半数患者肝、脾和淋巴结肿大;部分患者累及睾丸、眼睛、皮肤等髓外部位。90%患者骨髓充满幼稚淋巴细胞,甚至影响穿刺;增生迅速、肿瘤负荷过重时出现高尿酸血症;30%患者血小板≤2.5×10^{10}/L,但凝血反应正常,很少发生DIC;90%患者血红蛋白低。部分T-ALL患者X线和CT检查可发现纵隔肿块。

二、细胞形态结构

ALL细胞起源于前驱期或更早期淋巴细胞,分化程度低,B、T、NK细胞形态结构相似,特征性和规律性不强,按照FAB诊断标准ALL大致分L1、L2、L3三型。L1型细胞分化程度对应于淋巴细胞原始阶段,直径6~8μm;核不规则,异染色质多,核仁不明显;核质比大,细胞器少。L2型细胞对应中度分化淋巴细胞和淋巴母细胞,直径10~12μm,核轻度不规则,异染色质少,核仁明显;胞质含少量内质网、分泌泡、致密颗粒或溶酶体(图10-1和图10-2)。根据以上形态特点,L1型以小细胞为主,对应早前型和普通型;L2型以大细胞为主,对应前体型或成熟型;L3型对应Burkitt白血病/淋巴瘤,细胞体积较大,直径10~15μm,核染色深,核仁显著,胞质含空泡;电镜下核仁明显,含大量脂肪滴,对应光镜下空泡(图10-3A,B;图10-5)。

三、形态结构鉴别

原始或前驱阶段B细胞和T细胞的共同特点为体积小,核质比大,核仁小,光镜下难以鉴别。幼稚T细胞外形不规则,核大,内质网少,高尔基体和分泌泡多,含少量溶酶体(图10-3 C)。高分化或活化T细胞体积小，核不规则，可见脑回样结构。少数 T-ALL 患者细胞体积大，直径 18~25μm，多为 T 淋巴母细胞，呈圆形，胞质多，核圆，染色质细致，异染色质少，核仁显著，胞质不含颗粒，需与原始单核细胞或原始红细胞鉴别。

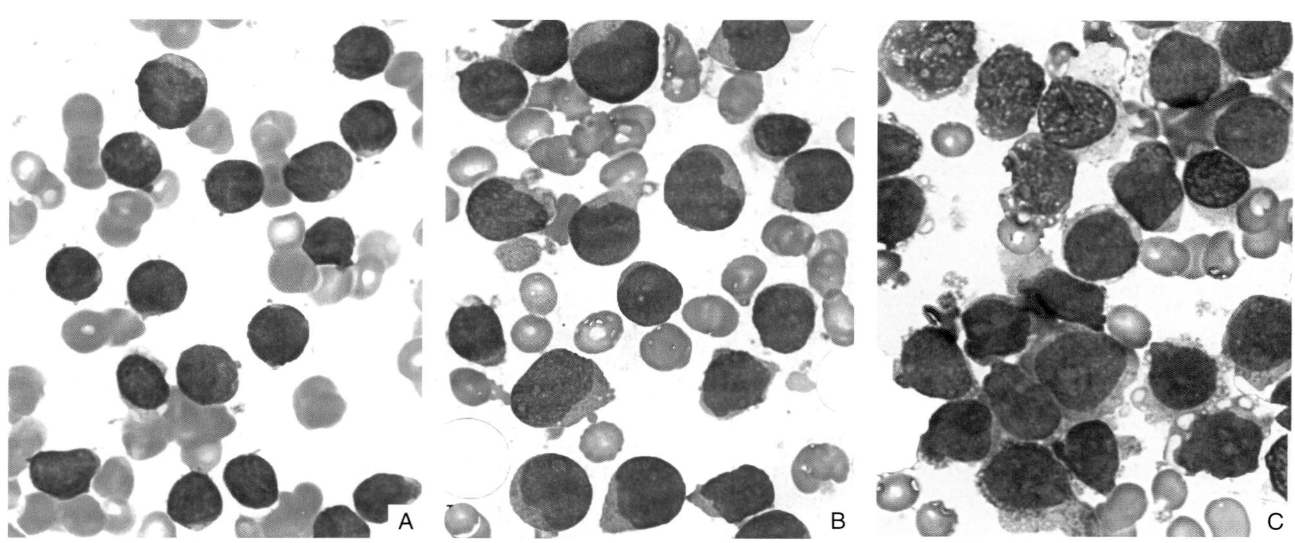

图 10-1 急性淋巴细胞白血病。(A)ALL-L1 细胞小，胞质少，核仁不明显，×1K；(B)ALL-L1 部分细胞体积大，胞质多，核仁明显，×1K；(C)ALL-L2 细胞核仁显著，胞质较多，有空泡和伪足，×1K。

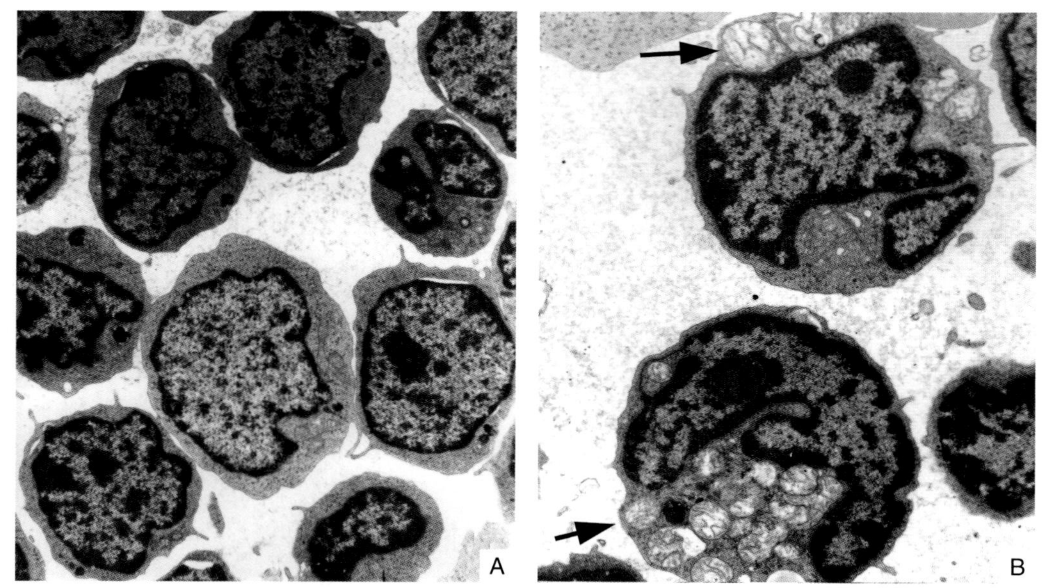

图 10-2 急性淋巴细胞白血病。(A)ALL-L1 细胞小，核仁小，×3K；(B)ALL-L1 细胞的胞质少，线粒体肿大，嵴断裂(箭头所示)，×5K；(C)ALL-L2 细胞体积大，核圆，细胞器少，×4K；(D)ALL-L2 细胞的胞质多，线粒体空泡化，核仁显著(箭头所示)，×4K。(待续)

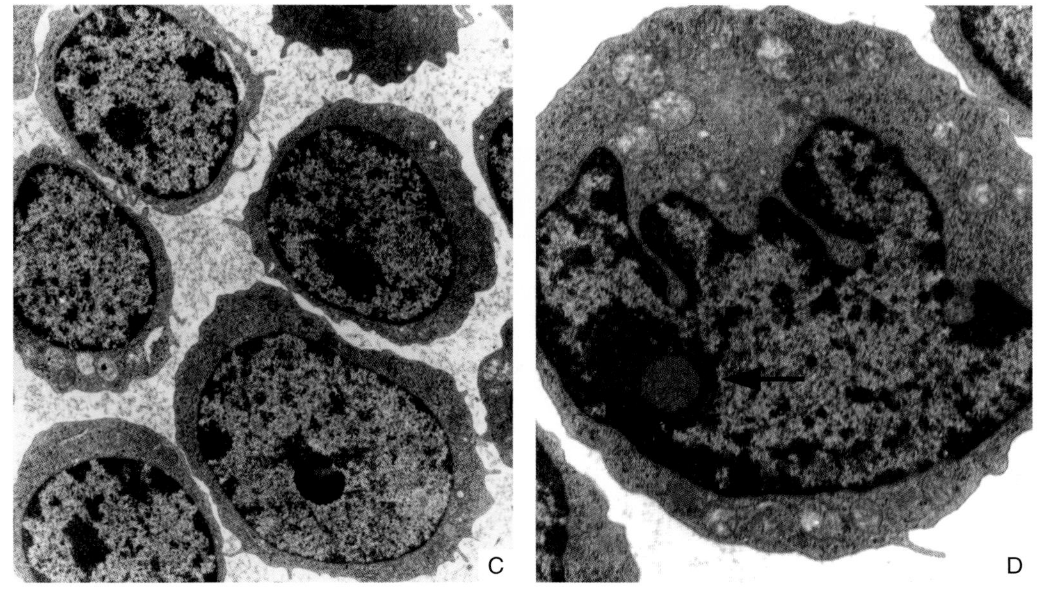

图 10-2(续)

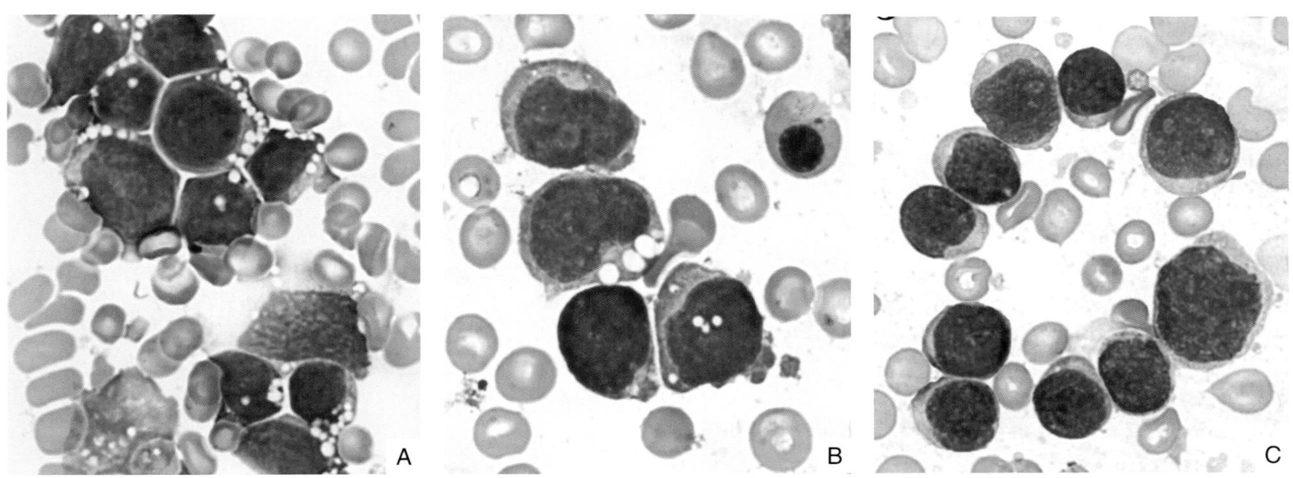

图 10-3　急性淋巴细胞白血病。(A,B)ALL-L3 细胞脂肪滴脱失，形成空泡，×1K；(C)T-ALL，T-细胞外形规则，核圆，核染色，×1K。

第 1 节　急性 B 淋巴细胞白血病/淋巴瘤

急性 B 淋巴细胞白血病/淋巴瘤(B-lymphoblastic lymphoma/leukemia，B-ALL)是限制性前驱 B 淋巴细胞恶性肿瘤，发病机制不明，少数患者发病前有基因异位，有同卵双生患者出现相同基因异常，说明部分患者与基因异常有关。该病主要累及骨髓和外周血，偶尔结性或结外发生，骨髓和外周出现大量低分化淋巴细胞时，称 ALL；以实体肿块增生为主，骨髓和外周幼稚细胞无或很少时，称 B-LBL。全世界每年发病率在(1~4.75)/10^5 之间，总体年龄较小，6 岁以下占 75%，美国约占 ALL 总数的 82%，国内目前尚无统计。

一、临床表现

B-ALL 主要累及骨髓和外周血，髓外浸润包括中枢神经系统、淋巴结、脾、肝和男性睾丸。B-LBL 主要浸润皮肤、软组织、骨和淋巴结，全身浸润后表现与 ALL 相似。大部分患者对化学治疗敏感，缓解率高，生存期长，预后好于髓系肿瘤。儿童完全缓解率>95%，约 80%能够治愈；成人完全缓解率为 60%~80%，完全治愈率<50%。

二、免疫表型与遗传学

细胞组化 PAS 阳性，MPO 阴性；NEC 阳性，能被氟化钠阻断。B 细胞标志性抗原 CD19、cCD79a 和 cCD22 阳性；大部分患者 CD10、sCD22、CD24、PAX5 和 TdT 阳性；CD20 和 CD34 表达存在差异；部分患者 CD45 阴性；少数患者表达 CD13 和 CD33 等髓系抗原，阳性不能除外 B-ALL。CD79a 和 PAX5 常用于组织 B 细胞肿瘤诊断，前者不完全特异，可见于 T-ALL 患者；后者为 B 淋巴细胞敏感和特异抗原，偶见于 AML。根据免疫表型 B-ALL 分三个亚型，除了标志性抗原，早前型(early pre-B-ALL)表达 TdT；普通型(common B-ALL)表达 CD10；成熟型或前体型(pre-B-ALL)表达 CD20、cIg 和 λ 轻链限制，不表达 sIg。正常成熟 B 细胞表达 sIg，不表达 CD10 和 TdT。

所有患者存在克隆性 IGH 基因 DJ 重排，70%以上 TCR 基因重排异常。大部分患者细胞遗传学异常与预后相关，如 t(17;19)预后差；少数异常不影响预后，如 del(6q)、del(9p)、del(12p)等。根据是否发生重现性基因异常，B-ALL 又分重现型和未分类型，重现型包括染色体平衡异位和其他异常，不同类型预后存在差异。

(一)B-ALL 伴 BCR::ABL1

BCR/ABL 是 t(9,22)(q34;q11)基因易位产物，可单纯累及淋系细胞或多系细胞。占成人 ALL 的 25%，占儿童 ALL 的 2%~4%。细胞分化程度比其他 B-ALL 低，预后差，由于成人比例高，使成人 ALL 总体预后比儿童差。

(二)B-ALL 伴 MLL/KMT2A 重排

B-ALL 伴 MLL/KMT2A 重排属于限制性幼稚 B 淋巴细胞肿瘤，为 11q23 带 MLL 基因不同形式易位形成不同的融合基因，不包括 11q23 缺失而未发生 MLL 基因重排患者。患者多为婴幼儿，随年龄增大发病率降低。组织化学染色与其他 B-ALL 相似，部分患者细胞形态兼有淋巴细胞和单核细胞特点，似淋巴母细胞或原始单核细胞；少数患者免疫表型为急性杂和白血病 B/M 型，特点是 CD19+/CD10-，部分表达 CD15。

(三)B-ALL 伴 ETV6::RUNX1

白血病细胞来源于前驱 B 细胞，ETV6::RUNX1 是 t(12,21)(p13;q22)的产物，约占儿童 B-ALL 的 25%，随年龄增大而减少。细胞形态和组化特征性不强，白血病细胞特异性表达 CD10、CD19，大部分表达 CD34，很少表达 CD9、CD20 和 CD66c；少数患者表达 CD13。该型预后好，完全缓解率>90%，缓解期比其他 ALL 长。

(四)高 2 倍体 B-ALL

白血病细胞含 50~66 条染色体，无染色体异位、结构异常和丢失患者。这类患者 21、X、14 和 4 号染色体增多概率高，1、2 和 3 号增多概率低。占儿童 B-ALL 总数的 25%，随年龄增大发病率降低。细胞形态和组化染色特点与其他 ALL 类似，预后好，治愈率>90%。

(五)伴低 2 倍体 B-ALL

白血病细胞染色体数目<46 条，大部分<45 条，少数患者<44 条，有的接近单倍体。染色体可有非特异性结构异常，接近单倍体数目患者很少出现结构异常。该型约占 ALL 总数的 5%，儿童和成人发病率接近，预后差，患者预后与染色体数目相关，有 44~45 条染色体的患者预后较好，接近单倍体的患者预后最差。

(六)B-ALL/LBL 伴 IL3::IGH

IL3 和 IGH 是 t(5;14)(q31;q32)的产物。该型不到 ALL 总数的 1%，各年龄段均可发病。白血病细胞 CD10、CD19 阳性，部分患者仅表现为无症状性嗜酸性粒细胞血症而外周无幼稚淋巴细胞。该型白血病淋巴细胞体积大，直径 10~15μm，核圆，核仁明显，胞质密度低；嗜酸性粒细胞成熟；中、晚幼粒细胞颗粒粗大。该型主要依靠分子生物学和细胞遗传学诊断，流式细胞分析仪和光镜容易漏诊，电镜检查可以看到幼稚淋巴细胞，提高诊断率。

(七)B-ALL/LBL 伴 TCF3::PBX1

融合基因由 t(1;19)(q23;q13.3)所致，占 B-ALL/LBL 患者的 6%。免疫表型为前驱 B 细胞，CD19、CD10 和胞质 μ 重链阳性；μ 重链阴性患者若 CD9 阳性、CD34 阴性或弱阳性，仍考虑该病。以前治疗效果差，实行强化治疗预后显著改善。

2022 年第五版 WHO 造血与淋巴肿瘤分类根据重现性遗传学的临床意义，新增以下 B-ALL 亚型：伴 MYC、DUX4、MEF2D、ZNF384(362)、NUTM1、HLF 基因重排，伴 UBTF::ATXN7L3/PAN3，以及 IKZF1 N159Y 和 PAX5 P80R 基因突变。

三、细胞形态结构

大部分细胞直径 6~10μm，胞质密度高，异染色质多，核仁不明显。早前型(early pre-B)和普通型(common B)来源的 ALL 细胞小，核不规则，核质比大，线粒体肿大，含大量糖原(图 10-4 A,B)。高分化 B-ALL/LBL 细胞兼淋巴母细胞或淋巴样浆细胞特点，体积大，直径 10~15μm，胞质多，内质网狭窄，层层排列(图 10-4 C,D)。Burkitt 白血病/淋巴瘤结构性标志为含大量脂肪滴(图 10-5)。

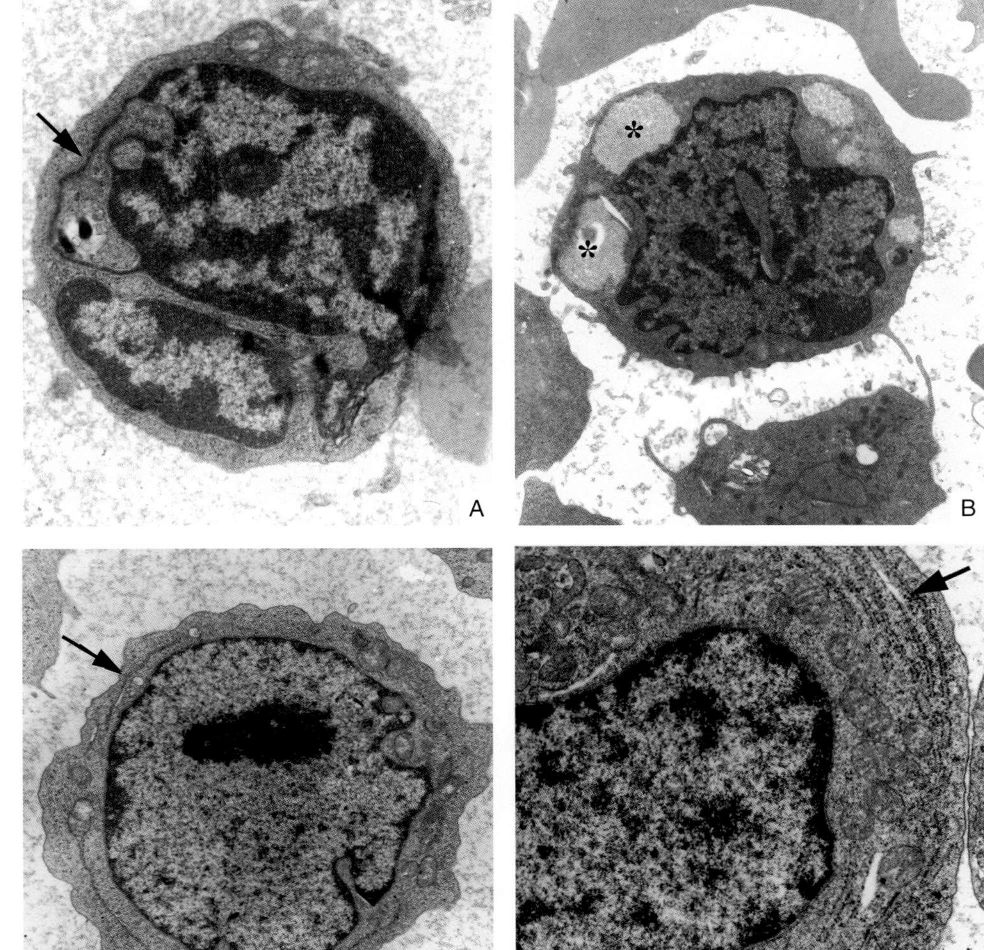

图 10-4　急性 B 淋巴细胞白血病。(A)早前型 B 细胞核不规则，可见核带(箭头所示)，×6K；(B)普通型 B 细胞核不规则，有糖原团块儿(*)，×6K；(C)中度分化 B 细胞核仁显著，内质网长(箭头所示)，×5K；(D)高分化 B 细胞内质网狭窄，层层排列(箭头所示)，×12K。

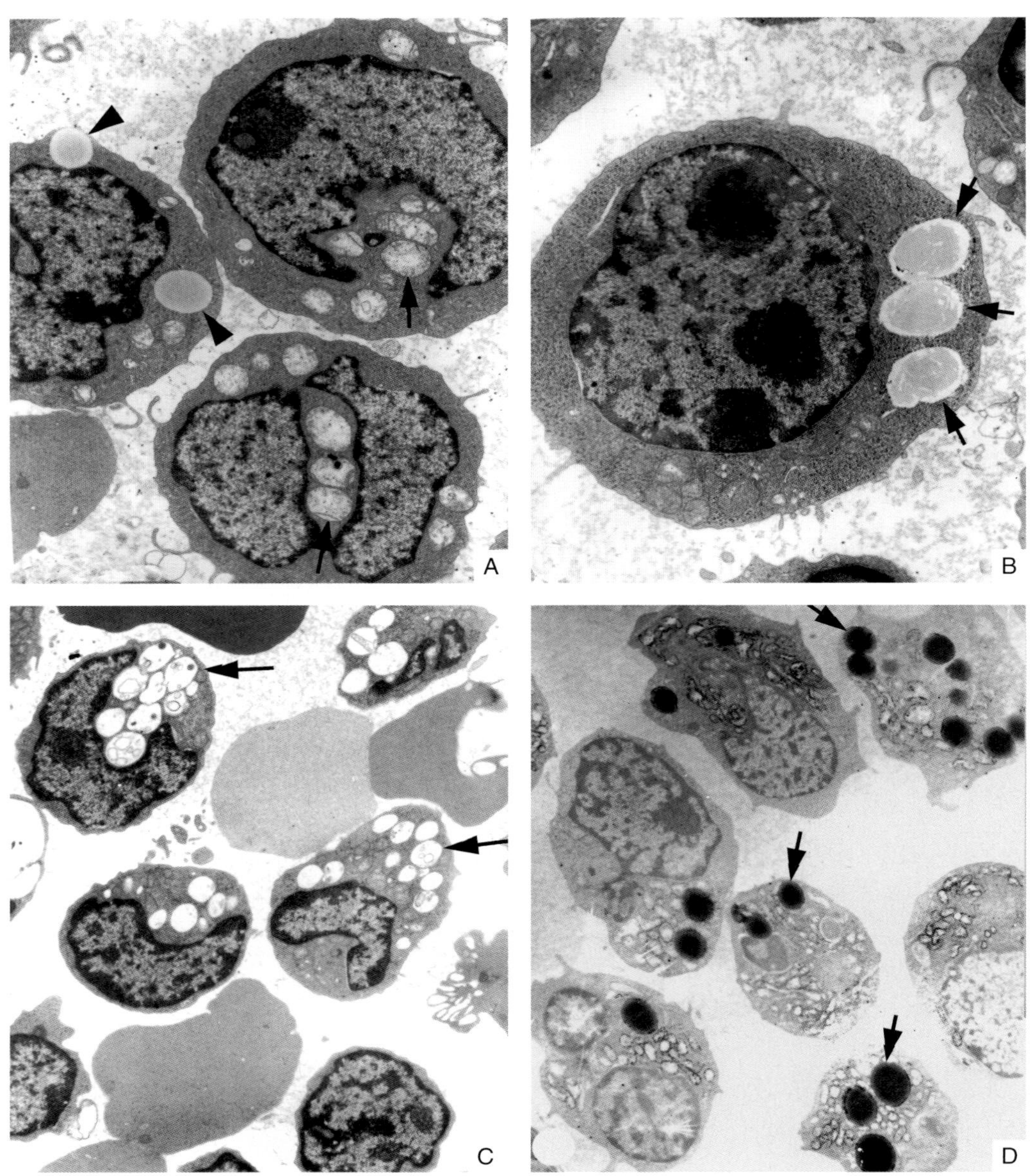

图 10–5 Burkitt 淋巴瘤(ALL–L3)。(A)细胞核不规则,核仁显著,线粒体肿大,嵴断裂(箭头所示),含脂肪滴(三角箭头所示),×4K;(B)细胞核含 3 个核仁,胞质含 3 个脂肪滴(箭头所示),×6K;(C)细胞脂滴空化(箭头所示),×4K;(D)髓过氧化物酶染色显示 B 图脂滴(箭头所示),×4K。

第 2 节 急性 T 细胞淋巴白血病/淋巴瘤

急性 T 细胞淋巴白血病/淋巴瘤(T-lymphoblastic lymphoma/leukemia,T–ALL) 起源于骨髓或胸腺前驱 T 细胞,主要累及骨髓和外周血,也可发生于胸腺、结内或结外。骨髓侵犯为主,称 T–ALL;实体肿块为主,外周血和骨髓白血病细胞减少或轻度增高, 称 T–LBL。骨髓和外周组织同时受累,骨髓白血病细胞数超过有核细胞 25%时,称 T–ALL,否则属于 T–LBL。T–ALL 占成人 ALL 总数的 25%,儿童占 15%,青春期发病率高, 男性多于女性。T–LBL 占 LBL 总数的 85%~90%,见于各年龄段人群,青春期男性最多。

一、临床表现

T-ALL 主要累及骨髓；T-LBL 发生于结内、结外等不同部位，常侵犯纵隔，可累及皮肤、扁桃体、肝、脾、中枢神经系统和男性睾丸，单一部位浸润少。T-LBL 患者预后与年龄、分期及 LDH 水平相关，与白血病细胞数无关。儿童 T-ALL 比 B-ALL 预后差，缓解率低，复发率高，中枢神经系统侵犯多；部分患儿即使无高危因素预后也不如有高危因素 B-ALL 预后好。成人 T-ALL 比 B-ALL 预后好，可能与基因异常比例较低有关。

二、免疫表型与遗传学

白血病 T 细胞 TdT 阳性，选择性表达 CD1a、CD2、CD3、CD4、CD5、CD7 和 CD8，大部分 CD7 和 cCD3 阳性，其中 CD3 为标志性抗原。部分高分化细胞表达 CD4 和 CD8，或伴 CD10 阳性；由于 CD4+/CD8+也见于 T-PLL，而 CD10 阳性见于 T-LBL 和血管免疫性 T 细胞淋巴母细胞瘤，所以无特异性。白血病 T 细胞特异标志包括 TdT、CD99、CD34 和 CD1a，其中 CD99 有重要鉴别价值。此外，10%的患者 CD79 阳性，19%~30%的患者 CD13 和 CD33 阳性，少数 CD117 阳性，这些特点不能除外 T-ALL/LBL。绝大部分患者克隆性 TCR 基因重排，20%的患者伴 IGH 重链重排，50%~70%的患者核型异常。

2022 年版 WHO 血液肿瘤分类标准将 T-ALL 伴 BCL11B 基因重排单独列出，其余均属于未分类型 T-ALL。

三、形态结构鉴别

细胞形态和组化特异性不强，主要依赖免疫表型诊断。T-ALL 细胞形态结构变化很大，大部分细胞直径 8μm，核异染色质多，高度扭曲折叠，有核带；胞质少，很少含脂滴和糖原；这些特点可与 B-ALL 细胞区别(图 10-6A~C)。部分患者细胞中等大小，直径 12μm，胞质丰富，核圆，核仁清晰，异染色质多，胞质含溶酶体或不规则颗粒；这些特点类似大颗粒淋巴细胞，但表面无绒毛和突起（图 10-6 D）。外周 T-ALL 和 T-LBL 细胞分化程度较高，直径可达 20μm，胞质少，核仁边界不清，高尔基体和内质网少，这些特点类似幼稚单核细胞，但异染色质多，溶酶体粗大，数量少。

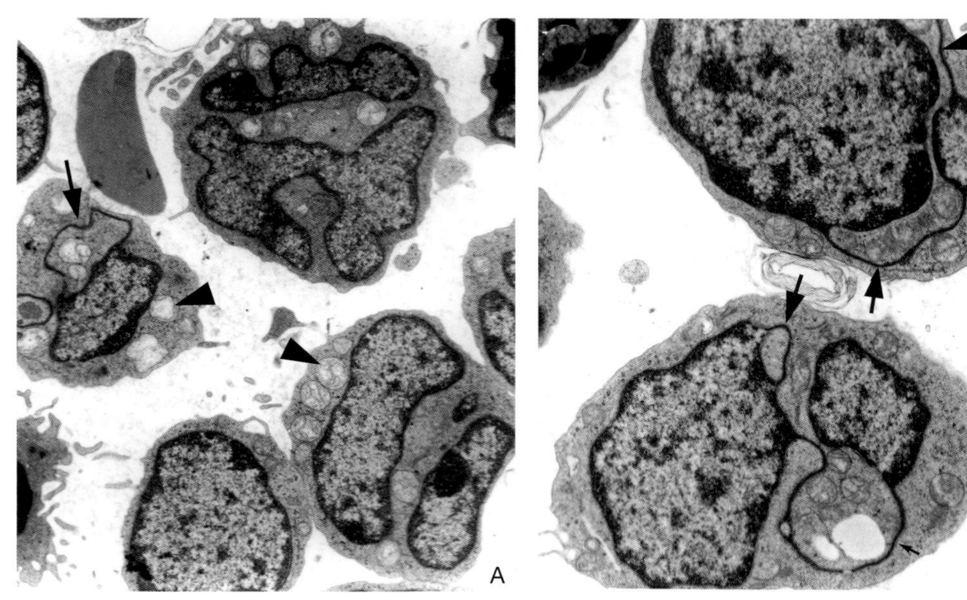

图 10-6 急性 T 淋巴细胞白血病。(A)细胞核不规则，有核带(箭头所示)，线粒体肿大(三角箭头所示)，×3K；(B)细胞核不规则，核带多(箭头所示)，×5K；(C)细胞核扭曲呈脑回样，×5K；(D)中度分化细胞含溶酶体，撮样分布(三角箭头所示)，×8K。(待续)

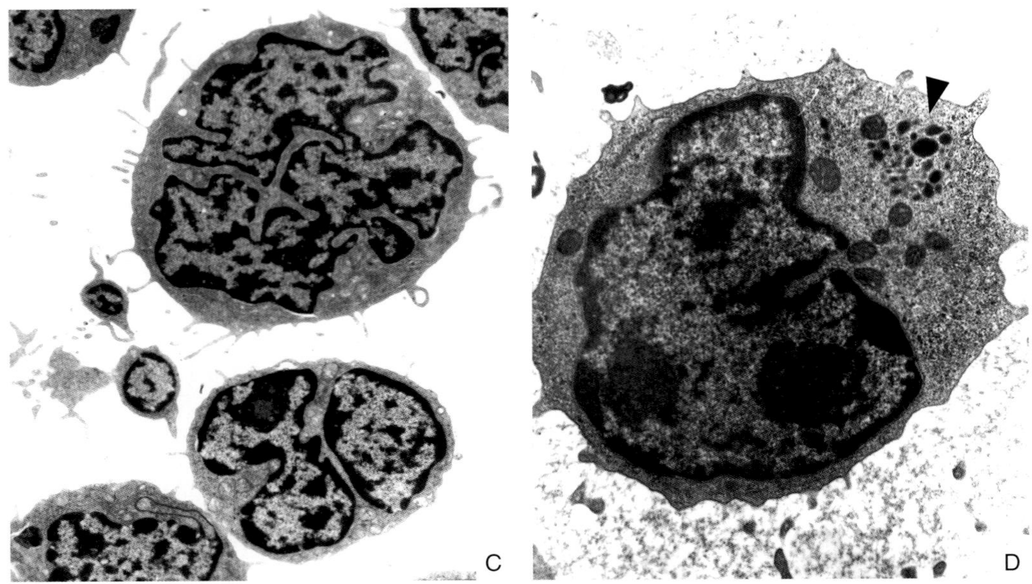

图 10–6(续)

第 11 章

成熟B淋巴细胞肿瘤

B细胞淋巴瘤的分化程度对应于正常B细胞不同成熟阶段，不同类型淋巴瘤细胞具有特定的形态和表型。生理性前驱或限制性B细胞干/祖细胞主要存在于骨髓，恶性克隆对应B淋巴细胞急性白血病（B-ALL）。B细胞迁移到外周淋巴器官后，免疫球蛋白VDJ基因重排，发育为胞质含μ重链和不成熟IgM前体B细胞（precursor-B cell）；随后分化为表达表面免疫球蛋白（sIgG）的初级B细胞（naïve-B cell）。初级B细胞为体积较小的静息细胞，表达CD5，分布于外周、淋巴滤泡及其套区，其恶性克隆对应套细胞淋巴瘤初级B细胞暴露于抗原后，部分发育为分泌抗体的浆细胞（plasma cell），部分转化为记忆B细胞（memory B cell）。记忆B细胞进入生发中心发育为中心母细胞（centroblast），经凋亡选择发育为中心细胞（centrocyte）。生发中心后B细胞包括长期存活的浆细胞和边缘区记忆B细胞。B细胞淋巴瘤的形态和表型对应以上不同发育阶段的B细胞，按照细胞分布、位置和表型特点命名，所以，流式细胞仪和免疫病理分析是淋巴瘤诊断和分型的重要依据。

淋巴瘤的发病率与种族和地域有关，不同类型淋巴瘤的发病率差别显著。根据世界卫生组织统计，弥漫性大细胞淋巴瘤占37%，滤泡性淋巴瘤占29%；淋巴细胞性淋巴瘤/慢性淋巴性白血病占12%，黏膜相关组织结外边缘B细胞淋巴瘤占9%，套细胞淋巴瘤占7%，原发纵隔（胸腺）大B细胞淋巴瘤占3%，高分化B淋巴瘤未分化类型占2.5%，结性边缘区淋巴瘤占2%，淋巴样浆细胞淋巴瘤占1.4%，脾边缘区淋巴瘤占0.9%，Burkitt淋巴瘤占0.8%。

第1节　慢性淋巴细胞白血病/小淋巴细胞白血病

慢性淋巴细胞白血病/小淋巴细胞白血病（chronic lymphocytic leukemia/small lymphocytic lymphoma，CLL/SLL）是一种外周、骨髓、脾、淋巴结出现大量小而圆的高分化淋巴细胞和少量幼稚淋巴细胞的增殖性肿瘤，在组织中形成类免疫母细胞增殖中心。该病与遗传背景相关，欧美国家多发，亚洲发病率低，中国、日本和印度发病率接近，中老年患者居多，65岁发病率约12.8/10^5，男女比例约2:1。

一、临床表现

CLL/SLL起病缓慢，病程长，早期症状不明显或仅感疲乏无力；中、后期出现消瘦、低热、盗汗、食欲减退、贫血；晚期出现呼吸道感染和出血，10%的患者合并自身免疫性溶血性贫血，为贫血原因之一。阳性体征包括淋巴结肿大、肝大、脾大，皮肤出现红色结节、红皮病、荨麻疹、瘙痒或带状疱疹等。患者最终死于造血功能衰竭引起的贫血、出血或感染。CLL/SLL细胞免疫功能不全，对抗原性刺激反应低下，并产生异常抗体，这些抗体对机体免疫功能有抑制作用。该病预后与分子生物学异常相关，突变型预后好于非突变型。

化验检查外周血白细胞为(15~50)×10⁹/L，少数超过100×10⁹/L，无髓外侵犯时白血病细胞数>5×10⁹/L才考虑诊断。早期患者白血病细胞减少或在正常范围，晚期升高，早期淋巴细胞占白细胞总数的65%~75%，晚期高达98%。患者有不同程度贫血，网织红细胞高，血清胆红素高，晚期血小板减少。大部分患者Ig总量低，单株Ig增高，尤其是IgM，κ或λ轻链；50%的患者丙种球蛋白减少，15%有自身抗体，30%有高尿酸血症。随病程延长部分患者的细胞形态转化为多样性，其中约6%转变为DLBL，1%转变为经典型霍奇金淋巴瘤。

二、免疫表型和遗传学

CLL/SLL典型免疫表型为IgM/IgD、CD5、CD19、CD20、CD22、CD23、CD79a、CD43和CD11c(弱)；不表达CD10、FMC7、CD79b(或弱)、Cyclin D1、BCL6和p53。少数患者不表达CD5，表达FMC7、CD11c和CD79b。所有血液肿瘤中，CLL患者基因遗传因素最为突出，约6%的患者有家族遗传背景，家族中2例以上成员发病率是正常家族的2~7倍。非突变性Ig基因重排患者占45%，体细胞超突变患者占55%，两类患者分子生物学和临床特点差别较大。80%的患者有细胞遗传学异常，50%的患者有13q14.3缺失，20%的患者有3体12号染色体，少数患者存在11q22-23、17p13或6q21缺失。

三、细胞形态结构

大部分患者白血病细胞大小一致，光镜下细胞核圆，核染色深，核仁不明显，大部分细胞胞质丰富而清亮，偶见幼稚淋巴细胞，少数患者淋巴细胞胞质少（图11-1）。电镜下白血病细胞直径8~10μm，核圆，异染色质沿核膜分布，核仁结构层次分明；胞质较多，密度低，线粒体肿胀，嵴断裂。部分患者细胞表面有突起或绒毛，核不规则，需与脾淋巴瘤细胞鉴别（图11-2）。除以上典型表现，少数患者淋巴细胞呈多种形态，有的呈浆细胞样，胞质含长内质网；有的呈毛细胞样，表面突起多；有的呈淋巴母细胞样，胞质丰富，异染色质少，核仁明显，核规则或不规则。病程较长患者的白血病细胞分化程度不同，多形性幼稚淋巴细胞混合存在。

除了白血病细胞，患者骨髓中同时出现反应性淋巴细胞、浆细胞、巨幼粒细胞、嗜酸性粒细胞及巨幼红细胞。

四、形态结构鉴别

CLL/SLL细胞与其他疾病淋巴细胞相比特点明显。HCL细胞的胞质丰富，表面绒毛多而长，绒毛的基底部比CLL/SLL细胞宽；大部分NHL细胞大小不等，体积较大，直径10~25μm，胞质较少；脾淋巴瘤细胞形态类似CLL/SLL细胞，大小一致，但表面有细小绒毛；传染性单核细胞增多症和结核性淋巴结炎患者的淋巴细胞体积大，直径10~20μm，胞质多，核质比小；PLL细胞呈淋巴母细胞样，大小一致，外形规则，胞质丰富，异染色质少，核仁大。

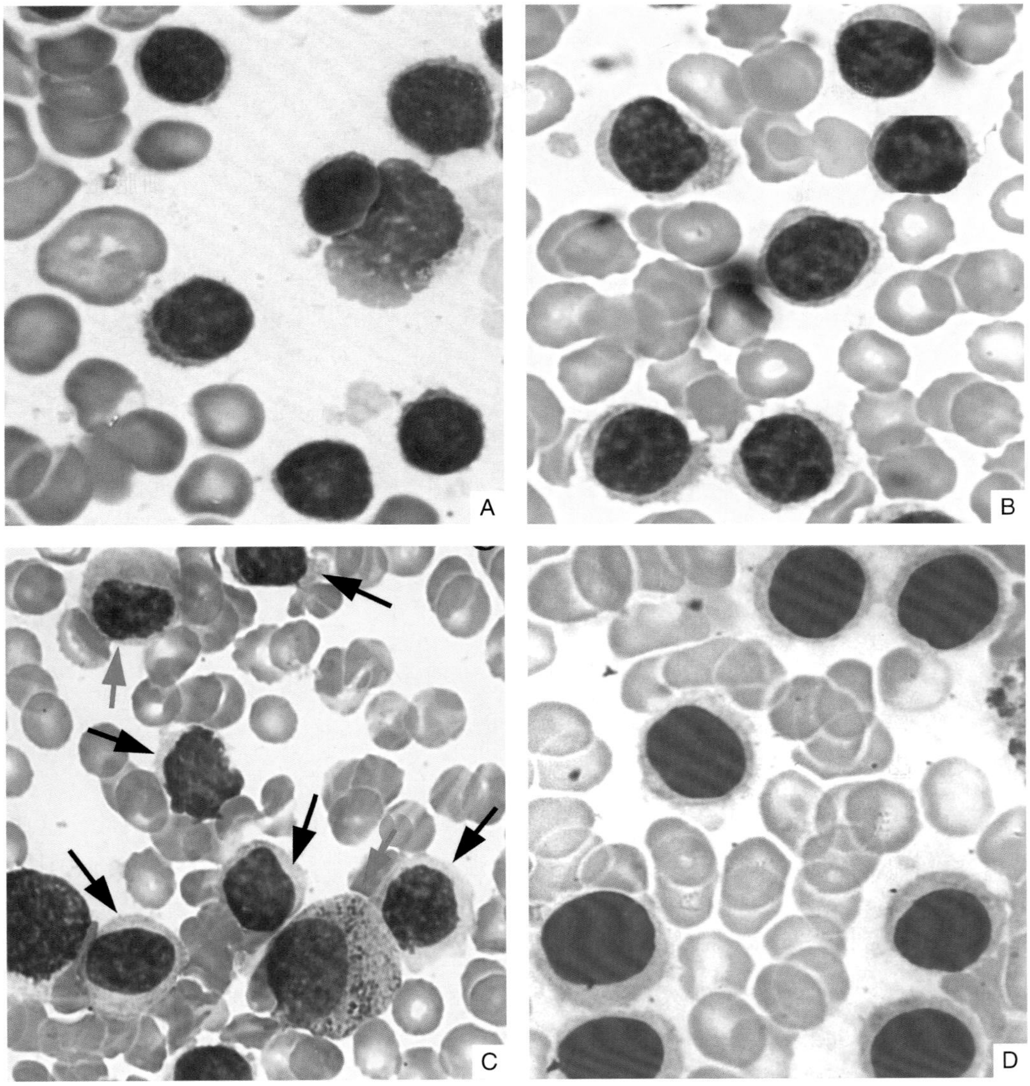

图 11-1 CLL/SLL 细胞。(A)SLL 细胞形态一致,体积小,胞质少,×1K;(B)CLL 细胞形态一致,胞质丰富,×1K;(C)骨髓含 CLL 细胞(黑色箭头所示)和反应性粒细胞(红色箭头所示),×1K;(D)SLL 细胞表面有绒毛,×1K。

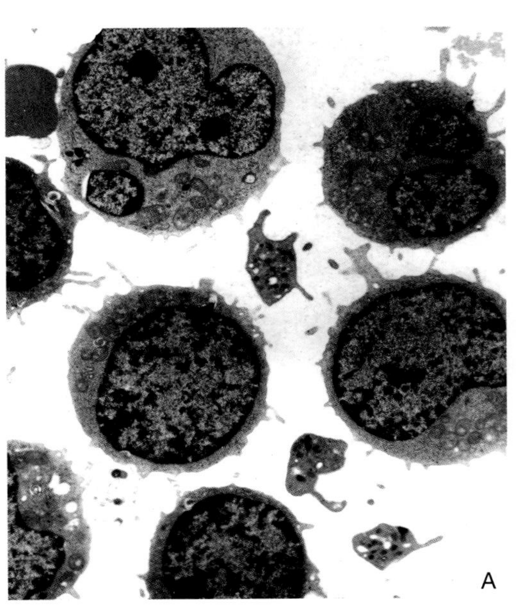

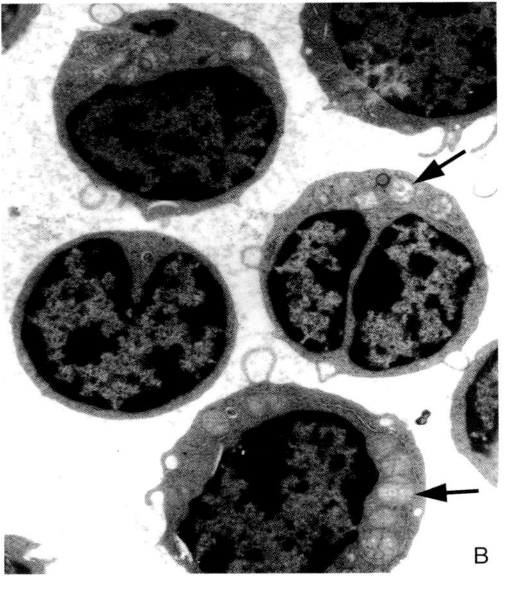

图 11-2 CLL/SLL 细胞。(A)细胞体积小,核仁明显,×4K;(B)细胞核质比大,表面有囊泡,线粒体肿大(箭头所示),×5K;(C)细胞表面有短突起(箭头所示),核异染色质沿核膜分布,×3.5K;(D)细胞表面囊泡(箭头所示),×6K。(待续)

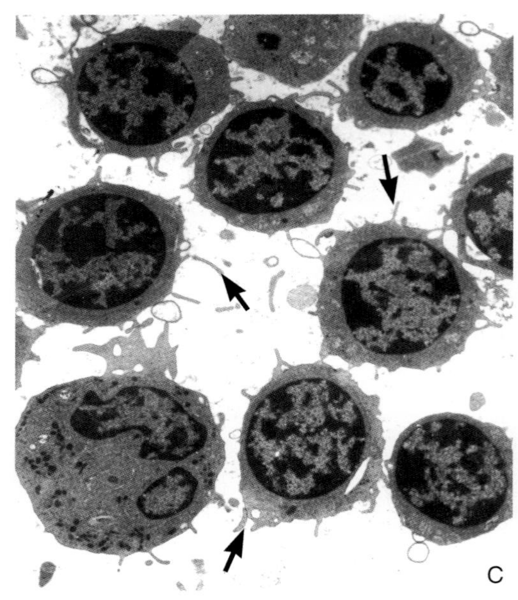

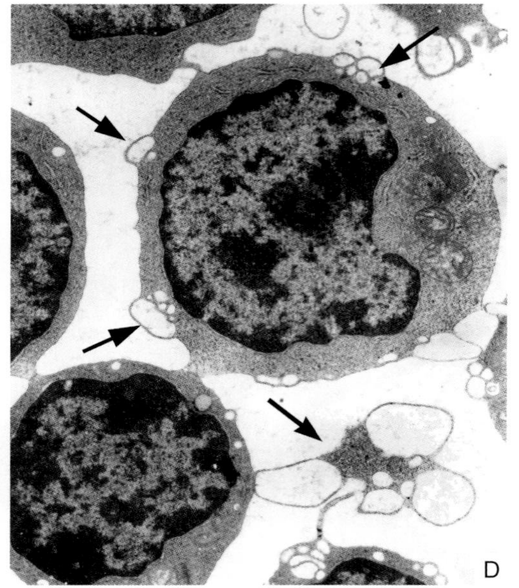

图 11-2(续)

第 2 节 毛细胞白血病

毛细胞白血病(hairy cell leukemia,HCL)是一种成熟小淋巴细胞增生性惰性肿瘤。毛细胞对应记忆B细胞晚期或活化期，因细胞表面有特征性绒毛或突起,故称毛细胞。毛细胞主要侵犯外周、骨髓及脾脏红髓,也可累及皮肤、肝脏和淋巴结。根据细胞表面绒毛和突起的形状,HCL分为Ⅰ型和Ⅱ型,或细长型和分支型,临床以Ⅰ型多见。HCL在白血病中所占比例小,欧美为2%,国内无确切数据,发病年龄多为成年,平均年龄为54岁,男性多于女性。

一、临床表现

临床表现包括脾大、贫血、出血、发热,少数患者存在淋巴结肿大和肝大，淋巴结肿大与疾病转化相关。化验检查血细胞及血小板减少,淋巴细胞比例升高,毛细胞酸性磷酸酶阳性,不被酒石酸抑制。HCL对α-IF和嘌呤类药物治疗敏感，大多数能完全缓解,90%生存期在10年以上。

二、免疫表型和遗传学

细胞sIgM、CD20、CD22、CD11c强阳性;CD103、CD25、CD123、ANXA1、DAB.44和FMC7阳性，这些抗原特异性强;D1弱阳性，很少表达CD5和CD10。细胞特异性表达多种Ig异构体,85%以上VG基因体细胞超突变，提示突变发生在生发中心阶段以后Ig选择和转化点。细胞遗传学无相关特异性,5号和7号染色体异常多见,染色体异位少见[1]。

三、细胞形态结构

HCL细胞对应分化程度较高的B细胞,直径8~12μm,表面有5~12μm长绒毛,核质比为0.5~0.8,异染色质边集,核膜不清晰,可见核仁,胞质中等,核糖体丰富,可见核糖体-板层复合结构(ribosome lamella complex,RLC)。大部分患者细胞核呈圆形或卵圆形,少数患者细胞核折叠弯曲,似单核细胞样。表面绒毛和RLC是HCL细胞的标志性结构,根据绒毛形态分为两型(图11-3)。

HCL-Ⅰ型细胞绒毛细长,无分支;HCL-Ⅱ型细胞绒毛短、粗细不均,基底宽,呈鹿角或树枝样分支,远端细,标本制备过程中部分突起或绒毛可断裂,散落在细胞周围。RLC为核糖体与膜性结构相间排列形成的桶状同心圆,为异常结构,这种结构不利于蛋白质合成[2]。国外报道 66%的 HCL 患者有 RLC,我们统计国内 23 例 HCL 患者,仅 2 例有类似 RLC 结构,而少数 M5 及 NHL 细胞也有 RLC 前体结构[3]。所以,RLC 结构对中国人 HCL 诊断不敏感（图 11-4 和图 11-5）。

四、形态结构鉴别

单核细胞、毛细胞和其他淋巴瘤细胞也可能有胞质和细胞膜突出结构,细长者称绒毛,粗大者称突起,不规则膨出者称伪足。HCL 细胞表面绒毛长而多,其他类型细胞的突起或绒毛多无规律。活化淋巴细胞突起短而少,长 1~3μm;脾淋巴瘤细胞核不规则,绒毛短而细,随机分布;CLL 细胞大小与 HCL 相近,大部分表面光滑,偶见环状空泡和细毛;AML-M_5 细胞大,囊泡多,突起少,核不规则。少数 HCL 患者细胞核扭曲似单核细胞,体积小,外形规则,绒毛密集而长[4]。

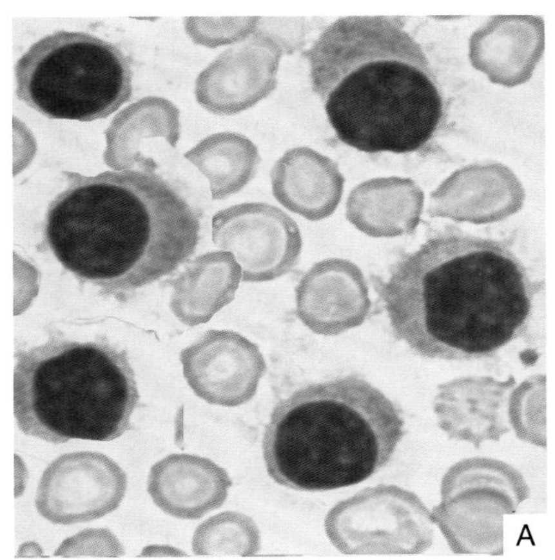
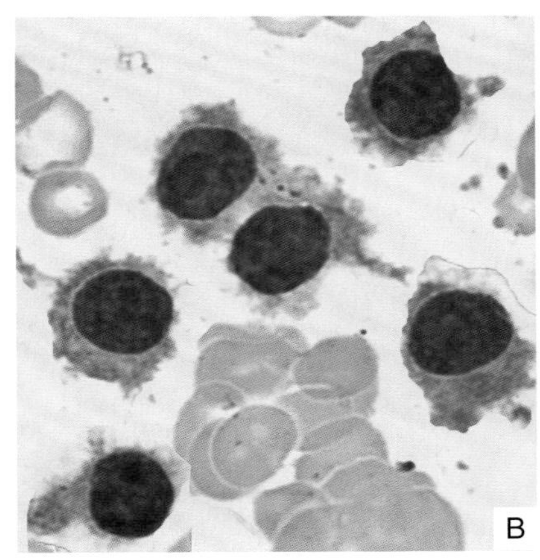
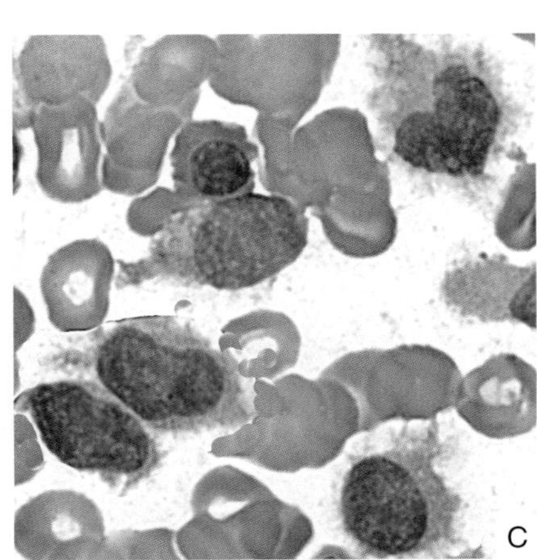

图 11-3　HCL 细胞。(A)HCL-Ⅰ型细胞表面突起细长,无分支,核圆,×1K;(B)HCL-Ⅱ型细胞表面有不规则突起,×1K;(C)HCL-Ⅱ型细胞表面突起基底部宽,远端分叉,×1K。

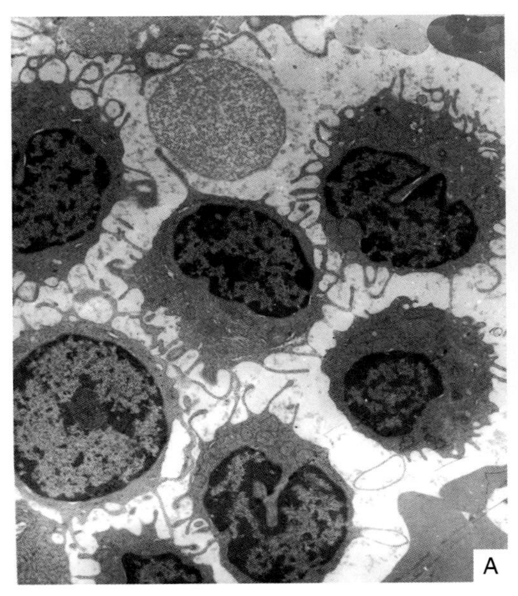
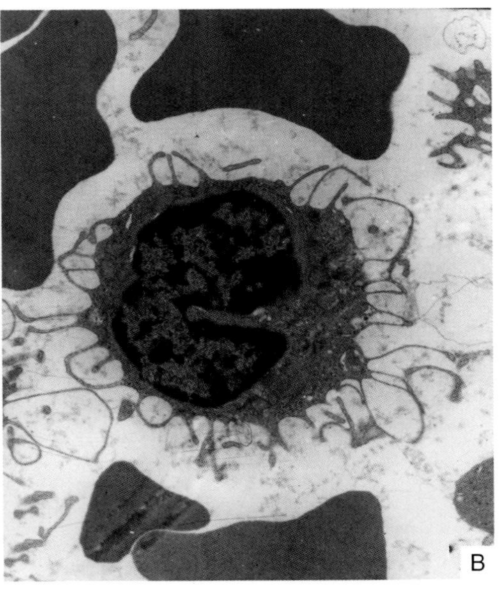

图 11-4　HCL 细胞。(A)HCL-Ⅰ型细胞绒毛细长,×3K;(B)HCL-Ⅰ型细胞表面绒毛细长,粗细均匀,×6K;(C)HCL-Ⅱ型细胞突起末端分叉,×5K;(D)扫描电镜显示 HCL-Ⅰ型细胞表面细长绒毛,×8K。(待续)

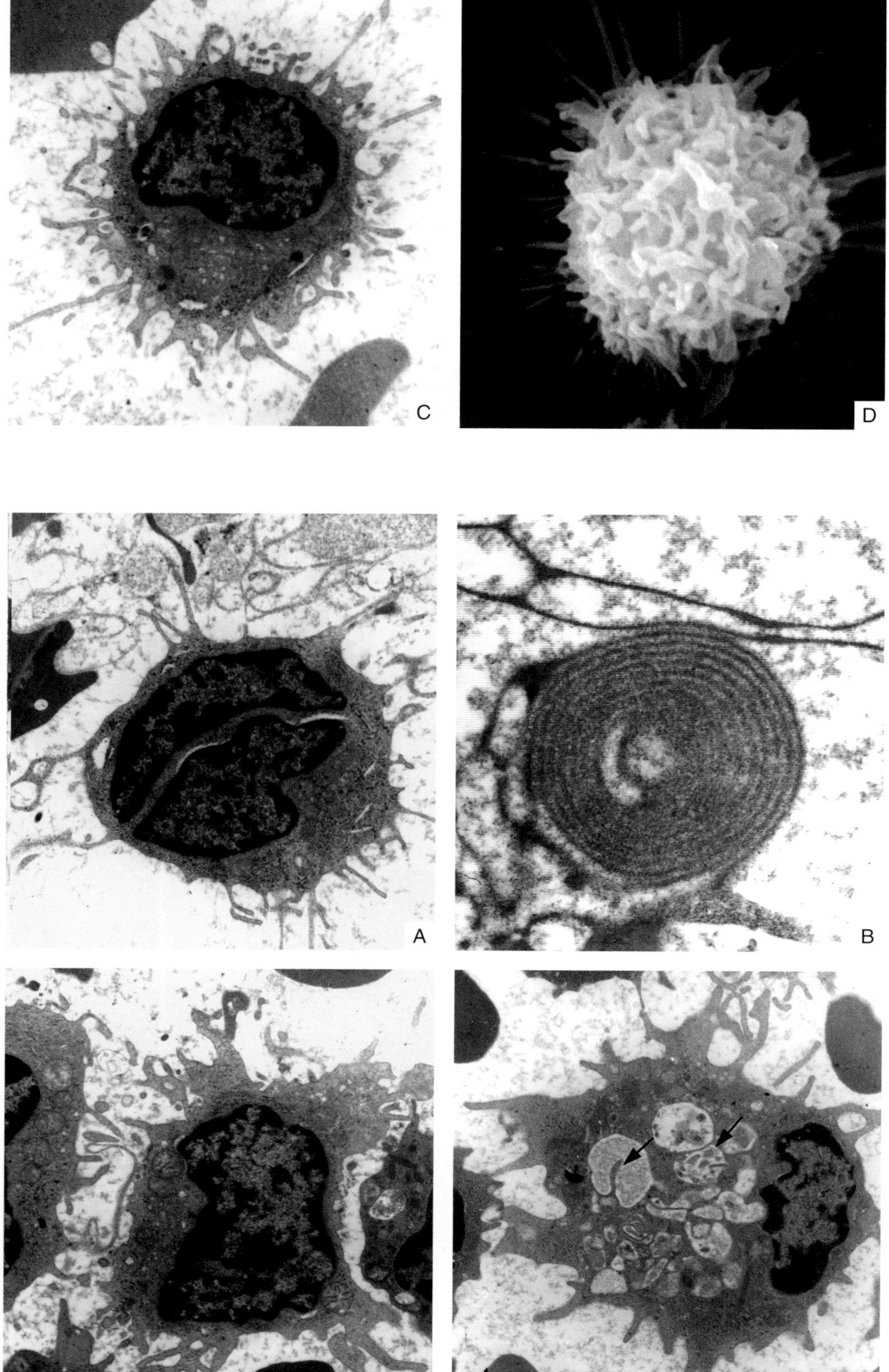

图 11-4(续)

图 11-5 HCL 细胞。(A)HCL-Ⅰ型细胞含裂隙状核,绒毛细长,×6K;(B)HCL 细胞核糖体-板层复合体,×20K;(C)HCL-Ⅱ型细胞绒毛基底宽,分叉,末端细,×5K;(D)HCL-Ⅱ型细胞内绒毛(箭头所示),×6K。

第 3 节　B-幼淋巴细胞白血病

B-幼淋巴细胞白血病（B-cell prolymphocytic leukemia, B-PLL）又称前淋巴细胞白血病，对应前体淋巴细胞，主要累及外周血、骨髓和脾脏，B-PLL 患者的外周前体淋巴细胞常超过淋巴细胞总数的 55% 以上。根据形态结构和免疫表型特点，白血病细胞介于前驱和成熟阶段。该病发病率低，不到淋巴细胞白血病患者总数的 1%，约为 CLL 的 6%，老年患者居多，年龄以 65~69 岁为主，男女比例 4:1。

一、临床表现

B-PLL 主要累及外周血、骨髓和脾脏，全身症状包括体重减轻、虚弱、消瘦等，晚期贫血和出血严重，大部分患者有高白细胞血症和巨脾，淋巴结大小正常或轻度肿大。诊断要点为脾大而淋巴结不大，外周白细胞大于 100×10^9/L，幼淋巴细胞占 55%以上。该病预后不良，与 CLL 相比对化学治疗不敏感，平均生存期为 30~50 个月。

二、免疫表型和遗传学

细胞高表达 IgM 和（或）IgD 表面抗原，以及CD19、CD20、CD22、CD79a、CD79b 和 FMC7 等淋系抗原；20%~30% 的患者表达 CD5，约 15% 的患者表达 CD23；ZAP-70 和 CD38 阳性率分别为 57%和 46%。50%患者的 Ig 和不成熟重链基因重排，多数有家族遗传倾向。部分患者有复杂核型，50%的患者 17p 缺失，与 P53 基因突变有关，恶性高和预后差；27%的患者有 13q14q 缺失，有助于与 CLL 患者病程较长前体淋巴细胞增多患者鉴别。

三、细胞形态结构

细胞外形规则，体积为正常淋巴细胞的 2 倍，直径约为 12μm，大小均匀，胞质清亮（图 11-6）。电镜下细胞核轻度不规则，异染色质少，核仁大，可达 4μm，胞质密度低，核糖体多，含内质网和高尔基体，线粒体肿大，偶见颗粒，部分患者细胞表面有囊泡、空泡和突起（图 11-7）。

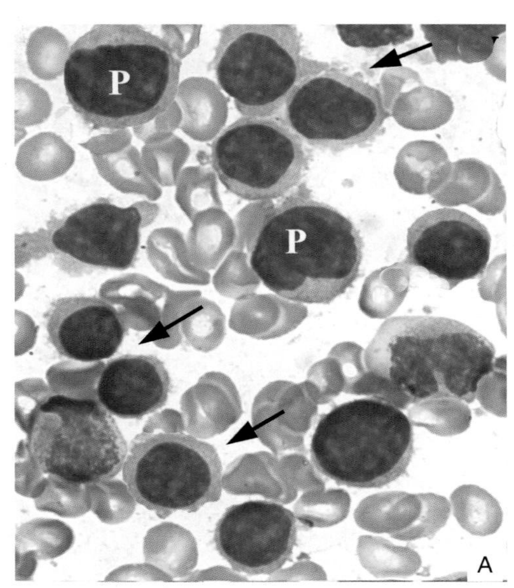

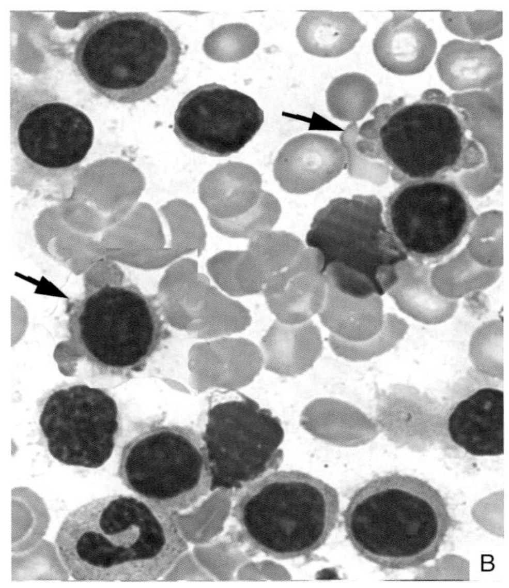

图 11-6　B-PLL 细胞。（A）部分形态似 CLL 细胞（箭头所示），部分体积大（P），×1K；（B）部分幼淋巴细胞有突起或伪足（箭头所示），×1K；（C）幼淋巴细胞胞质丰富，核仁显著（箭头所示），×1K；（D）少数幼淋巴细胞含爆米花样细胞核（箭头所示），×1K。（待续）

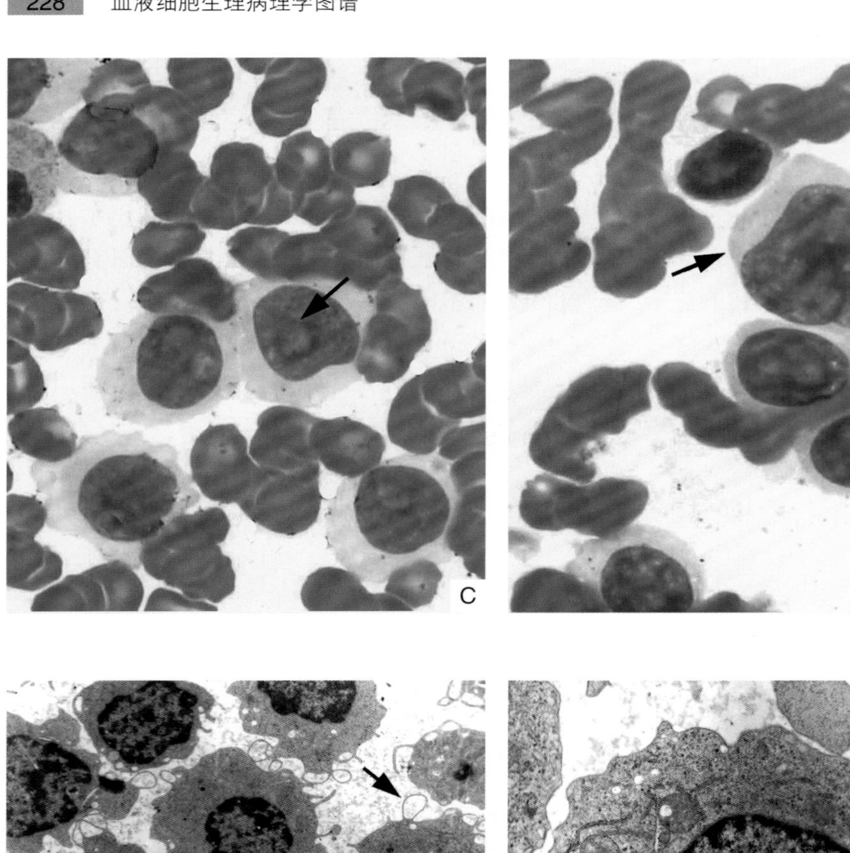

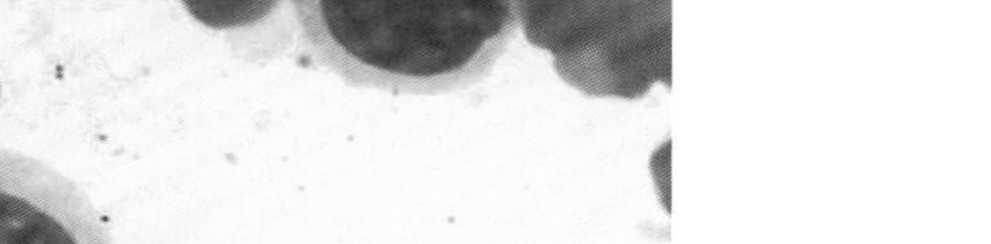

图 11–6(续)

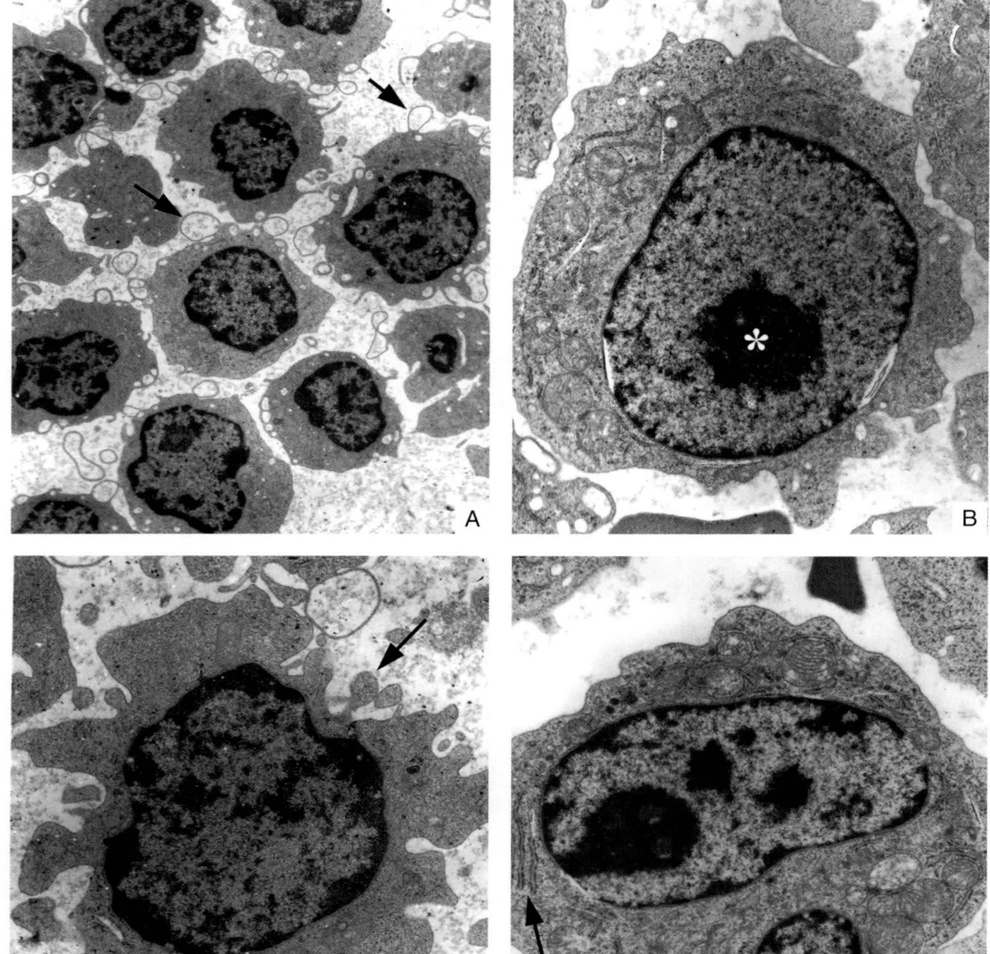

图 11–7 B–PLL 细胞。(A)细胞体积大，胞质多，表面有突起和囊泡(箭头所示)，×3K；(B)幼淋巴细胞似淋巴母细胞，体积大，胞质多，核仁显著(*)，×5K；(C)幼淋巴细胞表面粗大突起(箭头所示)，×5K；(D)幼淋巴细胞核仁显著，内质网丰富(箭头所示)，×5K。

第 4 节　脾边缘区淋巴瘤

脾边缘区淋巴瘤(SMZL)是脾脏小 B 淋巴细胞围绕或取代白髓生发中心增生，而体积较大的淋巴细胞在脾边缘区增生导致套区和边缘结构消失，两类细胞同时浸润脾脏红髓。SMZL 常侵犯脾门脉淋巴结和骨髓，少数累及肝脏。该病发病率低，占淋巴瘤患者的 2%，大部分患者年龄>50 岁，男女比例接近。本病需要根据免疫表型与 CLL/SLL、HCL、MCL、FL 及浆细胞样淋巴瘤进行鉴别。

一、临床表现

疾病早期症状不明显，大部分患者脾大，部分肝大，淋巴结肿大不明显；中、后期出现贫血，少数患者血小板和中性粒细胞减少，75%的患者淋巴细胞增高。大部分患者伴自身免疫性损伤，如原发性胆汁性肝硬化、关节炎、血小板减少、狼疮抗凝物阳性和溶血性贫血。病情呈惰性发展，即使有骨髓浸润进展也较慢。该病无明确治疗标准，2/3 的患者诊断时无症状，1/3 的患者不需治疗。治疗策略包括 4 种：①淋巴细胞轻度增多，其他血细胞无减少，无须治疗，5 年生存率为 88%。②脾放射治疗减少循环淋巴细胞，使脾脏回缩，改善血细胞减少情况。③进展期患者首选化学治疗，但完全缓解率低。④巨脾或白细胞重度减少患者首选脾切除，改善血细胞减少和腹部不适，总体生存率优于化疗。与其他惰性 B 细胞肿瘤一样，转化为 B 细胞大细胞淋巴瘤患者生存率降低，中位生存期<2 年。

二、免疫表型和遗传学

细胞表达 sIgM、CD20、CD79a、CD45RB、PAX5/BSAP 和 BCL2；不表达 CD43、CD23、CD10、BCL6、annexin A1、D1 和 CD103；少数患者 CD5 阳性。部分细胞酸性磷酸酶(抗酒石酸)阳性。CD1 阴性和 CD5 低表达有助于与 MCL 鉴别；annexin A1 有助于与 HCL 鉴别；CD10 和 BCL6 阴性可除外 FL。约 50%患者有 Ig 轻链、重链基因重排或体细胞突变；40%患者有 7q31-32 等位基因缺失。其他细胞遗传学异常包括 3 体 3q、CDK6 基因调节紊乱、BCL2 重排和 t(14；18)等。

三、细胞形态结构

淋巴细胞大致分两类。多数患者细胞外形规则，体积小，直径 8~10μm，核圆，异染色质多，核仁明显，胞质少，表面有短突起或绒毛(图 11-8 A)。少数患者细胞体积大，直径约 12μm，外形规则，核圆，异染色质少，核仁显著，胞质丰富(图 11-8 B、C、D)。电镜下白血病细胞的胞质密度低，内质网较多，有的呈浆细胞样，核糖体分布不均匀。外周白血病细胞表面有绒毛，比毛细胞细小。

四、形态结构鉴别

HCL 细胞呈圆形，表面绒毛长，有的基底宽，树突状分支，酸性磷酸酶抗酒石酸实验强阳性；骨髓内 HCL 细胞片状浸润，替代正常造血，网状纤维增加，常导致“干抽”，脾脏红髓弥漫浸润，白髓萎缩。CLL 细胞表面光滑，大小均匀，核圆，异染色质多，核仁小；SMZL 细胞大小不一，部分体积大，核质比大，核仁明显，少数胞质多。

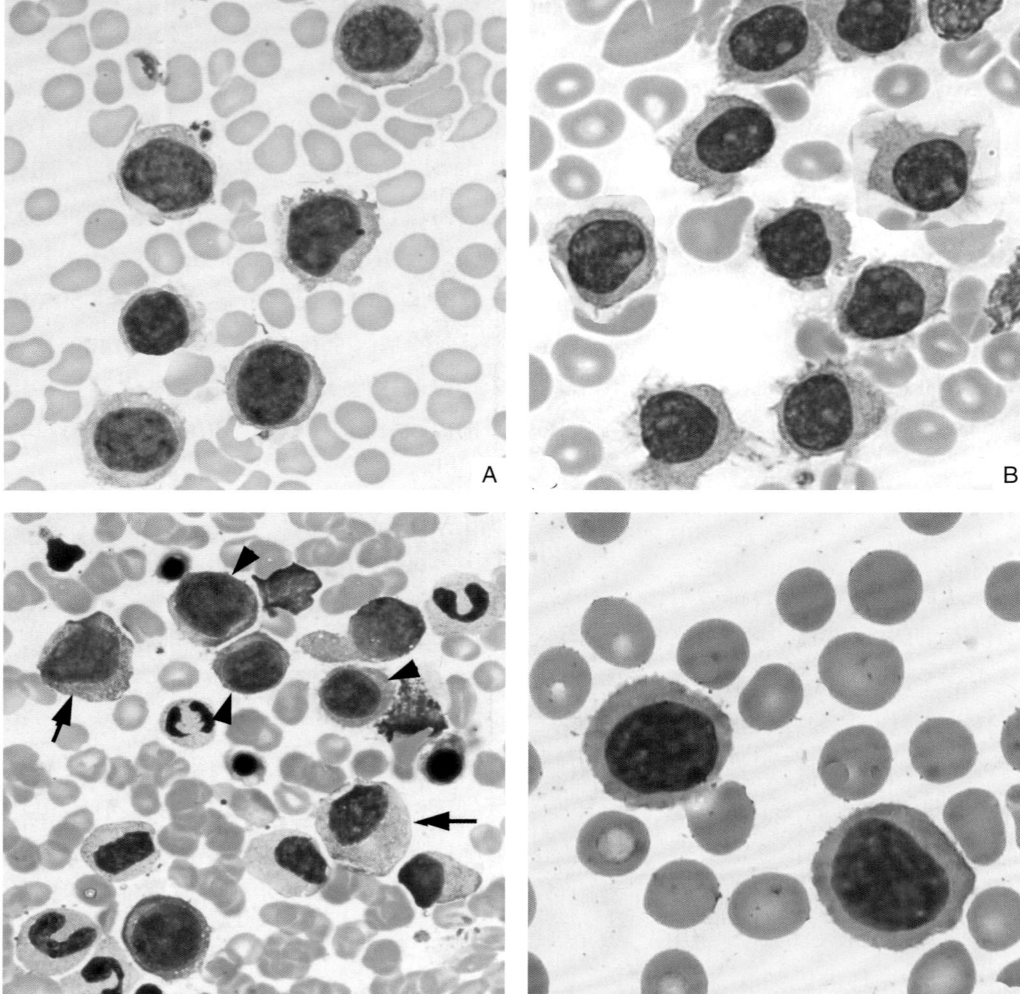

图 11–8 SMZL 细胞。(A)细胞中等大小，核圆，胞质较多，×1K；(B)细胞表面有伪足，核仁1~3 个，×1K；(C)部分细胞体积大，胞质多(箭头所示)，部分细胞体积小，胞质少(三角箭头所示)，×1K；(D)细胞胞质丰富，核圆，×1K。

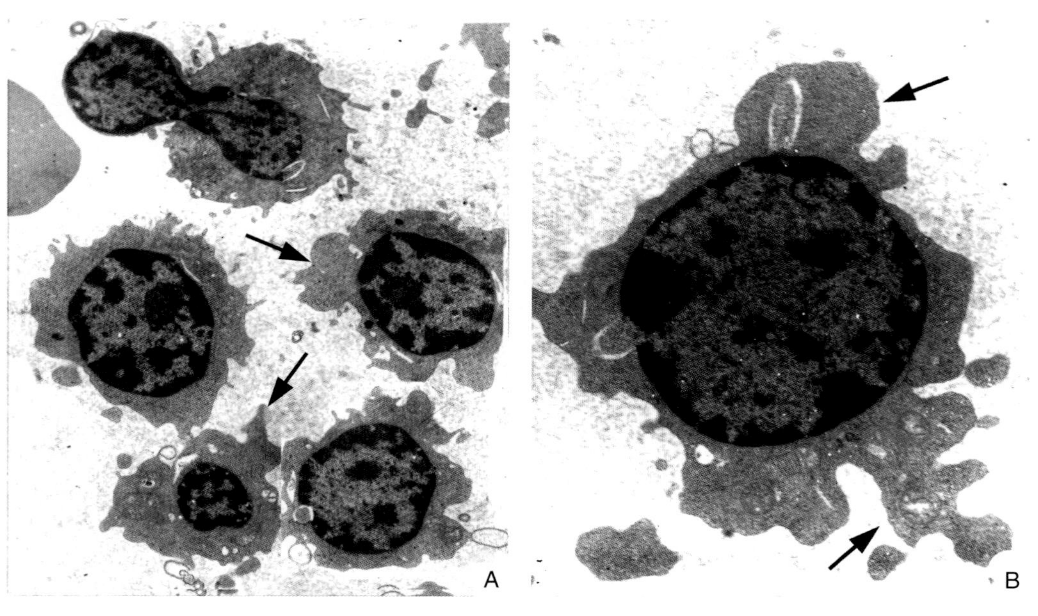

图 11–9 SMZL 细胞。(A)细胞核圆，胞质丰富，表面有突起(箭头所示)，×3K；(B)细胞表面突起(箭头所示)，×3K；(C)下方 2 个细胞的胞质丰富，有绒毛，上方为2 个正常淋巴细胞，×3K；(D)细胞核不规则，表面有细长绒毛(箭头所示)，×4K。(待续)

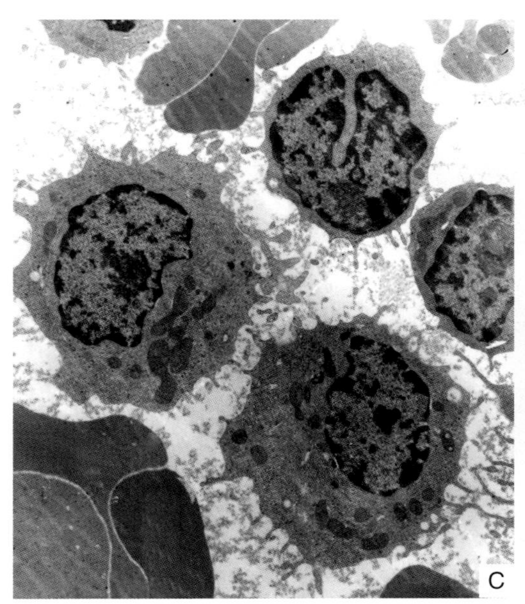

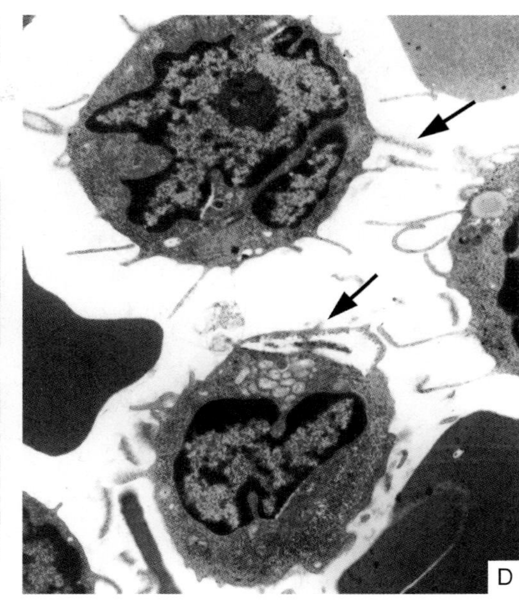

图 11-9(续)

第 5 节　滤泡性淋巴瘤

滤泡性淋巴瘤(Follicular lymphoma,FL)主要累及淋巴结、脾和骨髓,成人多发,不同地区发病率不等,欧美国家发病率占淋巴瘤发病率总数的 35%~50%,中国占淋巴瘤发病率总数的 5%~10%。

一、临床表现

早期仅淋巴结肿大,其他症状不明显;多数患者就诊时为中、晚期(Ⅲ/Ⅳ期),出现周围或远端浸润,部分晚期患者转化为弥漫性大细胞淋巴瘤。淋巴瘤滤泡形态基本一致,有的界限不清,套细胞少,呈背靠背现象,可见坏死区域。根据受累淋巴结滤泡所占面积,滤泡性淋巴瘤分为寡滤泡性(滤泡<25%)、滤泡弥漫性(滤泡 25%~75%)和滤泡性(滤泡>75%)。淋巴瘤滤泡中心的中心细胞(centrocytes)与中心母细胞(centroblasts)比例决定肿瘤分级,每高倍视野 0~5 个中心细胞为Ⅰ级;6~15 个为Ⅱ级;>15 个为Ⅲ级。不同级别对应不同治疗方法,Ⅰ级和Ⅱ级患者治疗方案由累及范围决定,Ⅲ级与弥漫大 B 细胞淋巴瘤相同。

二、免疫表型和遗传学

细胞主要表达 CD20、CD10、SIg、bcl-2 和 bcl-6;部分表达 CD23,不表达 CD43、CD5 和 cyclin D。所有患者存在 IgH 和 IgH 基因重排,80%患者有 t(14;18)(q32;q21)异位和 BCL-2 基因重排,绝大部分患者 BCL-2 表达增高。

三、细胞形态结构

中心细胞分化程度低,数量多,体积小,直径约 6μm,核质比大,核仁小,异染色质多,细胞核不规则,切迹与核带多;表面有散在绒毛或突起,线粒体嵴清晰,内质网少,无颗粒。中心母细胞分化程度高,体积大,直径 10~12μm,核圆,核仁显著,常染色质多于异染色质,且核带少,胞质丰富,内质网长,颗粒少(图 11-10)。

脾脏和骨髓淋巴瘤细胞形态差别明显。脾脏瘤细胞发育较好,体积大,内质网多,核仁显著,核圆,形态与中心母细胞相似;而骨髓瘤细胞以小中心细胞为主。这可能与中心细胞和中心母细胞浸润性不同以及脾脏环境相关(图 11-11)。

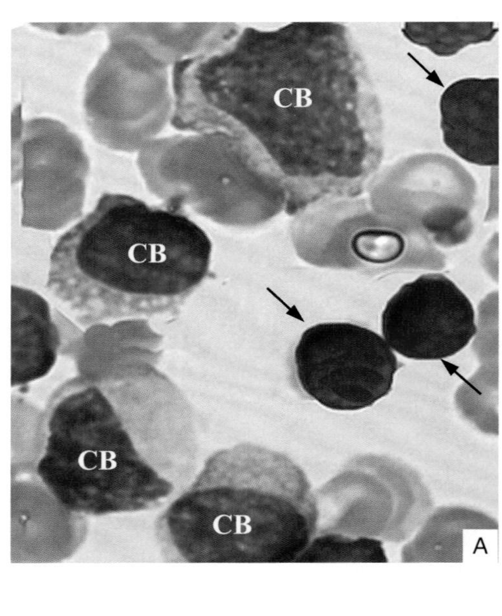

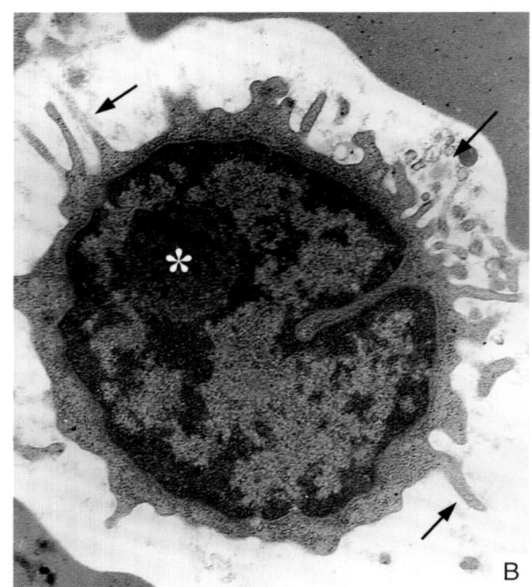

图 11–10 滤泡性淋巴瘤。(A)骨髓中心母细胞(CB)体积大,胞质多,中心细胞体积小,胞质少,核染色深(箭头所示),×1K;(B)中心细胞细胞器少,核仁显著(*),有短突起(箭头所示),×10K。

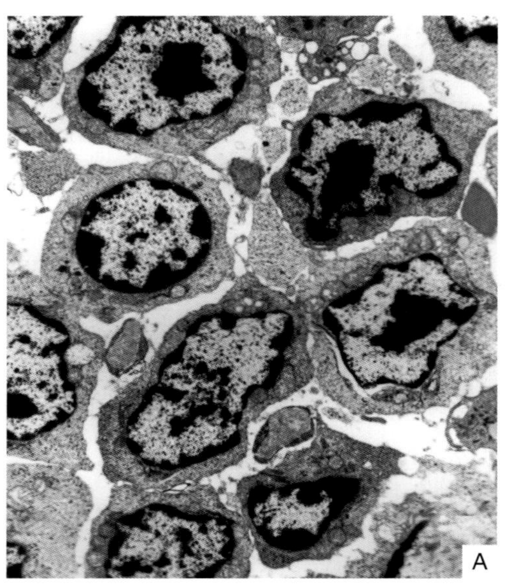

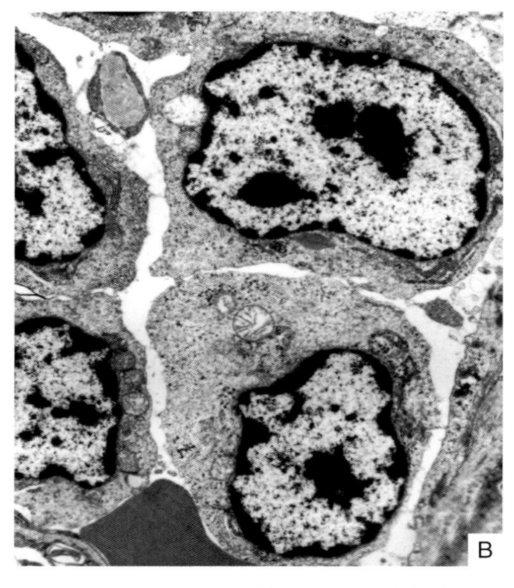

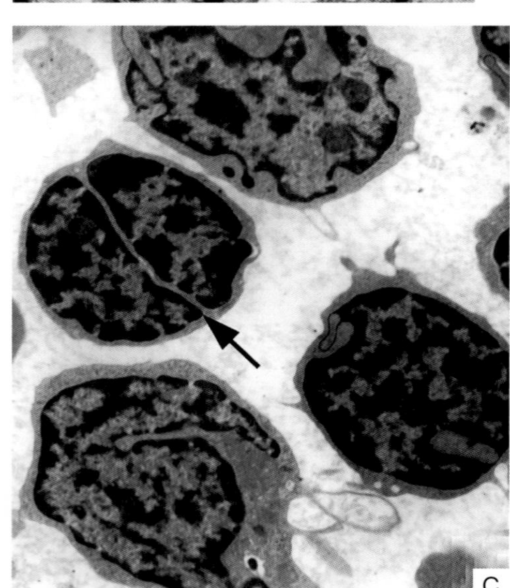

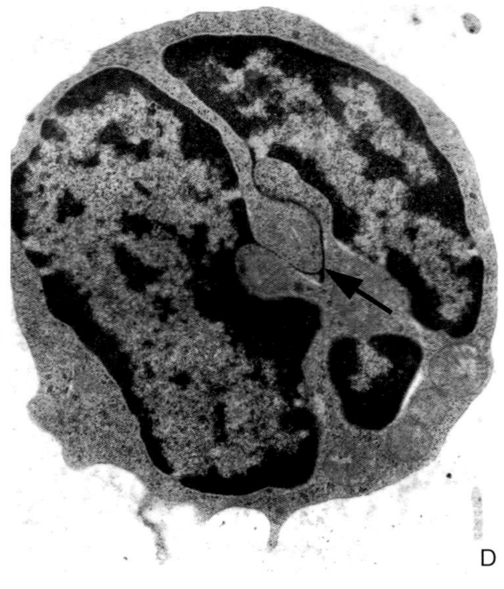

图 11–11 滤泡性淋巴瘤。(A)脾脏中心母细胞体积大,胞质多,核仁显著,×3K;(B)中心母细胞,×8K;(C)骨髓中心细胞体积小,胞质少,核不规则,呈裂隙状(箭头所示),×3.5K;(D)中心细胞核有核带(箭头所示),×10K。

第 6 节 弥漫性大 B 细胞淋巴瘤

弥漫性大 B 细胞淋巴瘤(DLBCL)是一种常见非霍奇金恶性淋巴瘤，因含一类弥漫分布的大 B 细胞得名。该病在欧美发达国家占非霍奇金淋巴瘤总数的 25%~30%，国内发病率较高，男性多于女性，发病年龄多在 70 岁左右，婴幼儿和中青年发病率低。大部分患者为原发，部分患者由滤泡性淋巴瘤、慢性淋巴细胞性白血病、小淋巴细胞淋巴瘤、边缘区 B 细胞淋巴瘤及结节型或淋巴细胞为主的霍奇金淋巴瘤等低度恶性淋巴瘤转化而来，少数患者病前有自身免疫疾病或免疫缺陷。DLBCL 瘤细胞起源于生发中心B 细胞(germinal center B-cell)或外周活化 B 细胞(in vitro activated peripheral blood B-cell)两个不同阶段。因此，分为生发中心样 B 细胞或活化 B 细胞样淋巴瘤两型，生发中心 B 细胞型预后比活化 B 细胞型好。

根据形态、分子生物学特点和临床表现不同，不同时期 DLBCL 分类不同，如 Rappaport 分类包括弥漫性组织细胞型、淋巴细胞与组织细胞混合型；Kiel 分类包括中心母细胞型、B 免疫母细胞型和间变性大 B 细胞型；Lukes-Collins 分类包括大裂滤泡中心细胞型、大无裂滤泡中心细胞型、B 免疫母细胞型；Working Formulation 分类包括弥漫性大细胞型、大细胞免疫母细胞型和弥漫性大小细胞混合型；REAL 分类包括弥漫性大 B 细胞淋巴瘤。2016 年世界卫生组织将 DLBCL 分为不能分类型、中枢神经系统原发型、皮肤原发性腿型、EB 病毒阳性不能分类型、EBV 皮肤黏膜溃疡型和慢性感染相关型。由于这些分类的病理学和生物学差异较大，目前尚未形成统一标准。

一、临床表现

DLBCL 常累及淋巴结和结外组织，>40%的结外组织受累发病，所有组织都可能是首发部位，最常见部位是胃肠道，其他部位依次为骨、睾丸、脾脏、咽部淋巴结、唾液腺、甲状腺、肝脏、肾脏和肾上腺。骨髓占发病率的 11%~27%，部分患者骨髓淋巴瘤细胞分化程度低于其他部位。临床表现为受累部位肿块快速肿大，有的出现多个肿块，症状主要与受累部位相关，早期全身症状较少。

二、免疫表型与遗传学

细胞全部或部分表达 CD19、CD20、CD22、CD79a 和 BSAP(B-cell specific activator protein)等全 B 细胞抗原；50%~75%患者表达 sIg 和 cIg(M>G>A)，很少表达浆细胞抗原 CD38 和 CD138；大部分患者 HLA-DR 阳性；部分患者表达 CD25 和 CD30 等活化淋巴细胞标志；胞质 cIg 阳性患者伴浆细胞分化；部分患者表达 Bcl-2、Bcl-6、P53、CD138、Ki-67 蛋白。25%~50%患者表达 CD10。10%患者表达 CD5，可用于 SLL/CLL 鉴别，与 Cyclin D1 结合可以鉴别套细胞淋巴瘤的母细胞变异型。

大多数病例存在 Ig 重链和轻链重排或可变区突变；20%~30%患者有 Bcl-2 基因易位，30%以上患者 3q27 异常；部分合并免疫缺陷患者存在 EB 病毒感染。

三、细胞形态结构

大部分患者瘤细胞弥漫性生长，细胞核体积是正常淋巴细胞的 2 倍，等于或超过正常巨噬细胞，胞质丰富。部分患者瘤细胞大小不等，细胞核大于反应性淋巴细胞，与 Burkitt 淋巴瘤细胞相似。大 B 细胞的核轻度不规则，呈锯齿状或折叠状，有 1 个或多个核仁，光镜下胞质清亮，密度低。部分患者瘤细胞呈浆细胞样，胞质呈嗜碱性，核周淡染。少数患者肿瘤细胞似多叶 R-S 细胞(图 11-12)。

电镜下瘤细胞形态多样，大部分体积大，胞质多，有的表面有突起，核仁明显，胞质含棒状内质网，线粒体肿胀破裂。部分患者有浆细胞样淋巴细胞或巨大浆细胞。淋巴瘤细胞浸润骨髓时，粒细胞、红细胞反应性增生和损伤，可见细胞溶解、破坏和凋亡；单核/巨噬细胞系统活化，吞噬活跃，树突状细胞表面突起多；淋巴细胞活化和反应性增生，可见大浆细胞(图 11-13)。

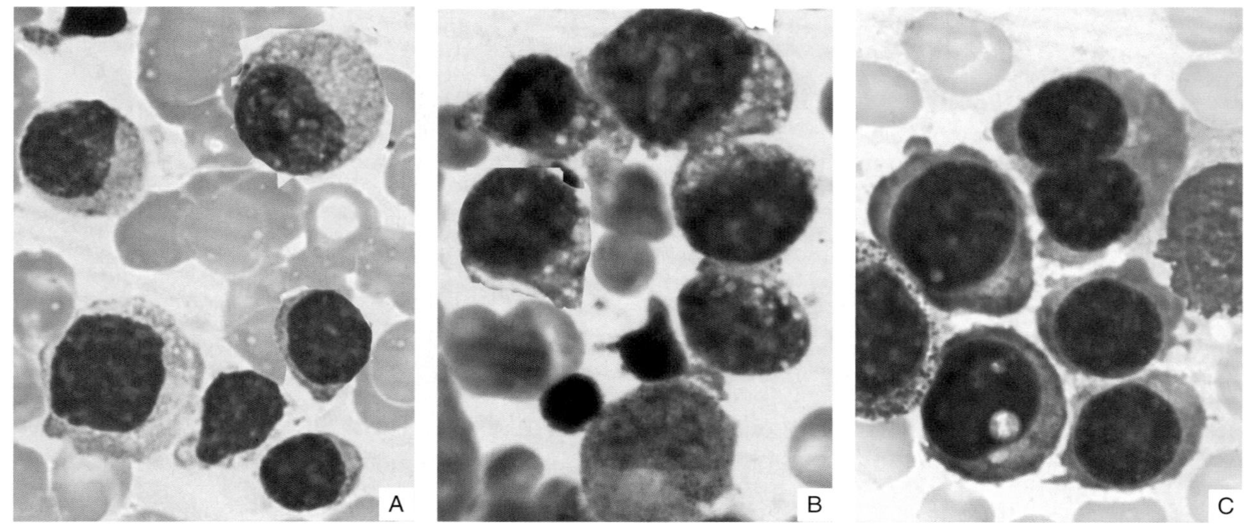

图 11–12 DLBCL 细胞。(A)淋巴瘤细胞大小不等,×1K;(B)上方有 5 个淋巴瘤细胞,下方为反应性粒细胞,×1K;(C)淋巴瘤细胞似有核红细胞或浆细胞,×1K。

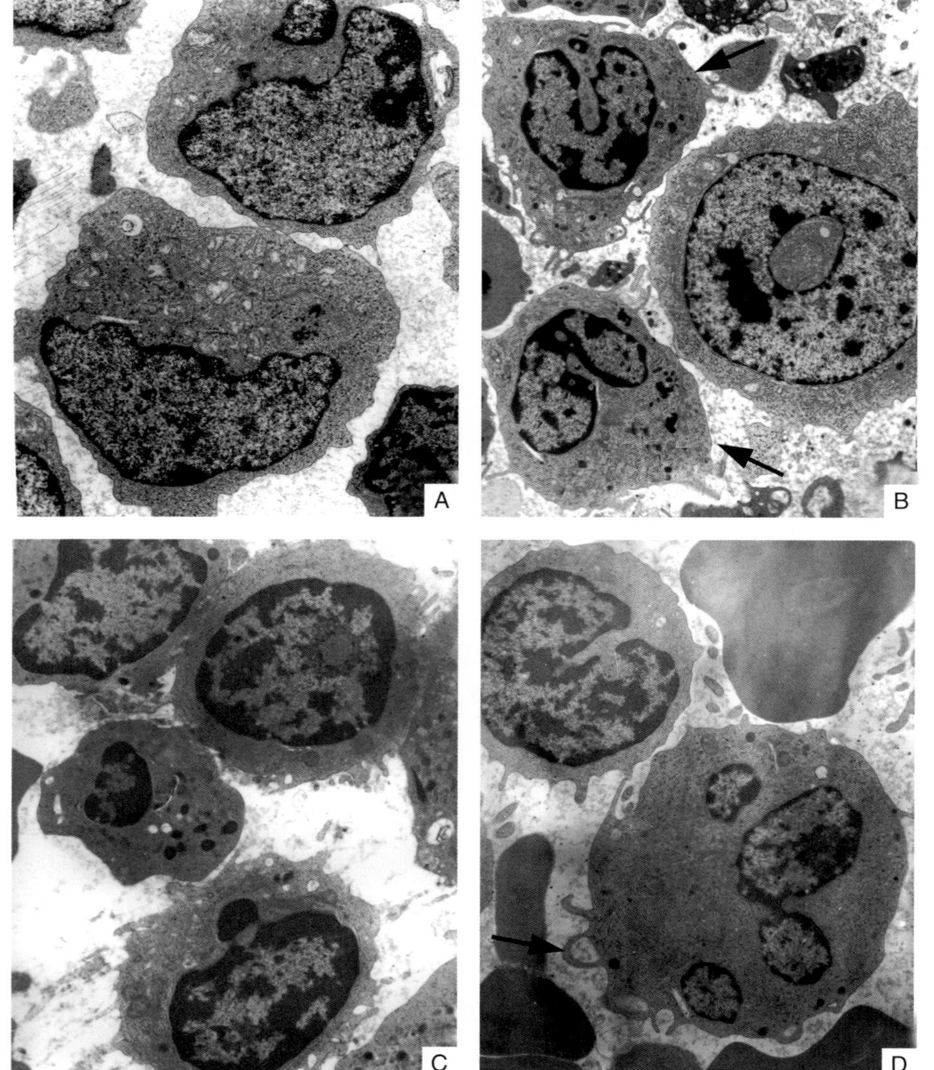

图 11–13 DLBCL 细胞。(A)瘤细胞体积大,胞质多,核不规则,×4K;(B)右侧为瘤细胞,左侧为大颗粒淋巴细胞(箭头所示),×4K;(C)瘤细胞外形规则,核圆,核仁明显,×4K;(D)大瘤细胞核不规则,表面有突起或囊泡(箭头所示),×4K。

第 7 节　淋巴浆细胞样淋巴瘤

淋巴浆细胞样淋巴瘤（lymphoplasmacytic lymphoma，LPL）为 B 细胞、浆细胞样淋巴细胞和浆细胞性肿瘤，不符合其他伴浆细胞分化的小淋巴细胞肿瘤诊断标准，其分化程度对应滤泡内前体浆细胞。该病主要累及骨髓、淋巴结和脾脏，与部分边缘区淋巴瘤（MZL）难以鉴别，容易误诊为小细胞淋巴瘤。该病发病率低，占淋巴瘤总数约 1%，中位发病年龄为 63~71岁，男性多于女性。

一、临床表现

大部分患者因贫血出现乏力和虚弱，约 26%的患者无症状。18%左右的患者结外浸润，累及骨髓、淋巴结、脾脏；部分患者累及肺、胃肠道、眼眶、唾液腺、中枢神经系统和皮肤等部位，表现为局部出血、视网膜病变、下肢感觉异常和肌电图改变，血容量扩大时出现心力衰竭。大部分患者血浆 IgM 副蛋白升高，少数出现其他副蛋白，部分患者同时出现 IgM 和 IgD 等几种副蛋白，10%~30%有高黏血症。该病病程长，治疗后可缓解，少数转化为弥漫性大细胞淋巴瘤，患者预后差。

二、免疫表型与遗传学

免疫表型对应抗原刺激后浆细胞分化前期 B 细胞，表达 CD19、CD20、CD22、CD79a 相关 B 细胞抗原以及 FMC7、BCL-2 和 PAX-5；不表达 CD5、BCL-6、CD10 和 CD23。大部分表达 IgM，部分表达 IgG，很少表达 IgD。Ig 基因可变区体细胞性超突变多，无特异相关染色体异常，40%~70%患者 6q21 缺失，常见 3 体 3、18 和 4 号染色体异常，少数患者有 t(9;14)(p13;q32)和 PAX-5 基因重排。

三、细胞形态结构

瘤细胞呈多形性，包括小淋巴细胞、浆细胞样淋巴细胞和浆细胞 3 类细胞。浆细胞样淋巴细胞为本病特点，直径 10~12μm，胞质染色深，似浆细胞，核不规则，似淋巴细胞，光镜下不易区别（图 11-14 A）。电镜下观察浆细胞样淋巴细胞膜下有数层狭窄内质网，核不规则，异染色质凝集不显著，细胞内偶见球形包涵体（Russell 小体）；小淋巴细胞直径 6~8μm，核质比大，核不规则；浆细胞形态结构同浆细胞白血病，核仁显著。不同类型淋巴瘤细胞比例和患者预后相关，部分患者骨髓含免疫母细胞、上皮样组织细胞和肥大细胞（图 11-14B~D）。

四、形态结构鉴别

SLL/CLL 以小淋巴细胞为主，偶见淋巴母细胞，CD5、CD23、ZAP-70 阳性。浆细胞白血病和骨髓瘤体积大，有典型车轮状细胞核，内质网显著扩张。

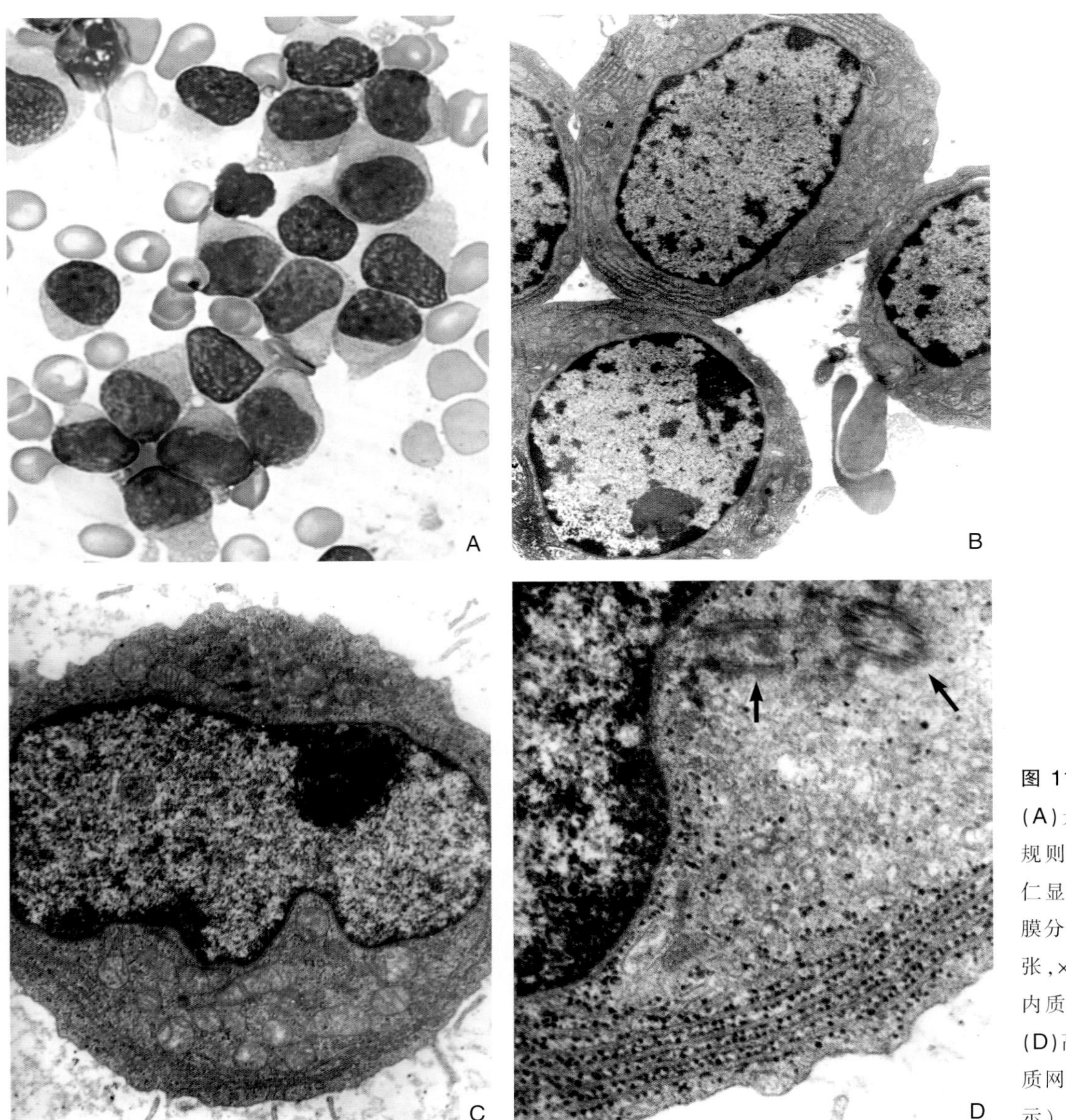

图 11-14 LPL 细胞。(A)光镜下胞质多，核规则，×1K；(B)细胞核仁显著，异染色质沿核膜分布，内质网多，无扩张，×4K；(C)细胞粗面内质网层层排列，×6K；(D)高倍镜显示粗面内质网，中性粒（箭头所示），×20K。

第 8 节 浆细胞骨髓瘤和浆细胞白血病

浆细胞骨髓瘤(plasma cell myeloma，PCM)和浆细胞白血病(plasma cell leukemia，PCL)是浆细胞恶性增殖性肿瘤。一方面，恶性浆细胞合成大量异常 Ig 和(或)Ig 片段，另一方面，正常浆细胞 Ig 产生减少。根据受累部位和临床特点，发生于骨骼的浆细胞瘤称骨浆细胞瘤(plasmacytoma of bone)，发生于其他组织的浆细胞瘤称骨外浆细胞瘤(extraosseous plasmacytoma)，外周浆细胞超过白细胞总数 20%时，称 PCL。PCL 分原发性和继发性，继发性 PCL 多为骨髓瘤或骨外浆细胞瘤晚期，瘤细胞播散入血；少数继发于巨球蛋白血症、NHL、CLL 和淀粉样变。原发性 PCL 无明确骨髓瘤史，发病年龄小，浆细胞广泛浸润，骨髓浆细胞显著增高，原始和幼稚浆细胞增多，疗效差，平均生存期为 4~5 个月。PCM 和 PCL 占各种恶性肿瘤患者总数的 1%，占造血系统肿瘤的 10%，好发年龄>30 岁，中位年龄 65 岁，男女比例

1.4:1。预后差，不能治愈，占血液肿瘤死亡率的 20%，生存期数月到 10 年以上不等，平均 3~4 年。

一、临床表现

PCM 患者骨质破坏最明显，其次为反复感染、肾脏损伤、高黏血症、出血、血栓形成、神经系统损伤和压迫症状。原发性 PCL 起病时外周浆细胞>20%，或绝对值>2.0×10^9/L，临床表现与其他白血病相似，包括发热、出血、骨痛、脏器浸润等，肝、脾、淋巴结肿大较继发性 PCL 和 PCM 多，约 31%患者伴骨骼破坏。PCM 和 PCL 患者血清含单克隆 Ig 重链和轻链，50%为 IgG 型，15%为 IgA 型，IgD 和 IgE 型很少；80%患者有尿本-周蛋白，血清 Ig 高达 30~50g/L，尿蛋白>2.5g/24h，40%有高钙血症，75%尿素氮和肌酐升高。

二、免疫表型与遗传学

瘤细胞含单一 IgG，表面不表达；CD38、CD138 强阳性，CD79a、VS38c 阳性，67%~79%的患者 CD56 阳性，CD19 阴性。少数患者 CD117、CD20、CD52 和 CD10 阳性，有的表达髓系抗原。与 PCM 不同，80%以上 PCL 不表达 CD56；少数 PCL 表达 cyclin D1，与 t(11;14)(q13;q32)相关。所有患者 Ig 轻链和重链基因克隆性重排，90%以上染色体数目或结构异常，包括 3 体染色体、部分或全部缺失及复杂核型。55%~70%染色体易位与重链位点相关。

三、细胞形态结构

大部分患者细胞外形规则，表面光滑，核圆，可见双核，染色质粗，胞质丰富，呈深蓝色，核周有淡染区，部分细胞体积大，含多个细胞核(图 11-15)。根据形态浆细胞分为高分化和低分化两类。高分化细胞体积大，直径 12~20μm，表面光滑，胞质丰富，核质比 1:1~1:3，核圆，异染色质呈车轮样排列，核仁明显，内质网扩张，含絮状物和 Russell 小体，线粒体肿大(图 11-16 和图 11-17)。低分化浆细胞为淋巴样浆细胞，外形规则，直径 8~12μm，表面有短突起，核质比 1:1.2~1:1.5，核圆或轻度不规则，异染色质少，核仁显著，核糖体多，内质网扩张不明显，Russell 小体少，线粒体致密，呈幼稚淋巴细胞结构(见图 11-16 和图 11-17)。

不同的患者浆细胞的分化程度不同，幼稚结构和异型浆细胞是重要诊断指标。部分患者骨髓单核、巨噬细胞反应性增生，幼红细胞损伤，粒细胞和淋巴细胞活化。所以患者浆细胞较少时，需与再生障碍性贫血、溶血性贫血、淋巴瘤骨髓浸润及其他疾病鉴别。

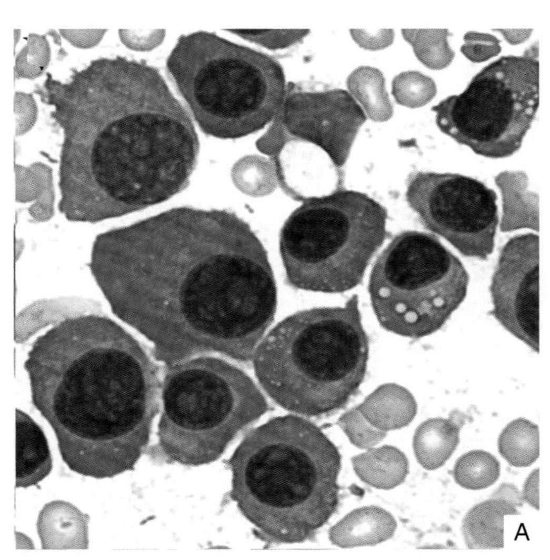

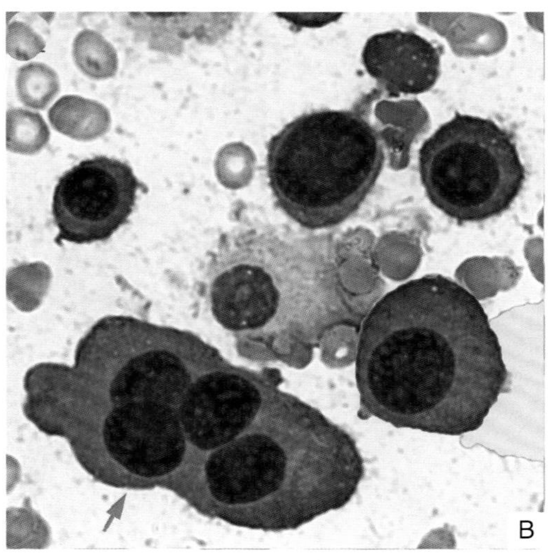

图 11-15 PCM/PCL 细胞。(A)浆细胞外形圆，胞质多，核圆，×1K；(B)多核浆细胞 （箭头所示），×1K；(C)浆细胞核周淡染区(箭头所示)，×1K；(D)巨浆细胞外观呈桑葚样(箭头所示)，×1K。(待续)

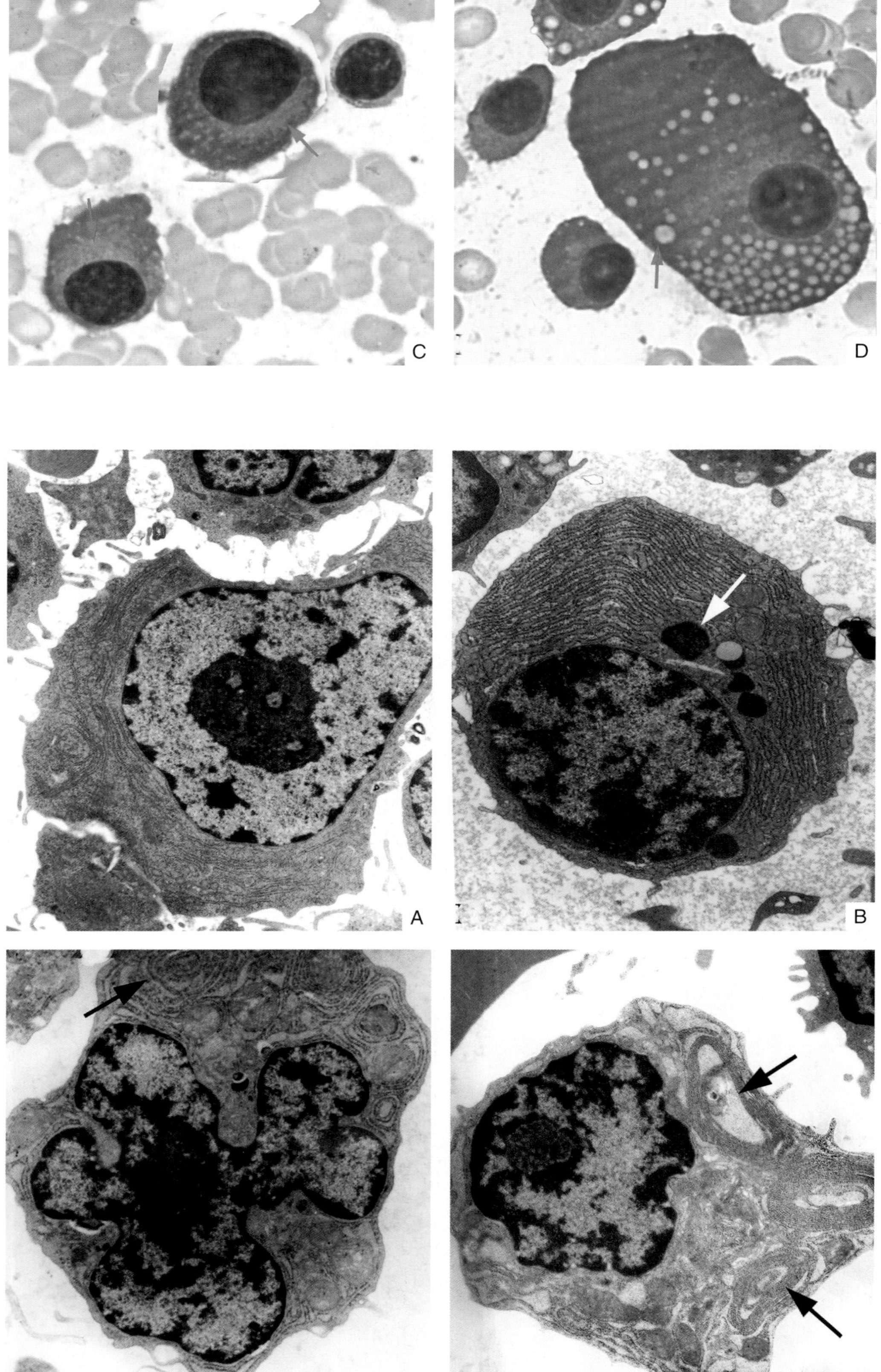

图 11–15(续)

图 11–16 PCM/PCL细胞。(A)细胞直径20μm，核仁大，内质网丰富，×4K；(B)细胞异染色质呈钟表状排列，内质网层层排列，含 Russell 小体(箭头所示)，×5K；(C)细胞核呈花瓣样，内质网呈同心圆卷曲(箭头所示)，×5K；(D)细胞核仁显著，内质网呈同心圆卷曲(箭头所示)，×6K。

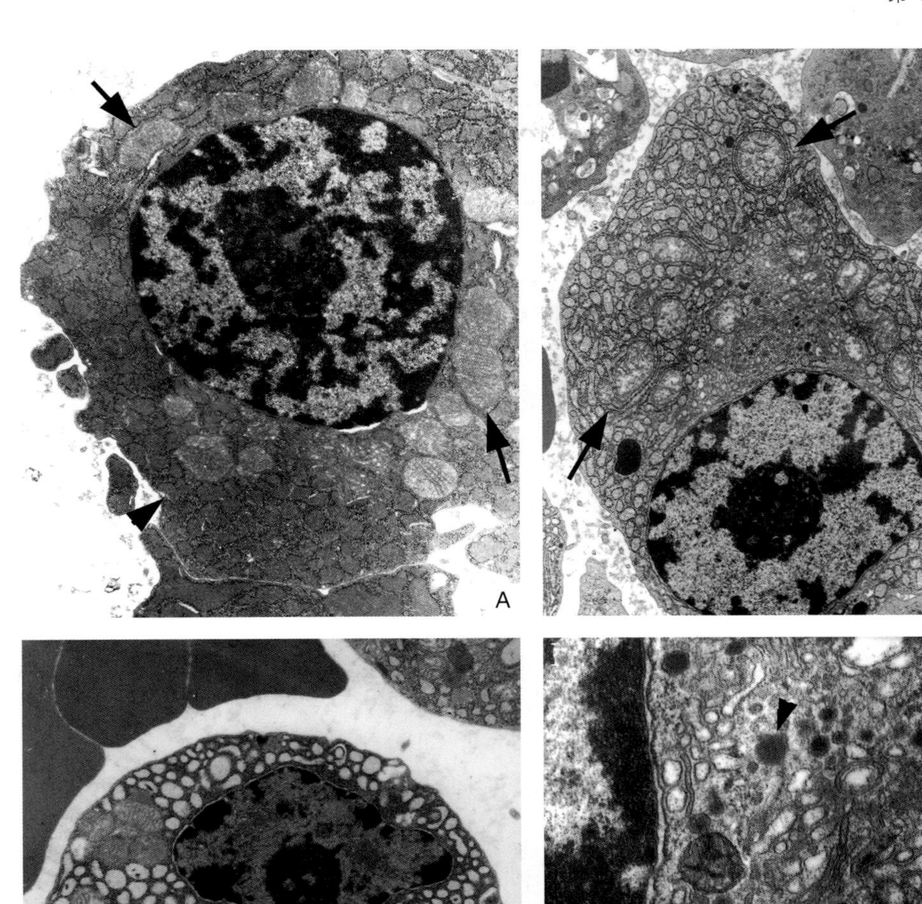

图 11–17　PCM/PCL 细胞。(A)瘤细胞核仁显著,线粒体肿大(箭头所示),内质网扩张(三角箭头所示),×4K;(B)瘤细胞粗面内质网呈管状,线粒体肿大(箭头所示),×5K;(C)瘤细胞凋亡前期,胞质管状内质网扩张,核染色质凝集,×8K;(D)瘤细胞含大 Russell 小体(箭头所示)和类似颗粒的小 Russell 小体(三角箭头所示),×20K。

第 9 节　霍奇金淋巴瘤

霍奇金淋巴瘤(hodgkin lymphoma,HL)是以淋巴组织慢性、进行性和无痛性肿大为主要表现的一类淋巴瘤。该病于颈部和锁骨上淋巴结多发,其次是纵隔、腹膜后和主动脉旁淋巴结。病变由一个或一组淋巴结逐渐向临近淋巴结或其他组织扩散,晚期侵犯脾、肝、骨髓、消化道和肺。该病男性多于女性,5 岁以前患者少,15~34 岁为发病高峰。HL 发病机制不清,部分患者存在免疫缺陷、过敏体质或反复感染史,可能与慢性感染导致的免疫细胞异常增生相关。

一、临床表现

临床表现与肿瘤部位、分型、受累器官和病程相关。早期表现为浅表淋巴结无痛、进行性肿大,全身症状少,从一个或一组淋巴结开始向远处淋巴结扩散。早期淋巴结无粘连,可活动,累及邻近组织时不易推动；晚期淋巴结互相粘连，形成巨大肿块。肿大淋巴结可以引起局部压迫症状，如纵隔淋巴结肿大，压迫支气管时出现干咳，腹膜淋巴结肿大出现腹痛。

晚期全身症状明显，包括低热、回归热、食欲减退、恶心、盗汗和体重减轻，少数成人患者伴皮肤瘙痒。HL 常侵犯脾、肝、肺、骨及骨髓，累及肺组织时呼吸加快、咳嗽重者呼吸衰竭；肝脏受累出现肝大和黄疸；浸润骨髓出现血细胞减少和贫血；消化道受累出现消化道溃疡和出血；累及脊髓出现压迫症状。HL 常引起免疫性溶血、血小板减少及肾病综合征等，感染和肿瘤扩散是患者死亡的重要原因。

HL 的预后与疾病分型和分期相关。淋巴细胞为主型患者 5 年生存率>93%；淋巴细胞耗竭型患者 5 年生存率约为 28%；结节硬化及混合细胞型介于两者之间。根据临床分期统计，Ⅰ期患者 5 年生存率约 92%，Ⅱ期 86%，Ⅲ期 70%，Ⅳ期 31.9%。中青年、全身症状轻者预后好，儿童、老年患者及症状重者预后差；女性较男性预后好。

二、免疫表型和遗传学

Reed-Sternberg 细胞(R-S 细胞)是 HL 重要病理细胞和诊断标志，免疫标记和基因重组分析显示 R-S 细胞以 B 细胞为主，大部分患者 R-S 细胞 CD15、CD30 和 Pax-5 阳性，CD3 和 CD20、CD45 阴性。由于 HL 淋巴组织细胞成分复杂，很少用流式细胞术进行诊断。

三、细胞形态结构

肿瘤性细胞包括 R-S 细胞、Hodgkin 细胞、陷窝细胞和“爆米花”细胞。①典型 R-S 细胞直径 30~50μm 或更大，核圆或椭圆；双核中央有 2 个嗜酸性核仁，似镜影，又称镜影细胞。②Hodgkin 细胞外形与 R-S 细胞相似，但只有一个大核，称单核 R-S 细胞。③陷窝细胞见于结节硬化型，胞体接近 Hodgkin 细胞或略小，胞质少，细胞周围有透明空隙，形似陷窝，故称陷窝细胞。④“爆米花”细胞见于淋巴细胞为主型，胞体最大，核扭曲、折叠或分叶，含多个核仁。此外，一些瘤细胞形态更不规则，核膜厚，染色质粗，核分裂象和多极核细胞多，这类细胞常见于淋巴细胞消减型 HL(图 11-18)。

电镜下瘤细胞大小形态多变与瘤细胞发育、损伤和切面不同有关，可以发现镜影细胞、单核 R-S 细胞和多核细胞，所有细胞体积大、胞质多、核仁显著(图 11-19)。有的细胞含马蹄形核，一些瘤细胞染色质凝集、核固缩，呈凋亡前形态，陷窝细胞为严重溶解、破坏细胞，可能由 R-S 细胞发育不良或损伤所致(图 11-20)。

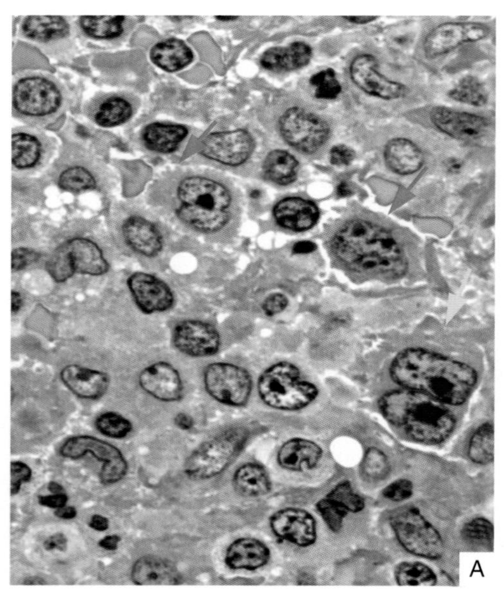

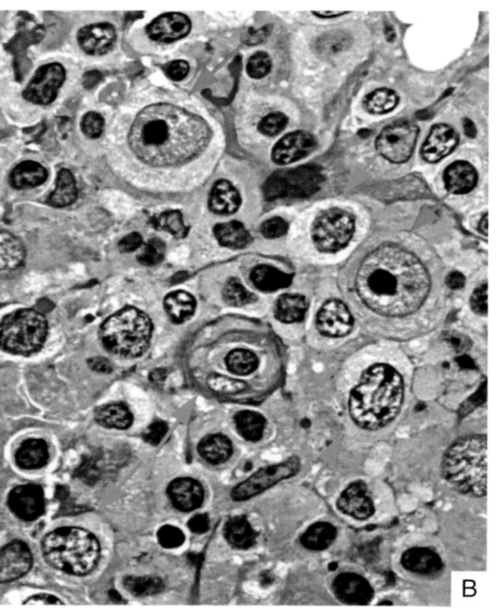

图 11-18 霍奇金淋巴瘤。(A)镜影细胞(黄色箭头)和单核 R-S 细胞(红色箭头所示)，×1K；(B)多个单核 R-S 细胞(红色箭头所示)和陷窝细胞(绿色箭头所示)，×1K；(C)镜影细胞(箭头所示)周围有大量体积较小的淋巴细胞，×1K；(D)单核 R-S 细胞(箭头所示)，×1K。(待续)

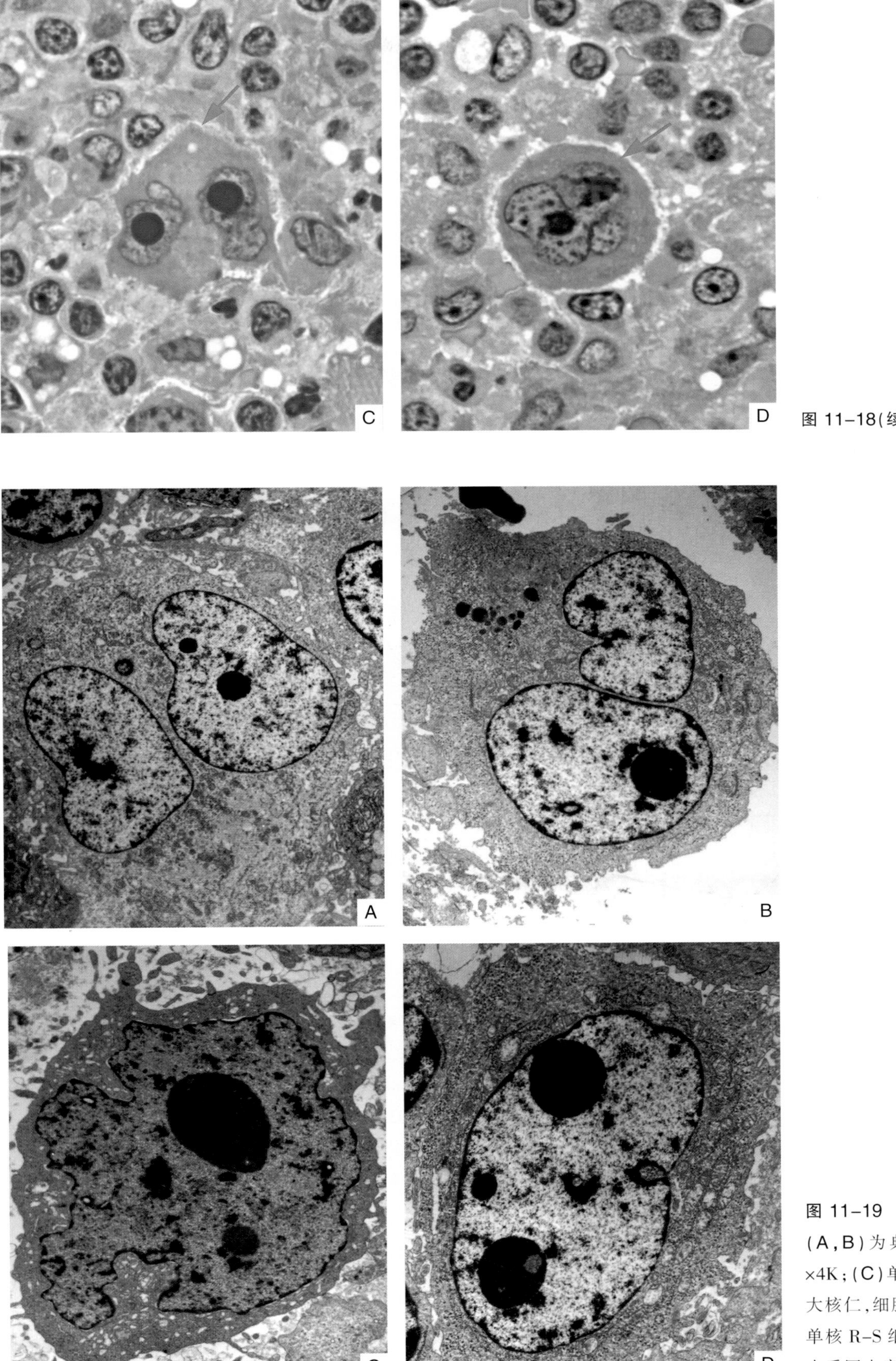

图 11–18(续)

图 11–19　霍奇金淋巴瘤。(A，B)为典型 R–S 细胞，×4K；(C)单核 R–S 细胞含大核仁，细胞器少，×4K；(D)单核 R–S 细胞含 2 个核仁，内质网丰富，×4K。

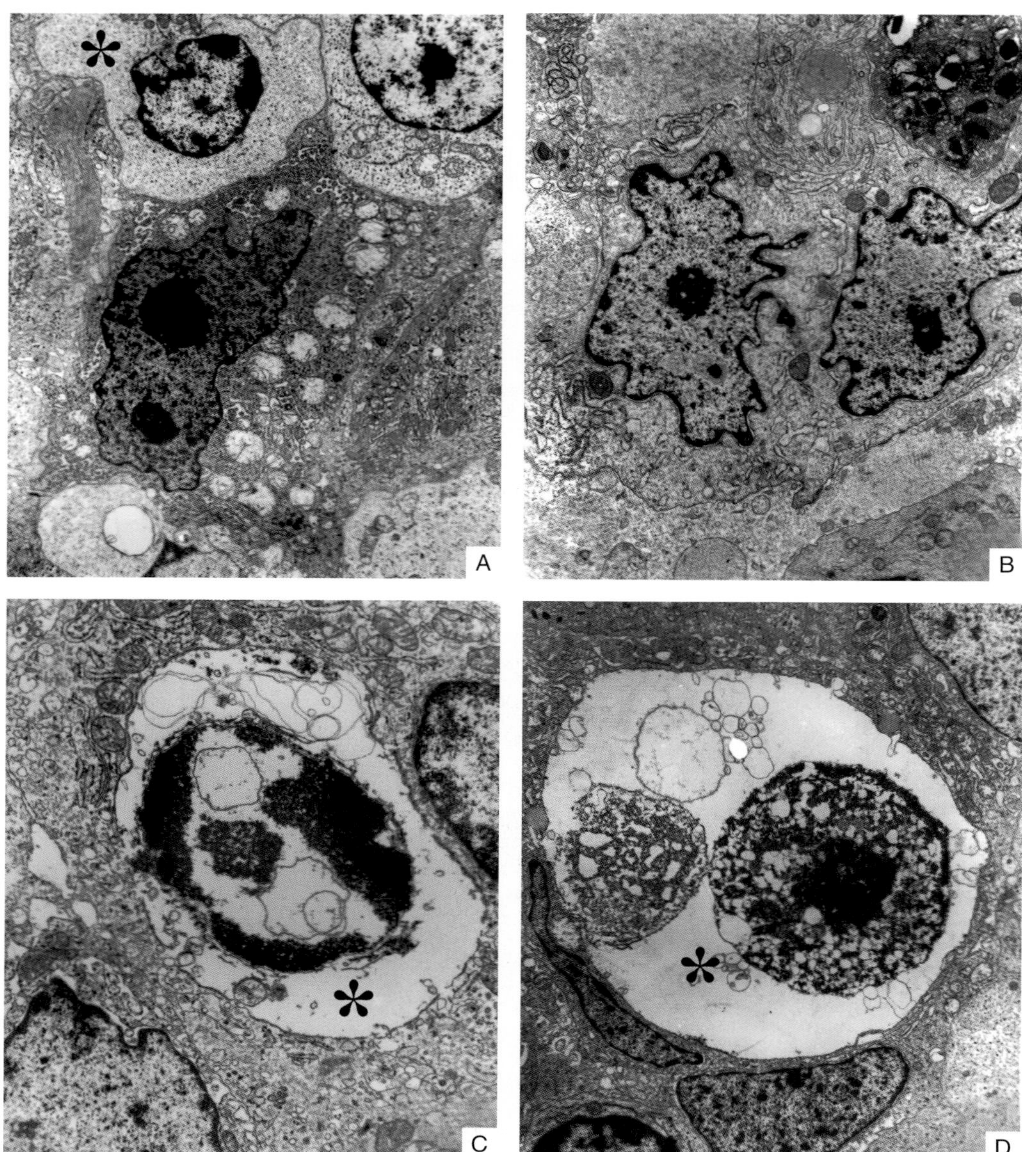

图 11-20 霍奇金淋巴瘤。(A)瘤组织含坏死细胞(*)和“爆米花”细胞(中央),×4K;(B)“爆米花”细胞核不规则,×4K;(C)陷窝细胞坏死溶解形成低密度环(*),×5K;(D)陷窝细胞(*)溶解后残留核轮廓,×5K。

参考文献

1. 李占琦,茹永新,刘津华,等.毛细胞白血病 6 例实验室诊断分析[J]. 诊断病理学杂志,2005,12(6):453-455.

2. 茹永新,刘津华,李占琦,等.毛细胞白血病的电子显微镜诊断与鉴别诊断 (附 8 例分析)[J]. 临床血液学杂志,2006,19(2):82-85.

3. Ru YX,Mi YC,Liu JH,et al. Ribosome-lamella complex precursors in acute monocytic leukemia:a study of 6 cases[J]. Ultrastruct Pathol, 2007,31 (2):135-140. DOI:10.1080/01913120701351033.

4. 茹永新,赵轶轩,刘津华. 核糖体-板层复合结构的诊断和病理学意义[J]. 白血病·淋巴瘤,2006,15(4):298-299.

第 12 章

成熟T/NK细胞肿瘤

成熟 T 细胞为一组胸腺后发育的异质性细胞，共同表达 CD3，γ、δ、ε 三种肽链构成 T 细胞受体复合物(T-cell receptor，TCR)。根据 TCR 构成，T 细胞分 γδ 和 αβ 两个亚群，γδ-T 细胞为免疫反应早期 T 细胞，不到 T 细胞总数的 5%，不表达 CD4 和 CD8，很少表达 CD5，局灶性分布在脾脏红髓、小肠上皮和其他上皮组织，这些部位是 γδ-T 细胞淋巴瘤的好发部位。αβ-T 细胞约占外周 T 细胞总数的 93%，发育更成熟，能识别 MHC 分子提呈抗原，属 MHC 限制性 T 细胞，表达 CD4 和 CD8，为免疫反应性细胞，参与细胞免疫，辅助体液免疫，并有免疫调节作用。NK 细胞与 T 细胞密切相关，部分抗原相同，合称 T/NK 细胞。NK 细胞只能合成 ε 链，无完整 TCR，可用 CD3 多抗识别。

成熟 T/NK 细胞肿瘤发病率低，约占 NHL 总数 12%，随地区和人种不同，亚洲多于欧洲，与亚洲 B 细胞淋巴瘤较少有关，日本 T 细胞淋巴瘤的主要危险因素是人类嗜 T 淋巴细胞病毒-1 (human T-lymphotropic virus-1，HTLV-1)病毒。该病分多种亚型，其中外周 T 细胞淋巴瘤(peripheral T cell lymphoma，PTCL)和间变性大细胞淋巴瘤(anaplastic large cell lymphoma，ALCL)最常见；鼻型 NK/T 细胞淋巴瘤和侵袭性 NK/T 细胞白血病次之，以中国香港发病为多。

EB 病毒(EBV)感染容易累及淋巴细胞和上皮细胞，导致潜伏性持续感染，诱发人体多种疾病。EB 病毒潜伏淋巴细胞常导致异质性淋巴细胞增殖疾病(lymphoproliferative diseases，LPD)，包括 B 细胞和 T/NK 细胞 LPD。因为 T 细胞和 NK 细胞起源于相同前体细胞，所以两者的 LPD 临床症状、组织学和免疫学特征相似，但不同患者预后不同。所以流式细胞术区分 NK 细胞和 T 细胞性 LPD 对患者有很大帮助。

2017 年世界卫生组织在第四版血液淋巴瘤分类中提出儿童 EB 病毒 T 细胞淋巴增殖性疾病类型，包括系统性儿童 EB 病毒阳性 T 细胞 LPD 和种痘水疱病样淋巴瘤。EB 病毒阳性 T 细胞 LPD 主要发生于儿童，主要表现为反复发烧和多器官炎性病变相关症状。淋巴系统表现为淋巴结肿大、肝大、脾大；呼吸系统表现为胸腔积液、肺炎和间质性肺炎；消化系统表现为胃肠炎和腹水；累及皮肤出现皮疹和眼睑、手、足水肿；泌尿系统受累出现肾功能损伤；有的并发噬血细胞综合征。由于不同类型预后不同，所以把这类疾病单独归纳为一类，分为良性、交界性和恶性 3 个亚型。这些亚型可发生于各个年龄段。

第 1 节　T-幼淋巴细胞白血病

T-幼淋巴细胞白血病 (T cell prolymphocytic leukemia，T-PLL) 是以胸腺后 T 淋巴细胞增生为特点的一种侵袭性血液肿瘤，常累及外周、骨髓、淋巴结、肝、脾和皮肤。与其他 T 细胞淋巴瘤相比，T-PLL 细胞大小均匀，体积小，过去被称为 T-CLL。该病发病率低，占成人淋巴瘤总数的 2%，发病年龄为 30~94

岁，平均年龄为 65 岁。

一、临床表现

大部分 T-PLL 患者肝大、脾大和淋巴结肿大，贫血，血小板减少，部分伴胸腔积液等浆液性渗出，20%皮肤浸润；化验检查显示淋巴细胞≥100×10⁹/L，半数患者≥200×10⁹/L，血浆 Ig 在正常范围，HTLV-1 阴性。皮损表现为颜面部对称性水肿、紫癜，病理显示淋巴细胞以血管为中心浸润，伴出血。浸润细胞外形不规则，核呈肾形，胞质嗜伊红，细胞组化染色显示高尔基区 α-醋酸萘酚酯酶和酸性磷酸酶阳性。该病侵袭性强，预后差，大部分患者存活期不到 1 年，少数患者 2~3 年后病情加速发展。

二、免疫表型与遗传学

T-PLL 细胞 CD2、cCD3、CD7 阳性，sCD3 阴性或弱阳性，TdT 和 CD1a 阴性。60%患者 T 细胞 CD4+/CD8-，25%患者 CD4+/CD8+，15%患者有特异表型 CD4-/CD8+，CD52 强阳性。高表达 CD52 是靶向治疗的研究方向；原癌基因 TCL1 强阳性成为残留白血病检测手段。绝大部分患者染色体异常，14 号染色体长臂断裂和倒置最多，80%患者有 inv(14)(q11;q32)，10%患者有 t(14;14)(q11;q32)，t(X;14)(q28;q11)；约 70%患者 8 号染色体异常，包括 idic(8)(p11)，t(8;8)(p11-12;q12)和 3 体 8q 细胞；部分患者有 del(12q13)和 del(11q23)异常；少数患者有 6 和 17 号染色体异常。所有患者存在 TCR 基因克隆性重排。

三、细胞形态结构

T-PLL 细胞直径 8~10μm，表面光滑，核圆、卵圆或轻度不规则，核仁明显；胞质不等，呈蓝色，颗粒少(图 12-1)。电镜下细胞外形规则，少数表面有突起，异染色质沿核膜内侧分布，核仁显著，致密颗粒少，线粒体肿大。25%患者 T 细胞分化程度高，直径 6~8μm，核不规则，呈脑回样折叠，异染色质多，核仁不显著，胞质含高尔基体和致密颗粒，线粒体小，结构致密[1]。

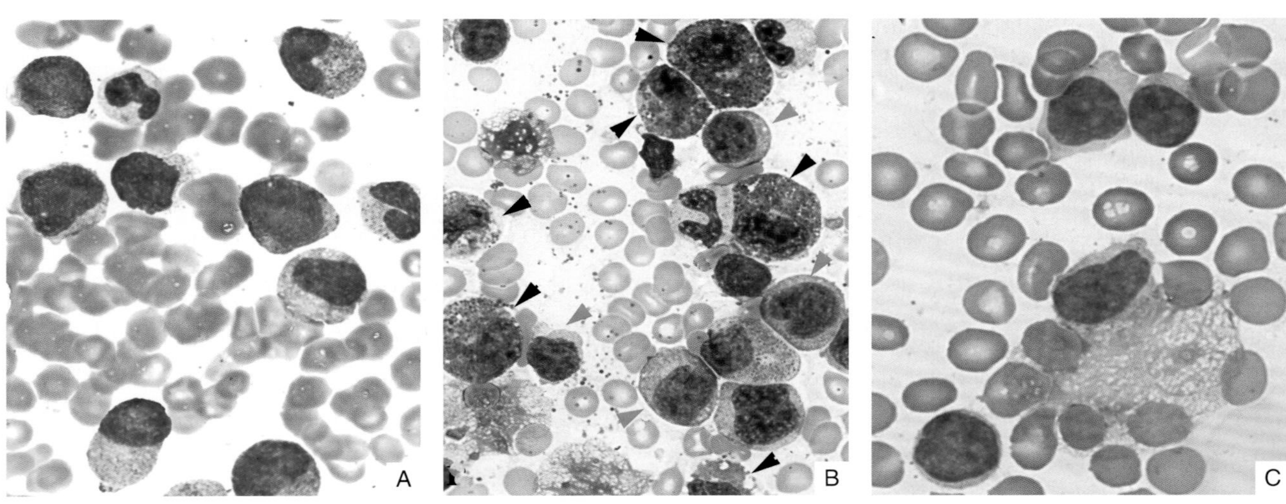

图 12-1 T-PLL 细胞。(A)细胞外形规则，核圆，胞质多，×1K；(B)细胞直径 10μm(红色三角箭头所示)，骨髓嗜酸性粒细胞增多(黑色三角箭头所示)，×1K；(C)细胞外形圆，胞质清亮，×1K。

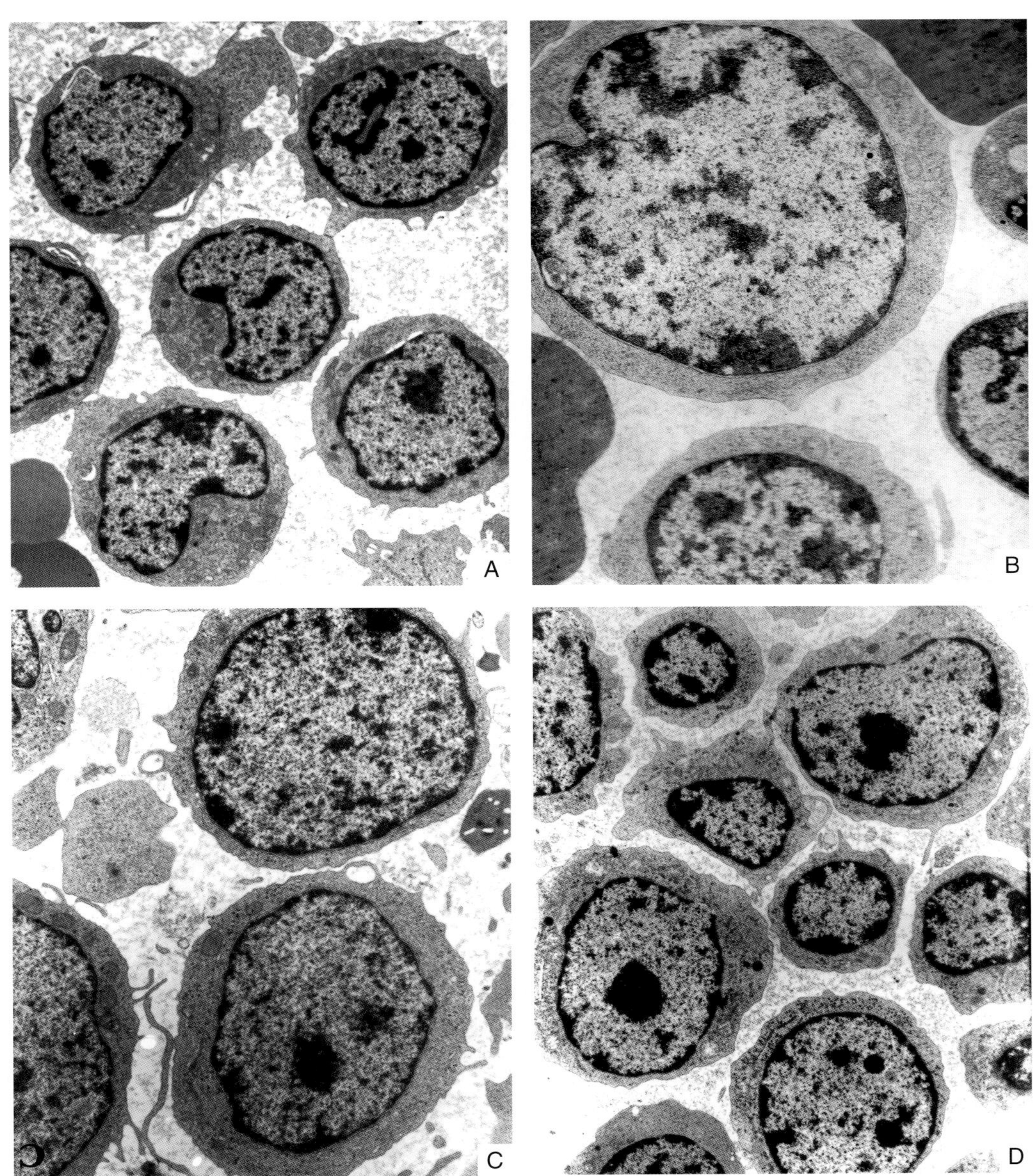

图 12-2　T-PLL 细胞。(A)细胞外形规则，核圆，核仁明显，胞质多，×3K；(B)细胞直径 10μm，细胞器少，×5K；(C)细胞表面光滑，核圆，核仁明显，细胞器少，×4K；(D)高分化细胞，核仁显著，含颗粒，×5K。

第 2 节　大颗粒 T 淋巴细胞白血病

大颗粒 T 淋巴细胞白血病（T-cell large granular lymphocyte leukemia，T-LGL）是一类外周大颗粒 T 细胞数量无诱因升高 6 个月以上的异质性疾病，分化程度对应 CD8+ T 细胞普通型和极少数 γδ-TCR 型。外周淋巴细胞细胞数为(2~20)×10^9/L，主要累及脾脏红髓、脾结节、肝窦和胆管区，伴浆细胞增多。骨髓累及表现为颗粒淋巴细胞结节性或弥漫性增生；淋巴结累及少，表现为副皮质区扩大，含颗粒淋巴细胞和浆细胞。T-LGL 占成熟淋巴细胞肿瘤 2%~3%，发病年龄广泛，4~88 岁间均可发病，以中老年患者为主，中位年龄 60 岁，无性别差异。

一、临床表现

病程缓慢，1/3 患者就诊时症状不明显，全身表现包括粒细胞减少引发的反复细菌感染、疲乏、盗汗、体重下降和贫血。35%患者脾大，20%患者肝大，部分患者存在骨髓浸润和纤维化，少数患者胃肠道受累，淋巴结肿大和肺浸润患者少。25%的患者外周淋巴细胞数不高，颗粒淋巴细胞中位数 4.2×10^9/L；84%的患者中性粒细胞 <0.5×10^9/L。

大部分患者体液免疫异常，类风湿因子、抗核抗体、多克隆 Ig 血症、循环免疫复合物及中性粒细胞抗体阳性，常并发类风湿关节炎、原发免疫性血小板减少症、溶血性贫血、纯红细胞再生障碍性贫血、系统性红斑狼疮、干燥综合征等自身免疫疾病。部分患者合并 NK 细胞活性下降等细胞免疫缺陷。因疾病惰性发展或非进展性淋巴细胞增殖，该病被认为是 T 细胞克隆性增生紊乱而非白血病或淋巴瘤。患者平均生存期为 13 年，多数死于血细胞减少，尤其是粒细胞较少等并发症。

二、免疫表型和遗传学

大颗粒 T 细胞表达 CD3、CD8、CD16、CD57、HLA-DR 和 TCRαβ 抗原，以及细胞毒蛋白 TIA1、颗粒酶 B 和 M 等标志物；不表达 CD4 和 CD56。少数变异型患者细胞表型为 CD4+/TCRαβ （TCRγδ）+，或 CD4-/CD8-。NK-LGL 免疫表型为 CD3-、CD4-、CD8+、CD16+、CD56+、TCRαβ-和 TCRγδ-，CD57 变异性大，需要鉴别。所有患者 TCR 基因重排，无特异相关性染色体数目和结构异常。

三、细胞形态结构

大颗粒淋巴细胞外形规则，核轻度不规则，核染色质深染，核仁不明显，胞质丰富，含嗜天青颗粒，骨髓大颗粒 T 细胞一般少于有核细胞的 50%，常伴 B 细胞活化和浆细胞增多（图 12-3）。电镜下细胞直径 10~12μm，核不规则，胞质多，含不规则致密颗粒，表面有绒毛、伪足或囊泡（图 12-4）。

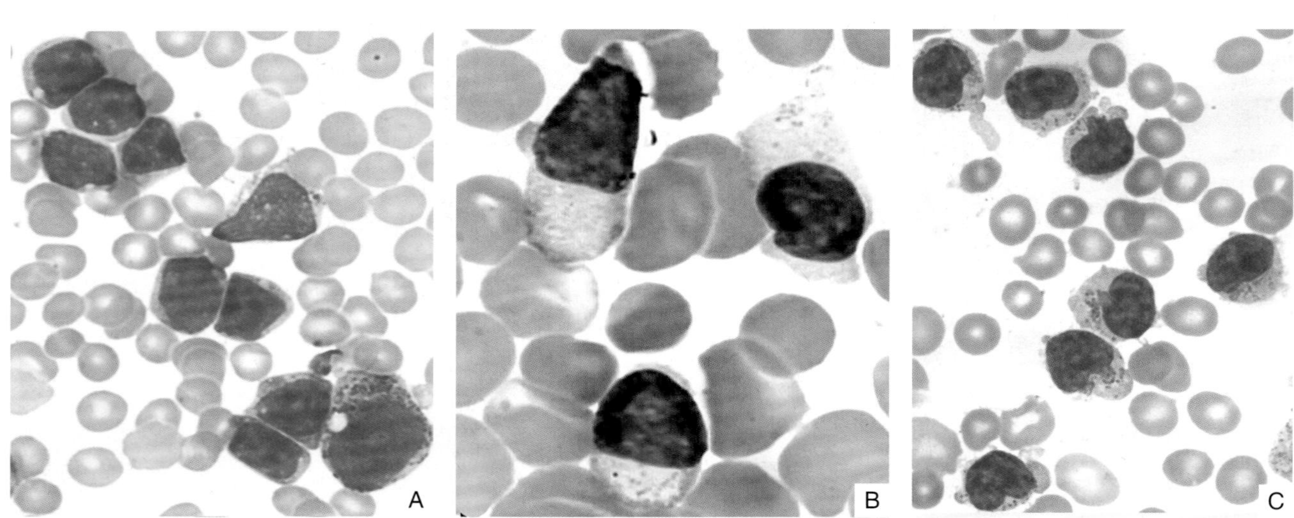

图 12-3 T-LGL 细胞。（A）细胞粗大颗粒，×1K；（B）细胞异染色质多，核深染，×1K；（C）细胞外形不规则，含颗粒，核扭曲折叠，×1K。

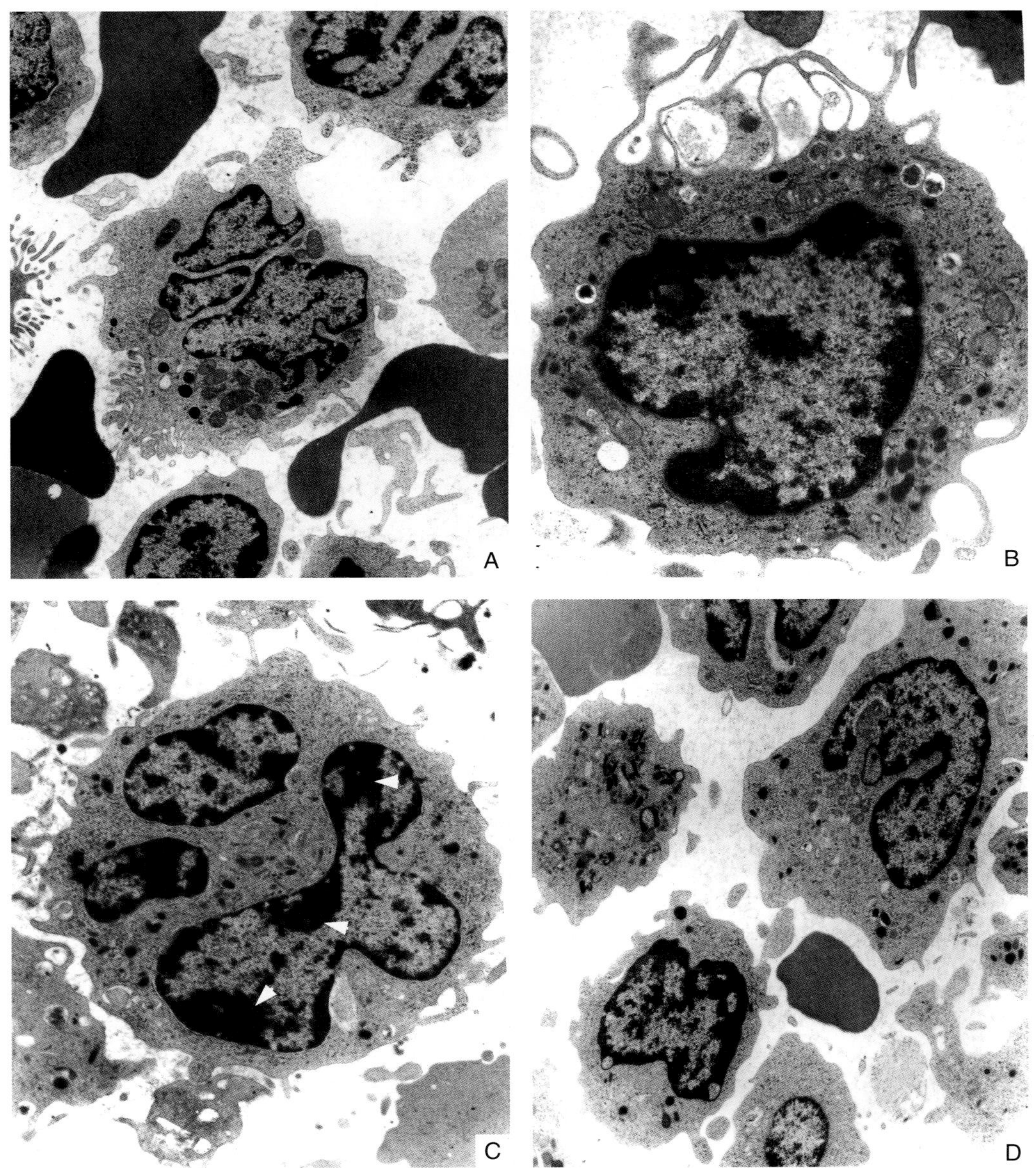

图 12–4 T-LGL 细胞。(A)细胞核不规则,胞质颗粒粗大,×5K;(B)细胞表面有突起和囊泡,含不规则致密颗粒,×5K;(C)细胞表面有突起、致密颗粒和多个核仁(三角箭头所示)×5K;(D)细胞含大量粗大颗粒,×6K。

第 3 节 外周未分类 T 细胞淋巴瘤

外周未分类 T 细胞淋巴瘤(peripheral T cell lymphoma, not otherwise specified, PTCL-NOS)指发生于结内或结外、未进一步分类的一类异质性 T 细胞肿瘤,分化程度对应免疫性 T 细胞,大部分为 CD4+ 记忆 T 细胞。该型约占全部淋巴瘤的 6%,占所有 PTCL 患者的 30%。成人多发,中位年龄为 61 岁,男女比例约为 1.5:1。

一、临床表现

发生于外周淋巴结、骨髓、肝、脾和结外组织，累及部位包括皮肤、淋巴、消化道、神经等多种脏器和组织。骨髓浸润发生率高于 B 细胞淋巴瘤，外周白血病细胞数量较少，很少出现急性白血病表现。临床表现包括淋巴结肿大、发热、乏力、出血、肝大、脾大；部分患者有嗜酸性粒细胞血症、紫癜和噬血细胞现象。该型侵袭性高，对化疗不敏感，5 年生存率和无病生存率低。

二、免疫表型与遗传学

CD2、CD3、CD5 和 CD7 等 T 细胞抗原阳性，结内患者以 CD4+/CD8-表型为主，少数 CD4 和 CD8 双阴或双阳。部分患者大细胞 CD30 阳性，少数结内 PTCL 患者 CD56 和细胞毒颗粒蛋白（TIA-1、granzyme B、perforin）阳性，偶见伴 CD20 或 CD79a 阳性的患者。大部分细胞 TCR 的 β 链（βF1）阳性可与 NK 细胞淋巴瘤和 γδ-T 细胞淋巴瘤鉴别；少数患者 B 细胞内可检出 EB 病毒。

90%患者 TCR 基因局部重排，以 γ 位点重排为多。染色体异常表现为复杂核型，包括 7q、8q、17q 和 22q 重复，以及 4q、5q、6q、10q、12q 和 13q 缺失。与 PTCL 相关的突变包括 P53、K-ras、c-kit 和 β-钙调素基因突变，P53 阳性患者疗效差，生存率低。

三、细胞形态结构

细胞形态变异性大，光镜下常描述为“异常细胞”“不明细胞”“单核样细胞”或“组织细胞样细胞”，较贴近的描述是“幼稚淋巴或原始淋巴细胞”。T 细胞数量和比例不等，大小不均，直径 12~20μm，大部分细胞体积大，核不规则，核仁显著，染色质粗（图 12-5）。电镜下细胞外形不规则，表面有短突起，核大，胞质少，核质比为 1:1.2~1:2，核折叠、多极或扭曲；胞质含中间微丝，线粒体肿大，嵴断裂；内质网、高尔基体、分泌泡、致密颗粒、微丝同步发育。少数患者细胞体积小，核圆，核仁显著，胞质少（图 12-6）。

多数患者骨髓粒细胞、红细胞损伤，嗜酸性粒细胞增高，部分患者单核/巨噬细胞和浆细胞增多。该型需与其他各种恶性肿瘤骨髓浸润引起的血细胞反应性损伤和增生鉴别，伴嗜酸性粒细胞增高时，要除外嗜酸性粒细胞增多症或嗜酸性粒细胞白血病。

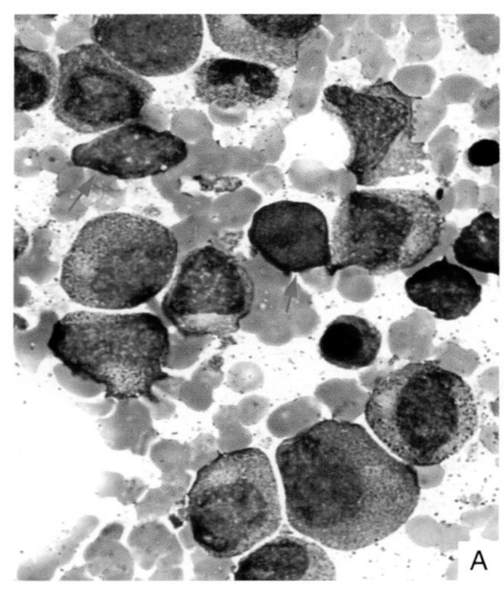

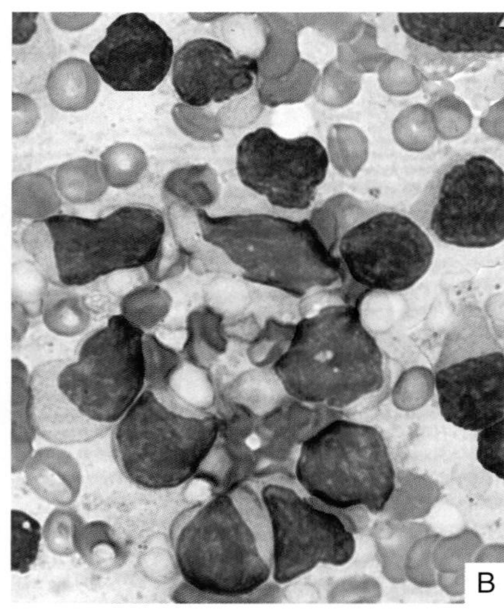

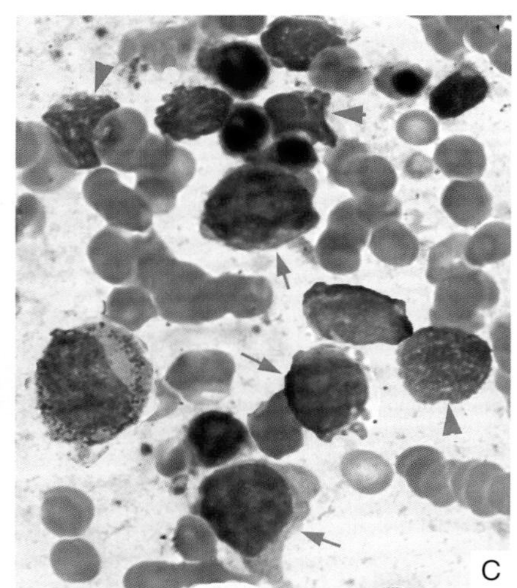

图 12-5 外周未分类 T 细胞淋巴瘤。(A)骨髓含低分化 T 细胞（箭头所示），粒细胞反应性增生，×1K；(B)瘤细胞体积大，核不规则，染色质细致，胞质清亮，×1K；(C)细胞胞质少，边缘不整齐（箭头所示），部分被破坏（三角箭头所示），×1K。

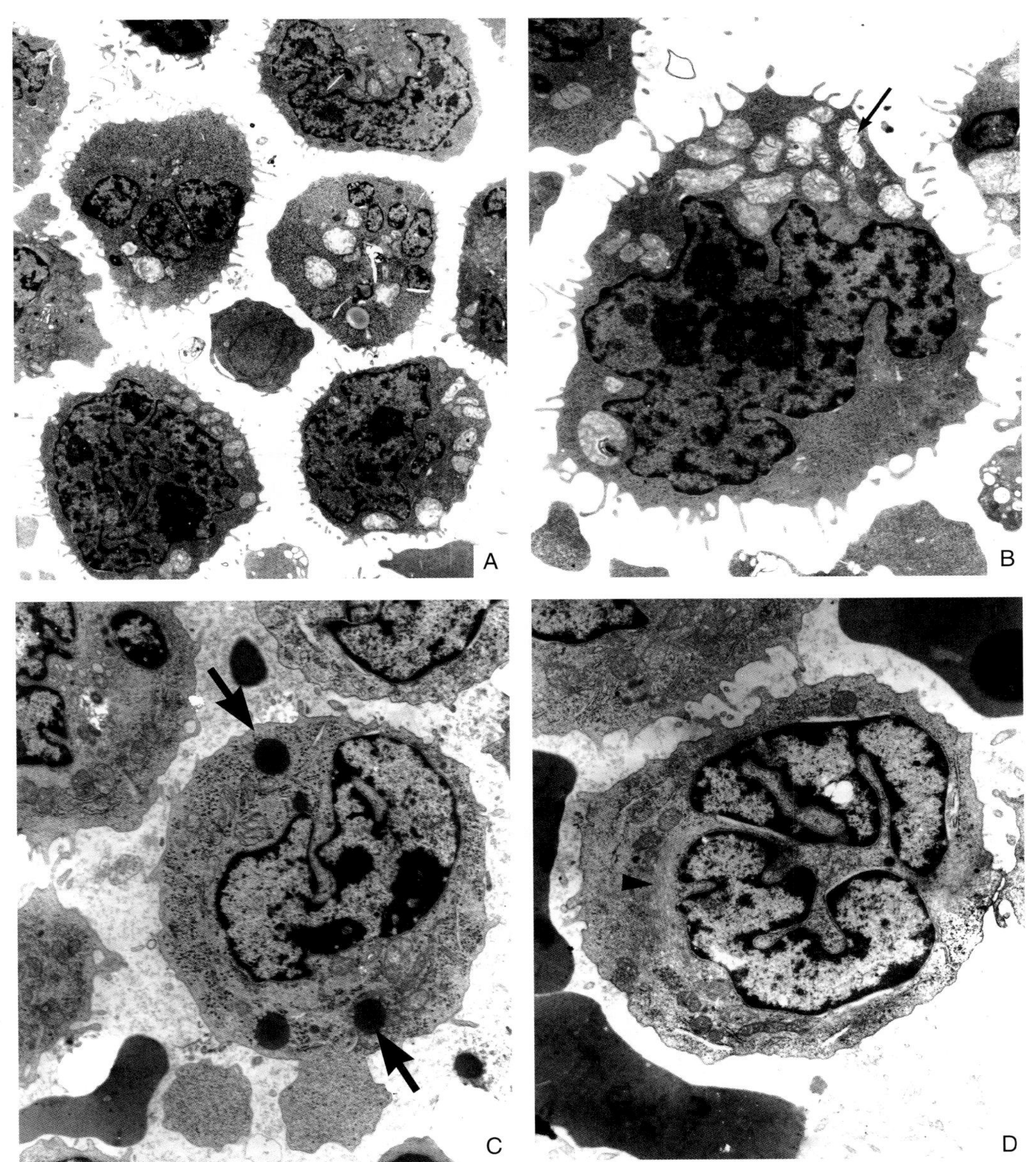

图 12–6　外周未分类 T 细胞淋巴瘤。(A)瘤细胞体积大，核质比大，核不规则，核仁明显，×3K；(B)线粒体肿大，嵴断裂，呈空泡化(箭头所示)，×5K；(C)瘤细胞核仁显著，含脂滴(箭头所示)，×4K；(D)淋巴瘤细胞核折叠扭曲，有核旁微丝(三角箭头所示)，×5K。

第 4 节　蕈样肉芽肿病和 Sézary 综合征

蕈样真菌病或蕈样肉芽肿病(mycosis fungoides，MF)是一种表皮和皮下 T 细胞淋巴瘤，表现为皮肤斑片、鳞状损伤或肉芽肿样增生；Sézary 综合征(Sézary's syndrome，SS)表现为红皮症，淋巴结肿大，以及脑回样核 T 细胞浸润皮肤、淋巴结和外周三大特点。两者均为发生于皮肤的同类 T 细胞淋巴瘤。脑回样核 T 细胞又称 Sézary 细胞，病理特点为真皮 Sézary 细胞浸润，同时伴淋巴细胞、组织细胞、嗜酸性粒细胞、中性粒细胞、浆细胞及成纤维细胞增多。MF 为 SS 红皮病型，占原发性皮肤淋巴瘤的 75%，占所有皮肤恶性淋巴瘤的 50%，占 T 细胞淋巴瘤的 25%。两者病因不明，棉花加工、电车和汽车运输及建筑业人群发病率高，中老年患者多发，多发于40~60岁，男女之比2:1。

一、临床表现

该病主要表现为皮肤淋巴细胞浸润，其他受累组织包括淋巴结、脾、肺、肝、骨髓、肾、心脏、胰腺、甲状腺、舌或会厌。根据皮损严重程度分三期。①非特异期：又称斑片或湿疹期，以下肢、腰背、颈项部皮损为主，表现为红斑、丘疹、风团、紫癜或呈水疱、苔藓样变，此起彼伏，容易误诊为单纯皮肤病。此期持续数月或几十年，少数患者皮损消退，不发展为MF。②浸润期：由非特异期发展而来，在原有皮损处或外观正常皮表出现暗红色浸润斑块，斑块或自行消退，或溃破后色素沉着，或转入肿瘤期，或十多年不变，少数患者初起即进入此期。③肿瘤期：在浸润期斑块边缘或正常皮肤形成2~6cm大小结节，很少溃破，溃破后剧痛，愈后形成萎缩性瘢痕。此期患者有消瘦、乏力、食欲减退、全身肌肉关节酸痛、发热等全身症状，部分患者淋巴结肿大。三个时期皮损持续存在，其他症状可交叉重叠出现。

外周血白细胞增高，$(10\sim30)\times10^9/L$，少数更高；Sézary细胞>15%，随病情发展变化，皮损加重时增多，好转时减少。骨髓淋巴细胞比例<50%，大部分为正常淋巴细胞，说明Sézary细胞来自髓外，而非源于骨髓。该病病程长，早期合理治疗可缓解多年，晚期死于并发症或转变为其他淋巴瘤或白血病。

二、免疫表型与遗传学

Sézary细胞对应皮下成熟T细胞，表达CD2、CD3、TCRβ、CD5、CD4；近年发现CD8+患者增多，两者预后无差别。此外，Sézary细胞特异性表达皮肤淋巴细胞抗原(CLA)和皮肤归巢受体(CCR4)；CD7和CD26阴性可用于鉴别诊断。部分患者TCR基因克隆性重排；大部分患者有复杂核型，包括染色体数目和结构异常，进展期比例最高，包括不平衡易位，以及1q、6q、10q、17q及19号染色体缺失。

三、细胞形态结构

Sézary细胞包括大、小两种。大细胞直径10~20μm，外形规则，核质比大，染色质粗；小细胞直径8~11μm，胞质少，含空泡。电镜下Sézary细胞核呈多型性，脑回样折叠，小Sézary细胞的核皱折更加明显，异染色质多，偶见核小体，核仁显著；胞质少，线粒体、核糖体、内质网结构和分布正常。皮肤浸润部位肌成纤维母细胞和成纤维细胞增生，周围有大量胶原，成纤维细胞、肌成纤维母细胞包裹Sézary细胞，受累皮肤中有组织细胞。

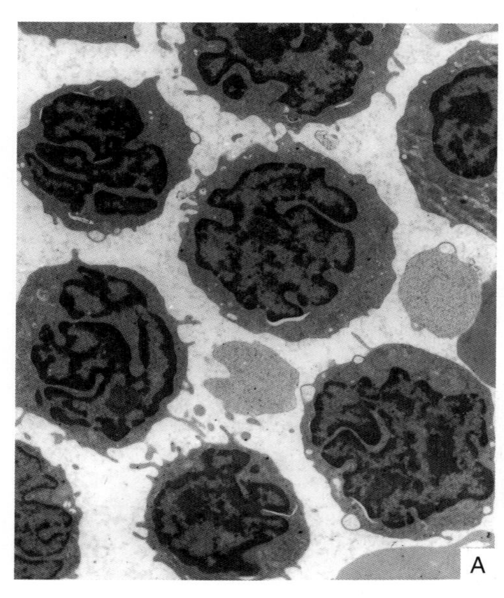

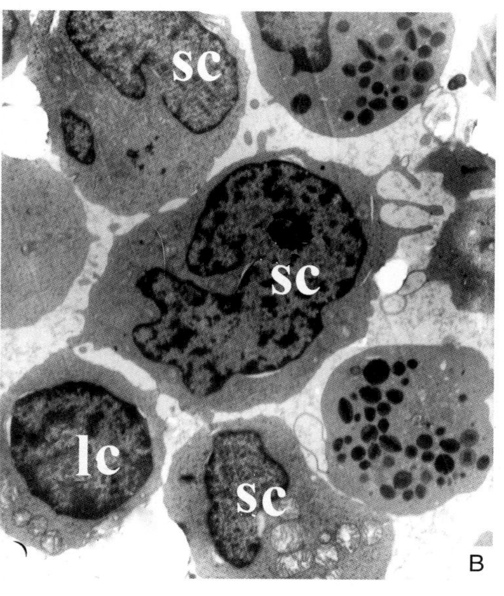

图12-7 蕈样肉芽肿病和Sézary综合征。(A)骨髓含大量小Sézary细胞，×3K；(B)瘤细胞(sc)周围有嗜酸性粒细胞和正常淋巴细胞(lc)，×6K；(C,D)瘤细胞核折叠扭曲成脑回样，×4K。(待续)

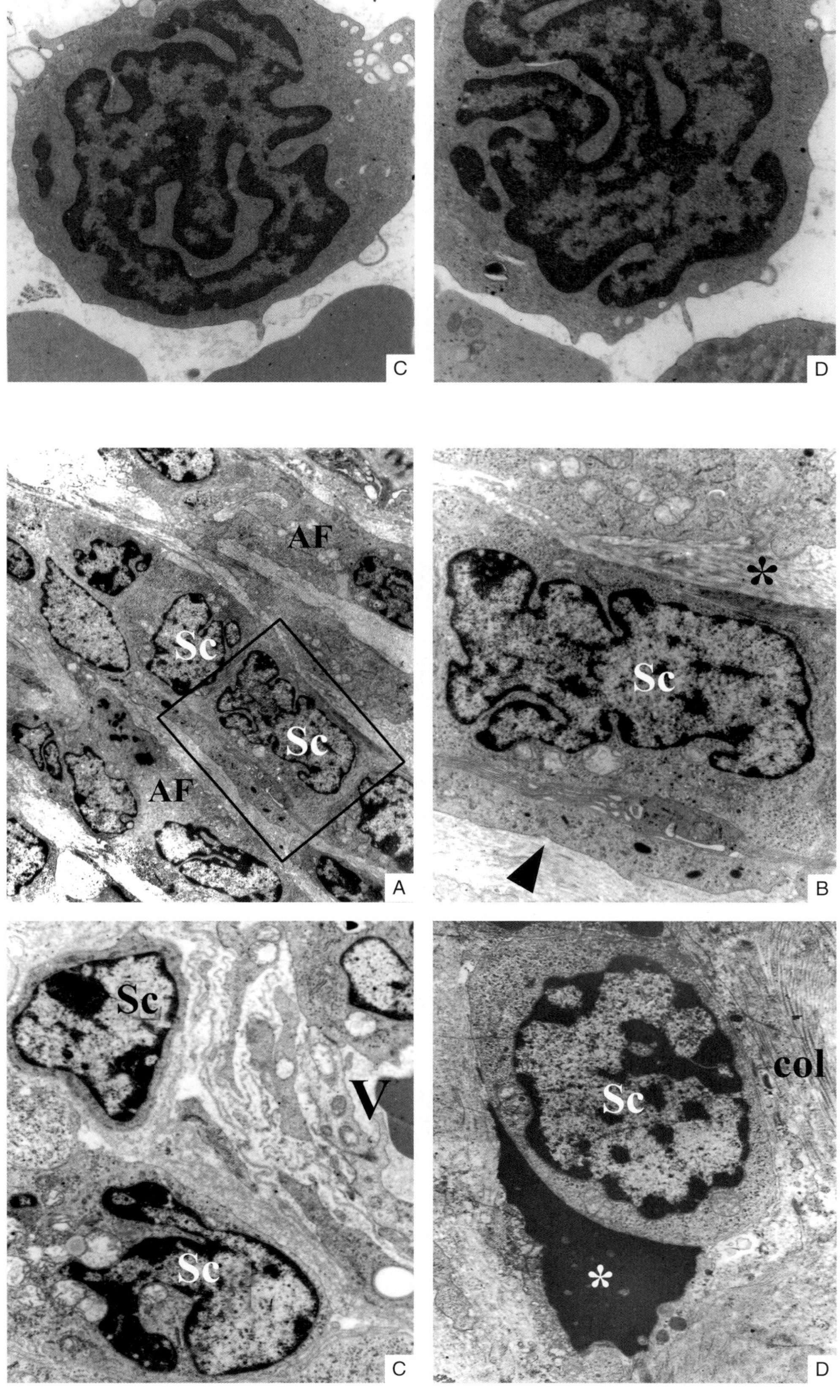

图 12-7(续)

图 12-8　蕈样肉芽肿病皮肤组织。(A)成纤维细胞(AF)包裹脑回样 Sézary 瘤细胞(Sc)，×2.5K；(B)A 图中胶原纤维(*)和成纤维细胞(三角箭头所示)包裹 Sézary 细胞(Sc)，×5K；(C)Sézary 细胞(Sc)围绕小血管分布(V)，×3K；(D)Sézary 细胞(Sc)表面附着细胞外无结构基质(*)和胶原(col)，×5K。

参考文献

茹永新，赵轼轩，刘津华，等. T-淋巴瘤细胞的超微结构[J]. 中国实验血液学杂志，2006，14(6)：1129-1133.

第 13 章

其他血细胞减少和代谢异常疾病

多种原因可以引起血细胞损伤和死亡，导致血细胞减少及相关症状。血细胞损伤早期，由于骨髓造血功能代偿性加强，血细胞数量减少不显著，仍能维持正常生理需要，症状不明显；长期或急性血细胞大量破坏导致外周血细胞迅速或显著降低时，常引起严重和明显症状。血细胞损伤包括内部、外来因素，内部因素主要是遗传性疾病和血细胞代谢异常；外来因素包括化学毒物、药物、髓内感染、髓外肿瘤转移和浸润骨髓，以及全身性免疫损伤等。

第 1 节　组织细胞增生性疾病

单核组织细胞是生物起源过程中最保守的一类异质性细胞，早期统称网状内皮系统（reticuloendothelial system，RES），因其强大的吞噬功能又称单核吞噬系统（mononuclear phagocyte system，MPS）。MPS 主要由单核细胞、巨噬细胞及前体细胞组成。

组织细胞（histocytes）最初是指存在于淋巴结和脾脏的巨噬细胞，后来囊括了定居于各种组织骨髓单核细胞来源的巨噬细胞和树突状细胞，如脾脏髓窦、肺、肝、乳腺和胃肠道的巨噬细胞，皮肤朗格汉斯细胞（Langerhans cells），以及淋巴结、胸腺和脾脏等淋巴组织中的多种树突状细胞（dendric cells）。所以组织细胞既包括原始意义上的单核/巨噬细胞，又包括朗格汉斯细胞和树突状细胞。组织细胞体积大、胞质多、外形不规则、含溶酶体，部分细胞含吞噬物和细胞碎片。组织细胞既有吞噬清理异物的功能，又有免疫调节功能。因此，单核组织细胞又称单核吞噬与免疫调节效应系统（mononuclear phagocyte and immunoregulatory effector system，M-PIRE）。

组织细胞增生可以发生于全身多个部位，包括组织细胞肉瘤、朗格汉斯增生和多种树突状细胞肿瘤等多种类型，鉴别诊断困难。2017 年第四版 WHO 造血与淋巴肿瘤分类简单介绍了与全血细胞减少密切相关的噬血细胞巨噬细胞活化综合征（haemophagocytic macrophage activation syndromes），未提及单独发生于骨髓的组织细胞肿瘤和骨髓巨噬细胞活化引起的血细胞减少。本节我们保留了 20 世纪 90 年代以来人们对组织细胞和巨噬细胞疾病的认识，同时结合自己的临床经验和观察介绍发生于骨髓，与全血细胞减少相关的恶性组织细胞增生（histiocytic neoplasm）或组织细胞肉瘤（histiocytic sarcoma）和反应性组织细胞增生，供临床医师和研究人员学习参考。

一、组织细胞恶性增生

组织细胞恶性增生（malignant histiocytosis；histiocytic sarcoma)可发生于肝、脾、骨髓、淋巴结等组织器官，骨髓内恶性组织细胞>20%时，称组织细胞白血病。该病以前与霍奇金淋巴瘤混淆，1939 年与霍奇金淋巴瘤区分开，称髓性网状细胞病；1966 年发现这类细胞来源于骨髓单核细胞，具有巨噬细胞特点，改称恶性组织细胞病。该病发病率低，不到实体瘤的 1%，发病年龄 2~74 岁，20~40 岁高发，男女比例 2:1~3:1，病情进展迅速，难以缓解，生存期短。

恶性组织细胞广泛浸润脾和淋巴结等造血组织器官，同时累及皮肤、浆膜、肺、心、肾、胰腺、胃、肠、内分泌、乳房、睾丸及神经系统等多个组织器官。受累组织器官损伤严重程度不同，恶性细胞分散分布或集结性浸润，很少形成瘤样肿块。受累组织含畸形或形态多样的异常组织细胞，间杂多核巨细胞和吞噬性组织细胞，大量吞噬各种血细胞，镜下发现异常组织细胞是诊断本病的可靠依据。结缔组织病、急性白血病、再生障碍性贫血、粒细胞缺乏症、恶性淋巴瘤等血细胞减少常并发反应性或良性组织细胞增多，两者需要鉴别。

(一)临床表现

恶性组织细胞增生症主要症状包括发热、头痛、出汗和呼吸困难，以及皮肤、神经系统、消化系统和呼吸系统受累相关症状；阳性体征包括黄疸、体重减轻、肝大、脾大和淋巴结肿大。少数患者以身体某一组织或器官病变为主(特殊类型)，出现特殊症状或体征，而贫血、出血、脾大等典型表现不明显。例如，有的患者单纯表现为皮肤结节或肿块；有的表现为胸腔积液、腹水、腹痛、腹泻、便血、黄疸、肠梗阻或肠穿孔；有的表现为肢体麻木、瘫痪、癫痫等不同神经系统症状。这些类型分别称为皮肤型、多浆膜型、胃肠型、神经型恶性组织细胞病。

恶性组织细胞增生症血细胞损伤发生时间不等，大部分患者在疾病晚期出现全血细胞减少和进行性衰竭。根据病情发展，该病分急性和慢性两型。急性型患者早期骨髓增生活跃，晚期三系造血细胞同时减少，病情进展迅速；这类患者需除外伤寒、布氏杆菌病、感染性心内膜炎、病毒性肝炎、败血症、结核等感染性疾病引起的反应性组织细胞增生症（也称嗜血细胞综合征）。慢性型患者发病缓慢，主要症状包括贫血、乏力和出血。出血症状包括皮肤瘀点或瘀斑，其次为鼻出血、齿龈出血、黏膜血泡、尿血、呕血或便血；这类患者需除外各种血小板减少相关疾病。

(二)免疫表型和遗传学

组织细胞 ALP、α-NAE 阳性，NAS-DCE 阳性不被氟化钠抑制；POX、NAS-DAE、SB 和 PAS 阴性或弱阳性。恶性组织细胞除表达 CD45、CD45RO 和 HLA-DR 等非特异性抗原外，至少表达 1 个或 1 个以上组织细胞特异抗原(CD163、CD68、溶菌酶)；部分患者 CD4 阳性，少数细胞局灶性表达 S-100，极少数表达 CD15；不表达朗格汉斯细胞抗原(CD1、langerin)、滤泡树突状细胞抗原（CD21 和 CD35）及髓系抗原(CD33、CD13 和 MPO)。染色体和细胞遗传学无特异相关性。

(三)细胞形态结构

低分化组织细胞外形规则，直径 12~15μm，胞质呈天蓝色，核质比大，含少量细小颗粒和空泡，大部分细胞核圆，少数不规则，可见双核，染色质细致。电镜下低分化细胞表面光滑，核圆，异染色质少，核膜清晰，核仁显著，可见多个核仁；胞质含大量多聚核糖体，内质网、高尔基体、溶酶体和囊泡比单核细胞少。这类细胞常见于原发性组织细胞增多或恶性组织细胞白血病。中度分化组织细胞直径 15~30μm，表面突起多，核不规则，核仁明显；胞质丰富，高尔基体发达，含分泌泡和溶酶体。高分化组织细胞体积大，直径 20~50μm，外形不规则，表面突起多，核不规则，单核或双核，胞质含巨大溶酶体，吞噬活跃，内质网扩张，胞质局灶性溶解或坏死，含不同血细胞和细胞碎片。这类细胞增多时，需要与骨髓免疫源性损伤和感染性疾病引起的嗜血细胞综合征鉴别(图 13-1 和图 13-2)。

二、噬血细胞综合征和骨髓组织细胞反应性增生

反应性组织细胞增生(reactive histiocytosis，RH)包括骨髓巨噬细胞反应性增生和噬血细胞综合征。两者均属于继发性单核/巨噬细胞异常增生，前者巨噬细胞反应性增生局限于骨髓，主要表现为血细胞

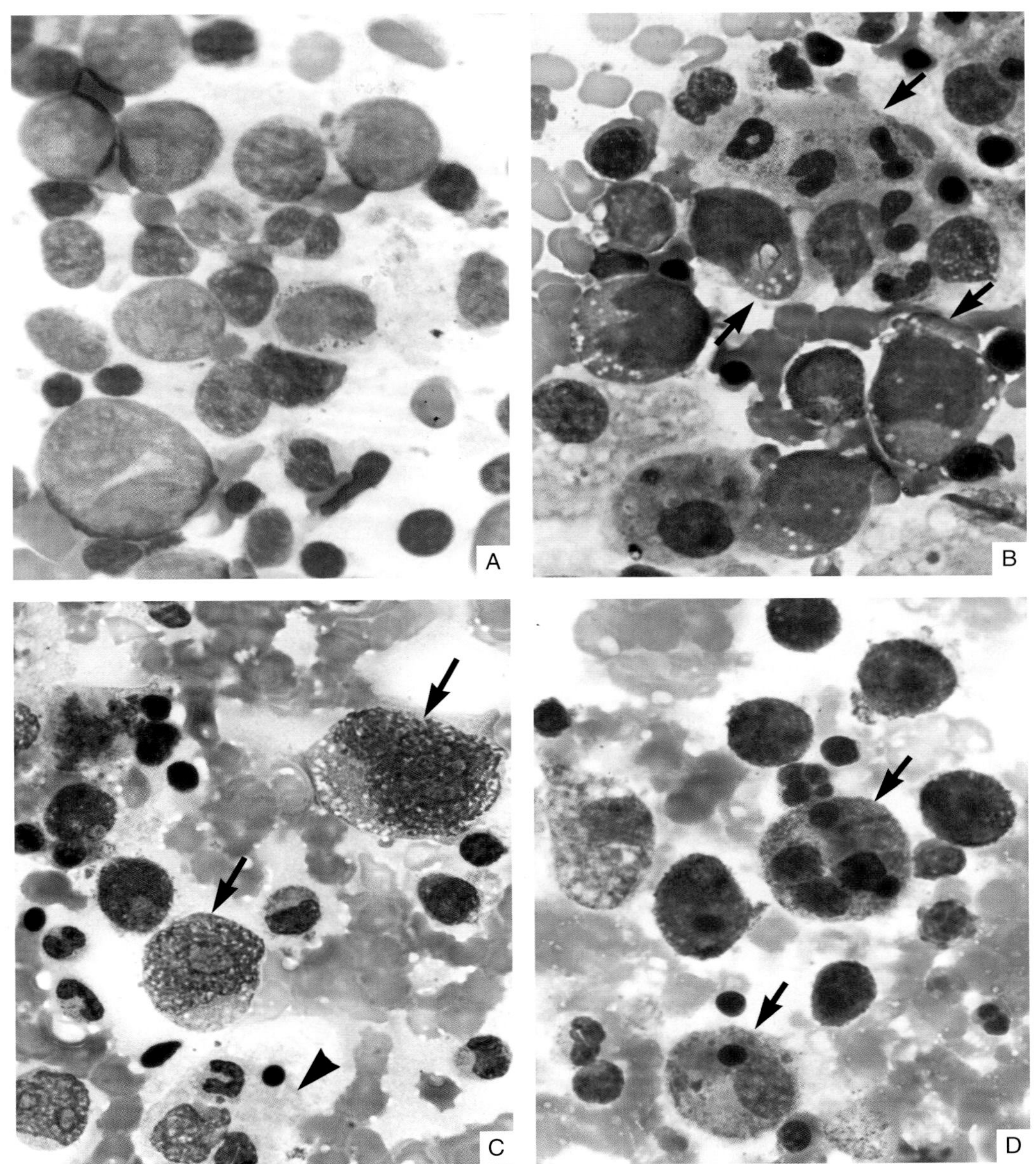

图 13–1　恶性组织细胞增生症。(A)低分化组织细胞核质比大，核圆，核仁显著，×1K；(B)中度和高度分化组织细胞体积大，含空泡(箭头所示)，吞噬现象明显，×1K；(C)组织细胞核损伤呈网眼状(箭头所示)，下方组织细胞吞噬粒细胞和裸核(三角箭头所示)，×1K；(D)组织细胞吞噬血细胞成为噬血细胞(箭头所示)，×1K。

减少；后者病情严重，常涉及多种组织器官。多种病原体感染引发该病，病毒感染最为常见，包括肝炎病毒、腺病毒、B19 病毒、登革热病毒、巨细胞病毒、疱疹病毒以及 EB 病毒等；细菌包括革兰阴性杆菌、伤寒杆菌、结核杆菌等；寄生虫病包括疟疾、弓形虫病、血吸虫病及布鲁菌病等；真菌、利什曼原虫、支原体及立克次体感染也可以导致嗜血细胞综合征。此外，结缔组织病、X 连锁淋巴组织增生综合征(X-linked lymphoproliferative syndrome)、家族性嗜红细胞性淋巴细胞增生症、亚急性细菌性心内膜炎、风湿病、白血病、恶性淋巴瘤、骨髓转移癌，以及获得性免疫缺陷综合征、脾脏切除、酗酒、免疫抑制剂等也可以引起单核组织细胞反应性增生[1]。我们曾用透射电子显微镜分析 14 例骨髓增生异常综合征血细胞严重减少的患者，发现骨髓巨噬细胞反应性增多[2]。

(一)临床表现

除原发基础疾病表现，噬血细胞综合征主要表

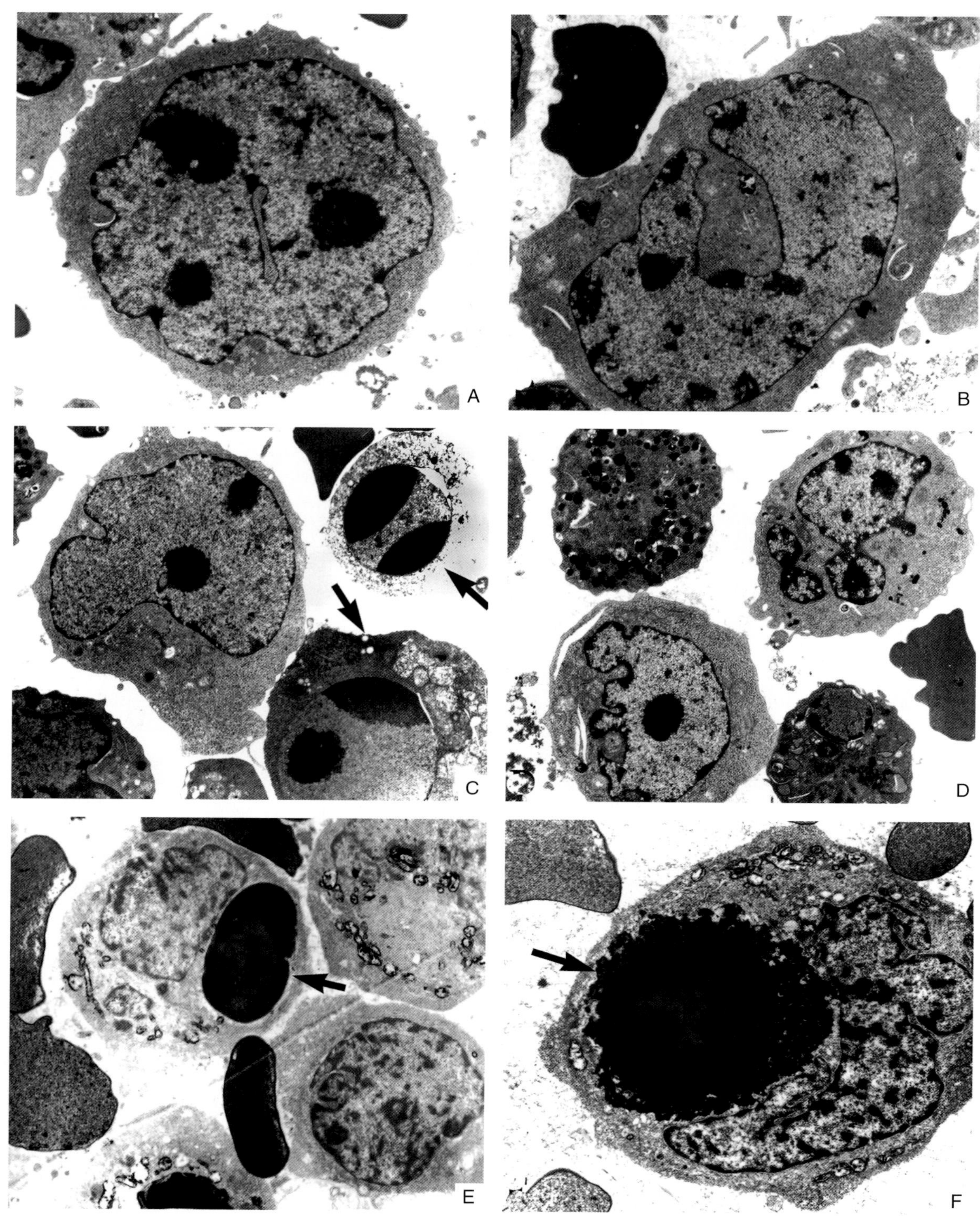

图 13–2 恶性组织细胞。(A)恶性组织细胞，核不规则，有 3 个核仁，×5K；(B)组织细胞直径 30μm，核不规则，细胞器少，×4K；(C)骨髓组织细胞凋亡(箭头所示)，×4K；(D)组织细胞核不规则，含颗粒，×4K；(E)组织细胞过氧化物酶阴性，吞噬成熟红细胞(箭头所示)，×4K；(F)组织细胞过氧化物酶阴性，吞噬有核红细胞(箭头所示)，×5K。

现为发热、盗汗、体重减轻、肝大、脾大、淋巴结肿大和皮疹，重者出现中枢神经系统症状、肝脾损伤和弥散性血管内凝血。诊断指标包括：①发热 1 周以上(高峰≥38.5℃)。②肝大、脾大，非骨髓造血功能降低所致的血细胞减少(累及外周血 2 系或 3 系)。③肝功能异常及凝血功能障碍,甘油三酯>3mmol/L,纤维蛋白原<1.5g/L。④在骨髓、脾脏、肝脏或淋巴结中发现噬血细胞现象。⑤NK 细胞活性降低或缺如。⑥血清铁蛋白≥500μg/L。⑦sCD25(可溶性白细胞介素-2 受体)升高。此外,淋巴结肿大、黄疸、水肿、皮疹、脑膜受累、低钠血症、血清铁增高、脑脊液蛋白增多等表现有助于诊断。

骨髓巨噬细胞反应性增生可见于再生障碍性贫血、骨髓增生异常综合征、粒细胞和血小板减少等其他血细胞减少疾病。一方面,表现为血细胞破坏,另一方面,表现为幼红细胞、粒细胞和巨核细胞反馈性增生,光镜下表现为病态发育,容易误诊为 MDS[2]。部分慢性贫血患者一方面表现为血细胞形态异常和不典型增生,同时,骨髓巨噬细胞和树突状细胞增多,所以需要结合病史鉴别。

(二)细胞形态结构

骨髓涂片染色除发现各系血细胞增生和损伤外,可以看到嗜血细胞和反应性组织细胞。这些细胞常在形态诊断报告中被描述为“不明细胞”,细胞免疫组化染色有助于鉴别(图 13-3)。电镜可见巨噬细胞、树突状细胞、网状细胞和嗜血细胞。巨噬细胞体积大,直径 20~50μm,核圆,核仁显著,细胞表面有短突起,胞质多,含不规则溶酶体、细胞碎片和颗粒;少数细胞体积小,胞质少,密度高,核质比大,可能为未完全激活的单核组织细胞。树突状细胞表面的粗长突起和伪足常与淋巴细胞、粒细胞和浆细胞接触,包围血细胞。网状细胞的突起和伪足呈网眼状,包围多个血细胞 (图 13-4)。嗜血细胞吞噬多个红细胞、血小板和坏死细胞,同时含大溶酶体(图 13-5)。

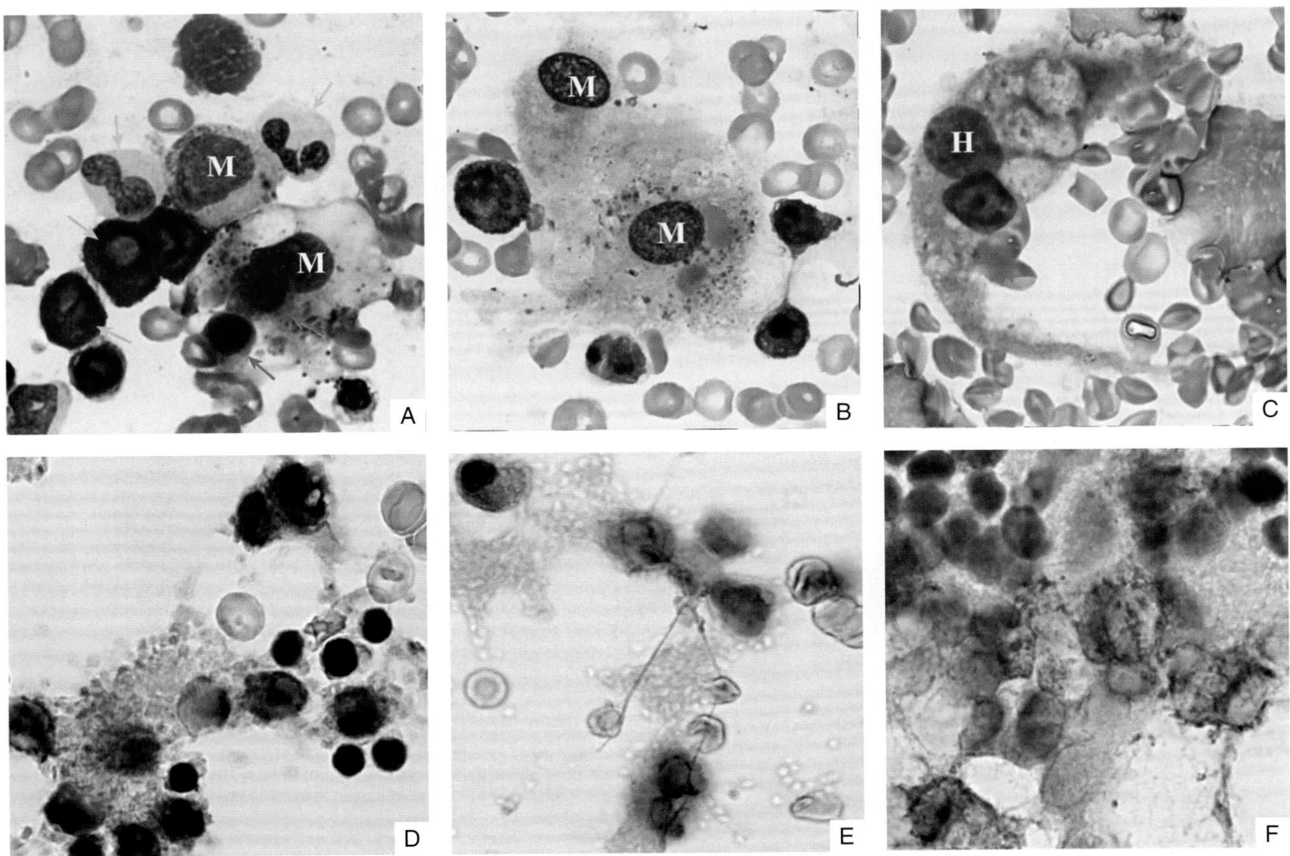

图 13-3　反应性组织细胞。(A)巨噬细胞(M)吞噬幼红细胞(红色箭头所示),黏附粒细胞和有核红细胞(黄色箭头所示),×1K;(B)巨噬细胞(M)含溶酶体和红细胞,×1K;(C)网状细胞(H)突起粗大,含液泡,×1K;(D)骨髓组织细胞 CD14 阳性,×1K;(E)骨髓树突状细胞 CD1 阳性,×1K;(F)骨髓组织细胞 CD163 阳性,×1K。

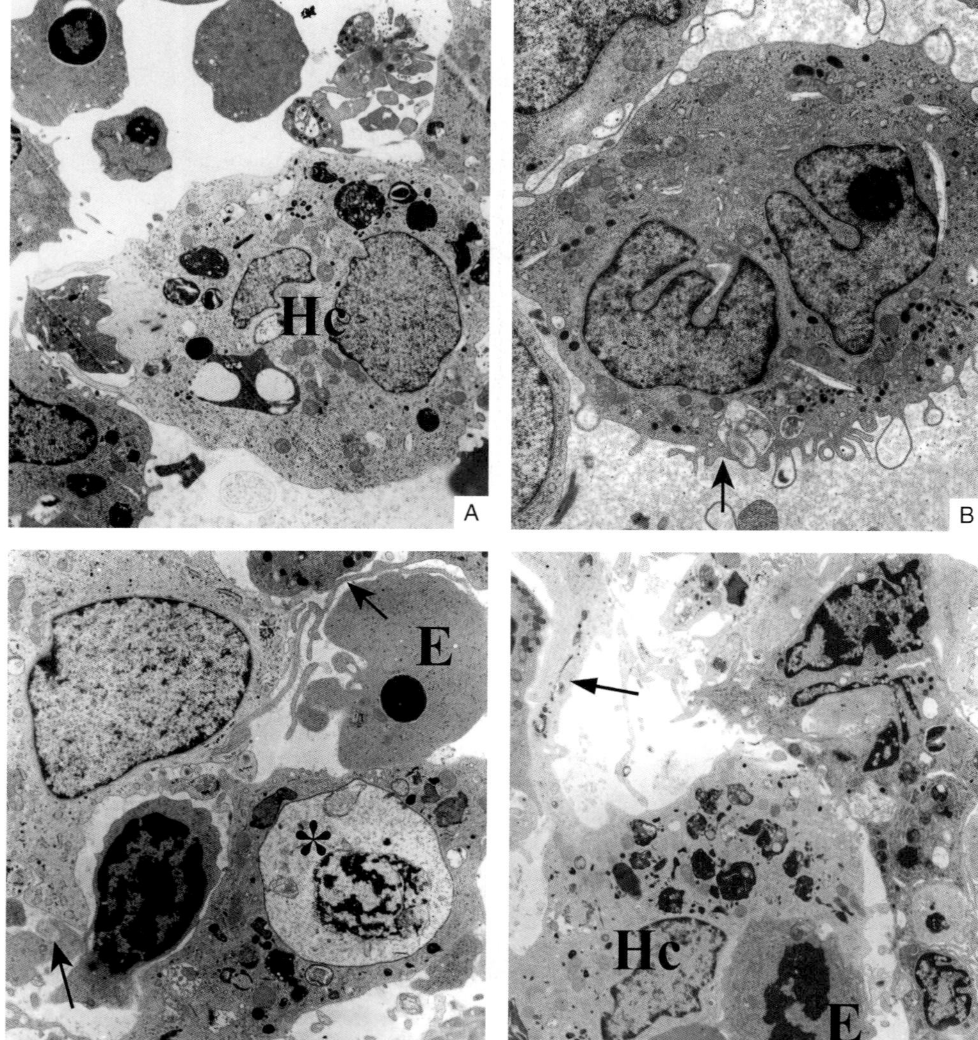

图 13-4 反应性组织细胞。(A)组织细胞(Hc)含大量细胞碎片和次级溶酶体，×3.5K；(B)树突状细胞体积大，表面有突起(箭头所示)，×4K；(C)组织细胞突起(箭头所示)，包围幼红细胞(E)，下方组织细胞含溶解细胞(*)，×4K；(D)组织细胞(Hc)吞噬细胞碎片和幼红细胞(E)，突起长(箭头所示)，×4K。

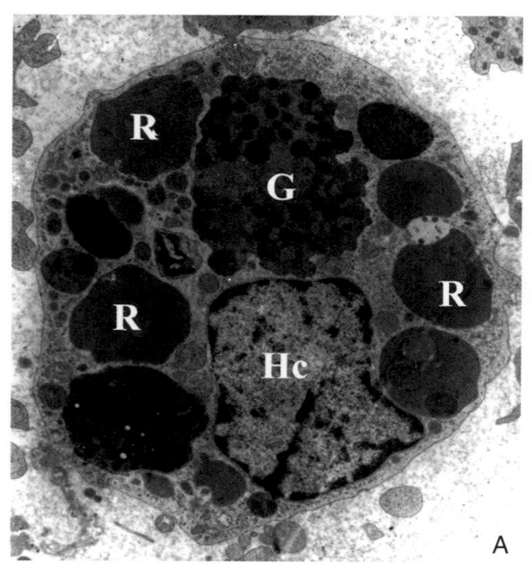

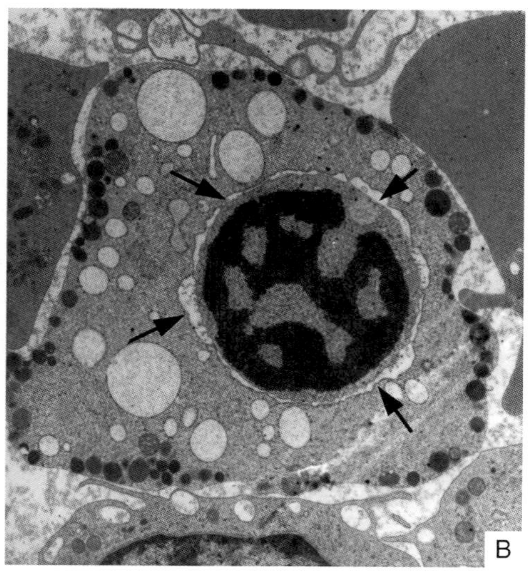

图 13-5 嗜血细胞。(A)嗜血细胞(Hc)吞噬多个红细胞(R)和粒细胞(G)，×3.5K；(B)被吞噬细胞核溶解(箭头所示)，×4K；(C)嗜血细胞(Hc)含大量空泡，×4K；(D)MPO 染色显示嗜血细胞(Hc)含大量线粒体(箭头所示)、红细胞(R)和 1 个粒细胞(G)，×4K。(待续)

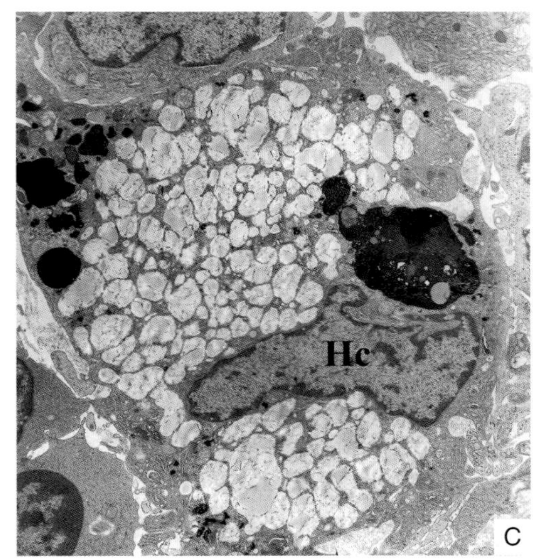

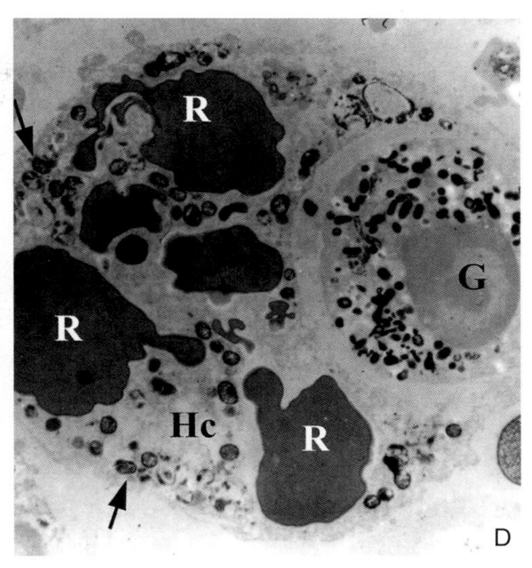

图 13-5(续)

第 2 节　骨髓肿瘤细胞浸润和放化疗损伤

身体其他部位肿瘤细胞可以通过血液循环进入骨髓,破坏造血,引起血细胞破坏和数量减少。肿瘤细胞破坏造血的病理机制包括两个方面:一是肿瘤细胞在骨髓内增生,破坏骨髓组织结构和骨髓血液循环,导致造血衰竭;二是肿瘤细胞诱发骨髓免疫功能紊乱,导致血细胞破坏或抑制造血。肿瘤细胞骨髓转移表现为不明原因贫血、血小板、粒细胞减少,或全血减少,其他相关症状包括发热、疲乏、轻度溶血及骨痛。肿瘤细胞骨髓转移与肿瘤的恶性程度和类型有关,淋巴瘤最常见,儿童神经母细胞瘤多见,中老年肺癌和前列腺癌多见,原发性骨骼、肌肉等软组织肉瘤也容易浸润骨髓。原发症状明显的肿瘤患者容易诊断,但部分患者原发肿瘤相关症状不明显,而是以血细胞减少、贫血、出血等血液系统症状为首发症状。髓外肿瘤细胞浸润骨髓引起的血细胞损伤和造血障碍,少数患者对化学治疗敏感,早期疗效好。此外,放化疗和免疫单抗针对恶性细胞治疗常同时损伤正常造血细胞,常常见到各种形态损伤细胞[3,4]。

一、骨髓转移癌

骨髓转移癌(cancer metastasis to bone marrow)为其他组织器官恶性上皮细胞发生骨髓转移,大部分来源于乳腺、肺、肾、前列腺、胃、肝、结肠和子宫等。骨髓血运丰富,很容易成为癌细胞转移和浸润的部位,部分患者血细胞破坏症状早于肿瘤原发部位,表现为不明原因贫血、出血、骨痛、骨质破坏和发热;血象异常包括中、重度正细胞正色素贫血和有核红细胞增多,粒细胞反应性增生或呈类白血病反应,嗜酸性粒细胞增多,50%骨髓转移癌患者血小板减少。

(一)细胞形态结构

骨髓涂片边缘或片尾可见癌细胞团,核质比大,核异形,核仁显著,染色质均匀,核膜厚而不清晰,破裂癌细胞残留红色核质,无颗粒。部分患者癌细胞密集,容易误诊为急性白血病。电镜下癌细胞结合紧密,三五成团,成簇状分布,细胞间有紧密连接。骨髓转移肿瘤细胞形态可能与原发部位癌细胞不一样,癌细胞常大于血细胞,直径>15μm,异染色质少,核仁巨大。来自表皮组织的肿瘤细胞有张力纤维、紧密接触,但很少看到典型桥粒;腺癌细胞含颗粒、分泌泡,高尔基体发达,偶见溶酶体(图 13-6;图 13-7A,B)。

骨髓内除了发现转移癌细胞,血细胞破坏和损伤明显,同时表现为应激性增生形态。原红细胞核畸形,中、晚幼红细胞边缘不整,巨幼变、溶解或凋亡;中、晚幼粒细胞比例增高,直径达 20μm,胞质丰富,

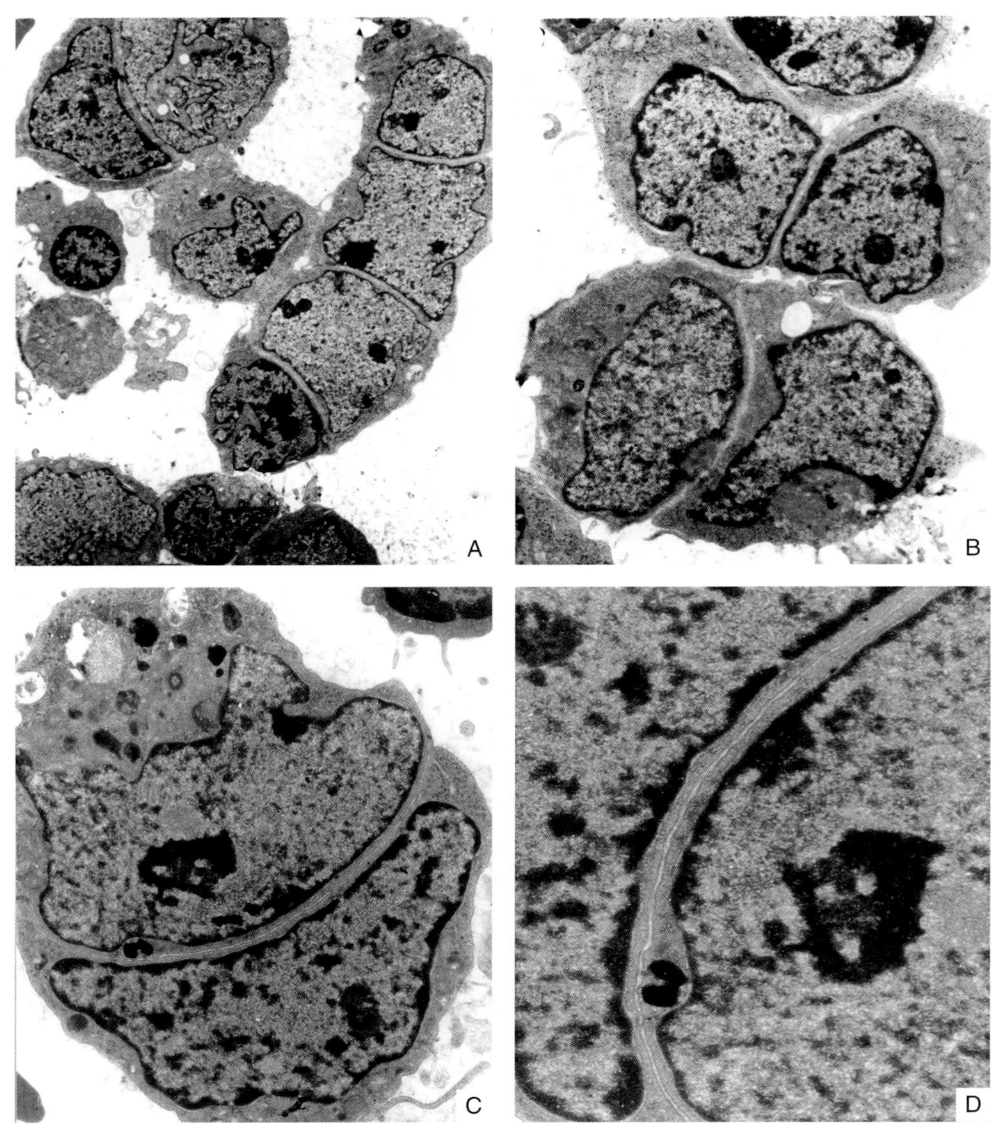

图 13-6 肺癌骨转移。(A)细胞彼此黏附成串，×4K；(B)癌细胞结合紧密，×3K；(C)癌细胞互相包裹，×8K；(D)癌细胞间紧密连接，×20K。

内质网扩张，颗粒粗大，杆状和分叶核粒细胞空泡增多；巨核细胞局灶性溶解，结构紊乱；单核/巨噬细胞反应性增多，吞噬红细胞和血小板，含溶酶体和吞噬体；淋巴细胞活化，反应性增多，表现为浆细胞、淋巴样浆细胞和大颗粒淋巴细胞增多。

二、神经母细胞瘤骨髓浸润

神经母细胞瘤(neuroblastoma)是一种源于节后交感神经的胚胎性恶性肿瘤，多发生于肾上腺髓质和颈、纵隔、椎旁交感神经分布区域。神经母细胞瘤有家族遗传倾向，占儿童肿瘤的第三位，婴幼儿高发，75%患儿发病年龄不到5岁，偶见于成人。患儿早期表现为贫血、疲乏、兴奋、消瘦和不定型发热；中、后期出现头颈、胸腹或骨骼部位实性肿块，以及相应器官或部位症状。该病高度恶性、进展快，极易发生骨髓、骨、肺和脑转移，5年生存率<15%。

骨髓病理表现为纤维组织增生，瘤细胞密集成巢，呈小叶状分布，或以纤维为中心排列成环状或菊花状；部分患者瘤细胞充满骨髓，弥散分布，形似原始血细胞，容易误诊为急性白血病；少数患者骨髓含大量死细胞，易误诊为骨髓坏死；瘤细胞CgA阳性，LCA、CK、Syn和S-100阴性。

(一)细胞形态结构

瘤细胞大小不等，直径10~20μm，胞质清亮，有的似淋巴母细胞，有的似破骨细胞，核染色深，可见双核、多核和巨核细胞。瘤细胞容易破裂，破裂细胞结构不清，周围颗粒少，残留核质形成篮细胞(图 13–7C,D)。电镜下神经母细胞表面有未发育成熟的突起和突触结构，胞质量不等，高分化细胞含神经微丝和内分泌颗粒，低分化细胞细胞器少(图 13–8)。骨髓血细胞反应性增生，粒细胞颗粒粗大，吞噬活跃；淋巴细胞突起多，核仁明显；浆细胞或浆细胞样淋巴细胞增多；单核巨噬细胞增多，溶酶体大，吞噬活跃，有次级溶酶体；嗜酸性和嗜碱性粒细胞增多；粒细胞、红细胞和巨核细胞破坏明显。

(二)形态结构鉴别

神经母细胞瘤与其他系统来源肿瘤细胞骨髓浸润有相似之处，都有单核/巨噬细胞反应性增生，嗜酸性粒细胞和嗜碱性粒细胞增多，淋巴细胞活化，粒细胞、红细胞损伤破坏等细胞形态学特点。恶性细胞数量较少和分化程度较低时，光镜下不能与白血病细胞鉴别，比例较高时，光镜虽提示骨髓转移瘤，但难以判断瘤细胞来源。

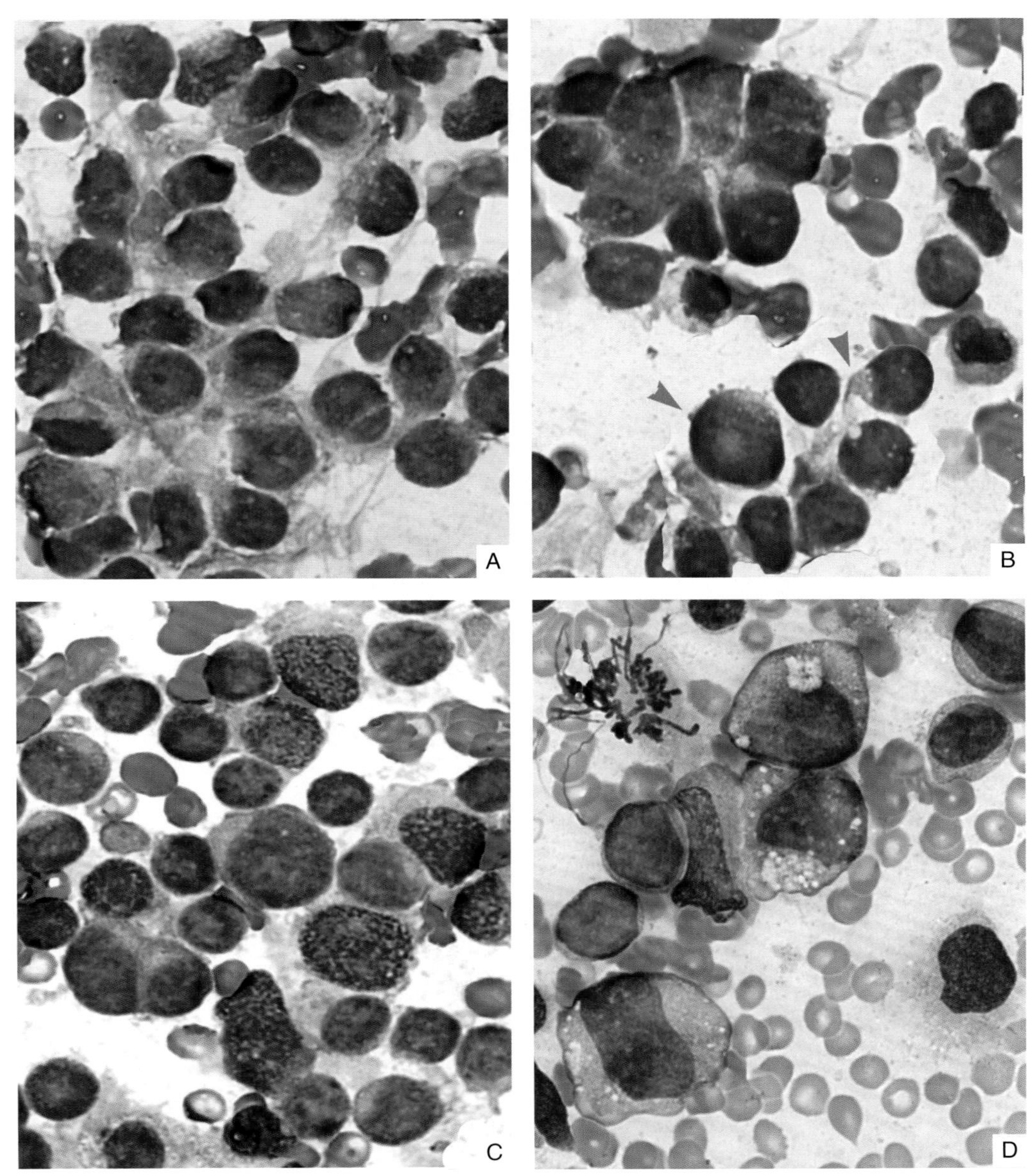

图 13–7　骨髓恶性细胞浸润。(A,B)前列腺癌骨髓转移，癌细胞胞质少(三角箭头所示)，边界不清，相互粘连，×1K；(C,D)神经母细胞瘤骨髓转移，瘤细胞大小不等，胞质少，含空泡，×1K。

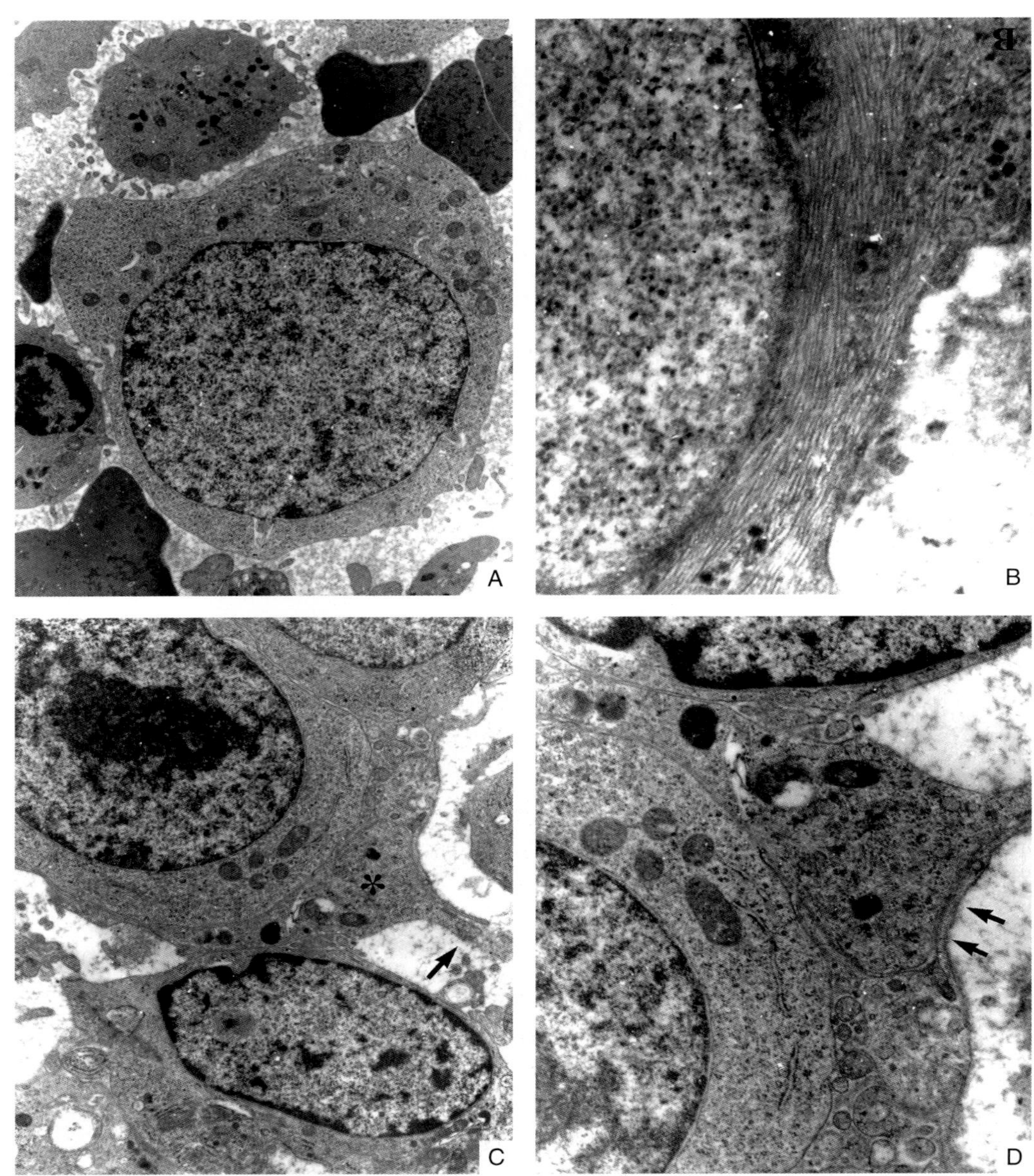

图 13-8 神经母细胞瘤骨髓浸润。(A)低分化神经母细胞核圆，细胞器少，×4K；(B)胞质含神经微丝和致密颗粒，×40K；(C)恶性神经母细胞的轴突（箭头所示）和突触结构(*)，突触与另外一个细胞表面紧密结合，×10K；(D)高倍镜显示C图神经突触，表面有层连蛋白（箭头所示），×30K。

电镜分析有助于鉴别诊断。尤文氏肉瘤细胞与恶性神经母细胞形态接近，但胞质含大量糖原团块；上皮来源恶性细胞有张力纤维和紧密连接，细胞相互黏附；肌源性肿瘤细胞体积大，含肌动蛋白或肌球蛋白包涵体；破骨细胞瘤含不规则溶酶体，表面有突起，有吞噬现象；成骨细胞瘤细胞内质网丰富，含钙盐高密度物质；软骨肉瘤细胞内质网丰富，胞质含低密度黏液样物质。神经母细胞瘤骨髓浸润常常需要与巨核细胞白血病(M7)、急性红系白血病(M6)和恶性组织细胞增生鉴别。幼稚巨核细胞含管道结构、分界膜系统和α-颗粒；原红细胞核不如低分化神经母细胞瘤细胞核圆；低分化恶性组织细胞外形与神经母细胞形态相似，但缺乏神经微丝、内分泌颗粒、较长轴突和突触等标志性结构。

三、骨髓化疗损伤

血液肿瘤或非血液系统肿瘤化学治疗常引起血

细胞损伤和造血抑制，出现血细胞减少相关症状。由于单核巨噬细胞的及时吞噬和清理，外周血中很少见到损伤和破坏细胞，而在骨髓涂片上常可以发现血细胞发育异常，畸形、溶解、坏死和凋亡。不同类型和分化程度的血细胞对化学治疗的敏感性不同，一般情况下红系细胞和粒细胞损伤最严重，而单核细胞和淋巴细胞损伤较轻。同一种细胞，分化程度越低损伤程度越小，分化程度越高损伤越严重。

(一)细胞形态结构

最常见的化学治疗损伤表现为血细胞溶解、凋亡、巨幼样变和异常内涵体。粒细胞巨幼样变表现为体积增大，核圆，异染色质少，核仁显著，颗粒少，MPO 阳性减低；凋亡以中晚幼粒细胞与有核红细胞为主，凋亡结构呈动态过程，早期凋亡细胞染色质边集，细胞器变化不明显；后期细胞质密度加深，边缘出现空泡，核染色质凝聚、固缩和碎裂，最终形成凋亡小体。原始和早幼红细胞多表现为巨幼变，中、晚幼红细胞边缘呈菊花样变，凋亡。单核/巨噬细胞反应性增生、活化，吞噬活跃，表面有大量突起，含细胞碎片和次级溶酶体，胞质局灶性溶解。淋巴细胞活化，浆细胞体积增大(图 13-9)。

骨髓放化疗损伤与 MDS 都有凋亡和结构异常，MDS 以病态发育为主，可见小巨核、铁粒幼细胞和含铁粒红细胞，未经治疗的患者坏死和溶解少；放化疗引起的血细胞损伤同时发生溶解和凋亡。

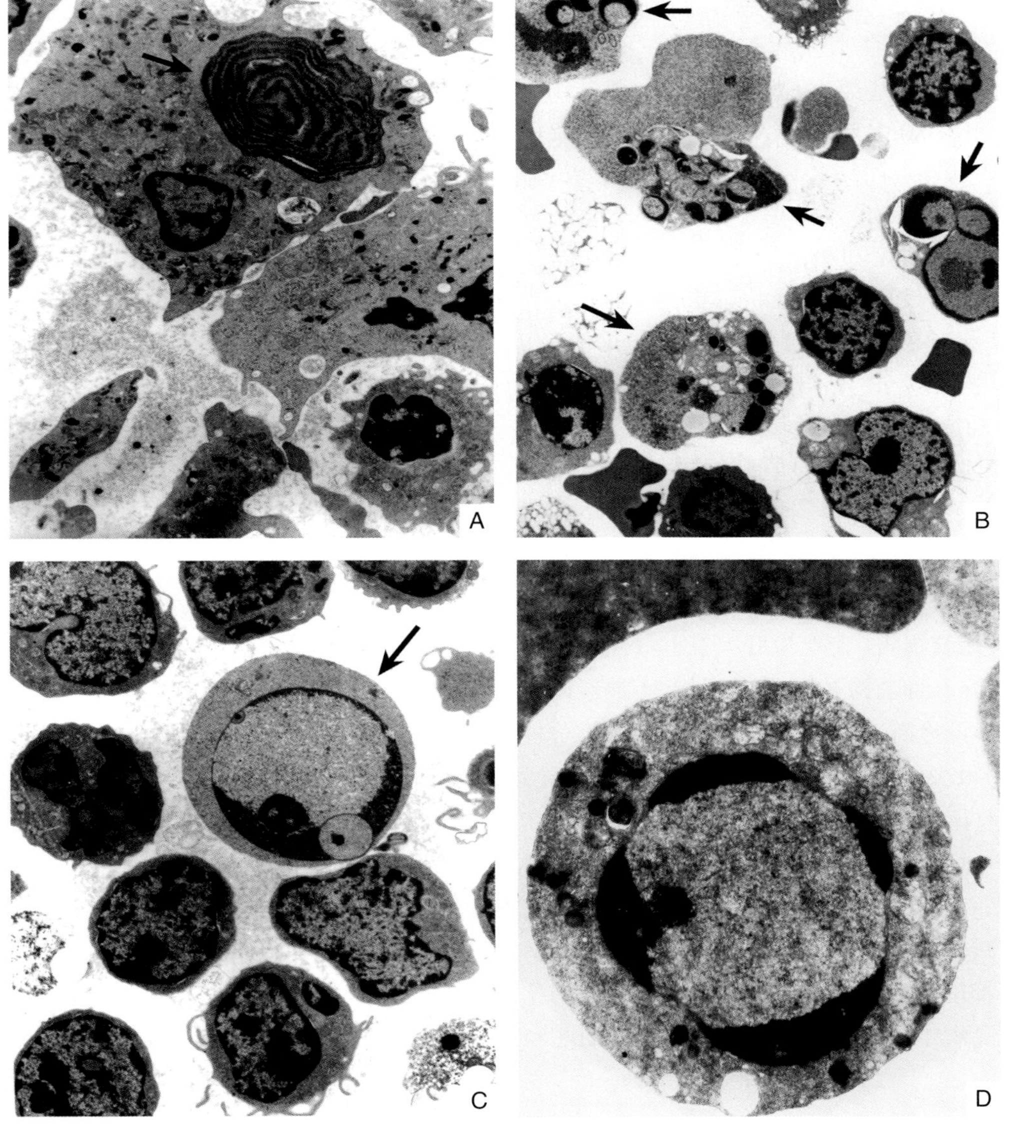

图 13-9 血细胞化学治疗损伤。(A)粒细胞形成异常包涵体(箭头所示)，×5K；(B)部分血细胞凋亡(箭头所示)，×3K；(C)凋亡细胞核染色质异常凝集和边集(箭头所示)，×8K；(D)凋亡粒细胞细胞核凋亡小体形成，胞质中细胞器溶解，×5K。

第3节 单核–巨噬细胞溶酶体性储积病

一、戈谢病

戈谢病(Gaucher's disease)又称葡萄糖脑苷脂沉积病,是一种家族性糖脂代谢障碍疾病,为常染色体隐性遗传。病理机制为β–葡萄糖脑苷脂酶减少或缺乏,不能将葡萄糖脑苷脂分解成半乳糖脑苷脂或葡萄糖和N–酰基鞘氨醇,在单核/巨噬细胞中大量沉积,造成肝、脾、淋巴结、骨髓和中枢神经系统损伤。病理表现为脑血管外层脂质广泛沉积,戈谢细胞浸润,脑内弥漫性髓鞘脱失;肝大、脾大,脾淋巴组织含大量戈谢细胞,肝细胞、胆管和毛细血管破坏;骨质破坏,骨髓戈谢细胞增多。本病犹太人发病率高,每50人就有1人携带异常杂合子基因,发病率高达8.3/10万;近30年国内共报告80多例。

(一)临床表现

戈谢病患者病情与酶缺乏程度和酶活性高低相关,酶合成越少活性越低,病情发展越快,症状越重;酶含量高,活性较强,病情相对稳定。根据病史和临床特点分为3型。①急性婴儿型:出生后6个月内发病,3个月开始脾大,智力和运动进行性衰退,出现吃奶困难、体重减低、皮肤粗糙、运动减少、四肢伸直、头后仰,重者呼吸困难,多死于脑干受损。②少年型:10岁内起病,缓慢发展,表现为肝大、脾大、贫血、出血和血小板减少,有的行为异常,智力轻中度低下。③成年型:20~40岁发病,无脑损害,表现为肝大、脾大、贫血、全血减少、易骨折。骨髓涂片可见戈谢细胞,结合酸性磷酸酶增高即可诊断。

戈谢病有效治疗药物很少,国外生产的重组葡萄糖脑苷脂酶注射剂伊米苷酶(cerezyme)是一种替代疗法,对戈谢病疗效好,但费用高,一般人难以承受,我国目前有50多例患者接受国际红十字会免费提供的药物治疗,能显著减轻神经系统症状和体征,少数患者初期效果好,随着用药时间延长疗效降低。急性婴儿型进展快,多在发病1年内死亡,无有效治疗手段,所以产前诊断非常重要,在妊娠期进行羊水细胞培养,测定β–葡萄糖苷酶活性减低或消失,可考虑终止妊娠。

(二)细胞形态结构

戈谢细胞直径20~80μm,胞质多,核与胞体截面比高达1:6,核圆或椭圆,部分细胞多核,染色质粗,有的吞噬成熟红细胞[5]。瑞氏染色戈谢细胞的胞质呈淡蓝色,有明暗交织的网纹结构(图13–10);糖原染色(PAS)和酸性磷酸酶染色(ALP)强阳性,苏丹黑染色(SBB)阳性或弱阳性。电镜观察戈谢细胞有细长突起和绒毛,低倍镜观察脑苷脂包涵体为片状分布的纤维束样结构,充满胞体,高倍镜观察这些纤维为管状结构(图13–11和图13–12)。大部分患者骨髓单核细胞增多,粒细胞反应性损伤,淋巴细胞活化。

白血病初期化学治疗患者和少数血小板减少性紫癜患者骨髓中也会出现少量戈谢细胞,这是由于血细胞大量迅速破坏,进入巨噬细胞的红细胞葡萄糖苷脂和乳糖基酰基鞘氨醇超过了巨噬细胞水解能力,导致葡萄糖脑苷脂在细胞内堆积,并非是真正的戈谢病。

二、尼曼–匹克病

尼曼–匹克病(Niemann–Pick disease)又称鞘磷脂沉积病,为先天性糖脂代谢性疾病,为常染色体隐性遗传。该病在1914年首次被报道,1966年证实为神经磷脂酶缺乏导致全身神经鞘磷脂代谢障碍,沉积于单核–巨噬系统和神经组织细胞,形成大量泡沫细胞,导致肝大、脾大和中枢神经系统退行变。神经磷脂酶在肝脏含量最高,肾、脑和小肠次之,尼曼–匹克病患者神经磷脂酶含量或活力降低到50%以下,巨噬细胞不能完全分解来源于衰老和死亡细胞膜及红细胞基质的神经鞘磷脂,在组织中积聚发病。本病发病率比戈谢病低,犹太人发病率高,达1/25万,以婴幼儿和新生儿为主,无特效疗法,预后差。

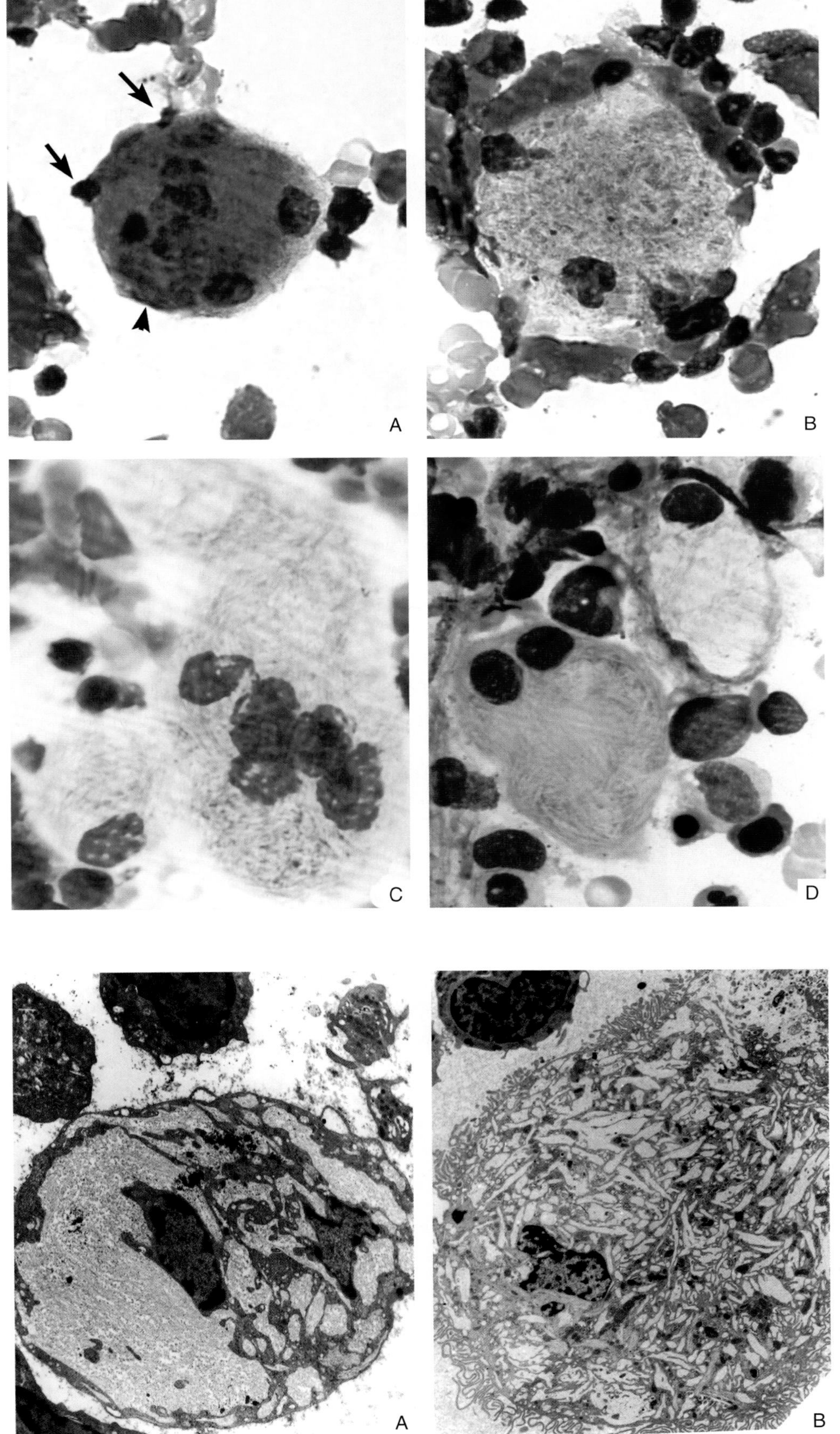

图 13–10　瑞氏染色。(A)早期戈谢细胞含成熟血细胞(三角箭头所示)和有核细胞 (箭头所示),×1K;(B)晚期戈谢细胞表面附着红细胞,含纤维状脑苷脂,×1K;(C)晚期戈谢氏细胞有多个核,含紫红色纤维状物质,×1K;(D)早期戈谢细胞表面附着幼红细胞,胞质呈蓝色,×1K。

图 13–11　戈谢细胞。(A)戈谢细胞含纤维样内容物,×3K;(B)戈谢细胞含钙化盐结晶,×2.5K;(C)戈谢细胞(箭头所示)表面不规则,×2K;(D)戈谢细胞的突起和伪足,×8K。(待续)

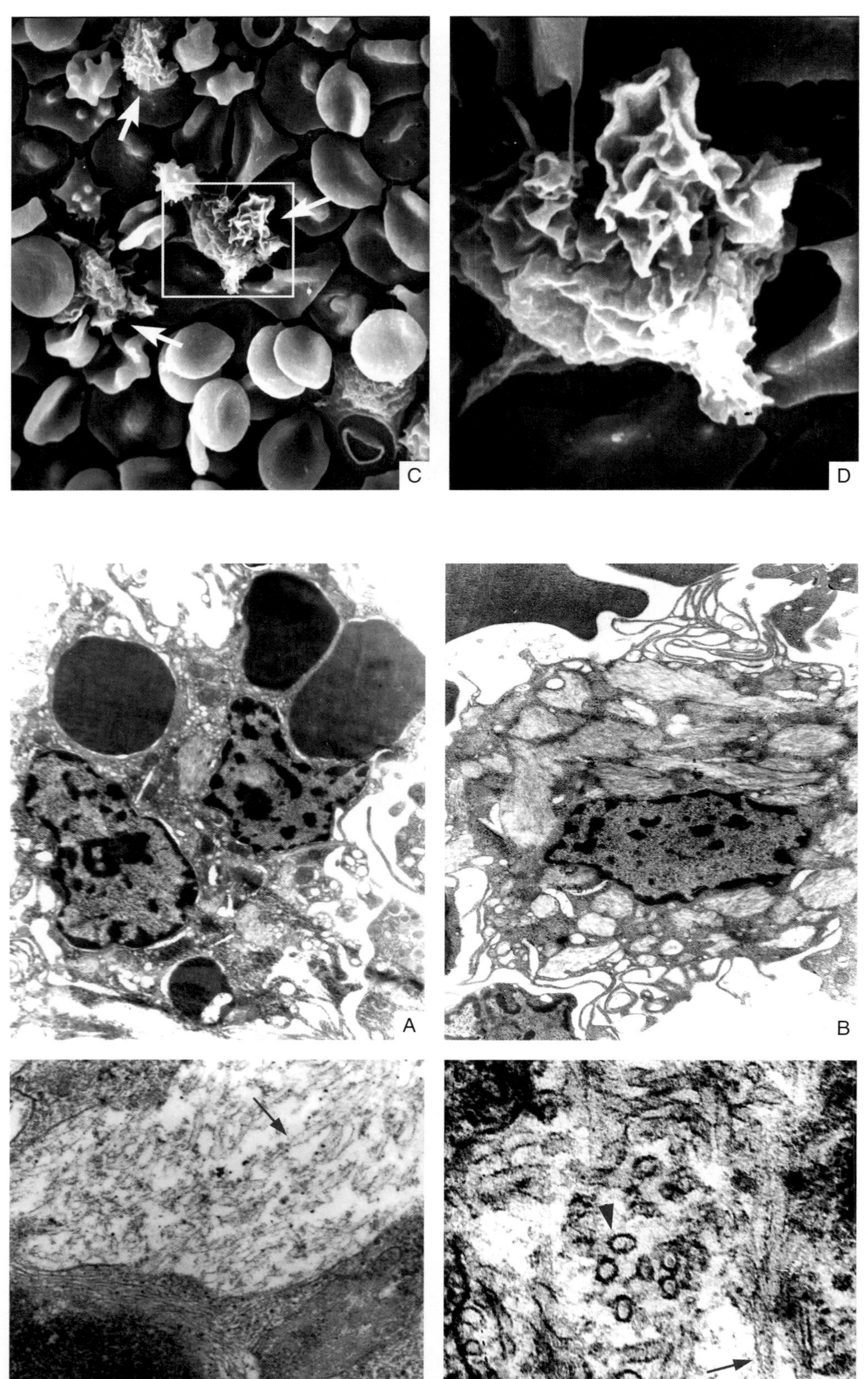

图 13–11(续)

图 13–12 戈谢细胞。(A)戈谢细胞突起包裹、吞噬成熟红细胞,×2.5K;(B)戈谢细胞的纤维状物,×5K;(C)纤维样物为成束管状结构(箭头所示),×25K。(D)管状纤维纵切面(长箭头所示)和横切面(短箭头所示),×50K。

(一)临床表现

尼曼-匹克病诊断依据包括:①肝大、脾大;②神经系统损害或眼底樱桃红斑;③外周淋巴细胞和单核细胞有空泡;④骨髓找到泡沫细胞;⑤X 线显示肺部粟粒样或网状浸润;⑥神经鞘磷脂酶活性测定低,神经鞘磷脂排泄量及肝、脾或淋巴结活检证实尼曼-匹克细胞存在。

根据临床表现尼曼-匹克病分 5 型。①急性神经型(婴儿型):典型尼曼-匹克病表现,占该病 85%,产后 3~6 个月内发病,少数出生后几周或 1 岁后发病。早期表现为食欲差、呕吐、消瘦、皮肤干燥、有细小黄色瘤状皮疹、智力和运动进行性减退,终成痴呆和软瘫。晚期半数患儿出现黄疸、肝大、脾大、贫血和恶病质,大部分患儿 4 岁前死于感染。神经鞘磷脂累积量为正常的 20~60 倍,酶活性是正常的 5%~10%,甚至<1%。②非神经型(内脏型):婴幼儿或儿童期发病,进展缓慢,肝大、脾大,智力正常,无神经系统症状,可活至成人。神经鞘磷脂累积量为正常的 3~20 倍,酶活性为正常的 5%~20%。③幼年型(慢性神经型):以儿童发病为主,少数为幼儿或少年。出生后发育正常,逐渐出现黄疸、肝大、脾大,5~7 岁出现神经精神症状,智力减退,语言障碍,感情易变,行动失调,肌张力及腱反射亢进,眼底有樱桃斑或垂直眼肌瘫痪,大部分患者在 20 岁前死亡,个别可生存至 30 岁。神经鞘磷脂累积量为正常的 8 倍,酶活性最高达正常的 50%,少数正常或接近正常。④Nova-scotia 型(D 型):较幼年型发展缓慢,有黄疸、肝大、脾大和神经症状,多于学龄期死亡,酶活性减低。⑤成年型:成人发病,智力正常,无神经精神症状,肝大、脾大,长期生存。神经鞘磷脂累积量为正常的 4~6 倍,酶活性正常。

(二)细胞形态结构

骨髓、肝、脾和淋巴结内有成堆或弥漫性泡沫样尼曼-匹克细胞,直径 20~100μm,核小,呈圆形或卵圆形,单核或双核;胞质充满滴状透明小泡,细胞呈桑椹样或泡沫状(图 13-13)。电镜下尼曼-匹克细胞分 3 个时期,早期细胞充满大小不等的脂滴状溶酶体;中期胞质充满神经鞘磷脂小体;终末期细胞鞘磷脂小体形成板层状结构(图 13-14 和图 13-15)。

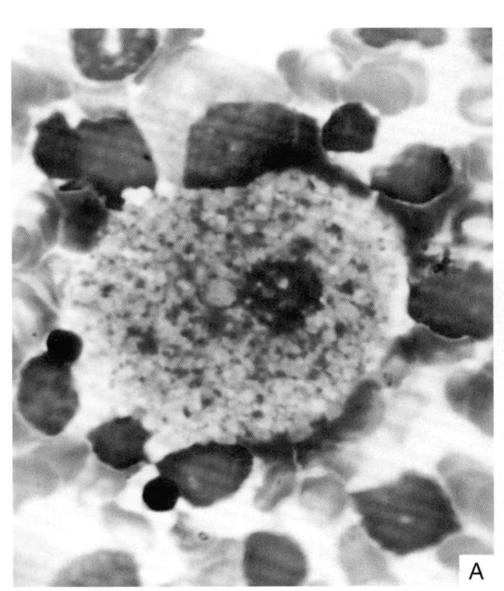

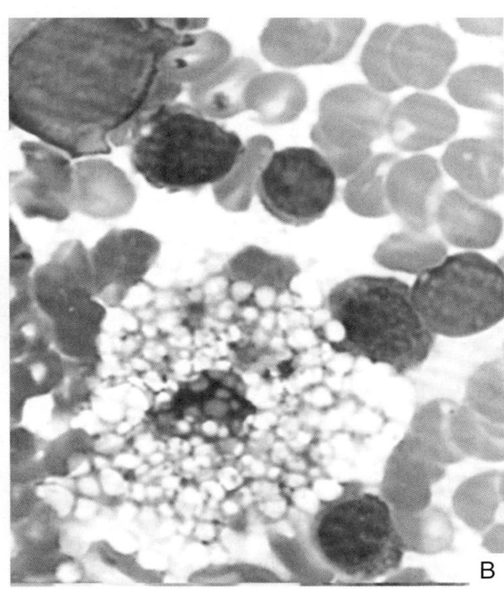

图 13-13　尼曼-匹克病。(A)早期尼曼-匹克细胞,×1K;(B,C)中晚期尼曼-匹克细胞充满泡沫,呈桑葚样或泡沫状,嗜碱性低,×1K;(D)终末期细胞核固缩,胞质边界不清,×1K。(待续)

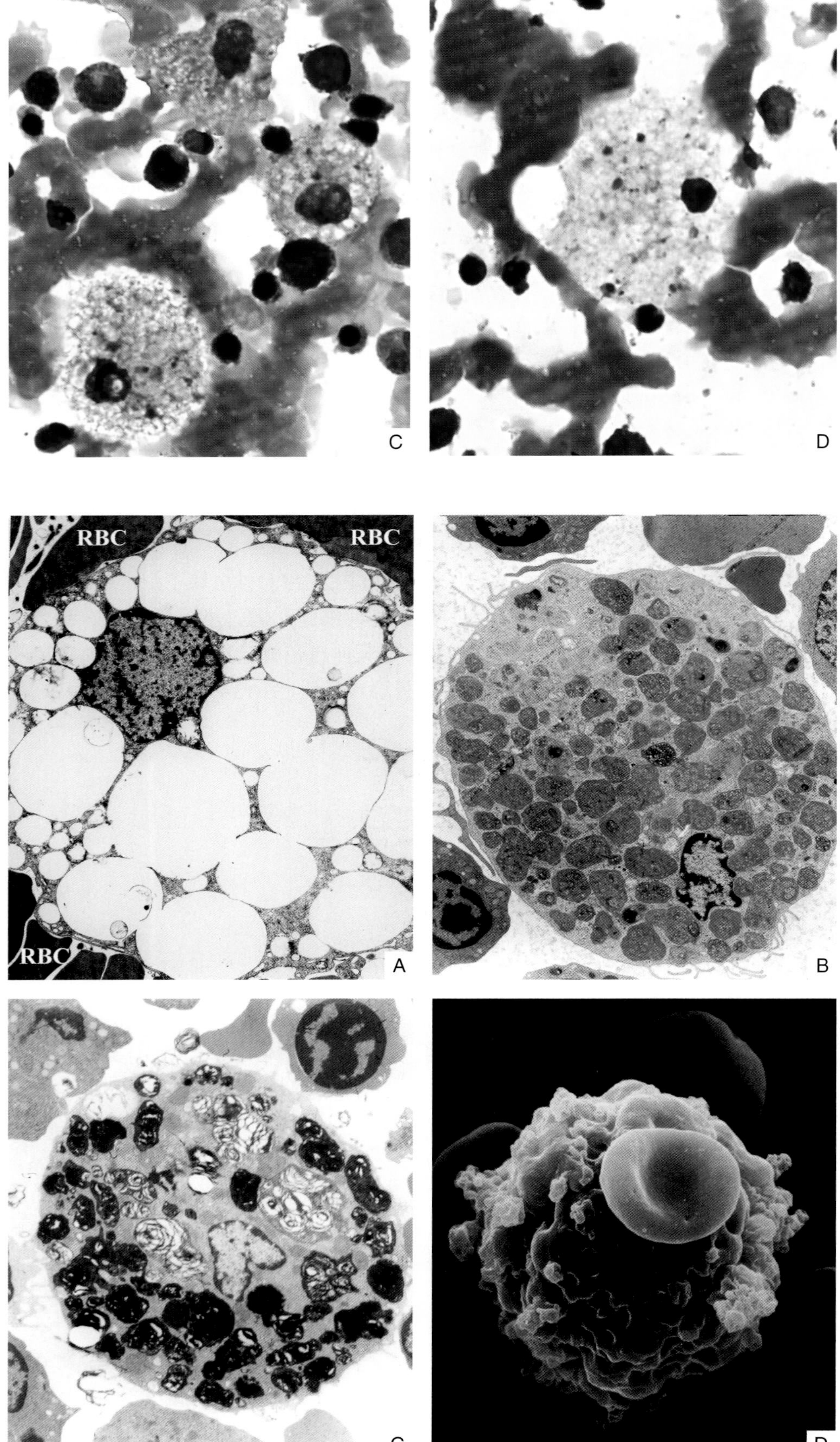

图 13–13(续)

图 13–14 尼曼–匹克细胞。(A)早期细胞充满脂滴，表面附着成熟红细胞(RBC)，×3K；(B)中期细胞充满含神经鞘磷脂成分小体，×3K；(C)尼曼–匹克细胞末期含不能消化的鞘磷脂小体，×3K；(D)尼曼–匹克细胞表面突起，黏附成熟红细胞，×5K。

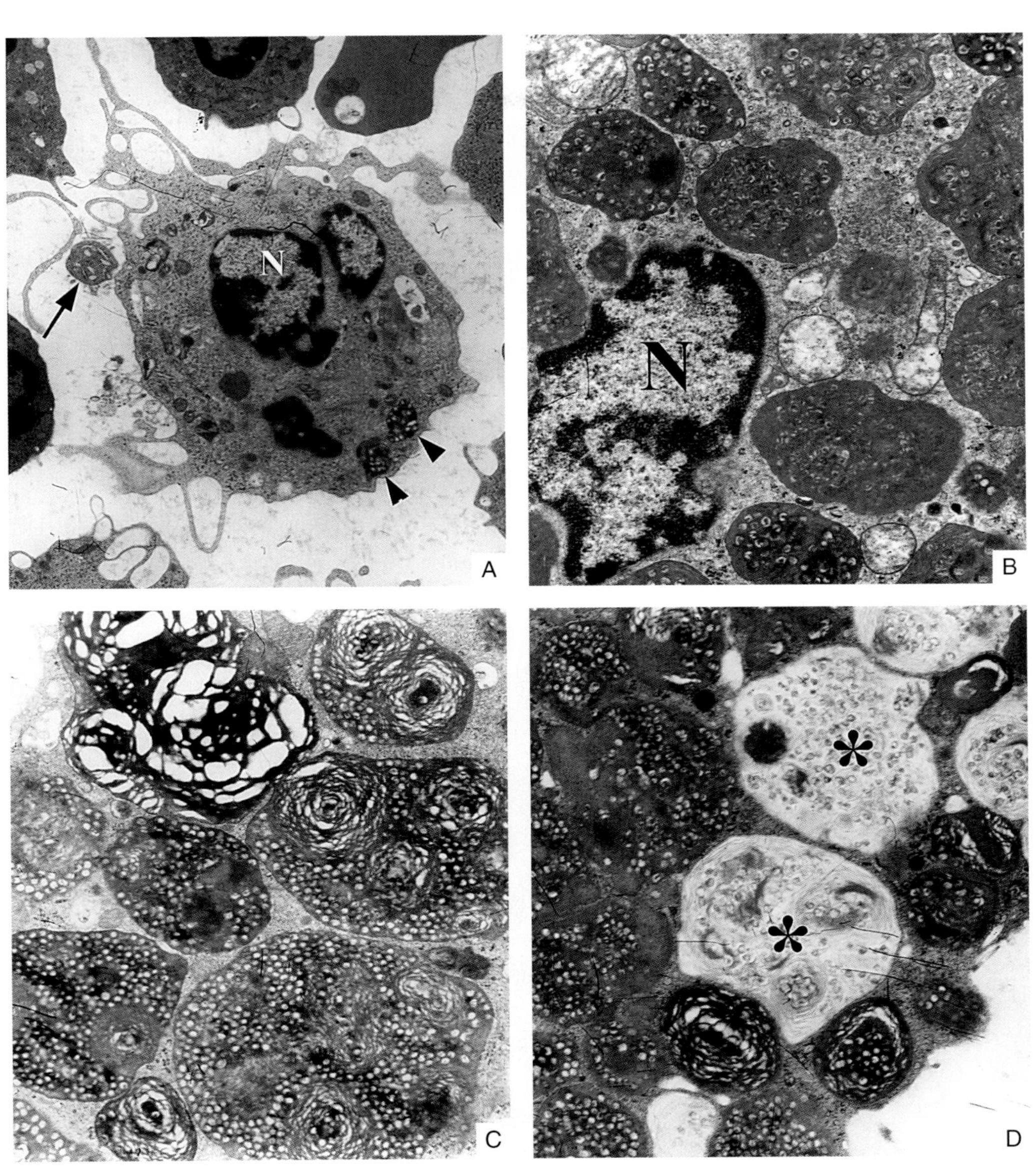

图 13–15　尼曼–匹克细胞。(A)早期尼曼–匹克细胞(N)突起包围细胞或细胞碎片(箭头所示),含少量鞘磷脂小体(三角箭头所示),×3K;(B)尼曼–匹克细胞(N)含神经鞘磷脂小体,×5K;(C)终末期尼曼–匹克细胞鞘磷脂小体开始板层化,×10K;(D)部分鞘磷脂小体被消化、吸收,形成空泡(*),×10K。

第 4 节　原发免疫性血小板减少症

原发免疫性血小板减少症(primary immunethrombocytopenia,ITP)为体内免疫系统功能紊乱,产生抗血小板抗体,引起巨核细胞和血小板破坏,数量减少,导致出血。根据疾病轻重程度和进展分急性 ITP 和慢性 ITP 两型,发病机制不完全相同。

一、临床表现

急性 ITP 以 10 岁儿童为主,无性别差异,部分患者病前有上呼吸道感染、风疹、麻疹和水痘等病史,少数与疫苗接种相关,一般感染痊愈 1~3 周后出现皮肤和黏膜出血,部分患儿四肢、鼻、牙龈、口腔、消化道和泌尿道出血,少数视网膜、脊髓或颅内出血,重者危及生命,所有患者血清抗血小板抗体阳性。慢性 ITP 发病年龄广泛,男女比例约 1:3,起病隐袭,为持续、反复局部出血,半数患者抗血小板抗体阳性。急性 ITP 大部分能自愈,50%在 6 周内恢复,部分半年内痊愈,6%~20%变为慢性,死亡率<1%,死亡

多发生于发病1~2周内。慢性型自愈率只有20%，病程长，呈周期性发作，重者死于颅内出血。

化验检查：出血时间延长，束臂试验阳性，血块收缩不佳，血小板黏附、聚集功能减弱，血小板寿命缩短。PAIgG、PAIgM和PA-C3阳性率分别为94%、35%和39%，强度与血小板数负相关。大部分急性ITP患者PAIgM阳性，巨核细胞表面也有血小板自身抗体，血小板数<20×10⁹/L，重者伴贫血，可有嗜酸性粒细胞增多，巨核细胞数正常或轻度增多，可见Ⅰ期、Ⅱ期巨核细胞。慢性型ITP患者血小板数20×10⁹/L~80×10⁹/L，可见大血小板，Ⅲ期和Ⅳ期巨核细胞增多。

在排除继发性血小板减少诱因基础上，符合以下条件可考虑ITP诊断：①至少连续2次血象检查提示血小板减少，血细胞形态无异常。②脾脏大小正常或轻度肿大。③骨髓巨核细胞正常或增多存在成熟障碍。

二、细胞形态结构

大多数ITP患者骨髓嗜酸性粒细胞增多，急性型巨核细胞显著破坏，数量减少，Ⅲ期和Ⅳ期溶解和损伤明显，Ⅰ期和Ⅱ期细胞结构损伤不明显；慢性型ITP患者骨髓代偿性增生，巨核细胞数量增多，胞质嗜碱性强(图13-16)。电镜下Ⅲ期和Ⅳ期巨核细胞损

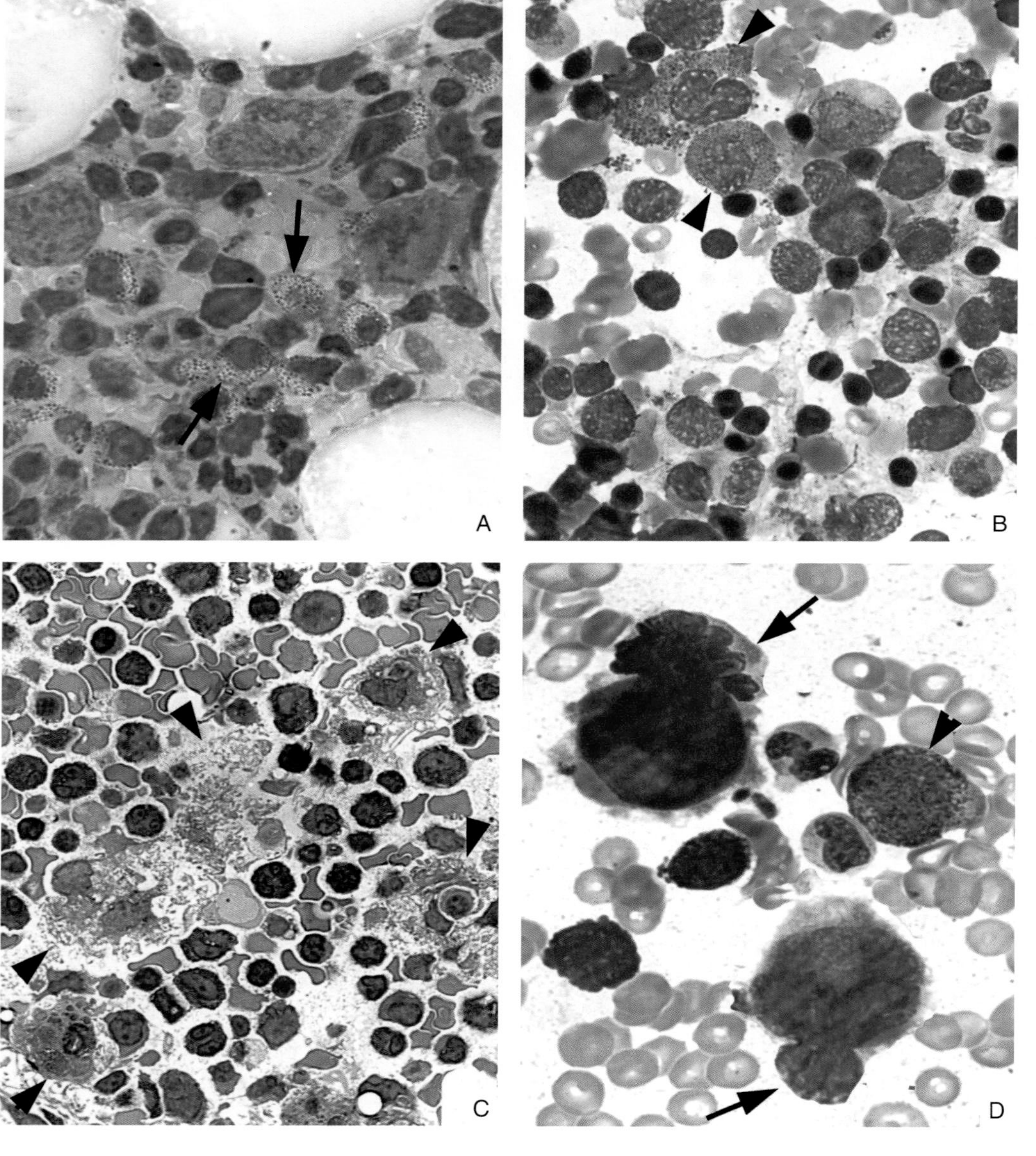

图13-16 血小板减少性紫癜。(A)骨髓巨核细胞周围有大量嗜酸性粒细胞(箭头所示)，×1K；(B)骨髓嗜酸性粒细胞(三角箭头所示)和淋巴细胞增多，×1K；(C)骨髓巨核细胞溶解破坏(三角箭头所示)，×1K；(D)未成熟巨核细胞核破裂，核质膨出(箭头所示)，可见组织细胞(三角箭头所示)，×1K。

伤和结构紊乱，损伤表现为胞质溶解和细胞凋亡[6]。巨核细胞结构紊乱表现为细胞周边微丝微管拱形结构不清晰、无胞质区小，管道系统和分界膜增多、扩张或分布不均，胞内血小板少或界限不清；α-颗粒和致密颗粒比例异常，数量增多或减少；含幼红细胞、粒细胞、浆细胞和淋巴细胞的巨核细胞溶解和损伤（图 13–17 和图 13–18）。由于胞内血小板不能在胞内充分发育，释放过早，慢性型 ITP 患者血小板大部分体积大，直径达 6~12μm，颗粒、分界膜和管道分布不均，数量和面积不等。急性型 ITP 血小板常损伤明显，表现为颗粒少、空泡化和线粒体扩张，外周血血小板大部分体积小，形态不规则，溶解破坏（图 13–19）。

除巨核细胞损伤外，大部分 ITP 患者骨髓其他细胞活化、应激性增生和损伤。中、晚幼粒细胞胞质丰富、颗粒粗大、内质网扩张、核仁明显，表面突起多；嗜酸性粒细胞、嗜碱性粒细胞和肥大细胞增多；单核/巨噬细胞表面有大量突起，含大溶酶体、血小板或细胞碎片；部分患者浆细胞样淋巴细胞和大颗粒淋巴细胞增多。

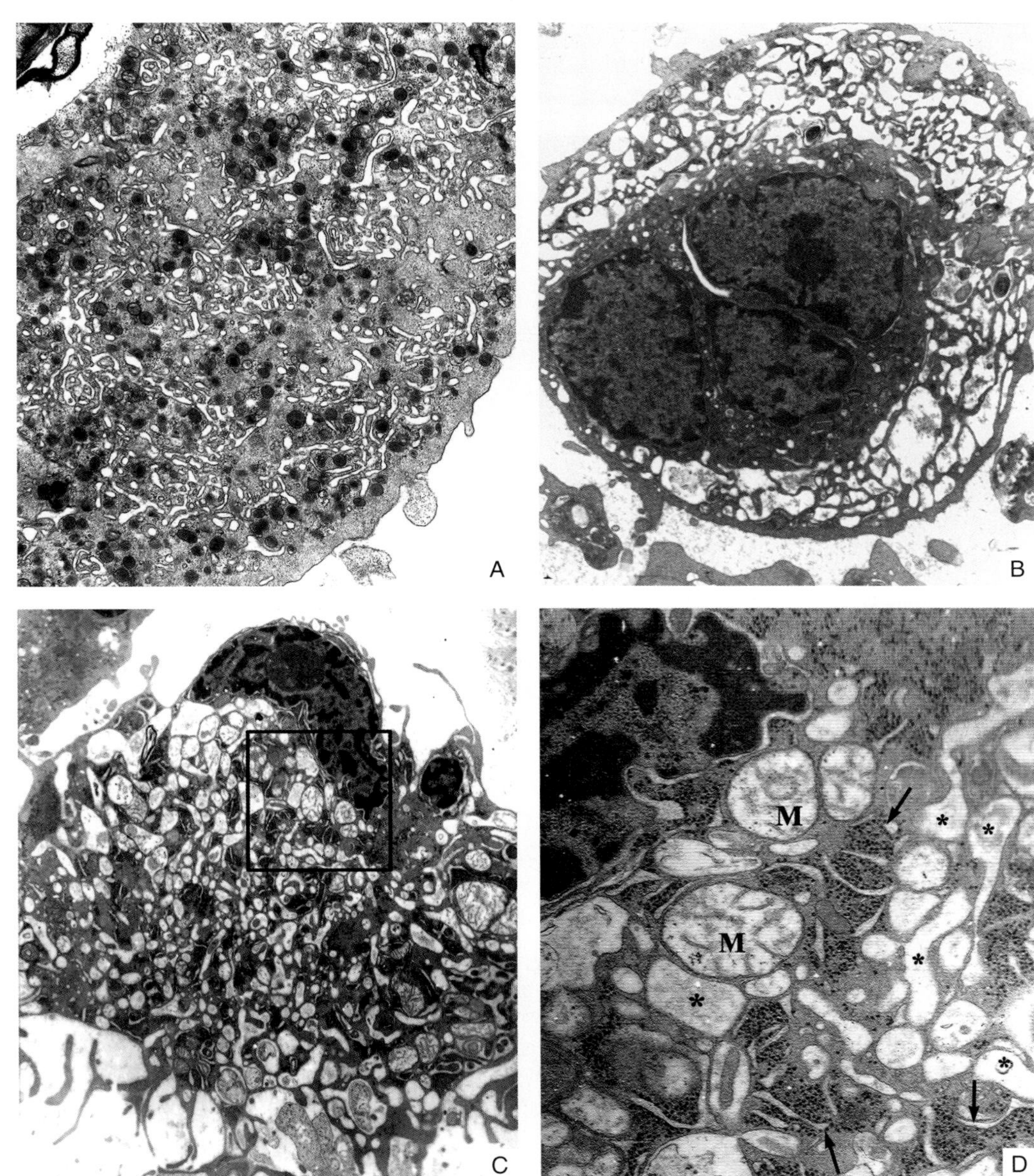

图 13–17　原发免疫性血小板减少症。(A)成熟巨核细胞的胞内血小板分界不完整，×3K；(B)巨核细胞膜折叠系统扩张，胞内血小板少，×3K；(C)巨核细胞无胞内血小板形成，线粒体肿胀或破裂，×3K；(D)高倍镜显示 C 图中肿大的线粒体(M)、分界膜(*)和糖原(箭头所示)，×20K。

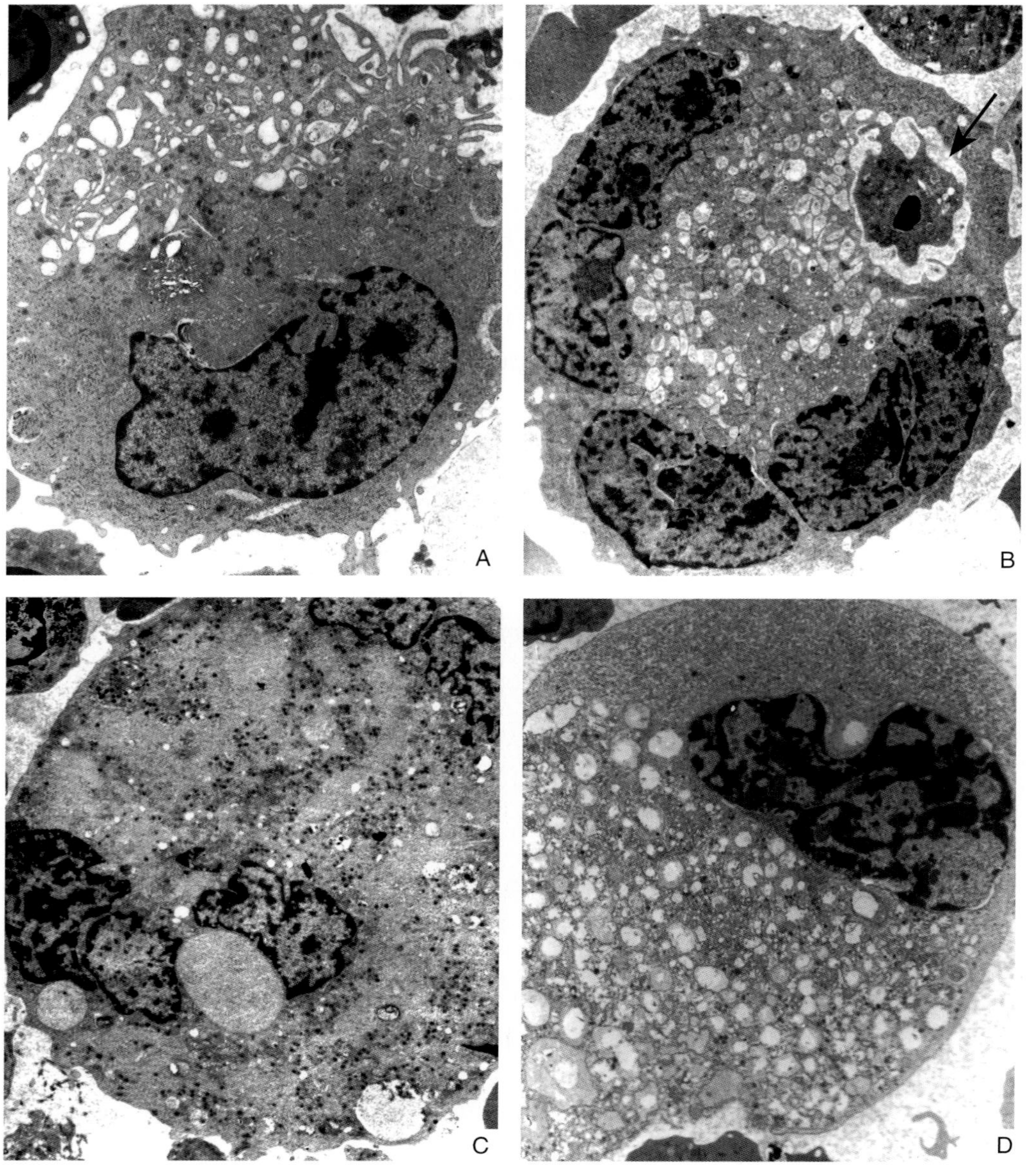

图 13–18 原发免疫性血小板减少症。(A)巨核细胞发育异常，膜管道系统和折叠系统少，×5K；(B)活化淋巴细胞(箭头所示)进入巨核细胞(右上)，巨核细胞含空泡，膜结构少，×3K；(C)巨核细胞局灶性溶解，×4K；(D)巨核细胞溶解，×20K。

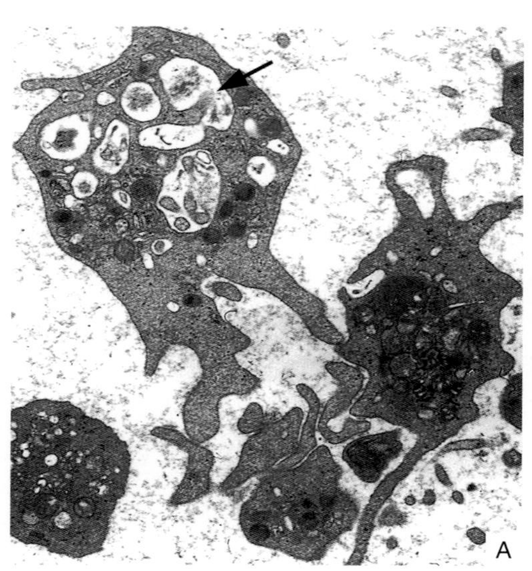

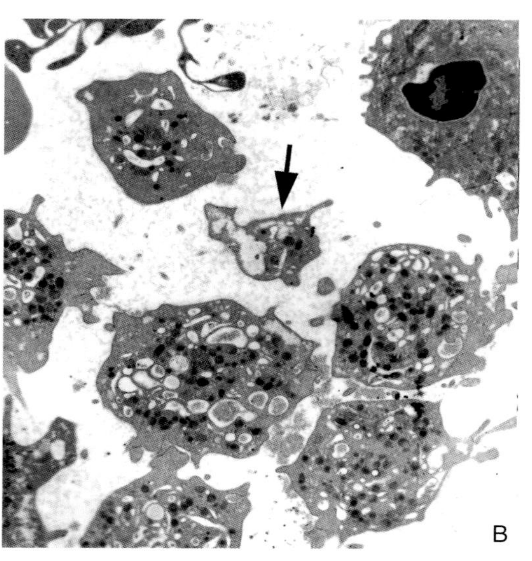

图 13–19 原发免疫性血小板减少症。(A)急性型血小板空泡化（箭头所示)，×8K；(B)慢性型大部分血小板大，含大量致密颗粒，少数体积小(箭头所示)，×8K；(C)大血小板含分界膜结构(三角箭头所示)，×8K；(D)血小板颗粒(箭头所示)和膜管道结构分布不均匀(三角箭头所示)，×10K。(待续)

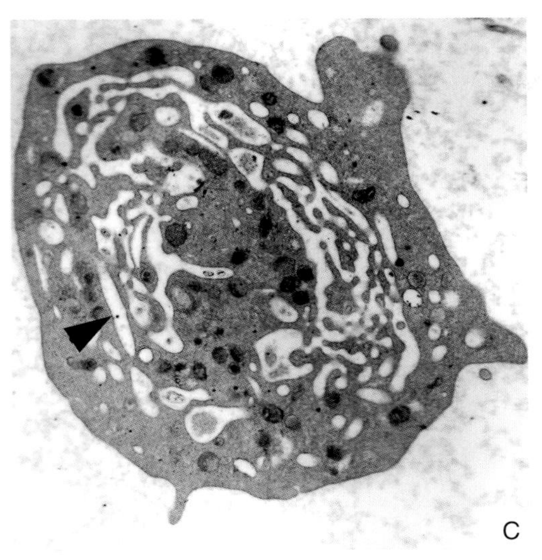

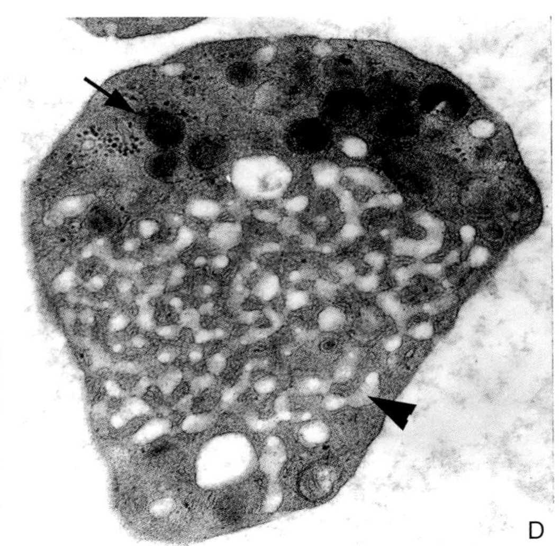

图 13-19(续)

参考文献

1. Ru YX, Bao ST, Dong SX, et al. Analysis of monocyte and histiocytic cell populations in bone marrow of patients with confirmed and suspected cases of reactive histocytosis[J]. Ultrastruct Pathol, 2013, 37(2): 93-101. DOI: 10.3109/01913123.2012.742174.

2. Ru YX, Dong SX, Zhang HM, et al. Activation of monocyte-derived cells in the bone marrow of myelodysplastic syndrome[J]. Ultrastruct Pathol, 2014; 38(4): 256-260. DOI: 10.3109/01913123.2014.888116.

3. 张华梅,李庆华,茹永新. 恶性血液病全血细胞减少的临床分布特点[J]. 中国冶金工业医学杂志,2009,26(3):259-260.

4. 张华梅,茹永新.循环幼稚细胞计数在全血细胞减少疾病诊断中的意义[J].中国冶金工业医学杂志,2006,23(5):599-600.

5. 刘津华,竺晓凡,崔雯,等.幼儿型戈谢病一例及细胞形态观察[J]. 中华血液学杂志,2006,27(10):720-720. DOI:10.3760/cma.j.issn.0253-2727.2006.10.028.

6. Eyden B, Ru YX, Dong SX, et al. Ultrastructural alterations of megakaryocytes in thrombocytopenia: A review of 43 cases[J]. Blood Sci, 2021, 3(4): 107-112. DOI: 10.1097/BS9.0000000000000093.

索 引